U0236855

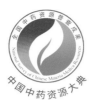

国家出版基金项目
NATIONAL PUBLICATION FOUNDATION

中国中药资源大典

"十三五"国家重点图书出版规划项目
国家新闻出版改革发展项目
国家出版基金项目
中央本级重大增减支项目
科技基础性工作专项
全国中药资源普查项目

# 梵净山
# 中药资源图志

| 第二卷 |

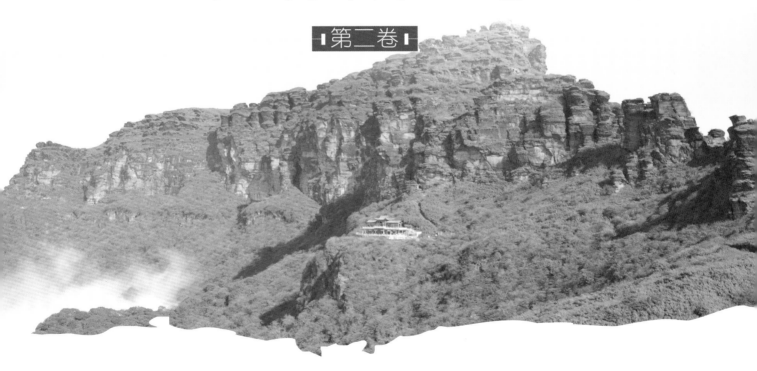

| 主 编 |

## 黄璐琦　周　涛　江维克

海峡出版发行集团
THE STRAITS PUBLISHING & DISTRIBUTING GROUP

福建科学技术出版社
FUJIAN SCIENCE & TECHNOLOGY PUBLISHING HOUSE

# 目录

# 苋 科

## 刺 苋 *Amaranthus spinosus* L.

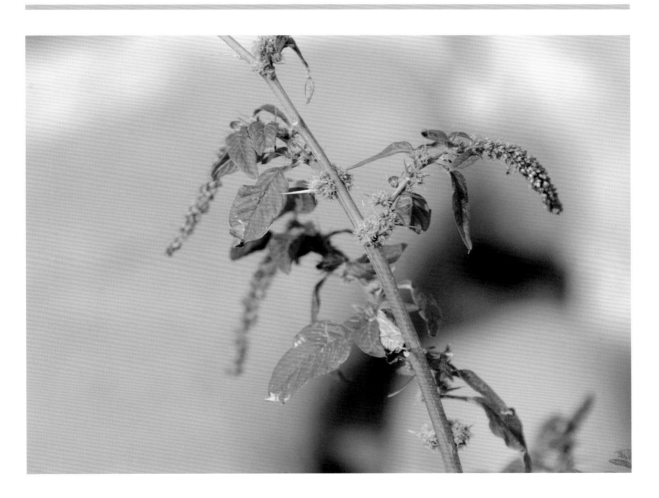

【别　　名】野苋菜（《福建民间草药》），刺刺草（《福建中草药》），野勒苋（《广西中药志》），酸酸苋（《浙江药用植物志》）。

【形态特征】一年生直立草本，高30~100 cm。茎多分枝，幼时有毛，有条纹，绿色或紫色。单叶互生；叶片卵状披针形、菱状卵形，长3~12 cm，宽1~5.5 cm，先端具芒刺尖，全缘，叶柄长1~8 cm，基部两侧各有刺。花序簇生于叶腋或排成顶生或腋生稠密的穗状花序，花单性或杂性，苞片狭披针形，部分苞片变成尖刺；花被片5，与苞片等长或稍短；雄蕊5枚；花柱3个，细长有毛，较子房为长。胞果矩圆形，盖裂。种子近球形，黑色或带棕黑色，光亮。花、果期7~11月。

【分布与生境】梵净山地区资源分布的代表区域：马槽河、金厂等地。生于海拔650 m以下的林缘、路旁。

【中　药　名】簕苋菜（全草或根）。

【功 效 主 治】清热利湿，解毒消肿，凉血止血。主治痢疾，肠炎，胃、十二指肠溃疡出血，痔疮便血，毒蛇咬伤，皮肤湿疹，疖肿脓疡。

【采 收 加 工】春、夏、秋三季均可采挖，洗净，晒干备用或将根、茎、叶分别晒干供用。

【用 法 用 量】内服：煎汤，9～15 g，鲜品30～60 g。外用：适量，煎水洗，或鲜品捣烂敷患处。

【用 药 经 验】①胃、十二指肠溃疡出血：簕苋菜（根）30～60 g，水煎2次分服。②胆囊炎，胆道结石：鲜簕苋菜（叶）180 g，猪小肠（去油脂）180 g，加水炖熟，分3次服。③白带异常：鲜簕苋菜（根）60 g，银杏14枚，水煎服。④甲状腺肿大：鲜簕苋菜90 g，猪瘦肉120 g，水煎服，分2次服。

## 青　葙 *Celosia argentea* L.

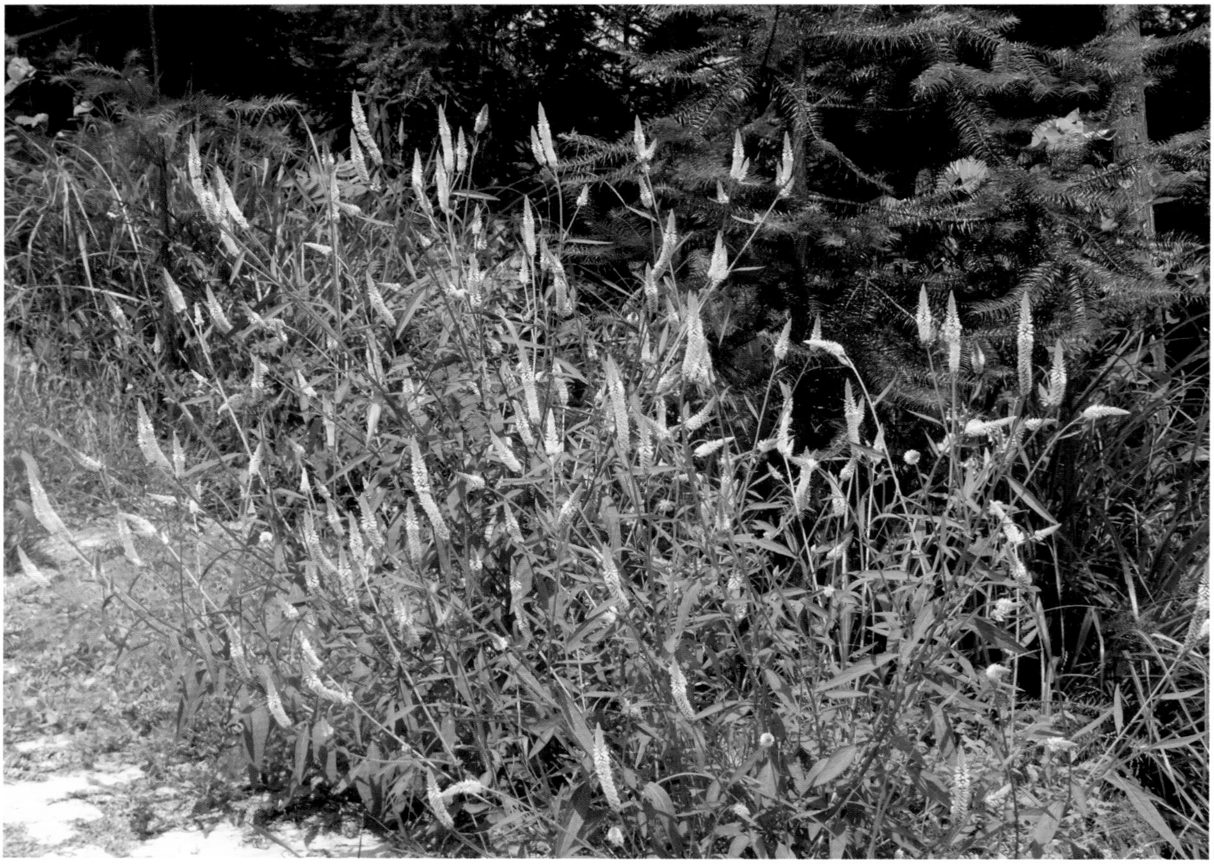

【别　　　名】草蒿（《神农本草经》），昆仑草（《新修本草》），鸡冠苋（《本草纲目》），牛尾巴花（《山东中药》），牛母荬（《福建中草药》）。

【形 态 特 征】一年生草本，高30~100 cm，全株无毛。茎直立，有分枝，绿色或红色。叶互生；披针形或椭圆状披针形，长5~8 cm，宽1~3 cm，顶端渐尖，基部渐狭窄下延成叶柄；叶柄长2~15 mm。穗状花序单生于茎顶端或分枝末端，圆柱状或塔状，长3~10 cm；花着生甚密，初为淡红色，后变为银白色；花有苞片3，披针形；花被片5，干膜质状，矩圆状披针形；雄蕊5，花丝细锥形，下部联合成杯状，花药紫色，2室；子房卵圆形，花柱细长，柱头3裂。胞果卵形，盖裂，包于花被内。种子多数，凸透镜状肾形，黑色，光亮。花期5~8月，果期6~10月。

【分布与生境】梵净山地区资源分布的代表区域：张家坝、黑湾河、郭家沟等地。生于海拔750 m以下的路旁、田边。

【中　药　名】青葙（茎叶、根），青葙子（种子），青葙花（花序）。

【功 效 主 治】■青葙　燥湿清热，杀虫，止血。主治风瘙身痒，疮疥，痔疮，金疮出血等。

■青葙子　祛风热，清肝火。主治目赤肿痛，障翳，高血压，鼻衄，皮肤风热瘙痒，疥癞。

■青葙花　清肝凉血，明目去翳。主治吐血，头风，目赤，血淋，月经不调，白带异常，血崩等。

【采 收 加 工】■青葙　夏季采收，鲜用或晒干。

■青葙子　秋季种子成熟时采收，稍晒，搓出种子，晒干。

■青葙花　花期采摘花序，晒干。

【用 法 用 量】■青葙　内服：煎汤，10~15 g。外用：适量，捣敷，或煎汤熏洗。

■青葙子　内服：煎汤，3~15 g。外用：适量，研末调敷，捣汁灌鼻。

■青葙花　内服：煎汤，15~30 g；炖猪肉服。外用：适量，煎水洗。

【用 药 经 验】①小儿小便浑浊：青葙鲜全草15~30 g，青蛙（田鸡）1只，加水炖服。②目赤肿痛：青葙子3~9 g，水煎服。③视物不清：青葙子6 g，蒸鸡肝或猪肝服。④各种出血：青葙花15 g，水煎服。⑤白带异常：青葙花15 g，木槿10 g，水煎服。⑥肝火上炎：青葙子10 g，夏枯草6 g，水煎服。

# 商陆科

## 垂序商陆 *Phytolacca americana* L.

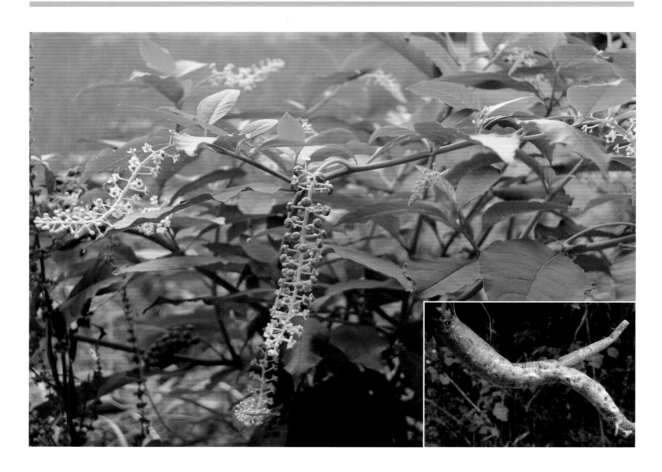

【别　　　名】美洲商陆（《江苏植物志》），美商陆（《中药志》）。

【形 态 特 征】多年生草本，高100～200 cm，全株无毛。根粗壮，肉质，倒圆锥形。茎直立，多分枝，绿色或紫红色。叶互生，椭圆形或卵状披针形，长9～18 cm，宽5～10 cm，顶端急尖，基部楔形而下延，全缘，侧脉羽状；叶柄长1～4 cm。总状花序顶生或侧生，长5～20 cm；花两性，具小梗，小梗基部有苞片1～2；萼通常5片，偶为4片，卵形或长方状椭圆形，初白色，后变淡红色；无花瓣；雄蕊10，花药淡粉红色。浆果扁球形，通常由8个分果组成，熟时紫黑色。种子肾圆形，扁平，黑色。花期6～8月，果期8～10月。

【分布与生境】梵净山地区资源分布的代表区域：郭家沟、黎家坝、烂泥坳等地。生于海拔700 m
　　　　　　　以下的林缘、路旁。

【中　药　名】商陆（根），商陆花（花），美商陆叶（叶）。

【功效主治】■商陆　逐水消肿，通利二便，解毒散结。主治水肿胀满，消化道溃疡，功能失调
　　　　　　　性子宫出血，慢性支气管炎，银屑病，二便不通，疝癖，瘰疬，疮毒。

　　　　　　　■商陆花　化痰开窍。主治痰湿蒙，健忘，嗜睡，耳目不聪。

　　　　　　　■美商陆叶　清热。主治脚气。

【采收加工】■商陆　秋、冬季采挖，除去茎叶、须根及泥土，洗净，横切或纵切成块片，晒干
　　　　　　　或阴干。

　　　　　　　■商陆花　6~8月花期采集，除去杂质，晒干或阴干。

　　　　　　　■美商陆叶　叶茂盛花未开时采收，除去杂质，晒干。

【用法用量】■商陆　内服：煎汤，3~10 g；或入丸散。外用：适量，捣敷。

　　　　　　　■商陆花　内服：研末，1~3 g。

　　　　　　　■美商陆叶　内服：煎汤，3~6 g。

【用药经验】①虚弱盗汗：商陆15 g，炖猪肉服。②无名肿毒：商陆适量，捣绒，敷患处。

## 番杏科

# 粟米草 *Mollugo stricta* L.

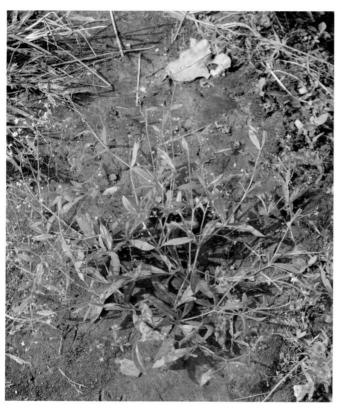 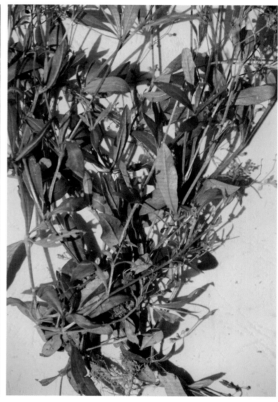

【别　　　名】地麻黄、地杉树（《贵州民间药物》），鸭脚瓜子草（《天目山药用植物志》）。

【形 态 特 征】一年生草本，高10～30 cm，全体无毛。茎倾斜，有棱角，多分枝。基生叶莲座状，倒披针形或长椭圆；茎生叶3～5片似轮生，叶片披针形，或线状披针形，长1.5～4 cm，顶端急尖或长渐尖，基部渐狭，全缘，中脉明显；叶柄短或近无柄。花极小，二歧聚伞花序顶生或腋生；花序梗细长；花被片5，淡绿色，椭圆形或近圆形；雄蕊3；心皮3；子房上位，花柱3。蒴果近球形，与宿存花被等长，3瓣裂。种子多数，肾形，棕黑色，具多数颗粒状凸起。花期8～9月，果期8～10月。

【分布与生境】梵净山地区资源分布的代表区域：郭家沟、岩门、转弯塘等地。生于海拔700～900 m的田间土埂、路旁、荒地。

【中　药　名】粟米草（全草）。

【功效主治】清热化湿，解毒消肿。主治腹痛泄泻，痢疾，感冒咳嗽，中暑，皮肤热疹，目赤肿痛，疮疖肿毒，毒蛇咬伤，烧烫伤。

【采收加工】秋季采收全草，晒干或鲜用。

【用法用量】内服：煎汤，10～30 g。外用：适量，鲜品捣敷或塞鼻。

【用药经验】①皮肤热疹：粟米草6 g，捣烂包脉经（寸口）。②火眼：粟米草（嫩尖）7朵，九里光（嫩叶）7张，两药混合捣绒，塞在鼻内（左眼痛塞左鼻，右眼痛塞右鼻），随时更换。

# 马齿苋科

## 马齿苋 *Portulaca oleracea* L.

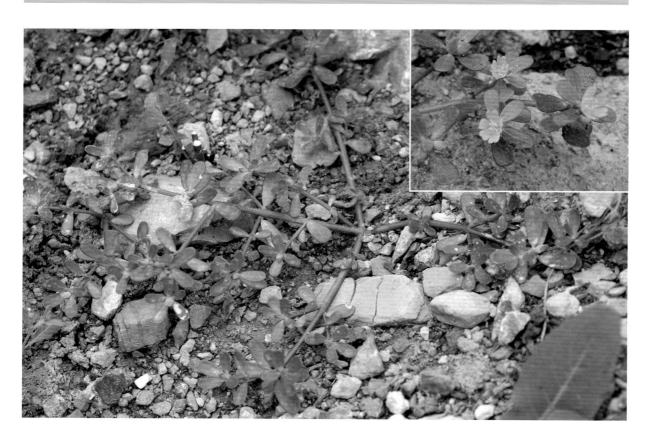

【别　　　名】马齿草（《雷公炮炙论》），马苋（《本草经集注》），五行草（《本草图经》），五方草（《本草纲目》），酸味菜（《贵州民间方药集》）。

【形 态 特 征】一年生草本，高15～25 cm。全株光滑无毛，茎平卧或斜向上。叶互生或对生，叶片肥厚肉质，倒卵形，长1～3 cm，宽0.6～1.5 cm，先端圆钝或平截，有时微凹，基部楔形，全缘，中脉微起。叶柄粗短。花两性，通常3～5朵簇生枝顶端叶腋，无梗；总苞片2～6，叶状，三角状卵形；萼片2，对生，盔形，基部与子房连合；花瓣5，黄色，倒卵形，先端微凹；雄蕊通常8枚，花药黄色；花柱比雄蕊稍长；子房半下位。蒴果卵球形，棕色，盖裂。种子多数，偏斜球形，表面具细点。花期5～8月，果期6～9月。

【分布与生境】梵净山地区资源分布的代表区域：丁家坪、烂泥坳、坝溪、张家坝、盘溪等地。生于海拔700 m以下的田边、路旁。

【中药名】马齿苋（全草）。

【功效主治】清热解毒，散血消肿，凉血止痢。主治热痢脓血，热淋，尿闭，赤白带下，崩漏，痔血，疮疡痈疖，阑尾炎，百日咳，血淋等症。

【采收加工】夏、秋两季当茎叶茂盛时采收，割取全草，洗净泥土，用沸水略烫后晒干或鲜用。

【用法用量】内服：煎汤，10~15 g，鲜品30~60 g；或捣汁饮。外用：适量，捣敷，烧灰研末调敷；或煎水洗。脾虚便溏者及孕妇慎用。

【用药经验】①小儿腹泻：鲜马齿苋20 g，水煎服。②痢疾：马齿苋适量，大蒜100 g，水煎服。③肺结核：马齿苋、白及、忍冬藤各适量，研细，与糯米同煮稀饭，常服。④无名肿毒：鲜马齿苋适量，捣绒包患处。

# 土人参 *Talinum paniculatum* (Jacq.) Gaertn.

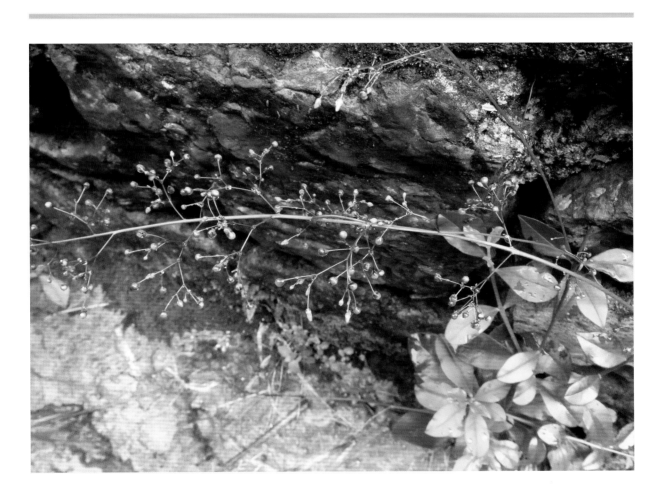

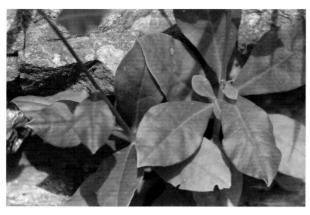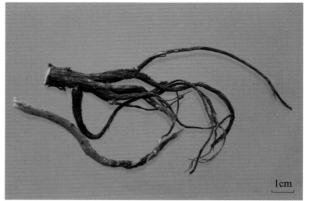

1cm

【别　　　名】参草（《中国药用植物志》），土洋参（《贵州民间方药集》），土参（《福建民间草药》），瓦坑头（《广西中药志》），土红参（《闽东本草》）。

【形 态 特 征】一年生或多年生草本，高30～100 cm。主根粗壮有分枝，外表黑褐色。茎直立，有分枝，圆柱形，基部稍木质化。叶互生，倒卵形或倒卵状长圆形，长5～10 cm，宽2.5～5 cm，顶端急尖，全缘，基部渐狭而成短柄。圆锥花序顶生或腋生，二叉状分枝，小枝及花梗基部均具苞片。花小两性，淡紫红色；萼片2，早落；花瓣5，倒卵形或椭圆形；雄蕊15～20枚；子房卵球形，柱头3深裂。蒴果近球形，3瓣裂。种子多数，细小，扁圆形，黑色有光泽。花期6～8月，果期9～11月。

【分布与生境】梵净山地区资源分布的代表区域：坝溪、黎家坝、马槽河、徐家沟、张家坝等地。生于海拔700 m以下的阴湿地，多为栽培。

【中　药　名】土人参（根）。

【功 效 主 治】补气润肺，止咳，调经。主治脾虚劳倦，泄泻，肺痨咳血，盗汗自汗，月经不调，带下，产妇乳汁不足，多尿症。

【采 收 加 工】8～9月采挖根，洗净，除去细根，晒干或刮去表皮，蒸熟晒干。

【用 法 用 量】内服：30～60 g，煎水服。外用：适量，捣敷患处。寒湿困脾者慎服。忌食酸辣及芥菜、浓茶。

【用 药 经 验】①补虚弱：土人参适量，水煎服。②脾虚泄泻：土人参30 g，大枣15 g，水煎服。③自汗，盗汗：土人参60 g，猪肚1个，炖服。④虚劳咳嗽：土人参、隔山消（牛皮消）、冰糖各适量，炖鸡服。⑤老年尿多：土人参30 g，水煎服。

# 石竹科

## 无心菜 *Arenaria serpyllifolia* L.

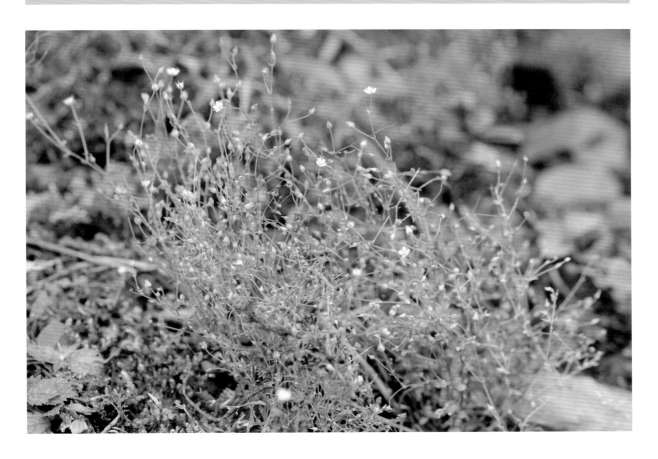

【别　　　名】小无心菜（《植物名实图考》），鸡肠子草（《陕西中草药》），蚤缀（《湖南药物志》），白莲子草（《浙江药用植物志》），鹅不食草（《天目山药用植物志》）。

【形 态 特 征】一年生或二年生草本，高10～30 cm。茎丛生，直立或铺散，密生白色短柔毛，节间长0.5～2.5 cm。叶片卵形，基部狭，无柄，边缘具缘毛，顶端急尖，背部具3脉。聚伞花序，具多花；苞片卵形，通常密生柔毛；花梗长约1 cm，密生柔毛或腺毛；萼片5，披针形，具显著的3脉；花瓣5，白色，倒卵形，长为萼片的1/3～1/2，顶端钝圆；雄蕊10，短于萼片；子房卵圆形，花柱3，线形。蒴果卵圆形，与宿存萼等长，顶端6裂；种子小，肾形，表面粗糙，淡褐色。花期6～8月，果期8～9月。

【分布与生境】梵净山地区资源分布的代表区域：坝溪、团龙、苏家坡等地。生于海拔850 m以下的路旁或山坡草地。

【中 药 名】小无心菜（全草）。

【功 效 主 治】清热，明目，解毒，止咳。主治肝热目赤，肺痨咳嗽，咽喉肿痛，齿龈炎。

【采 收 加 工】初夏采集，鲜用或晒干。

【用 法 用 量】内服：煎汤，15～30 g，或浸酒。外用：适量，鲜品捣烂敷患处或塞鼻孔。

【用 药 经 验】①肺痨咳嗽：小无心菜15～30 g，水煎服。②眼生星翳：小无心菜加韭菜根捣烂，塞鼻孔。③急性结膜炎，麦粒肿，咽喉肿痛：小无心菜15～30 g，水煎服。

# 鹅肠菜 *Myosoton aquaticum* (L.) Moench.

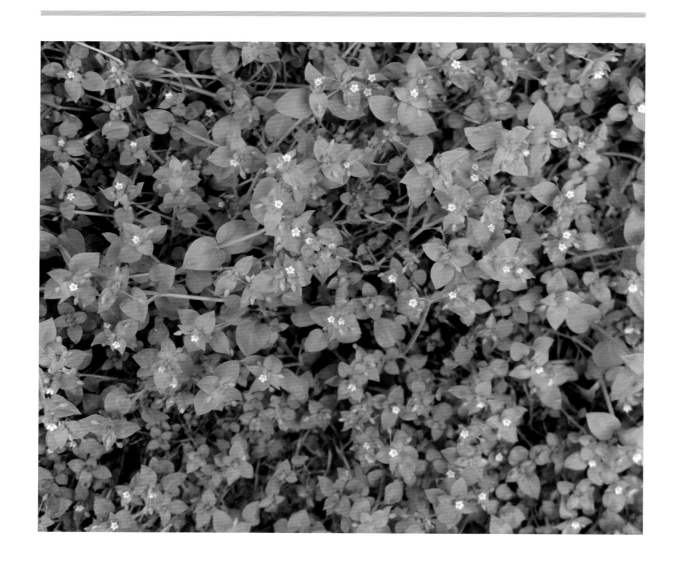

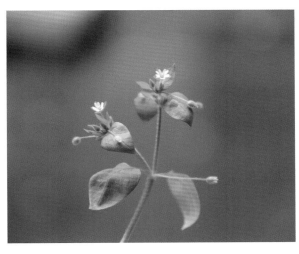
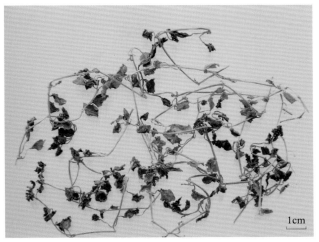

1cm

【别　　　名】鹅肠草、抽筋草（《云南中草药》），壮筋丹（《陕西中草药》），鹅儿肠（《全国中草药汇编》），白头娘草（《浙江药用植物志》）。

【形 态 特 征】二年生或多年生草本，长50～80 cm。茎多分枝，下部伏卧，上部直立。叶对生；叶片卵形或宽卵形，长2.5～5.5 cm，宽1～3 cm，顶端急尖，基部稍心形；上部叶常无柄或具短柄，疏生柔毛。顶生二歧聚伞花序；苞片叶状；花梗长1～2 cm，花后伸长并向下弯，密被腺毛；萼片卵状披针形；花瓣白色，2深裂至基部，裂片线形或披针状线形；雄蕊10，稍短于花瓣；子房长圆形，花柱短，线形。蒴果卵圆形，稍长于宿存萼；种子近肾形，稍扁，具小疣。花期5～8月，果期6～9月。

【分布与生境】梵净山地区资源分布的代表区域：聂耳坪、狗舌条、乌坡岭、田家坝等地。生于海拔850 m以下的路旁、田间。

【中　药　名】鹅肠草（全草）。

【功 效 主 治】清热利尿，散瘀止痛。主治外感发热，热淋，泄泻，缠腰火丹，风湿痹痛，跌打损伤。

【采 收 加 工】7～8月间生长茂盛时采收全草。晒干。

【用 法 用 量】内服：煎汤，9～15 g，或浸酒。外用：适量，研末调敷。

# 漆姑草 *Sagina japonica* (Sw.) Ohwi.

【别　　　名】瓜槌草（《植物名实图考》），蛇牙草（《湖南药物志》），大龙叶（《贵州草药》），踏地草（《广西本草选编》），凤米菜（《安徽中草药》）。

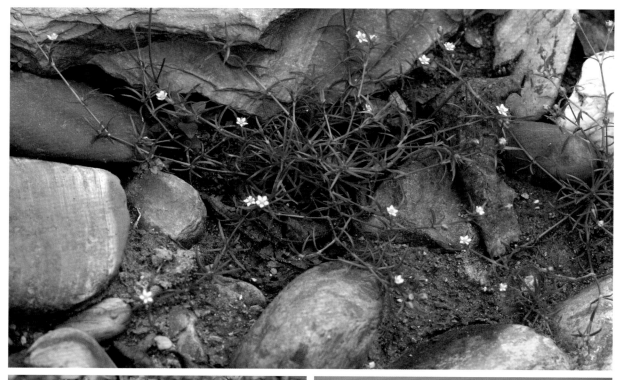

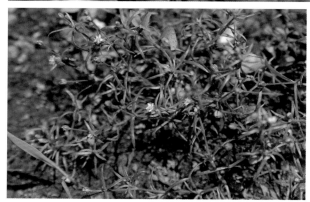
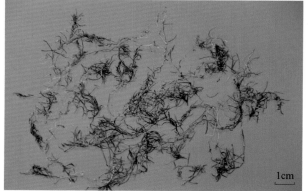

【形态特征】一年生小草本。茎簇生，高5～20 cm，无毛。叶对生，线形，长0.5～2 cm，顶端急尖，基部薄膜，连成短鞘状。花顶生或腋生，花小；花萼5，卵形，绿色，边缘膜质，无毛，分离直达基部；花瓣与萼片同数而互生，白色，狭卵形；雄蕊5；子房上位，卵形，花柱5。蒴果卵形，成熟时5瓣裂开。种子细小，圆肾形，种皮褐色，表面有突起。花期3～5月，果期5～6月。

【分布与生境】梵净山地区资源分布的代表区域：马槽河、亚盘岭、万宝岩、芙蓉坝等地。生于海拔500～2200 m的林缘、荒地或路旁。

【中 药 名】漆姑草（全草）。

【功 效 主 治】凉血解毒，杀虫止痒。主治漆疮，秃疮，湿疹，丹毒，瘰疬，无名肿毒，毒蛇咬伤，呕血，齿痛，鼻炎，痔疮，跌打内伤。

【采 收 加 工】4～5月采收全草，除去杂质，晒干或鲜用。

【用 法 用 量】内服：煎汤，9～30 g；或研末。外用：适量，捣汁敷或绞汁涂擦患处。

【用 药 经 验】①漆疮：漆姑草适量，捣烂取汁涂搽患处。②毒蛇咬伤：漆姑草、一枝黄花、白薇、地菍各适量，水煎洗患处，或用鲜品捣烂敷伤处及头顶。③虚汗、盗汗：漆姑草30 g，炖猪肉服。④咳嗽：漆姑草30 g，煨水服。

# 狗筋蔓 *Silene baccifera* (Linnaeus) Roth.

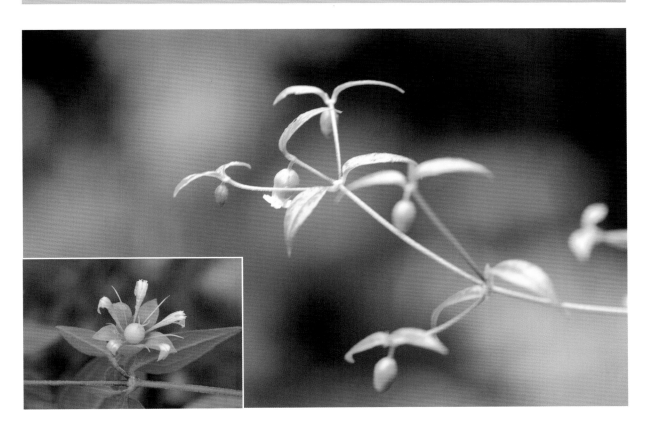

【别　　　　名】小九牯牛（《滇南本草》），抽筋草（《贵州草药》），筋骨草（《四川常用中草药》），水筋骨（《云南药用植物名录》），土牛膝（《广西药用植物名录》）。

【形 态 特 征】多年生草本，全株被毛。根簇生，长纺锤形，白色。茎铺散，俯仰，长50～150 cm，多分枝。叶片卵形、卵状披针形或长椭圆形，长1.5～5 cm，宽0.8～2 cm，基部渐狭成柄状，顶端急尖。圆锥花序疏松；花梗细；花萼宽钟形，长0.9～1.1 cm，后期膨大呈半圆球形，萼齿卵状三角形，与萼筒近等长；花瓣白色，轮廓倒披针形，瓣片叉状浅2裂；副花冠片不明显微呈乳头状；雄蕊不外露；花柱细长，不外露。蒴果圆球形，呈浆果状，成熟时薄壳质，黑色；种子圆肾形，黑色，平滑。花期6~8月，果期7~9月。

【分布与生境】梵净山地区资源分布的代表区域：护国寺、鸡窝坨、雀子坳等。生于海拔750 m以下的林缘、路旁。

【中 药 名】狗筋蔓（全草）。

【功效主治】接骨生肌，散瘀止痛，祛风除湿，利尿消肿。主治骨折，跌打损伤，风湿关节痛，小儿疳积，肾炎水肿，泌尿系感染，肺结核，疮疡疖肿，淋巴结结核。

【采收加工】秋末冬初采收全草，晒干或鲜用。

【用法用量】内服：煎汤，15~30 g；或泡酒。外用：适量，鲜品捣敷；或煎水熏洗。

【用药经验】①筋骨疼痛：狗筋蔓1.5 g，五加皮、八月瓜根、香樟根、桑枝各9 g，水煎服。②跌打损伤，骨折，慢性腰腿痛，风湿关节痛：狗筋蔓6~9 g，水煎服；狗筋蔓60 g，泡酒500 mL，浸泡10 d，内服：每次10 mL，每日3次。③小儿疳积：狗筋蔓9 g，炖肉服。

# 雀舌草 *Stellaria alsine* Grimm.

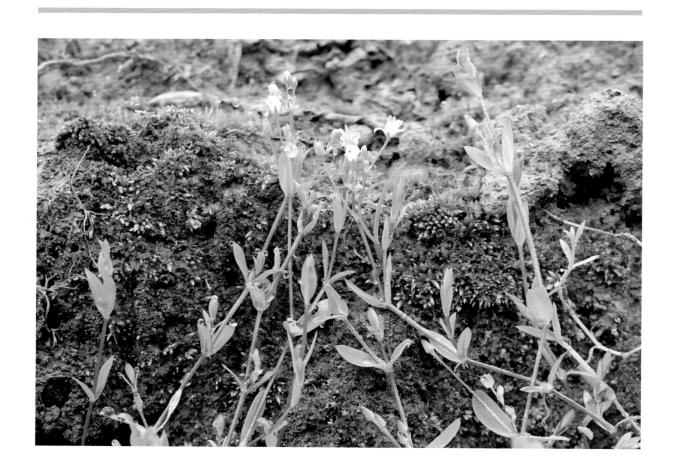

【别　　　名】天蓬草（《植物名实图考》），滨繁缕（《中国高等植物图鉴》），葶苈子（湖北巴东）。

【形 态 特 征】二年生草本，高15～25 cm，全株无毛。茎丛生，稍铺散，上升，多分枝。叶无柄，叶片披针形至长圆状披针形，顶端渐尖，基部楔形，半抱茎，基部具疏缘毛。聚伞花序通常具3～5花，顶生或花单生叶腋；花梗长0.5～2 cm，无毛；萼片5，披针形，顶端渐尖；花瓣5，白色，短于萼片或近等长，2深裂几达基部，裂片条形；雄蕊5，短于花瓣；子房卵形，花柱3，短线形。蒴果卵圆形，与宿存萼等长；种子肾脏形，微扁，褐色，具皱纹状凸起。花期5～6月，果期7～8月。

【分布与生境】梵净山地区资源分布的代表区域：詹家井、大土、大园子、火烧岩、旧棚等地区。生于海拔1100 m以下的沟旁、路边、田间等潮湿处。

【中　药　名】天蓬草（全草）。

【功 效 主 治】祛风除湿，活血消肿，解毒止血。主治伤风感冒，泄泻，痢疾，风湿骨痛，跌打损伤，骨折，痈疮肿毒，毒蛇咬伤，吐血，衄血，外伤出血。

【采 收 加 工】春、夏季植株生长茂盛时采收全草，洗净，鲜用或晒干。

【用 法 用 量】内服：煎汤，30～60 g。外用：适量，捣敷，或研末调敷。

【用 药 经 验】①小儿腹泻：天蓬草30 g，马齿苋60 g，水煎服。②黄肿腹胀：天蓬草叶60 g，夜关门60 g，隔山香30 g，煮鸡蛋食。③跌打损伤：天蓬草30 g，黄酒60～120 g，加水适量煎服。

# 繁　缕　*Stellaria media* (L.) Villars

【别　　　名】鹅肠菜（《滇南本草》），鹅儿肠菜（《本草纲目》），五爪龙（《湖南药物志》），狗蚤菜（《广西药用植物名录》）。

【形 态 特 征】一年生或二年生草本，长10～30 cm。匍匐茎纤细平卧，绿色，多分枝，下部节上生根，茎节间有1行柔毛。叶对生，宽卵形或卵形，长1.5～2.5 cm，宽1～1.5 cm，先端渐尖或急尖，基部渐狭或近心形，全缘；上部叶无柄，下部叶有长柄。聚伞花序腋生或顶生，下部叶腋有单生的花；花梗纤弱；萼5片，卵状披针形，绿色，有腺毛；花瓣5片，白色，短于萼片，2深裂，直达基部。雄蕊3～5，花丝纤细，先端紫色后转蓝色；花柱3，线形。蒴果卵形，微长于宿存萼，熟时先端6瓣裂。种子红褐色，卵圆形，表面密生疣状小突点。花期6～7月，果期7～8月。

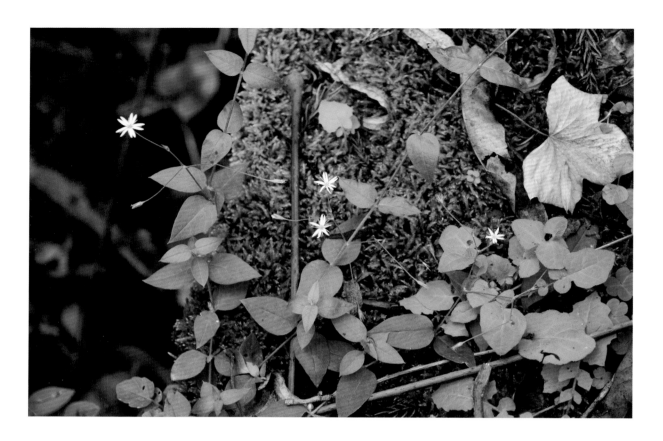

【分布与生境】梵净山地区资源分布的代表区域：丁家坪、马槽河、平锁等地。生于海拔950 m以
下的林缘、路旁、田间草地等。

【中　药　名】繁缕（全草）。

【功效主治】清热解毒，化瘀止痛，催乳。主治肠炎，痢疾，肝炎，阑尾炎，产后瘀血腹痛，牙
痛，肺热咳嗽，淋证，乳汁不下，乳腺炎，跌打损伤，疮痈肿毒。

【采收加工】4～7月花开时采收其全草，鲜用或晒干。

【用法用量】内服：煎汤，15～30 g，鲜品30～60 g；或捣汁。外用：适量，捣敷；或烧存性研
末调敷。

【用药经验】①痢疾，痔疮，肛裂便血：繁缕30 g，水煎服。②背痈：繁缕、烟叶各适量，捣烂
敷患处。③疮毒，跌打损伤肿痛：鲜繁缕适量，捣烂外敷。

# 金鱼藻科

## 金鱼藻 *Ceratophyllum demersum* L.

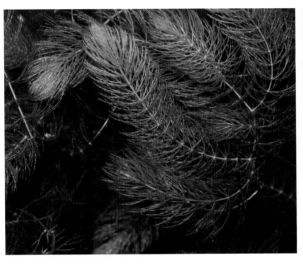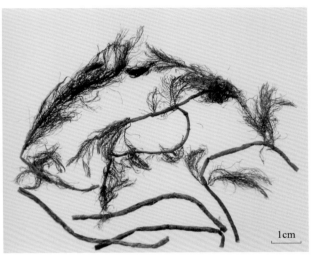

1cm

【别　　　名】藻（《植物名实图考》），细草、软草（《四川中药志》），鱼草（《重庆药物》）。

【形 态 特 征】多年生沉水草本；茎长40~150 cm，平滑，具分枝。叶4~12轮生，一至二回二叉状分歧，裂片丝状，或丝状条形，长1.5~2 cm，先端带白色软骨质，边缘仅一侧有数细齿花。苞片9~12，条形，浅绿色，透明，先端有3齿及带紫色毛；雄蕊10~16，微密集；子房卵形，花柱钻状。坚果宽椭圆形，黑色，平滑，边缘无翅，有3刺，顶生刺（宿存花柱）先端具钩，基部2刺向下斜伸，先端渐细成刺状。花期6~7月，果期8~10月。

【分布与生境】梵净山地区资源分布的代表区域：亚盘岭、大水溪、铧口尖、大园子等地。

【中　药　名】金鱼藻（全草）。

【功 效 主 治】凉血止血，清热利水。主治吐血、咳血，热淋涩痛。

【采 收 加 工】四季可采，洗净，晒干。

【用 法 用 量】内服：煎汤，3~6 g；或入散剂。

【用 药 经 验】①内伤出血：金鱼藻、仙桃草、见血清各等分，烘干打粉，每服9 g，童便送服。②慢性支气管炎：金鱼藻从水中捞出以后，立即洗净，阴干或烘干，每次服1.5~2 g，每日2~3次。

## 连香树科

# 连香树 *Cercidiphyllum japonicum* Sieb.et Zucc.

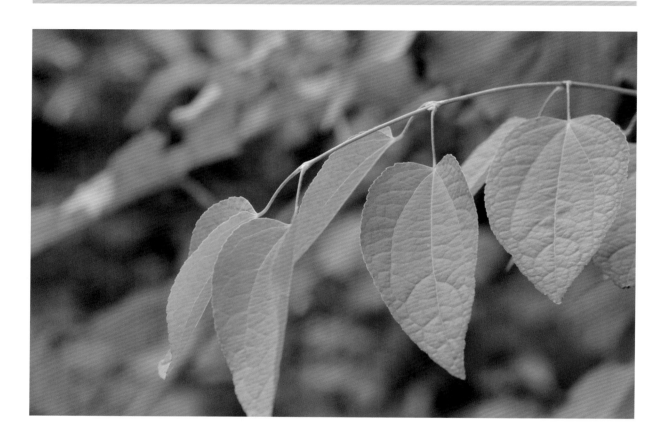

【别　　　名】芭蕉香清（《天目山药用植物志》），山白果（《中国高等植物图鉴》）。

【形 态 特 征】落叶大乔木，高10～20 m；树皮灰色或棕灰色；小枝无毛，短枝在长枝上对生。叶生短枝上的近圆形、宽卵形或心形，生长枝上的椭圆形或三角形，长4～7 cm，宽3.5～6 cm，先端圆钝或急尖，基部心形或截形，边缘有圆钝锯齿；叶柄长1～2.5 cm。雄花常4朵丛生，近无梗；苞片在花期红色，膜质，卵形；雌花2～6朵，丛生。蓇葖果2～4个，荚果状，长1～1.8 cm，褐色或黑色，微弯曲，有宿存花柱；种子数个，先端有透明翅。花期4月，果期8月。

【分布与生境】梵净山地区资源分布的代表区域：细沙河、淘金河、牛风包、护国寺等地。生于海拔1400～1800 m的沟旁、山谷、密林中。

【中　药　名】连香树果（果实）。

【功效主治】祛风定惊，止痉挛。主治小儿惊风，抽搐肢冷。

【采收加工】秋季果实成熟时采收，晒干或鲜用。

【用法用量】内服：煎汤，10~15 g；鲜品可用至30 g。

【用药经验】小儿惊风，抽搐肢冷：连香树果30 g左右，芫荽12~15 g，青石蚕6~9 g，加金饰1
具，水煎，空腹服。

## 毛莨科

# 乌 头 *Aconitum carmichaeli* Debeaux

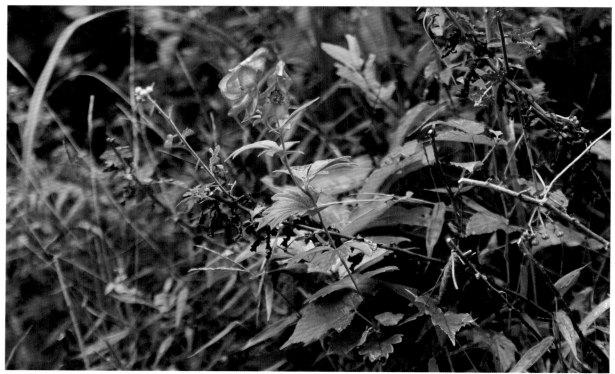

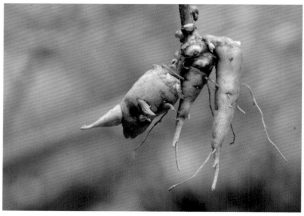
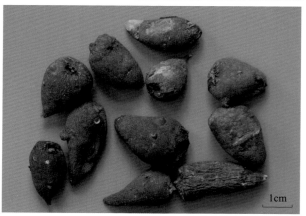

1cm

【别　　　名】乌喙（《神农本草经》），毒公（《吴普本草》），川乌（《金匮要略》）。

【形 态 特 征】多年生草本。茎高60～150 cm，上部被反曲短柔毛。茎下部的叶开花时枯萎，茎中部叶柄较长。叶互生，叶片纸质，五角形，长6～11 cm，宽9～15 cm，基部浅心形，3深裂达基部，中央全裂，裂片宽菱形或倒卵状菱形，顶端急尖，二回裂片约2对，全缘，或1~3牙齿，侧全裂片不等2深裂，表面稀被微柔毛，背面仅脉上有毛。总状花序顶生，长6~10 cm；萼片5，花瓣状，上萼片高盔形，高2~2.6 cm，下缘稍凹，侧萼片近圆形；花瓣2，瓣片长约1 cm。蓇葖果长圆形，花柱宿存，芒尖状。花期9~10月。

【分布与生境】梵净山地区资源分布的代表区域：护国寺、土地坳、木耳坪等地。生于海拔650~1200 m的灌丛或疏林中。

【中　药　名】川乌头（块根）。

【功效主治】祛风除湿，温经散寒，消肿止痛。主治风寒湿痹，关节疼痛，头风头痛，中风瘫痪，心腹冷痛，寒疝作痛，跌打损伤，瘀血肿痛，阴疽肿毒等。

【采收加工】6~9月间采挖根，除去地上部分、须根、泥土，洗净，晒干。

【用法用量】内服：煎汤，3~9 g；或入丸、散。外用：适量，研末调敷或醋、酒抹涂。

【用药经验】①各种皮肤病：川乌头、苦参各50 g，天南星10 g，半夏、曼陀罗各20 g，白酒适量，浸泡20 d后搽患处。②丝虫病：川乌头鲜品120 g，水煎洗。③骨折疼痛：鲜川乌头6 g，捣绒，加酒，外敷患处。④风湿疼痛：川乌头6 g，泡酒服。

# 花莛乌头 *Aconitum scaposum* Franch.

【别　　　名】墨七（《万县中草药》），凉水渣子（《秦岭巴山天然药物志》），血散七（四川），一口血（湖北），活血连（梵净山）。

【形态特征】多年生草本，茎高40~80 cm，常不分枝，上部被反卷开展的柔毛。基生叶2~4，叶片肾状五角形，长8~10 cm，宽11~13 cm，三裂至中部，中裂片倒梯状菱形，不明显3浅裂，边缘具粗齿，齿端钝圆，侧裂片斜扇形，不等2裂，两面被短伏毛；茎生叶较小，集中于茎的基部处，叶柄较短。总状花序长16~25 cm，花多数，轴及花梗被淡黄色开展柔毛；苞片披针形；花梗长1.2~3 cm；萼片蓝紫色或淡紫色，圆筒形，长2~2.3 cm，高约1.4 cm，被开展柔毛；花瓣之距被短柔毛，比瓣片长2~3倍，拳卷，心皮3，子房有疏长柔毛。蓇葖果长约1 cm；种子倒卵形，具3条棱，褐色，有横翅。花期9~10月，果期10~11月。

【分布与生境】梵净山地区资源分布的代表区域：岩高坪、鱼泉沟、陈家沟等地。生于山地谷中或林中阴湿处。

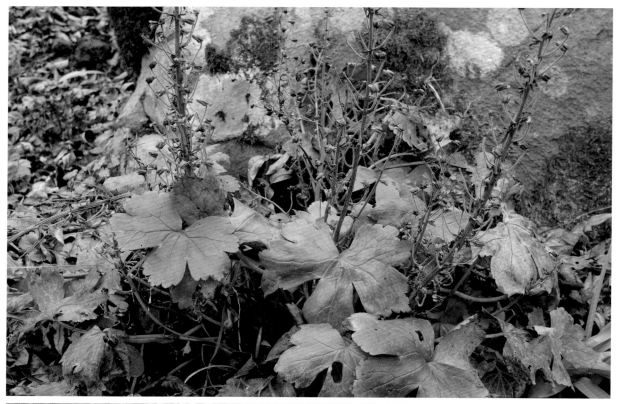

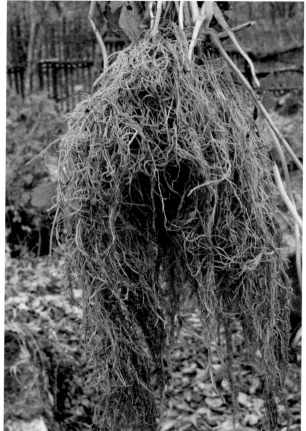

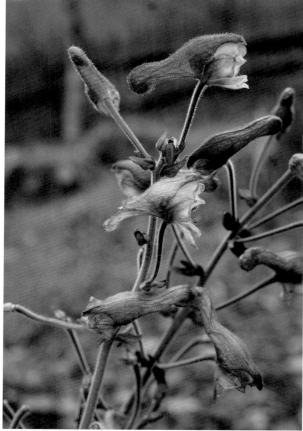

【中　药　名】墨七（根）。

【功效主治】祛风除湿，理气止痛，活血散瘀。主治风湿腰痛，关节疼痛，胸腹胀满，急、慢性
　　　　　　细菌性痢疾，急、慢性肠炎，胃痛，瘰疬，疮肿。

【采收加工】夏秋季节采挖，洗净，晒干。

【用法用量】内服：煎汤，3～9 g；或浸酒；或入散剂。外用：适量，捣敷；或浸酒搽。

【用药经验】①风湿痹痛：墨七6 g，三角枫10 g，水煎服。②跌打损伤：墨七6 g，见血飞10 g，
　　　　　　水煎服。

# 高乌头 *Aconitum sinomontanum* Nakai.

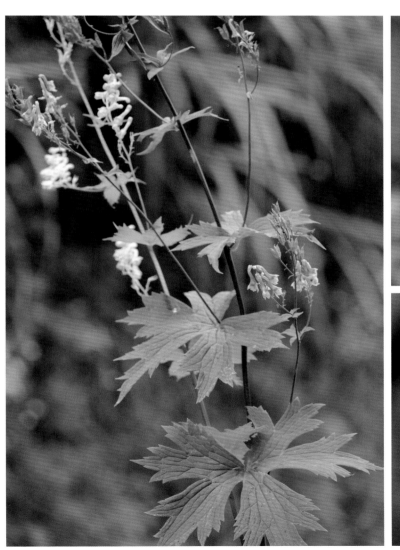
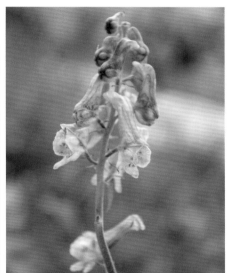
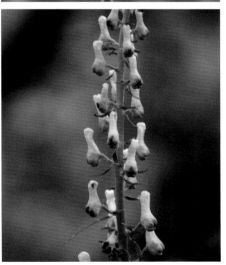

【别　　　名】麻布七、统天袋、九连环（《陕西中草药》），破布七（《贵州民间药物》）。

【形态特征】多年生草本。茎直立，高1~1.5 m，略有棱，中空，上部疏生弯曲的短毛。基生叶1，有长柄，叶柄基部呈鞘状；叶片圆肾形，长12~14.5 cm，宽20~28 cm，基部宽心形，三深裂，裂片倒楔形；茎生叶较小，柄极短。总状花序长30~50 cm，具密集的花；花紫色，疏生；萼5片，呈冠状，上萼片圆筒形，侧萼片扁圆，内面顶端密生硬毛；下萼片卵圆形；花瓣长达2 cm，唇舌形，向后拳卷；雄蕊多数，花丝基部扩大成长椭圆形的翼；心皮3。蓇葖果3枚，无毛。花期6~9月，果期9~10月。

【分布与生境】梵净山地区资源分布的代表区域：芙蓉坝、余家沟、淘金河等地。生于海拔650~1500 m的灌丛、林缘或沟边。

【中　药　名】麻布七（根）。

【功效主治】祛风除湿，理气止痛，活血散瘀。主治风湿痹痛，关节肿痛，跌打损伤，胃痛，胸腹胀满，急、慢性细菌性痢疾，急、慢性肠炎，瘰疬，疮疖。

【采收加工】夏秋季采挖，鲜用或去残茎、须根，洗净泥土，或将根撕开，除去内附黑皮，晒干。

【用法用量】内服：煎汤，3~9 g；研末或浸酒。外用：适量，捣敷；或浸酒搽。

【用药经验】①胃气痛：麻布七6 g，水煎或蒸酒服。②跌打损伤：麻布七15 g，泡酒，早、晚服。③心悸：麻布七3 g（研末），木香1.5 g，蒸甜酒服。

# 西南银莲花 *Anemone davidii* Franch.

【别　　　名】白接骨连、红接骨连（《贵州草药》），棉絮头（《贵州药用植物目录》），疗药（《四川常用中草药》）。

【形态特征】多年生草本，高20~55 cm。根状茎横走，粗0.6~1 cm，节间缩短。基生叶1~3，基部常有宿存鳞片，鳞片外面密被白色长绒毛；叶片五角形，长6~10 cm，宽7~18 cm，3全裂，中央裂片菱形，边缘生粗齿，侧生裂片不等2深裂；叶柄长13~37 cm。花葶直立；苞片3，具柄，叶状，长达10 cm；花1~3朵簇生；萼片5，白色，倒卵形，长1~2 cm，背面有疏柔毛；无花瓣；雄蕊多数，心皮多数，离生，花柱小。瘦果近卵形，黄色。花期5~6月，果期7~8月。

【分布与生境】梵净山地区资源分布的代表区域：天庆寺、木耳坪、青龙洞等地。生于海拔950~1300 m的山谷或沟边。

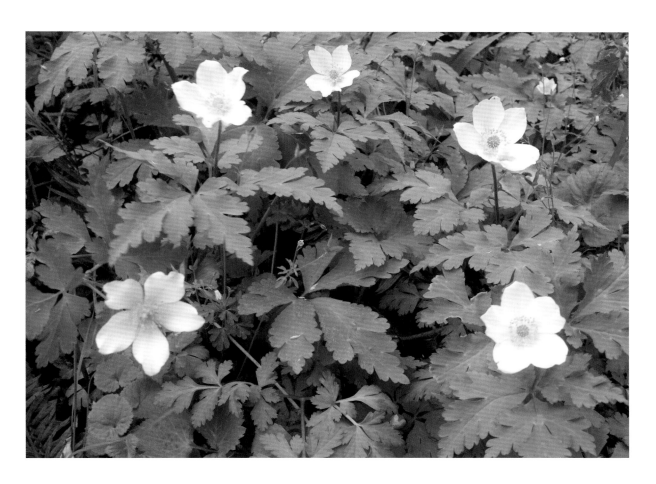

【中 药 名】铜骨七（根茎）。

【功效主治】活血，止痛，去瘀。主治跌打损伤，风湿疼痛，腰肌劳损，疔疮，无名肿毒。

【采收加工】春、夏、秋季采挖根茎，晒干。

【用法用量】内服：煎汤，9～12 g。外用：适量，研末或捣敷。

【用药经验】①跌打损伤：铜骨七9～15 g，泡酒服；或取根捣烂敷伤处。②口疮：铜骨七适量，研末调菜油搽患处。③外伤：铜骨七（叶）适量，捣绒敷伤口。④坐板疮：铜骨七（叶）适量，捣烂搽患处。

# 打破碗花花 *Anemone hupehensis* Lem.

【别　　　　名】大头翁（《陕西中草药》），湖北秋牡丹（《经济植物手册》）。

【形态特征】多年生草本，高20～120 cm。根状茎斜或垂直，长约10 cm。基生叶有长柄，三出复叶，少数为单叶，中央小叶有长柄；小叶卵形或宽卵形，长4～11 cm，宽3～10 cm，

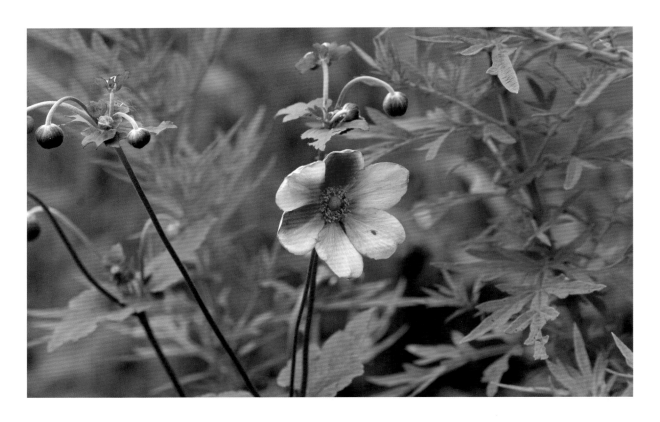

顶端急尖或渐尖，基部圆形或心形，不分裂或3~5浅裂，边缘有粗锯齿，两面有疏糙毛；侧生小叶较小。花葶直立，高3~36 cm，疏被柔毛；聚伞花序二至三回分枝；苞片2~3，对生或轮生，叶状；花梗长3~10 cm，有柔毛；萼片5，紫红色或粉红色，倒卵形，长2~3 cm，宽1.3~2 cm，外面有短绒毛；雄蕊多数；子房有柄，有短柔毛。聚合果球形；瘦果近卵形，密被绵毛。花期7~10月，果期9~11月。

【分布与生境】梵净山地区资源分布的代表区域：丁家坪、罗家湾、苏家坡、黎家坝等地。生于海拔600~1200 m的林缘、路边或土坎。

【中 药 名】打破碗花花（根、全草）。

【功 效 主 治】清热利湿，解毒杀虫，消肿散瘀。主治痢疾，泄泻，疟疾，蛔虫病，疮疖痈肿，瘰疬，跌打损伤。

【采 收 加 工】6~8月花未开放前采挖根，除去茎叶、须根及泥土，晒干。茎叶切断，晒干或鲜用。

【用 法 用 量】内服：煎汤，3~9 g；或研末服；或泡酒服。外用：适量，煎水洗，或捣敷；或鲜叶捣烂取汁涂。本品有小毒，孕妇、肾炎及肾功能不全者禁服。

【用 药 经 验】①疟疾：打破碗花花10 g，水煎服。②急性黄疸性肝炎：打破碗花花9 g，水煎服。③痢疾：打破碗花花6 g，马齿苋、铁苋菜各30 g，水煎服。④漆疮：鲜打破碗花花，捣烂取汁，涂患处。

# 草玉梅 *Anemone rivularis* Buch.-Ham. ex DC.

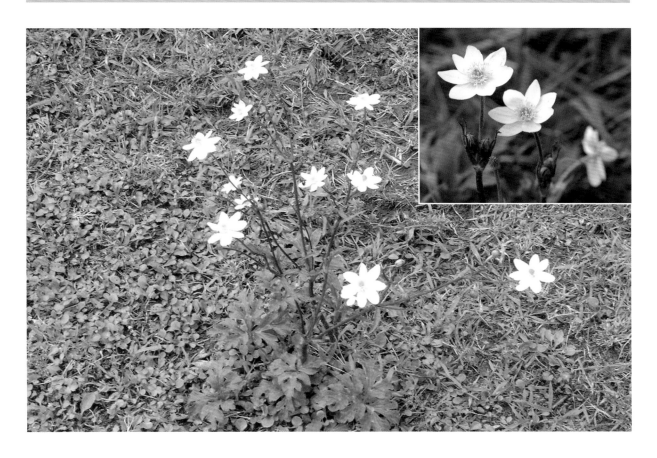

【别　　名】见风青、见风蓝（《贵州民间方药集》），狗脚迹（《贵阳民间药草》），土黄芩（《中国药用植物图鉴》）。

【形态特征】多年生草本，植株高15 ~ 65 cm。根状茎木质，垂直或稍斜。基生叶3 ~ 5，有长柄；叶片肾状五角形，长2.5 ~ 7.5 cm，宽4.5 ~ 14 cm，三全裂，中全裂片宽菱形或菱状卵形，有时宽卵形，宽2.2 ~ 7 cm，三深裂，深裂片上部有少数小裂片和牙齿，侧全裂片不等二深裂，两面都有糙伏毛；叶柄长5 ~ 22 cm，有白色柔毛，基部有短鞘。花葶直立；聚伞花序长10 ~ 30 cm，二至三回分枝；苞片3，有柄，近等大，长3.2 ~ 9 cm，似基生叶，宽菱形，三裂近基部；花直径2 ~ 3 cm；萼片7 ~ 8，白色，倒卵形或椭圆状倒卵形；雄蕊长约为萼片之半；心皮30 ~ 60，无毛，子房狭长圆形。瘦果狭卵球形，稍扁，宿存花柱钩状弯曲。5月至8月开花。

【分布与生境】梵净山地区资源分布的代表区域：九龙池、烂茶顶等地。生于海拔1600 ~ 2200 m的山地草坡或沟旁。

【中　药　名】虎掌草（根），虎掌草叶（叶）。

【功 效 主 治】■虎掌草　清热解毒，活血舒筋，消肿，止痛。主治咽喉肿痛，疖腮，瘰疬结核，
　　　　　　　　　痈疽肿毒，疟疾，咳嗽，湿热黄疸，风湿疼痛，胃痛，牙痛，跌打损伤。

　　　　　　　　■虎掌草叶　截疟，止痛。主治疟疾，牙痛。

【采 收 加 工】■虎掌草　全年均可采收，鲜用或晒干。

　　　　　　　　■虎掌草叶　6～8月采收，洗净，多鲜用。

【用 法 用 量】■虎掌草　内服：煎汤，9～15 g；或浸酒。外用：适量，研末调敷；或鲜品捣敷；
　　　　　　　　　或煎汤含漱。

　　　　　　　　■虎掌草叶　外用：适量，捣烂敷贴发泡；或搐鼻。

【用 药 经 验】①无名肿痛：虎掌草炕干研末，醋调搽患处。②风湿关节痛：虎掌草、贯众、大鹅
　　　　　　　　儿肠根、臭山羊根各15 g，泡酒500 g，每日2次，每次30 g。③体虚盗汗，咳嗽：虎
　　　　　　　　掌草15 g，蘘荷根15 g，炖猪肉120 g，内服：连用3剂。

# 无距耧斗菜 *Aquilegia ecalcarata* Maxim.

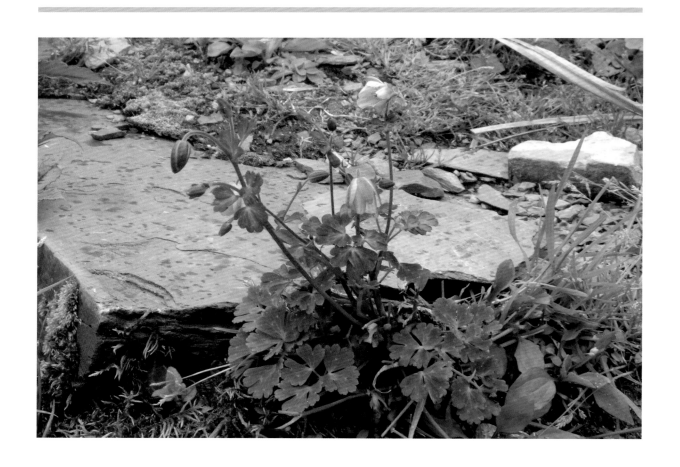

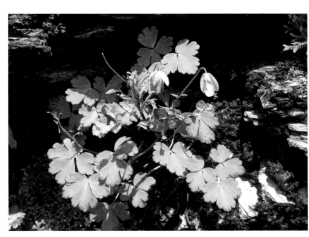 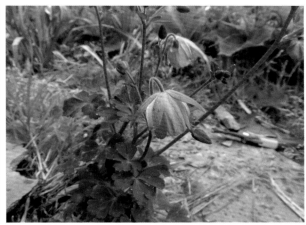

【别　　　名】黄风（《全国中草药汇编》），野前胡、千年耗子屎（贵州）。

【形态特征】多年生草本。茎直立，高20～60 cm，疏被短柔毛，常有分枝。基生叶数枚，有长柄，为二回三出复叶；中央小叶倒卵形、扇形或卵形，3裂，裂片具圆齿，上面无毛，下面疏生柔毛或无毛；茎生叶较小。花序有2～6朵花；花梗长达6 cm，被短柔毛；花直径1.5～2.8 cm；萼片5，紫色，近水平展开，椭圆形，长1～1.4 cm；花瓣与萼片同色，顶端截形，无距；雄蕊多数，退化雄蕊披针形；子房上位。蓇葖果直立着生，微有毛，成熟后裂开。花期5～6月，果期6～8月。

【分布与生境】梵净山地区资源分布的代表区域：新金顶、烂茶顶、叫花洞、骄子岩、炕药洞等地。生于山地林下或路旁。

【中　药　名】野前胡（全草）。

【功效主治】解表退热，生肌拔毒。主治感冒头痛，烂疮，黄水疮。

【采收加工】秋后采收，晒干或鲜用。

【用法用量】内服：煎汤，3～6 g。外用：适量，研末调敷；或捣烂敷。

【用药经验】①烂疮：野前胡适量，加甜酒捣烂，敷患处。②黄水疮日久不收口：野前胡（根）、小米泡叶、郎豆柴叶各等分，晒干为末，调适量菜油敷患处。

# 裂叶星果草 *Asteropyrum cavaleriei* (Lévl. et Vant) Drumm. et Hutch.

【别　　　名】水黄连（《贵州草药》），五角连（广西）。

【形态特征】多年生草本，高10～15 cm。叶2～7枚；叶片五角形，宽4～14 cm，3～5裂，裂片三

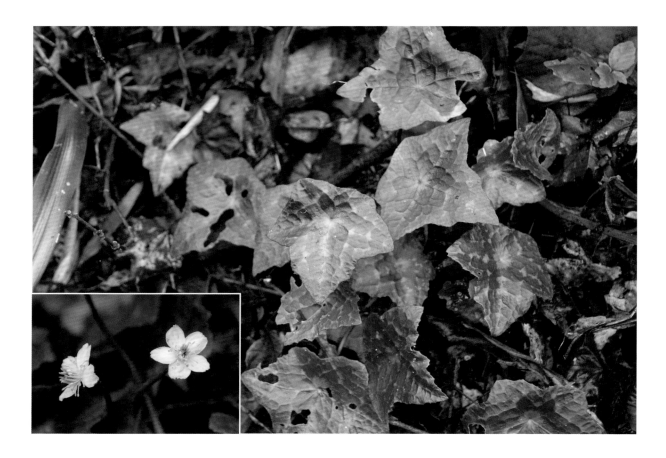

角形，边缘稍呈波状，上面有时具短硬毛，下面无毛；叶柄盾状着生，长6~13 cm，无毛，基部具膜质鞘。花葶1~3条；苞片卵形或宽卵形，近互生或轮生；花两性，直径1.3~1.6 cm；萼片5，花瓣状，白色，椭圆形或倒卵形，先端圆；花瓣5，长约为萼片的一半，黄色，瓣片近圆形，下部具细爪；雄蕊多数，比花瓣稍长，花药黄色；心皮5~8。蓇葖果卵形。种子多数，椭圆形。花期5~6月，果期6~7月。

【分布与生境】梵净山地区资源分布的代表区域：洼溪河九坪、艾家坝等地。生于海拔750 m以下的山谷潮湿处或沟旁。

【中 药 名】鸭脚黄连（根及根茎）。

【功效主治】清热解毒，利湿。主治湿热痢疾，泄泻黄疸，水肿，火眼目赤肿痛。

【采收加工】全年均可采收，洗净晒干或烘干。

【用法用量】内服：煎汤，3~9 g。外用：适量，煎水洗；或研撒。

【用药经验】①湿热泻痢：鸭脚黄连6 g，水煎服。②水肿：鸭脚黄连10 g，土茯苓10 g，川木通10 g，水煎服。③泄泻：鸭脚黄连10 g，水煎服。

# 小木通 *Clematis armandii* Franch.

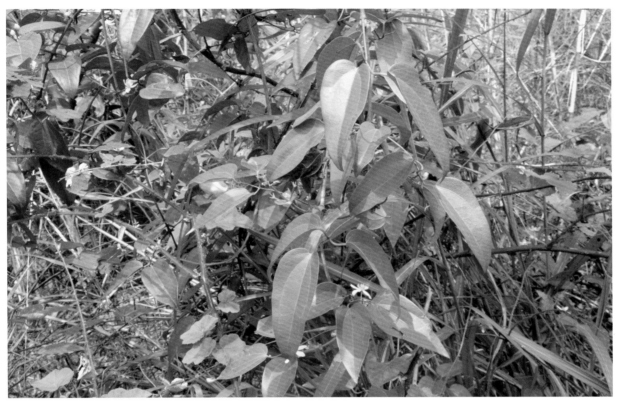

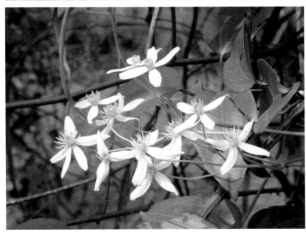
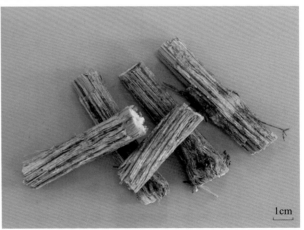

1cm

【别　　名】淮木通（《中药志》），油木通（《四川中药志》）。

【形态特征】木质藤本，高达6 m。茎圆柱形，有纵条纹，小枝有棱，幼时被白色短柔毛。三出
　　　　　　复叶；小叶片革质，卵状披针形、长椭圆状卵形，长4～12 cm，宽2～5 cm，顶端
　　　　　　渐尖，基部圆形或宽楔形，全缘。聚伞花序或圆锥状聚伞花序，腋生或顶生，通常

比叶长或近等长；腋生花序基部有多数宿存芽鳞，三角状卵形、卵形至长圆形，长0.8~3.5 cm；萼片4，白色，偶带淡红色，长圆形或长椭圆形，长1~2.5 cm，宽0.3~1.2 cm，外面边缘密生短绒毛；雄蕊无毛。瘦果扁，卵形至椭圆形，疏生柔毛，宿存花柱长达5 cm，有白色长柔毛。花期3~4月，果期4~7月。

【分布与生境】梵净山地区资源分布的代表区域：张家坝、黎家坝、大河边等地。生于海拔750 m以下的林缘或路旁。

【中　药　名】川木通（藤茎）。

【功效主治】利尿通淋，清心除烦，通经下乳。主治淋证，水肿，心烦尿赤，口舌生疮，经闭乳少，湿热痹痛。

【采收加工】秋季采集藤茎，刮去外皮，切片，晒干。

【用法用量】内服：煎汤，3~6 g。

【用药经验】①妇女产后乳汁不通：川木通、奶浆藤、无花果各12 g，炖猪蹄服。②湿热淋证，小便淋漓不畅或兼尿血：川木通、生地黄、牛膝、黄柏各10 g，水煎服。③心烦不眠、口舌生疮：川木通、竹叶、生甘草、地黄各12 g，水煎服，每日1剂。

# 单叶铁线莲　*Clematis henryi* Oliv.

【别　　　名】雪里花（《本草纲目拾遗》），拐子药（《湖南药物志》），蛇松子（《浙江民间常用草药》）。

【形态特征】木质藤本。茎细，具棱线，疏生白色短柔毛。单叶对生，卵状披针形，长10~15 cm，宽3~7.5 cm，先端渐尖，基部浅心形，边缘疏生浅锯齿，薄纸质，下面脉上贴生白色短毛或近无毛，叶脉3~5条；叶柄长2~6 cm。聚伞花序腋生，通常具1花，有时2~5花，花梗细长；花被4，卵形，长1~2 cm，白色或淡黄色，外面密被白色短茸毛；雄蕊多数，花丝被白色长柔毛。瘦果狭卵形，被短柔毛，羽状花柱长达4.5 cm。花期11~12月，果期翌年3~4月。

【分布与生境】梵净山地区资源分布的代表区域：大黑湾、二道拐等地。生于海拔约750 m的疏林。

【中　药　名】雪里开（根或叶）。

【功效主治】清热解毒，祛痰镇咳，行气活血，止痛。主治小儿高热惊风，咳嗽，咽喉肿痛，头痛，胃痛，腹痛，跌打损伤，腮腺炎，疔毒疔疮，蛇伤。

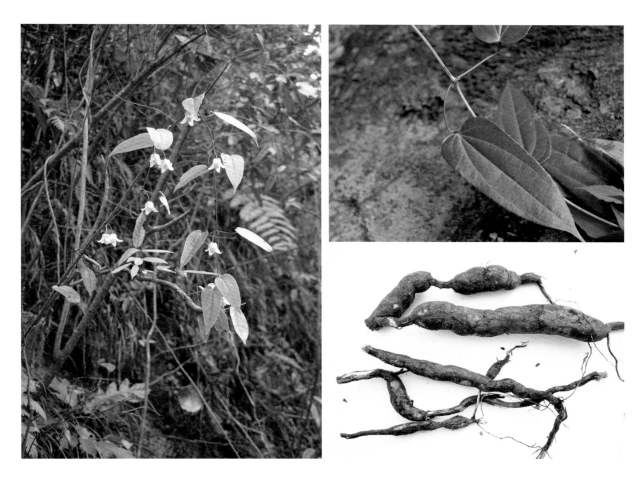

【采 收 加 工】秋、冬季采挖根部，除去茎叶、须根及杂质，洗净，晒干或晾干；夏、秋季采收
叶，鲜用或晒干。

【用 法 用 量】内服：煎汤，9~15 g；研末，每次1~3 g。外用：适量，磨汁涂；或以鲜品捣敷。

【用 药 经 验】①胃痛、腹痛、发痧、呕吐：雪里开3 g，磨酒服。②跌打损伤：雪里开3 g，磨酒
服，并涂患处。③咽喉痛：雪里开9 g，用煮沸的米泔水磨汁，含漱。④热毒疔疮：
雪里开（嫩叶），捣烂敷。

# 绣球藤 *Clematis montana* Buch.-Ham. ex DC.

【别　　　　名】四朵梅（《天宝本草》），淮木通（《中药志》），白木通（《四川中药志》）。

【形 态 特 征】木质藤本，长达8 m。茎圆柱形，有纵条纹；小枝被白色短柔毛，后变无毛；老
茎外皮脱落。叶为三出复叶，数叶与花簇生，或对生；叶柄长4~8 cm；小叶片纸

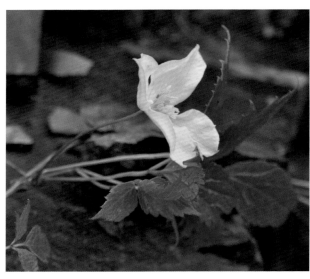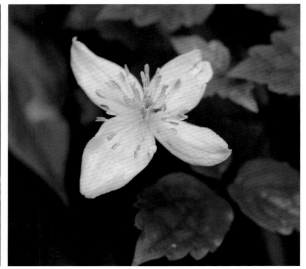

质，卵形或椭圆形，长2～7 cm，宽1～5 cm，基部圆或广楔形，先端尖长，边有粗锯齿，顶端3裂或不明显，两面均有稀毛，或上面无毛。两性花，1～6朵与叶簇生；花梗长7～11 cm；萼片4，开展，长圆状倒卵形或倒卵形，外面被短毛，内面无毛；雄蕊多数，无毛，长于雌蕊；心皮多数。瘦果扁卵形，宿存花柱羽毛状。花期4～6月，果期7～9月。

【分布与生境】梵净山地区资源分布的代表区域：烂茶顶、叫花洞、金顶等地。生于海拔1300～2200 m的林缘或灌丛。

【中 药 名】川木通（藤茎）。

【功效主治】利尿通淋，清心除烦，通经下乳。主治淋证，水肿，心烦尿赤，口舌生疮，经闭乳少，湿热痹痛。

【采收加工】秋季采收，刮去外皮，切片，晒干。

【用法用量】内服：煎汤，3～6 g。

【用药经验】①热淋、小便不利：川木通、水灯心、三白草各10 g，水煎服。②关节不利：川木通、透骨香各15 g，水煎服。③乳汁不通：川木通、阳雀花根各10 g，炖猪蹄服。

# 黄 连 *Coptis chinensis* Franch.

【别 名】王连（《神农本草经》），支连（《药性论》）。

【形态特征】多年生草本，植株高可达40 cm。根状茎黄色，密生多数纤细须根。叶基生，叶柄

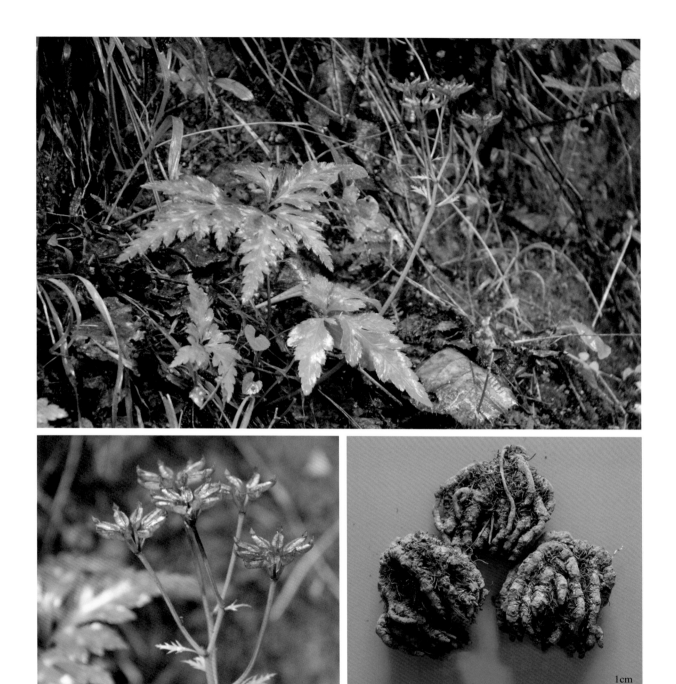

　　长5～12 cm；叶片稍带革质，卵状三角形，宽10 cm，3全裂，中央裂片稍呈菱形。
二歧或多歧聚伞花序，高达25 cm，有3～8朵花；苞片披针形，3～5羽裂；萼片5，
黄绿色，长椭圆状卵形至披针形；花瓣线形；雄蕊多数，外轮雄蕊比花瓣略短或近
等长；心皮8～12。蓇葖果。种子长椭圆形。花期2～3月，果期4～6月。

【分布与生境】梵净山地区资源分布的代表区域：金竹坪、陈家沟、密麻树、马槽河、大黑湾、细
　　　　　　　沙河等地。生于海拔850～1800 m疏林中。

【中　药　名】黄连（根茎）。

【功效主治】清热泻火，燥湿，解毒，杀虫。主治热病邪入心经之高热，泄泻，痢疾，肝火目赤肿痛，热毒疮疡，湿疹等。

【采收加工】以立冬后（11月）采收为宜，采挖后除去茎叶、须根及泥土，晒干或烘干，撞去粗皮。

【用法用量】内服：煎汤，1.5～3 g；或研末服，每次0.3～0.6 g；或入丸、散。外用：研末调敷；或煎水洗；或熬膏涂。

【用药经验】①小儿口疮：黄连适量，捣烂，用蜂蜜水调服。②黄疸性肝炎：黄连、黄柏、板蓝根、地耳草、马兰、茵陈蒿各适量，水煎服。③肾炎、胆囊炎：黄连1.5 g，与猪腰一个，蒸煮食。④眼睛胀痛：黄连鲜品捣绒取汁，兑母乳，搽患处。

# 还亮草 *Delphinium anthriscifolium* Hance.

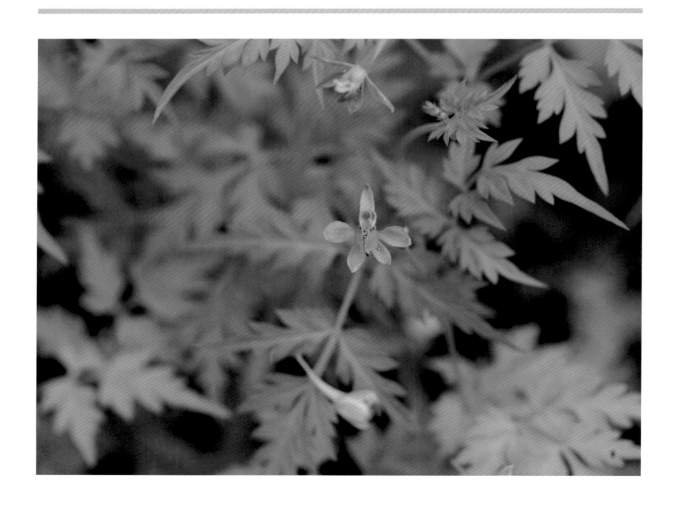

【别　　　名】还魂草、对叉草（《植物名实图考》），鱼灯苏（《天目山药用植物志》），臭芹菜（《福建药物志》）。

【形 态 特 征】一年生草本。茎高30～78 cm，茎枝无毛，或上部疏被反曲的短柔毛。叶为二至三回近羽状复叶，叶片菱状卵形或三角状卵形，长5～11 cm，宽4.5～8 cm，羽片2～4对，对生，下部羽片有细柄，狭卵形，通常分裂近中脉，末回裂片狭卵形或披针形，表面疏被短柔毛；叶柄长2.5～6 cm。总状花序有2～15花；基部苞片叶状；小苞片披针状线形；萼片紫色，椭圆形至长圆形，外面疏被短柔毛；花瓣2，紫色，瓣片斧形，深裂近基部；退化雄蕊与萼片同色。蓇葖果，长1.1～1.6 cm。种子扁球形，上部有螺旋状生长的横膜翅，下部有膜翅。花期3～5月，果期4～7月。

【分布与生境】梵净山地区资源分布的代表区域：胜利坳、苗王坡、月亮坝等地。生于海拔1000～1200 m山谷林缘或溪边草地。

【中　药　名】还亮草（全草）。

【功 效 主 治】祛风除湿，通络止痛，化食，解毒。主治风湿痹痛，半身不遂，食积腹胀，荨麻疹，痈疮癣癫。

【采 收 加 工】夏、秋季节采收全草，洗净，切段，鲜用或晒干。

【用 法 用 量】内服：煎汤，3～6 g。外用：适量，捣敷；或煎汤洗。

【用 药 经 验】①风湿痹痛：还亮草适量，水煎洗患处。②疮肿：还亮草适量，外敷患处。③食积腹胀：还亮草3 g，鸡屎藤10 g，山楂10 g，水煎服。④荨麻疹：还亮草适量，水煎外洗患处。

# 小花人字果　*Dichocarpum franchetii* (Finet et Gagnep.) W. T. Wang et P. K. Hsiao

【形 态 特 征】多年生草本。茎直立，高9～26 cm，全株无毛。基生叶为鸟趾状复叶；叶片草质；中央指片近扇形或近圆形，中部以上有5个圆牙齿，侧生指片有4或6枚小叶，小叶不等大，近扇形，斜卵形或近圆形，比中央指片略小；叶柄长2.5～7 cm。茎生叶通常1枚或不存在，似基生叶。复单歧聚伞花序，长5～11 cm，有3～7花；花梗纤细；下部苞片叶状，具细柄，上部苞片无柄，三至五全裂；花小；萼片白色，倒卵形；花瓣金黄色，瓣片近圆形。蓇葖倒"人"字状广叉开。花期4～5月，果期5～6月。

【分布与生境】梵净山地区资源分布的代表区域：架香沟、青龙洞、牛凤包、牛头山、黄柏沟等。生于山地密林或疏林中，或沟底潮湿处。

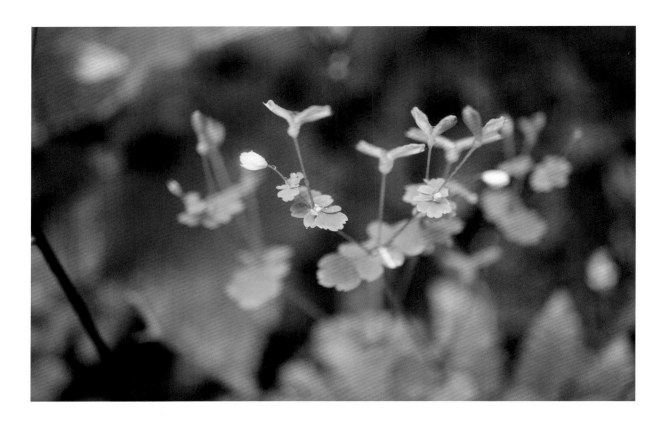

【中 药 名】小花人字果（全草）。

【采 收 加 工】5～6月采收全草，洗净，晒干或鲜用。

【用 法 用 量】内服：煎汤，3～9g。外用：鲜品捣敷。

# 芍 药 *Paeonia lactiflora* Pall.

【别　　　名】白芍药（《本草经集注》），余容（《吴普本草》），梨食（《名医别录》），将离（《本草纲目》）。

【形 态 特 征】多年生草本。根粗壮，分枝黑褐色。茎高40～70 cm，无毛。下部茎生叶为二回三出复叶，上部茎生叶为三出复叶；小叶狭卵形，椭圆形或披针形，顶端渐尖，基部楔形或偏斜，边缘具白色骨质细齿。花数朵，生茎顶和叶腋，有时仅顶端一朵开放，而近顶端叶腋处有发育不好的花芽；苞片4～5，披针形，大小不等；萼片4，宽卵形或近圆形；花瓣9～13，倒卵形，白色，有时基部具深紫色斑块；花丝黄色；花盘浅杯状，包裹心皮基部，顶端裂片钝圆；心皮4～5，无毛。蓇葖长2.5～3 cm，直径1.2～1.5 cm，顶端具喙。花期5～6月，果期8月。

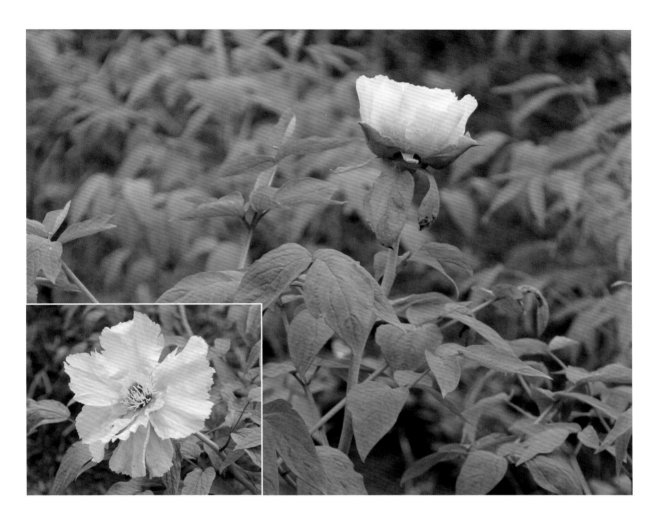

【分布与生境】梵净山地区资源分布的代表区域：苦竹坝、马槽河等地。生于海拔850 m的山坡草地及林下。

【中　药　名】白芍（根）。

【功效主治】养血和营，缓急止痛，敛阴平肝。主治月经不调，经行腹痛，崩漏，自汗，盗汗，胁肋脘腹疼痛，四肢挛痛，头痛，眩晕。

【采收加工】9~10月采挖栽培3~4年生的根，除去地上茎及泥土，洗净，放入沸水煮5~15 min至无硬心，刮去外皮，切片晒干。

【用法用量】内服：煎汤，5~12 g；或入丸、散。大剂量可用15~30 g。

【用药经验】①两脚瘫痪：白芍240 g，甘草120 g，研末，每次服3 g，用酒吞服。②子宫下垂：白芍、牡丹皮、土升麻、台乌各9 g，无花果5个（去壳），煨水服。③白带量多：白芍30 g，黑姜9 g，白芷15 g，研末，每次6 g，用白糖适量调米汤服。

# 牡 丹 *Paeonia suffruticosa* Andr.

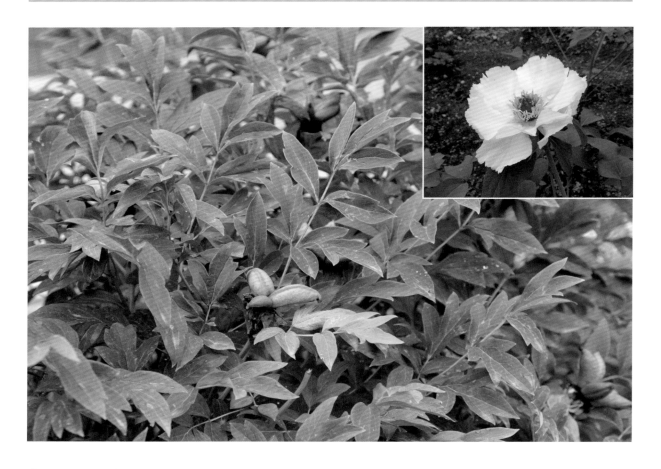

【别　　　名】鼠姑（《神农本草经》），百两金（《新修本草》），木芍药（《开元天宝遗事》），丹皮（《本草正》）。

【形 态 特 征】落叶灌木。茎高1～2 m。叶通常为二回三出复叶，偶尔近枝顶的叶为3小叶；顶生小叶宽卵形，长7～8 cm，宽5.5～7 cm，3裂至中部，裂片不裂或2～3浅裂，小叶柄长1.2～3 cm；侧生小叶狭卵形或长圆状卵形，长4.5～6.5 cm，宽2.5～4 cm，不等2裂至3浅裂或不裂，近无柄；叶柄长5～11 cm。花单生枝顶，直径10～17 cm；萼片5，绿色，宽卵形，大小不等；花瓣5，或为重瓣，玫瑰色、红紫色，变异大，倒卵形，长5～8 cm，顶端呈不规则的波状；花盘革质，杯状，完全包住心皮；心皮5，密生柔毛。蓇葖长圆形，密生黄褐色硬毛。花期5月，果期6月。

【分布与生境】梵净山周边常有栽培。

【中　药　名】牡丹皮（根皮）。

【功 效 主 治】清热凉血，活血散瘀。主治吐衄，阴虚骨蒸潮热，血滞经闭，痛经，痈肿疮毒，风湿热痹。

【采 收 加 工】9～10月地上部分枯萎时采挖根，除去泥土、须根，趁鲜抽出木心，晒干。

【用 法 用 量】牡丹皮：内服：煎汤，6～9 g；或入丸、散。

【用 药 经 验】①闭经：牡丹皮15 g，大血藤15 g，血人参15 g，泡酒500 mL，早各服25 mL。②崩漏：牡丹皮10 g，小血藤10 g，毛蜡烛10 g，檵木10 g，水煎服。③痛经：牡丹皮10 g，桃仁10 g，红花6 g，水煎服。④皮肤瘙痒：牡丹皮10 g，水牛角10 g，过路黄15 g，水煎服。

# 茴茴蒜 *Ranunculus chinensis* Bunge.

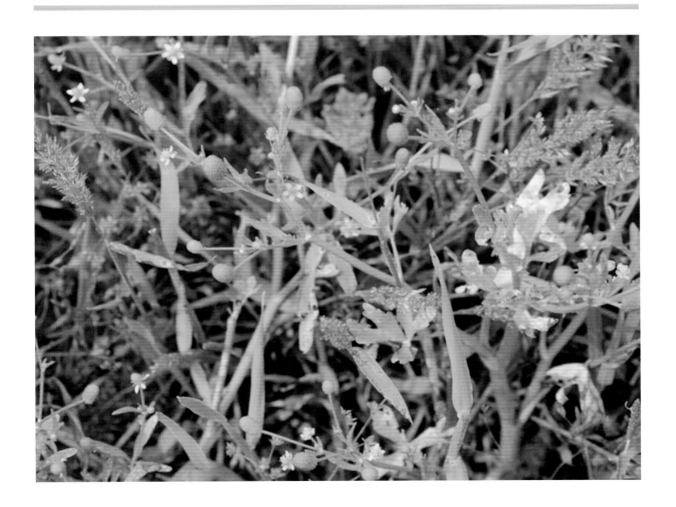

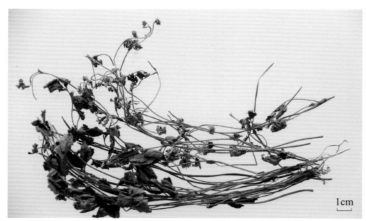 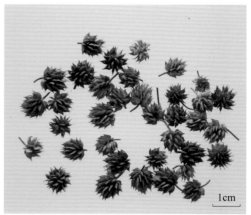

【别　　　名】水胡椒、蝎虎草（《救荒本草》），黄花草（《中国药用植物图鉴》），野桑椹
（《新疆中草药》），鸭脚板（《湖北中草药志》）。

【形 态 特 征】一年生草本，高20~70 cm。须根多数，簇生。茎直立，多分枝，中空，密生开展
的淡黄色糙毛。基生叶与下部叶有长达12 cm的叶柄，三出复叶，叶片宽卵形至三
角形，长3~8 cm；中央小叶2~3深裂，裂片倒披针状楔形，上部有不等的粗齿，
具长柄；侧生小叶不等2~3裂，具短柄；茎上部叶小，叶柄较短；小叶片两面及
叶柄均有糙毛。花序有较多疏生的花；花两性，单生；花梗有糙毛；萼片5，狭卵
形，外面生柔毛；花瓣5，宽卵圆形，与萼片近等长或稍长，黄色，蜜槽有卵形小
鳞片；雄蕊多数；花托在果期显著伸长，圆柱形，长达1 cm，密生白短毛。聚合果
长圆形；瘦果扁平，喙极短，呈点状。花、果期5~9月。

【分布与生境】梵净山地区资源分布的代表区域：月亮坝、张家坝等地。生于海拔650 m以下的山
谷溪边或田埂边。

【中　药　名】回回蒜（全草），回回蒜果（果实）。

【功 效 主 治】■回回蒜　解毒退黄，截疟，定喘，镇痛。主治肝炎，黄疸，肝硬化腹水，疮癞，
牛皮癣，疟疾，哮喘，牙痛，胃痛，风湿痛。

■回回蒜果　明目，截疟。主治夜盲，疟疾。

【采 收 加 工】■回回蒜　夏、秋季采收，洗净，晒干或鲜用。

■回回蒜果　夏季采摘，鲜用或晒干。

【用 法 用 量】■回回蒜　内服：煎汤，3~9 g。外用：适量，外敷患处或穴位，当皮肤发赤起泡
时除去；或鲜草捣绒取汁涂搽；或煎水洗。

■回回蒜果　内服：煎汤，3~9 g。外用：适量，捣敷。

【用 药 经 验】①牙痛：将回回蒜鲜品捣烂，取黄豆大，隔纱布敷合谷穴，左痛敷右，右痛敷左。
②疮癞：回回蒜水煎外洗。③夜盲：回回蒜果晒干研末，配羊肝煮食。④疟疾：回

回蒜果（鲜果）捏扁，发疟疾前2 h外敷手腕脉门处，男左女右。⑤急性黄疸性肝炎：回回蒜9 g，苦马菜3 g，蒸水豆腐服食。⑥慢性肝炎：回回蒜兑红糖煮食。

# 禺毛茛 *Ranunculus cantoniensis* DC.

【别　　　名】鹿蹄草（《生草药性备药》），白蔻草（《本草求原》），小回回蒜（《植物学大辞典》），假芹菜（《岭南采药录》），点草（《广东中药》）。

【形 态 特 征】多年生草本。茎直立，高25 ~ 80 cm，上部分枝，密被开展的黄白色粗柔毛。叶为三出复叶，基生叶与茎下部叶有长叶柄，长达15 cm；中央小叶通常卵形，或宽卵形，长3 ~ 6 cm，宽3 ~ 9 cm，3浅裂，边缘有粗齿或尖牙齿，不明显2裂，两面贴伏粗毛；侧生小叶宽斜卵形，

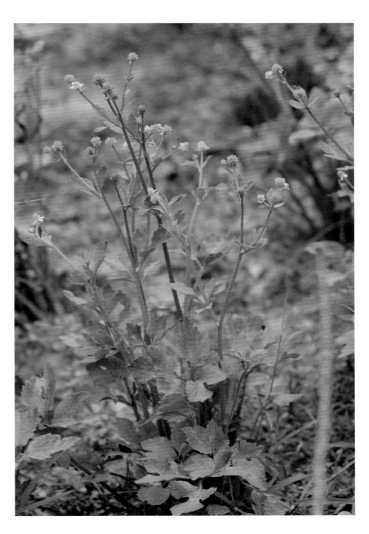

2 ~ 3裂；小叶柄较短；茎生叶与基生叶相似。花序顶生，花小，花梗长2 ~ 5 cm；萼片5，卵形，外面有粗毛；花瓣5，黄色，椭圆形，基部有短爪；雄蕊多数；花托长圆形，有白色短柔毛。聚合果近球形，直径约1 cm。瘦果扁平，顶端弯钩状。花、果期4 ~ 7月。

【分布与生境】梵净山地区资源分布的代表区域：坝梅寺、盘溪、坝溪等地。生于海拔650 m以下的林缘或路旁。

【中　药　名】白扣草（全草）。

【功效主治】清肝明目，除湿解毒，截疟。主治眼翳，目赤，黄疸，痈肿，风湿性关节炎，疟疾。

【采收加工】春末夏初采收全草，洗净，鲜用或晒干。

【用法用量】外用：适量，捣敷发泡、塞鼻或捣汁涂。

【用药经验】①风热眼炎，目翳：用布袋装起白扣草水煎内服；或与猪肝、牛肝、蜜枣同煮。

②淋巴结结核：白扣草适量，入油中熬成膏或用凡士林调匀涂患处。

# 西南毛茛 *Ranunculus ficariifolius* Lévl. et Vant.

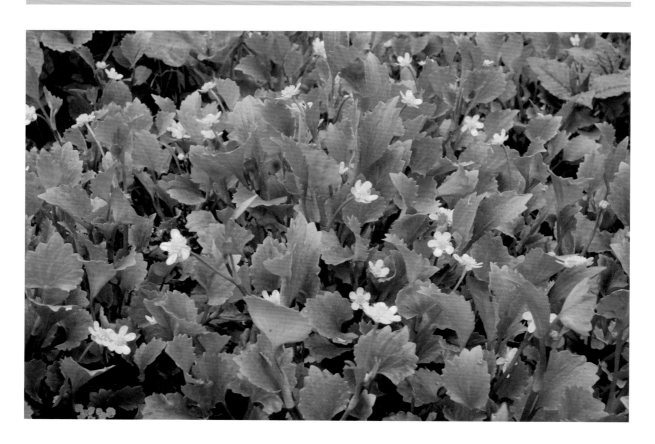

【别　　　名】卵叶毛茛（《云南种子植物名录》）。

【形态特征】一年生草本。须根细长簇生。茎倾斜上升，近直立，高10～30 cm，节多数，有时下部节上生根，贴生柔毛或无毛。基生叶与茎生叶相似，叶片不分裂，宽卵形或近菱形，长0.5～3 cm，宽0.5～2.5 cm，顶端尖，基部楔形或截形，边缘有3～9个浅齿或近全缘，无毛或贴生柔毛；叶柄长1~4cm，无毛或生柔毛，基部鞘状。茎生叶多数，披针形，叶柄短至无柄。花梗与叶对生，细而下弯，贴生柔毛；萼片卵圆形，常无毛，开展；花瓣5，长圆形，有5~7脉，顶端圆或微凹，基部有窄爪；花托生细柔毛。聚合果近球形；瘦果卵球形，两面较扁，有疣状小突起，喙短直或弯。花、果期4~7月。

【分布与生境】梵净山地区资源分布的代表区域：九龙池、牛风包等地。生于海拔1000~2700 m的林缘湿地和水沟旁。

【中 药 名】西南毛茛（全草）。

【功效主治】除痰截疟，解毒消肿。主治疟疾，瘰肿，毒疮，跌打损伤。

【采 收 加 工】春、夏季采集全草，洗净，鲜用或晒干。

【用 法 用 量】内服：煎汤，3~9 g。外用：适量，捣敷。

# 毛 茛 *Ranunculus japonicus* Thunb.

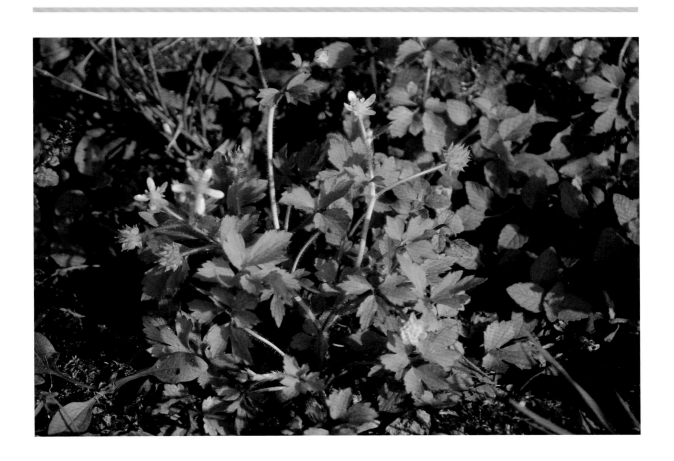

【别　　　名】毛建草（《本草拾遗》），老虎脚迹草（《中国药用植物志》），五虎草（《中国高等植物图鉴》）。

【形 态 特 征】多年生草本，须根多数簇生。茎直立，中空，有槽，具分枝，全株被白色细长毛。基生叶为单叶，多数，叶片圆心形或五角形，长3～10 cm，宽3～10 cm，常3深裂，中央裂片倒卵状楔形，上部3浅裂，边缘有不整齐尖锐粗齿，侧裂片斜卵形，两面被贴伏柔毛；茎生叶着生于茎下部的与基生叶相似，着生于中上部的叶柄逐渐变短，叶片变小，3深裂，边缘有尖锐牙齿。聚伞花序有花多数；苞片3深裂，裂片披针形；萼片椭圆形，外面被白色柔毛；花瓣5，黄色，倒卵状椭圆形；雄蕊多数。聚合果近球形，瘦果斜卵形，扁平。花、果期4～9月。

【分布与生境】梵净山地区资源分布的代表区域：铜矿厂、盘溪、冷家坝、张家坝、护国寺、坝溪、金厂等地。生于海拔200～2500 m的田沟旁和林缘路边的湿草地上。

【中　药　名】毛茛（全草）。

【功 效 主 治】退黄，定喘，截疟，镇痛，消翳。主治黄疸，哮喘，疟疾，偏头痛，牙痛，风湿关节痛，恶疮。

【采 收 加 工】夏、秋季采收，除去杂质，晒干；一般鲜用。

【用 法 用 量】外用：适量，鲜草捣敷或煎水洗。一般不作内服。

【用 药 经 验】①疟疾：毛茛适量，捣烂敷手腕内侧，皮肤起水疱立即去药。②牙痛：毛茛泡酒，含漱。

# 石龙芮 *Ranunculus sceleratus* L.

【别　　　名】水姜苔（《吴普本草》），彭根（《名医别录》），胡椒菜（《救荒本草》），鬼见愁（《植物名实图考长编》），假芹菜（《广西本草选编》）。

【形 态 特 征】一年生草本。茎直立，高10～50 cm，上部多分枝，无毛或疏生柔毛。基生叶多数；叶片肾状圆形，长1～4 cm，宽1.5～5 cm，基部心形，3深裂不达基部，裂片倒卵状楔形，不等地2～3裂，顶端钝圆，有粗圆齿，无毛；叶柄长3～15 cm。茎生叶多数，下部叶与基生叶相似；上部叶较小，3全裂，裂片披针形至线形，全缘，顶端钝圆，基部扩大成膜质宽鞘抱茎。聚伞花序有多数花；花梗长1～2 cm，无毛；萼片椭圆形，外面有短柔毛；花瓣5，倒卵形，等长或稍长于花萼；雄蕊10多枚；

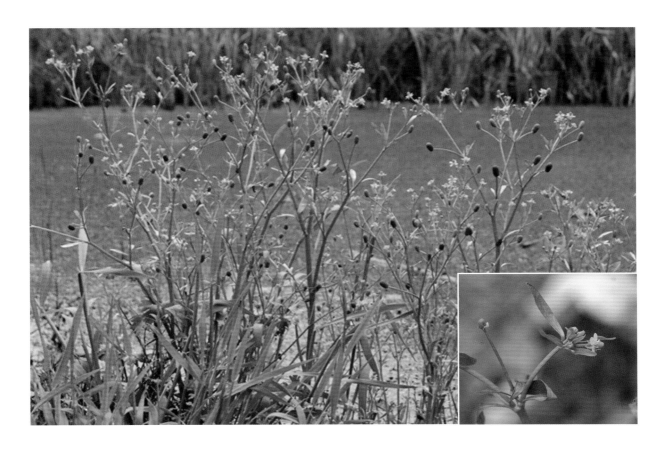

花托在果期伸长增大呈圆柱形。聚合果长圆形；瘦果极多数，近百枚，紧密排列。
花、果期5～8月。

【分布与生境】梵净山地区资源分布的代表区域：中间沟、快场等地。生于海拔700 m以下的山谷
　　　　　　　林缘或沟旁。

【中　药　名】石龙芮（全草），石龙芮子（果实）。

【功效主治】■石龙芮　清热解毒，消肿散结，止痛，截疟。主治痈疖肿毒，毒蛇咬伤，痰核瘰
　　　　　　　疬，风湿关节肿痛，牙痛，疟疾。

　　　　　　　■石龙芮子　和胃，益肾，明目，祛风湿。主治心腹烦满，肾虚遗精，阳痿阴冷，
　　　　　　　不育无子，风寒湿痹。

【采收加工】■石龙芮　4～5月开花后，采收全草，洗净鲜用或阴干备用。

　　　　　　　■石龙芮子　夏季采收成熟果实，除去杂质，晒干。

【用法用量】■石龙芮　内服：煎汤，3～9 g；或研末服，每次1～1.5 g。外用：适量，捣敷或煎
　　　　　　　膏涂患处及穴位。

　　　　　　　■石龙芮子　内服：煎汤，3～9 g。

【用药经验】①风寒湿痹，关节肿痛：石龙芮60 g，石楠藤、八角枫根各30 g，煎水熏洗。②肝
　　　　　　　炎：石龙芮3～10 g，水煎服。

# 天 葵 *Semiaquilegia adoxoides* (DC.) Makino

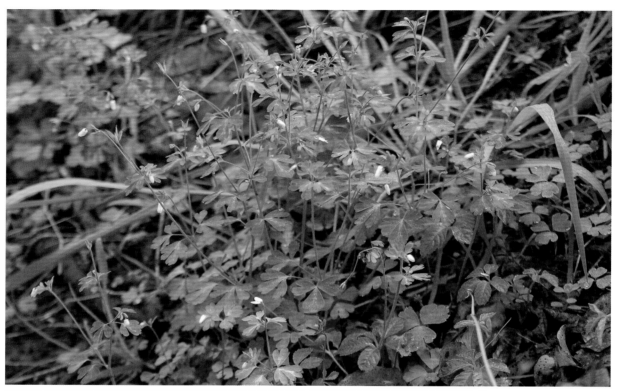

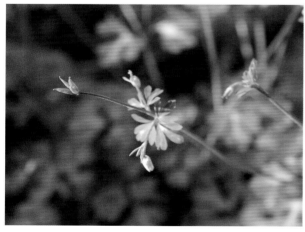

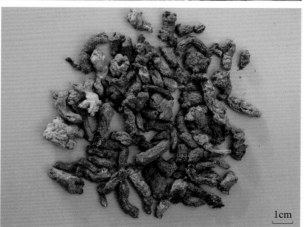

1cm

【别　　　名】紫背天葵（《雷公炮炙论》），雷丸草（《外丹本草》），夏无踪（《植物名实图考》），老鼠屎草（《江苏省植物药材志》），旱铜钱草（《湖南药物志》）。

【形 态 特 征】多年生草本，高15～40 cm。根茎灰黑色，略呈纺锤形或椭圆形，有少数细须根。茎丛生，纤细，直立，有分枝，表面有白色细柔毛。基生叶丛生；一回三出复叶，小叶扇状菱形或倒卵状菱形，长0.6～2.5 cm，再三深裂，裂片行端圆，有2～3小缺刻，上面绿色，下面紫色，光滑无毛；茎生叶与基生叶相似，较小。花单生叶腋或茎顶端，花柄果后伸长，中部有苞片2枚；萼片5，花瓣状，卵形，白色或淡黄色；花瓣5，淡黄色，较萼片稍短；雄蕊8～14枚，通常10枚，其中有2枚不完全发育；雌蕊3～4，子房狭长，花柱短，向外反卷。蓇葖果3～4枚，荚状，熟时开裂。种子细小，倒卵形。花期3～4月，果期5～6月。

【分布与生境】梵净山地区资源分布的代表区域：盘溪试验场、马槽河、洼溪河、烂泥坳等地。生于海拔800 m以下的山谷林缘或路旁。

【中　药　名】天葵草（全草），天葵子（块根）。

【功 效 主 治】■ 天葵草　解毒消肿，利水通淋。主治瘰疬痈肿，蛇虫咬伤，疝气，小便淋痛。

■ 天葵子　清热解毒，消肿散结，利水通淋。主治小儿热惊，癫痫，痈肿，疔疮，乳痈，瘰疬，皮肤瘙痒，目赤肿痛，咽喉疼痛，蛇虫咬伤，热淋。

【采 收 加 工】■ 天葵草　秋季采集，除去杂质、洗净，晒干。

■ 天葵子　5月植株未完全枯萎前采挖，除去地上部分，去掉须根，洗净，晒干。

【用 法 用 量】■ 天葵草　内服：煎汤，9～15 g。外用：适量，捣敷。

■ 天葵子　内服：煎汤，3～9 g。外用：适量，捣敷。本品有毒，慎用。

【用 药 经 验】①外痔：天葵子适量，磨桐油搽患处；或用鲜品15 g，捣敷。②毒蛇咬伤：天葵草15 g，捣敷患处。③小儿哮喘：天葵子30 g，用盐水浸泡一夜，研末，每次服1.5 g。④臀部疔疮：天葵子鲜品适量，捣绒敷患处。⑤白痢：鲜天葵子，嚼服。⑥瘰疬，指甲溃烂，扭伤：鲜天葵子适量，捣烂敷患处。

# 多枝唐松草　*Thalictrum ramosum* Boivin

【别　　　名】水黄连（《四川中药志》）。

【形 态 特 征】多年生草本。高25～40 cm，全株平滑无毛。茎纤弱，基部多分枝。基生叶为三回三出复叶；茎生叶常为二回三出复叶，叶片长7～15 cm；小叶卵圆形或近圆形，长0.7～2 cm，宽0.5～1.5 cm，先端钝有短尖，基部圆形或浅心形，上部3浅裂，边缘具浅圆齿。花梗丝形；萼片4，淡堇色或白色，卵形，早落；花药淡黄色，花丝比花药窄；心皮8～16，花柱细。瘦果无柄，狭卵形或披针形，宿存花柱拳卷。花期4月，果期5～6月。

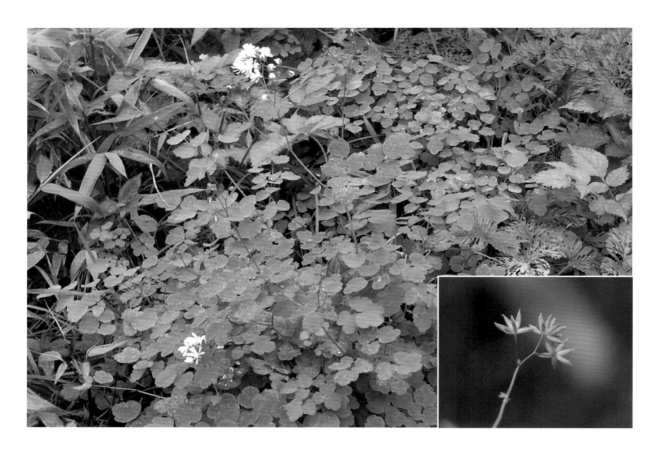

【分布与生境】梵净山地区资源分布的代表区域：九龙池、烂茶顶、万宝岩等地。生于海拔
1500～2200 m的林缘、草丛或路旁。

【中　药　名】软水黄连（全草）。

【功效主治】清热燥湿，解毒。主治痢疾，黄疸，目赤，痈肿疮疖。

【采收加工】夏季采收全草，洗净，晒干，扎把。

【用法用量】内服：煎汤，9～15 g。外用：适量，捣敷；或煎水熏洗。

【用药经验】①急性黄疸性肝炎：软水黄连、虎杖各15 g，金钱草30 g，黄荆子10 g，瓜子金6 g，
水煎服。②目赤肿痛：软水黄连、夏枯草、桑叶、菊花、三颗针各适量，水煎熏洗
或内服。

# 尾囊草　*Urophysa henryi* (Oliv.) Ulbr.

【别　　　名】岩萝卜（《湖南药物志》），岩蝴蝶、尾囊果（贵州）。

【形态特征】多年生草本。根状茎木质，粗壮，有残存的叶鞘脱落后呈鳞片状。叶多数，基生；

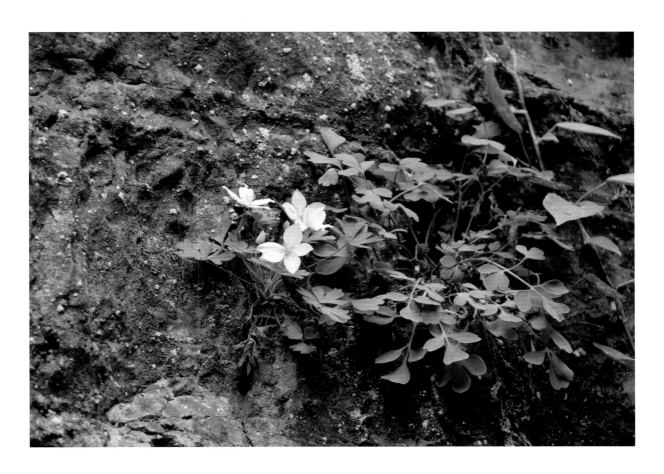

叶片宽卵形，长1.4～2.2 cm，宽3～4.5 cm，基部心形，中全裂片扇状倒卵形或扇状
菱形，上部3裂，二回裂片有少数钝齿，侧全裂片较大，斜扇形，不等2浅裂，两面
疏被短柔毛；叶柄长3.6～12 cm，有开展的短柔毛。花葶与叶近等长；聚伞花序常
有3花；苞片楔形，长1～2.2 cm；小苞片对生或近对生，线形，花直径2～2.5 cm；
萼片天蓝色或粉红白色，倒卵状椭圆形，长1～1.4 cm，外面有疏柔毛；花瓣5，长
椭圆状船形，基部囊状；雄蕊多数；心皮5～8。蓇葖果卵形，囊状，有宿存长花
柱。种子狭肾形，密生小疣状突起。花期3～4月。

【分布与生境】梵净山地区资源分布的代表区域：山石闹、大转弯、金竹坪、回香坪等地。生于山
　　　　　　　地岩石旁、溪边草地或陡崖上。

【中　药　名】岩蝴蝶（根茎及叶）。

【功效主治】活血散瘀，生肌止血。主治跌打瘀肿疼痛，创伤出血，冻疮。

【采收加工】根茎全年可采挖。叶春、夏季采收，均鲜用或阴干。

【用法用量】外用：适量，研末调敷或鲜品捣敷。

【用药经验】①跌打血瘀肿痛：岩蝴蝶适量，磨酒揉瘀血处。②外伤出血：岩蝴蝶（鲜根）捣烂
　　　　　　敷；或研末撒布。③冻疮，疮久溃烂：岩蝴蝶（叶）研末敷。

# 木通科

## 三叶木通 *Akebia trifoliata* (Thunb.) Koidz.

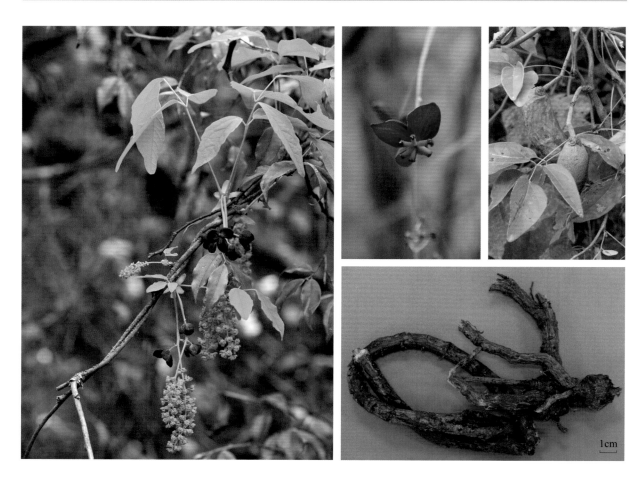

【别　　　名】八月瓜藤（广东），三叶拿藤（浙江），八月楂（江苏），八月瓜（四川、山东）。

【形 态 特 征】落叶或半常绿藤本植物，高4～6 m，枝灰色，皮孔突起。小枝灰褐色，有稀疏皮孔。三出复叶，3～5叶簇生于枝端，叶柄细长，薄革质，小叶卵圆形，长4～7.5 cm，宽2～6 cm，先端微凹，基部圆形，全缘或边缘呈波状，下面灰绿色。总状花序腋生，紫色，雌雄同株；雄花密集于花序上部，花被3，淡紫色；雄蕊6；雌花1～3朵生于花序下部，苞片线状披针形，花被3，暗紫色。蓇葖状浆果长筒形，长可达8 cm，熟后灰白色，沿腹缝线开裂。花期5月，果熟期8月。

【分布与生境】梵净山地区资源分布的代表区域：铜矿厂、金厂河、护国寺、岑上坡、马槽河、大岩棚等地。生于海拔500~2000 m的沟谷边疏林或灌丛中。

【中　药　名】八月札（果实），木通根（根），木通（藤茎）。

【功效主治】■八月札　疏肝和胃，活血止痛，软坚散结，利小便。主治肝胃气滞，脘腹、胁肋胀痛，饮食不消，下痢便泄，疝气疼痛，腰痛，经闭痛经，恶性肿瘤。

　　　　　　■木通根　祛风除湿，活血行气，利尿，解毒。主治风湿痹痛，跌打损伤，经闭，疝气，睾丸肿痛，脘腹胀闷，小便不利，带下，蛇虫咬伤。

　　　　　　■木通　清热利尿，活血通脉。主治小便短赤，淋浊，水肿，胸中烦热，咽喉疼痛，口舌生疮，风湿痹痛，乳汁不通，经闭等。

【采收加工】■八月札　8~9月采摘未开裂的果实，晒干，或用沸水泡透后晒干。

　　　　　　■木通根　秋、冬采挖根，洗净，晒干或烘干。

　　　　　　■木通　秋、冬季割取老藤茎，晒干备用。

【用法用量】■八月札　内服：煎汤，9~15 g，大剂量可用30~60 g；或浸酒。

　　　　　　■木通根　内服：煎汤，9~15 g；磨汁或浸酒。外用：鲜品适量，捣烂敷患处。

　　　　　　■木通　内服：煎汤3~6 g；或入丸、散。

【用药经验】①关节风痛，闭经：木通根15 g，水煎服。②偏头痛：木通根、葛根、豨莶草、徐长卿、茗叶细辛、四块瓦、白芷、土牛膝各适量，水煎服。③腰痛：木通根30 g，浸酒服。

# 白木通 *Akebia trifoliate* (Thunb.) Koidz subsp. *australis* (Diels) T. Shimizu

【别　　　名】通草（《神农本草经》），丁翁（《吴普本草》），王翁（《药性论》），拿藤（《植物名实图考》）。

【形态特征】落叶木质藤本，茎、枝无毛。叶为三出复叶，小叶革质，卵状长圆形或卵形，长4~7 cm，宽1.5~3（5） cm，先端狭圆，顶微凹入而具小凸尖，基部圆、阔楔形、截平或心形，边通常全缘；有时略具少数不规则的浅缺刻。总状花序长7~9 cm，腋生或生于短枝上。雄花：萼片紫色；雄蕊6，离生，红色或紫红色，干后褐色或淡褐色。雌花：直径约2 cm；萼片暗紫色；心皮5~7，紫色。果长圆形，长6~8 cm，直径3~5 cm，熟时黄褐色；种子卵形，黑褐色。花期4~5月，果期6~9月。

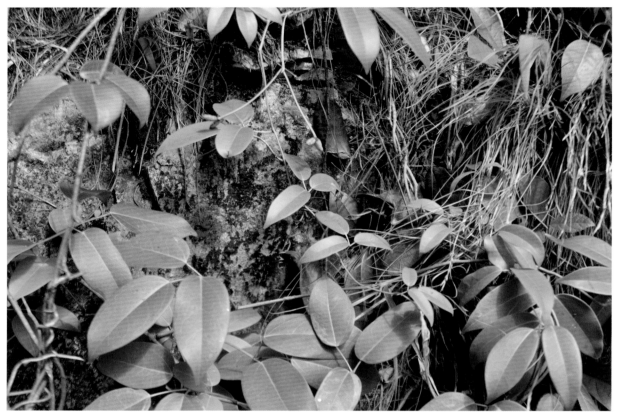

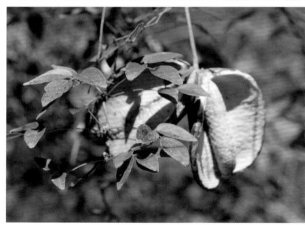
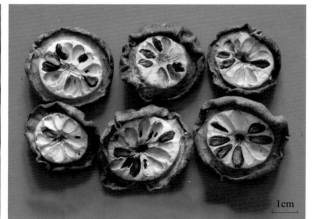

【分布与生境】梵净山地区资源分布的代表区域：洼溪河、铜矿厂等地。生于海拔600～1200 m的
山谷疏林中。

【中　药　名】八月札（果实），木通根（根），木通（藤茎）。

【功效主治】■八月札　疏肝和胃，活血止痛，软坚散结，利小便。主治肝胃气滞，脘腹、胁肋
胀痛，饮食不消，下痢便泄，疝气疼痛，腰痛，经闭痛经，恶性肿瘤。

　　　　　　■木通根　祛风除湿，活血行气，利尿，解毒。主治风湿痹痛，跌打损伤，经闭，
疝气，睾丸肿痛，脘腹胀闷，小便不利，带下，蛇虫咬伤。

■木通 清热利尿，活血通脉。主治小便短赤，淋浊，水肿，胸中烦热，咽喉疼痛，口舌生疮，风湿痹痛，乳汁不通，经闭等。

【采收加工】■八月札 8～9月采摘未开裂的果实，晒干，或用沸水泡透后晒干。

■木通根 秋、冬采挖根，洗净，晒干或烘干。

■木通 秋、冬季割取老藤茎，晒干备用。

【用法用量】■八月札 内服：煎汤，9～15 g，大剂量可用30～60 g；或浸酒。

■木通根 内服：煎汤，9～15 g；磨汁或浸酒。外用：鲜品适量，捣烂敷患处。

■木通 内服：煎汤3～6 g；或入丸、散。

【用药经验】①关节风痛，闭经：木通根15 g，水煎服。②偏头痛：木通根、葛根、豨莶草、徐长卿、苕叶细辛、四块瓦、白芷、土牛膝各适量，水煎服。③腰痛：木通根30 g，浸酒服。

# 猫儿屎 *Decaisnea insignis* (Griffith) J. D. Hooker et Thomson

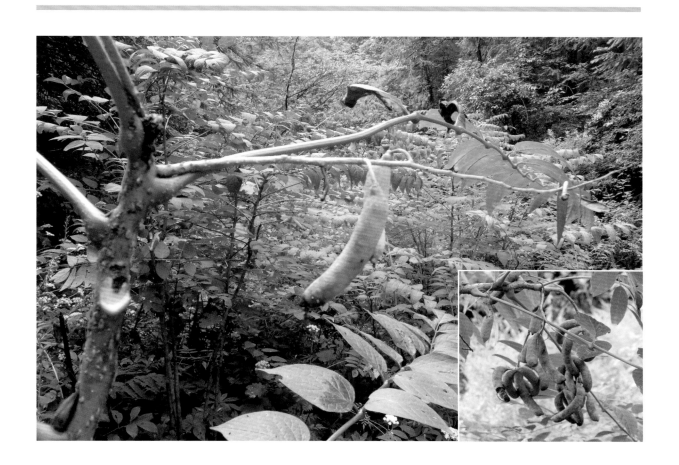

【别　　　名】水冬瓜（《贵州中草药名录》），猫屎枫（《湖北植物志》），猫屎瓜（秦岭）。

【形 态 特 征】落叶灌木，高5 m。茎皮灰褐色，枝稍被白粉。叶着生茎顶部，奇数羽状复叶，具小叶13～25片，对生，卵圆形或卵状椭圆形，长6～14 cm，宽3～7 cm，先端渐尖，基部宽楔形，上面绿色，下面苍白色；具短柄。花杂性异株，总状花序腋生，长20～50 cm，花下垂，钟形；萼片6，淡绿色或黄绿色，披针形，长渐尖，外轮长约2 cm；花瓣缺；雄花具雄蕊6，合成单体，退化心皮残存；雌花心皮3，圆柱形。浆果圆柱形，稍弯曲，长5～10 cm，幼时绿色，成熟时蓝紫色，被白粉，腹缝开裂。种子倒卵形，扁平，长约1 cm，黑色，具光泽。花期4～6月，果期7～8月。

【分布与生境】梵净山地区资源分布的代表区域：天庆寺、跑马场、岩高坪、铜矿厂、标水岩、漆树坪、大水溪等地。生于海拔750～1550 m的山坡灌丛或沟旁杂木林下阴湿处。

【中　药　名】猫儿屎（果实）。

【功 效 主 治】祛风除湿，清肺止咳。主治风湿痹痛，肛门湿烂，阴痒，肺痨咳嗽。

【采 收 加 工】■根　全年均可采挖，洗净，晒干。

　　　　　　　　■果实　秋季采收，晒干

【用 法 用 量】内服：煎汤，15～30 g；或浸酒。外用：适量，煎水洗患处；或取浓汁搽患处。

【用 药 经 验】①肺痨咳嗽：猫儿屎30～60 g，煨水服。②风湿关节痛：猫儿屎60 g，泡酒服。③皮肤皲裂：猫儿屎适量，煨水，浓汁搽患处。

# 五月瓜藤 *Holboellia angustifolia* Wallich

【别　　　名】六月瓜、小八瓜（《贵州中草药名录》），牛腰子果（《云南中草药》），八月果（《中国高等植物图鉴》）。

【形 态 特 征】常绿木质藤本，长3～8 m。树皮黄褐色，分枝圆柱形，茎、枝均无毛。掌状复叶，具小叶5～7片，叶柄长2～9 cm；小叶倒卵状长圆形，卵状长圆形或披针形，长3～8 cm，宽0.6～2.5 cm，先端渐狭或短尖，基部钝、阔楔形或近圆形，上面绿色，叶下面灰白色，侧脉不明显，全缘，两面光滑无毛；小叶柄纤细，不等长。花单性，雌雄同株，为簇生叶腋的伞房花序；雄花绿白色，较大；萼片6，长圆状匙形，先端钝，长1.1～1.5 cm；花瓣蜜腺状，近圆形，微小；雄蕊短于萼片，花丝基部合生，退化雌蕊3，棒状；雌花紫色，较小，花瓣三角形，心皮3，胚珠多数。果成熟时紫色，长圆状柱形，顶部圆钝。花期4～5月，果期6～10月。

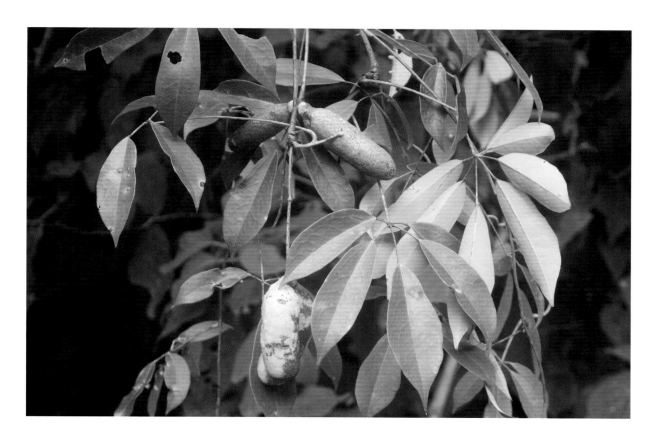

【分布与生境】梵净山地区资源分布的代表区域：鱼坳、青龙洞、密麻树等地。生于海拔
　　　　　　　500～2000 m的沟谷边疏林或灌丛中。

【中　药　名】八月瓜（果实）。

【功效主治】清热利湿，活血通脉，行气止痛。主治小便短赤，淋浊，水肿，风湿痹痛，跌打损
　　　　　　　伤，乳汁不通，疝气痛，子宫脱垂，睾丸炎。

【采收加工】秋季果实成熟时采摘，晒干。

【用法用量】内服：煎汤，3～9 g。

【用药经验】①子宫癌初期：八月瓜15 g，煎水兑甜酒服。②肾结石：八月瓜9 g，煎水服。③肾
　　　　　　　炎：八月瓜9 g，杜仲9 g，煎水服。④瘫痪：八月瓜1～2个，炖猪蹄食。

# 牛姆瓜 *Holboellia grandiflora* Reaub.

【别　　　名】六月瓜（贵州）。

【形态特征】藤本，高3 m；枝灰绿色，具纵条纹。掌状复叶具长柄，有小叶3～7片，叶柄长达

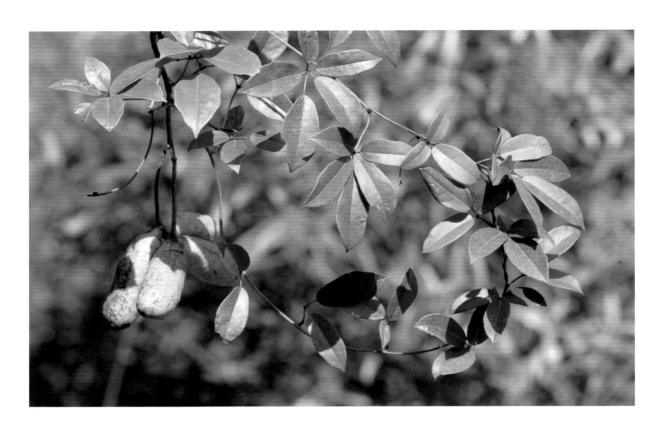

13 cm；小叶革质，倒卵状长圆形或长圆形，长6～14 cm，宽4～6 cm，先端渐尖或急尖，基部长楔形，上面深绿色，下面粉绿色；中脉于上面凹入，在下面略凸起，侧脉与网脉在两面均凸起明显；顶生小叶柄长2～5 cm，侧生小叶柄长1～2 cm。伞房花序单生于叶腋；花两性，雌雄同株。雄花淡黄色，外轮萼片长圆形，长约16 mm，先端圆钝，内轮萼片卵状披针形，长约14 mm，先端渐尖；雄蕊长约15 mm；花药长约5 mm；退化心皮3，微小。雌花紫色，心皮3，基部有6个退化雄蕊。花期4～5月。

【分布与生境】梵净山地区资源分布的代表区域：万宝岩、烂茶顶、胜利坳等地。生于海拔800 m以下的灌丛。

【中　药　名】牛姆瓜（果实）。

【功 效 主 治】疏肝理气，活血止痛，利尿杀虫。

# 八月瓜 _Holboellia latifolia_ Wall.

【别　　　名】六月瓜（《贵州中草药名录》），牛腰子果（《云南中草药》），宽叶牛姆瓜（《全国中草药汇编》）。

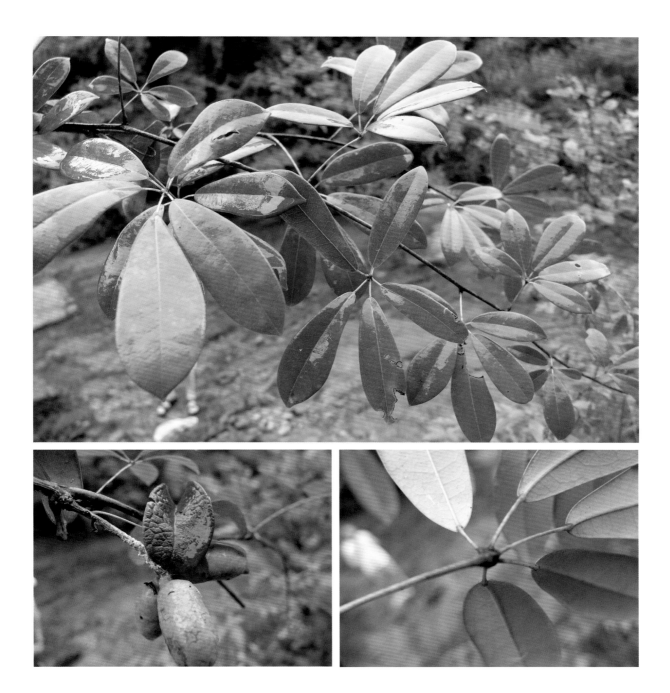

【形态特征】常绿木质藤本。茎、枝具明显的线纹。掌状复叶有小叶3～9片；叶柄稍纤细，长
3.5～10 cm；小叶近革质，卵形、卵状长圆形、狭披针形或线状披针形，先端渐尖
或尾状渐尖，基部圆或阔楔形，有时近截平，上面暗绿色，有光泽，下面淡绿色；
侧脉每边5～6条，至近叶缘处网结，与中脉及纤细的网脉均于下面清晰凸起；小叶
柄纤细，长2～4 cm，中间1枚最长。花数朵组成伞房花序式的总状花序；总花梗纤
细，数枚簇生于叶腋，基部覆以阔卵形至近圆形的芽鳞片。雄花：绿白色，外轮萼
片长圆形，先端钝，内轮的较狭，长圆状披针形，先端急尖；花瓣极小，倒卵形；

雄蕊花丝线形，稍粗，花药顶具短凸头，退化心皮小，卵状锥形。雌花：紫色，外轮萼片卵状长圆形，内轮的较狭和较短；退化雄蕊小，花药棒状；花瓣小；心皮长圆形或圆锥状，柱头无柄，偏斜。果为不规则的长圆形或椭圆形，熟时红紫色，两端钝而顶常具凸头，外面密布小疣凸；种子多数，倒卵形，种皮褐色。花期4~5月，果期7~9月。

【分布与生境】梵净山地区资源分布的代表区域：鱼坳、青龙洞、密麻树、鱼泉沟、大罗河、亚盘岭、月亮岩等地。生于海拔500~1200 m的林缘、疏林中。

【中 药 名】八月瓜（果实），三叶莲（根、藤茎）。

【功 效 主 治】■八月瓜　清热利湿，活血通脉，行气止痛。

　　　　　　　■三叶莲　清热利湿，通络止痛。

【采 收 加 工】■八月瓜　秋季成熟时采摘，晒干。

　　　　　　　■三叶莲　根秋季采挖，洗净，晒干。藤茎全年可采，刮去粗皮，洗净，切片，晒干。

【用 法 用 量】■八月瓜　内服：煎汤，3~9 g。

　　　　　　　■三叶莲　内服：煎汤，15~90 g；或泡酒。

# 小檗科

## 庐山小檗 *Berberis virgetorum* Schneid.

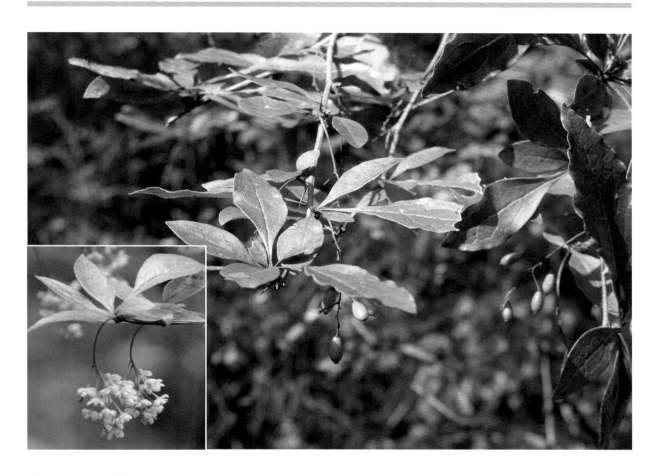

【别　　名】刺黄连、树黄连（《广西中药志》），三颗针（《广西中草药》），土黄檗（《新华本草纲要》）。

【形态特征】落叶灌木，高1.5～2 m。茎多分枝，老枝灰黄色，有明显的棱，刺通常单生，稀三分叉，长1～4 cm。单叶簇生，倒披针形至匙形，叶片长3.5～8 cm，宽1.5～4 cm，先端短尖或微钝，基部渐狭而呈柄状，全缘，或成微波状，上面暗黄绿色，下面灰白色，被白粉。花序略呈总状，或近伞形，腋生，具3～10朵花，花梗纤细；小苞片披针形；萼片6，长圆状卵形或长圆状倒卵形；花黄色，花瓣6，椭圆状倒卵形；雄蕊6，与花瓣对生，花药呈二瓣裂。浆果长圆状椭圆形，红色，微被白粉，无宿存花柱。花期4～5月，果期6～10月。

【分布与生境】梵净山地区资源分布的代表区域：鱼坳、青龙洞等地。生于海拔800～1200 m的灌丛、河边或疏林。

【中 药 名】黄疸树（茎及根）。

【功 效 主 治】清湿热，解毒。主治肝炎，胆囊炎，肠炎，细菌性痢疾，咽喉肿痛，结膜炎，尿道炎，湿疹，疮疡肿毒，烫火伤。

【采 收 加 工】春、秋季挖取全株，剪除枝叶及须根，刮去部分栓皮，晒干。

【用 法 用 量】内服：煎汤，9～15 g。外用：适量，煎水洗。

# 梵净小檗 *Berberis xanthoclada* Schneid.

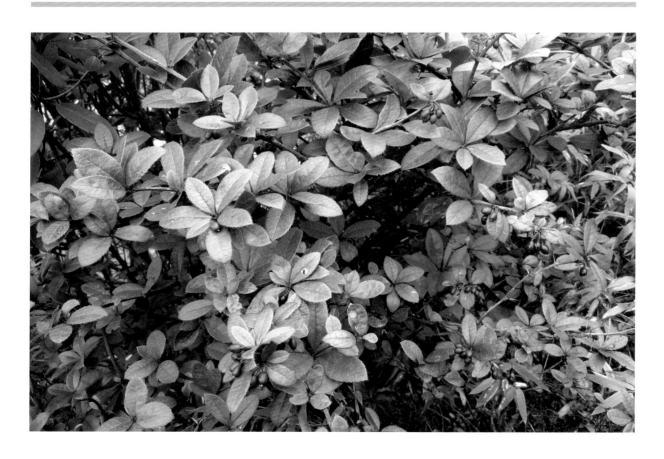

【形 态 特 征】常绿灌木，高1～2.5 m。老枝暗灰色，具条棱，无疣点，幼枝棕黄色，明显具棱槽，光滑无毛；茎刺圆柱形，与枝同色，长1～3 cm，但老枝通常无刺。叶薄革质，椭圆形或阔椭圆形，偶有卵形，长4～8 cm，宽1.5～3 cm，先端急尖，具短尖头，基部渐狭，上面亮暗绿色，中脉明显凹陷，侧脉清晰可见，背面黄绿色，不被白粉或偶微被白粉，中脉明显隆起，侧脉微隆起，两面网脉不显，叶缘平展，每边具12～25刺齿；叶柄长2～4 mm。花2～6朵簇生，花瓣倒卵形，长约5 mm，宽2.2～3 mm，先端缺裂，基部缢缩呈爪，具2枚分离腺体。浆果椭圆形，黑色，顶端具短宿存花柱，不被白粉。花期4～5月，果期6～9月。

【分布与生境】梵净山地区资源分布的代表区域：苗匡、马肚子沟、凤凰山等。生于海拔1300～2600 m的山坡灌丛、林下、箭竹丛中。

【药用部位】根。

【中药名】梵净小檗。

【功效主治】清热燥湿，泻火解毒。主治湿热痢疾，腹泻黄疸，目赤，口疮，咽痛等。

【采收加工】春、秋季采挖，除去泥土和细须，洗净，切片晒干。

【用法用量】内服：煎汤，69 g。外用：适量，水煎洗。

# 类叶牡丹 *Caulophyllum robustum* Maxim.

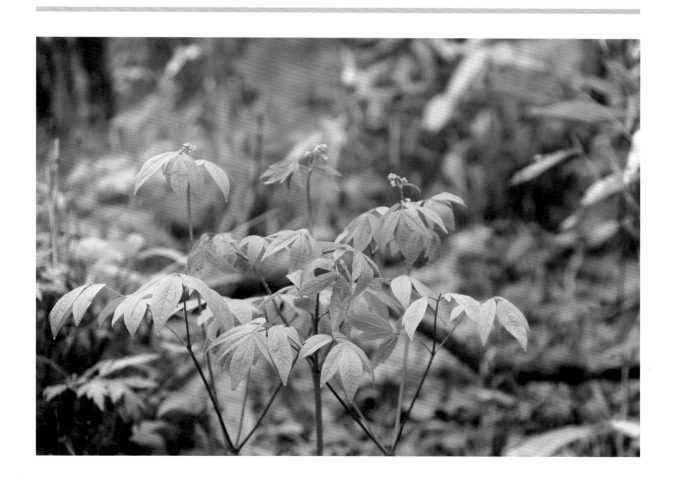

【别　　　名】红毛漆（《峨眉山药用植物》），搜山猫、红毛细辛（《贵州民间药物》），火焰叉（《贵州草药》），红毛七（四川）。

【形 态 特 征】多年生草本，高40～60 cm。根茎粗壮，结节状，坚硬，暗褐色，密生须根。茎直立，圆柱形，革质。叶互生，二至三回三出复叶，互生，下部叶具长柄，侧生小叶无柄，小叶片卵形或椭圆状披针形，长4～8 cm，宽1.5～4.5 cm，先端渐尖，基部宽楔形，全缘或2～3裂，上面绿色，下面灰白色，两面无毛，具三出脉，顶生小叶有短柄。聚伞状圆锥花序顶生，黄绿色；苞片3～4；萼片3～6，花瓣状，倒卵形；花瓣6，黄色；雄蕊6，花药2瓣开裂；雌蕊1，子房上位，花柱短，柱头侧生。蒴果，早裂。种子2，圆球形，浆果状，有肉质种皮。花期4～5月，果期7～8月。

【分布与生境】梵净山地区资源分布的代表区域：岩高坪、牛风包、白云寺、万宝岩、黄柏沟、九龙池、金竹坪、青龙洞等地。生于海拔1300～2300 m的林下、山沟阴湿处或竹林下。

【中　药　名】红毛七（根及根茎）。

【功 效 主 治】祛风除湿，活血散瘀，行气止痛。主治月经不调，痛经，产后血瘀腹痛，脘腹寒痛，风湿筋骨疼痛，跌打损伤。

【采 收 加 工】夏、秋季节采挖，除去茎叶、泥土，晒干。

【用 法 用 量】内服：煎汤，9～15 g；或浸酒；或研末。

【用 药 经 验】①劳伤：红毛七15 g，泡酒服。②胃气痛：红毛七3 g，研末，用酒吞服。③寒凝气滞的胃腹疼痛：红毛七10 g，香通10 g，水煎服。④外痔：红毛七15 g，滚山珠、筷子虫、推屎爬各7个，冰片2～3 g，加蓖麻油120 g，浸泡7 d，搽涂。

# 川八角莲 *Dysosma delavayi* (Franch.) Hu

【别　　　名】白八角莲（《贵州草药》），山荷叶、五朵云（《云南种子植物名录》），八角金盘、银盘独角莲（四川）。

【形 态 特 征】多年生草本，植株高20～65 cm。根状茎短而横走，须根较粗壮。叶2枚，对生，纸质，盾状，轮廓近圆形，直径达22 cm，4～5深裂几达中部，裂片楔状矩圆形，先端3浅裂，小裂片三角形，先端渐尖，上面暗绿色，有时带暗紫色，无毛，背面淡黄绿色或暗紫红色，沿脉疏被柔毛，后脱落，叶缘具稀疏小腺齿；叶柄长7～10 cm，

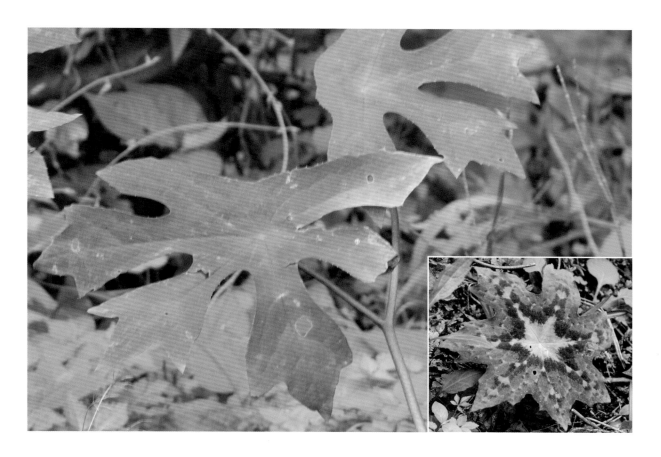

被白色柔毛。伞形花序具2~6朵花，着生于2叶柄交叉处，有时无花序梗，呈簇生状；花梗长1.5~2.5 cm，下弯，密被白色柔毛；花大型，暗紫红色；萼片6，长圆状倒卵形，长约2 cm，外轮较窄，外面被柔毛，常早落；花瓣6，紫红色，长圆形，先端圆钝，长4~6 cm；雄蕊6，长约3 cm，花丝扁平，远较花药短，药隔显著延伸；雌蕊短，仅为雄蕊长度之半，子房椭圆形，花柱短而粗，柱头大而呈流苏状。浆果椭圆形，长3~5 cm，直径3~3.5 cm，熟时鲜红色。种子多数，白色。花期4~5月，果期6~9月。

【分布与生境】梵净山地区资源分布的代表区域：骄子岩、牛风包、金竹坪、白云寺、细沙河、青龙洞等地。生于海拔1200~1800 m的疏林中。

【中　药　名】八角莲（根及根茎）。

【功效主治】化痰散结，祛瘀止痛，清热解毒。主治咳嗽，咽喉肿痛，瘰疬，瘿瘤，痈肿，疔疮，毒蛇咬伤，跌打损伤，痹症。

【采收加工】秋季采挖，除去茎叶，洗净，晒干或鲜用。

【用法用量】内服：煎汤，3~12 g；磨汁，或入丸、散。外用：适量，磨汁或浸醋、酒涂搽；捣烂敷或研末调敷。

【用药经验】①无名肿毒：八角莲、野葵、蒲公英各等分，捣烂敷患处。②胃痛：八角莲、山慈菇、矮霸王各3 g，研末兑酒，分3次吞服。③劳伤咳嗽：八角莲9 g，炖鸡或炖猪肉250 g服。

# 八角莲 *Dysosma versipellis* (Hance) M. Cheng ex Ying

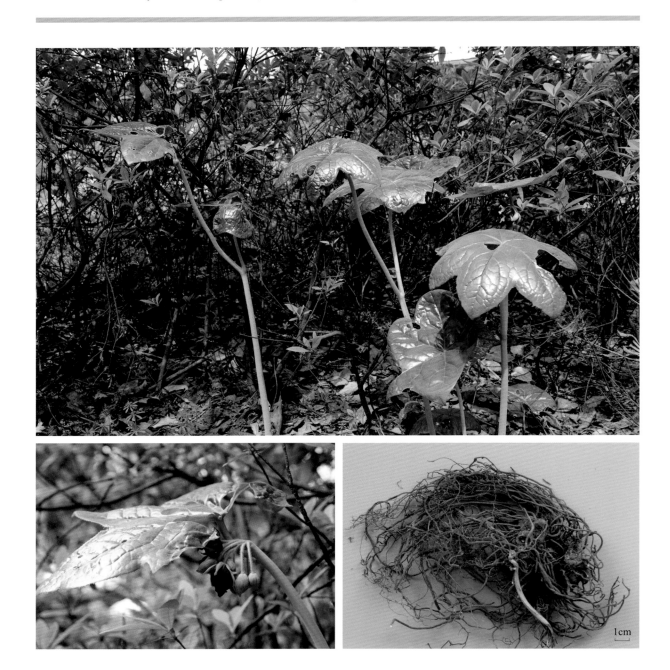

【别　　　名】独角莲（四川、云南），八角盘（云南）。

【形态特征】多年生草本，植株高40～150 cm。根状茎短而横走，须根较粗壮。茎叶2枚，对生，纸质，盾状，轮廓近圆形，直径约30 cm，4～9深裂几达中部；裂片楔状矩圆形，顶端常3裂，小裂片三角形。伞形花序，有花5～8朵，簇生于茎顶叶柄分叉处；花更长1.5～2 cm，有柔毛；萼片6，膜质，长0.6～1.8 cm；花瓣6，紫色，长约2.5 cm，椭圆状披针形；雄蕊6；花柱短而粗，柱头大而呈流苏状。浆果椭圆形，长约4 cm，直径3～3.5 cm，熟时鲜红色。花期3～6月，果期5～9月。

【分布与生境】梵净山地区资源分布的代表区域：九龙池、骄子岩、牛风包、青龙铜、密麻林、陈家沟等地。生于海拔750～1750 m的阔叶林下。

【中　药　名】八角莲（根及根茎）。

【功效主治】化痰散结，祛瘀止痛，清热解毒。主治咳嗽，咽喉肿痛，瘰疬，瘿瘤，痈肿，疔疮，毒蛇咬伤，跌打损伤。

【采收加工】全年均可采收，秋末为佳，全株挖起，除去茎叶，洗净泥沙，晒干或烘干，或鲜用。

【用法用量】内服：煎汤，3～12 g；磨汁，或入丸、散。外用：适量，磨汁或浸醋、酒涂搽；捣烂敷或研末调敷。

【用药经验】①肿毒初起：八角莲加红糖或酒糟适量，共捣烂敷贴，日换2次。②疔疮：八角莲10 g，蒸酒服，并用须根捣烂敷患处。③瘰疬：八角莲50～100 g，黄酒50 mL，加水适量煎服。

# 黔岭淫羊藿 *Epimedium leptorrhizum* Stearn

【别　　　名】近裂淫羊藿（《湖北植物志》）。

【形态特征】多年生草本，高12～30 cm。一回三出复叶基生或茎生，叶柄、小叶柄被褐色柔毛；小叶3枚，革质，狭卵形或卵形，长3～10 cm，宽2～5 cm，先端长渐尖，基部深心形；顶生小叶基部裂片近等大，靠近；侧生小叶基部裂片不等大，偏斜，背面沿脉被棕色柔毛，常被白粉，具刺齿；花茎具2枚一回三出复叶。总状花序具4～8花，长13～20 cm，被腺毛；花梗长1～2.5 cm；花径约4 cm，淡红色；萼片2轮，外萼片卵状长圆形，内萼片狭椭圆形，长1.1～1.6 cm；花瓣较内萼片长，长达2 cm，呈角距状，基部无瓣片。蒴果长圆形，宿存花柱喙状。花期4月，果期4～6月。

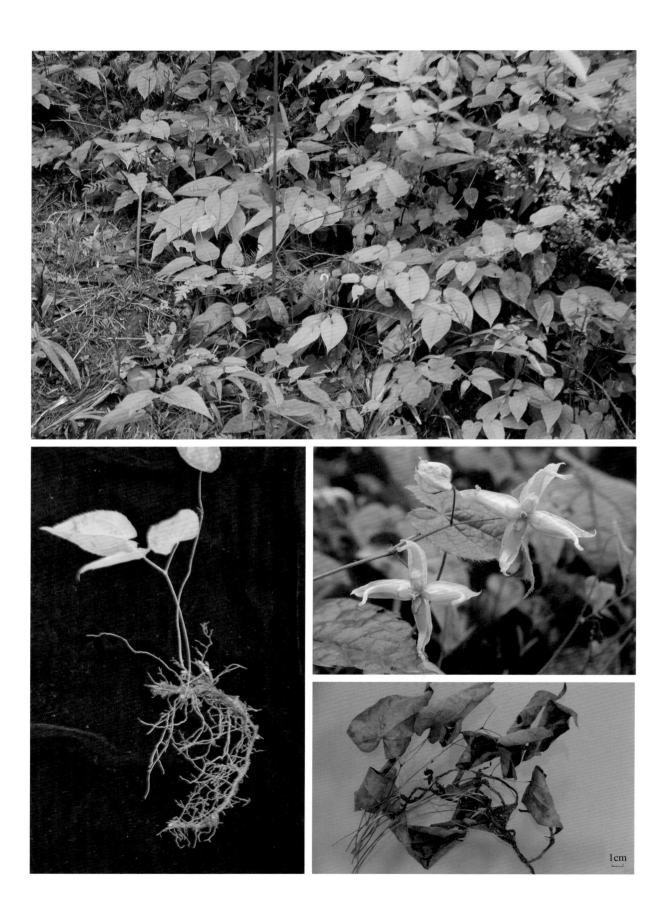

【分布与生境】梵净山地区资源分布的代表区域：坝溪、茶园、中间沟、雀子坳等。生于海拔
600～1200m的山谷林缘、沟旁、路旁、林下或灌丛中。

【中　药　名】黔岭淫羊藿（全草）。

【功效主治】补肾壮阳，祛风镇痛，止咳。主治阳痿，肾虚劳咳，腰痛，风湿痹痛，头晕目眩。

【采收加工】10～11月间采挖全草，除去泥土，洗净，晒干。

【用法用量】内服：煎汤，3～9g；或浸酒，入丸散。外用：适量，煎汤含漱。

# 天平山淫羊藿 _Epimedium myrianthum_ Stearn

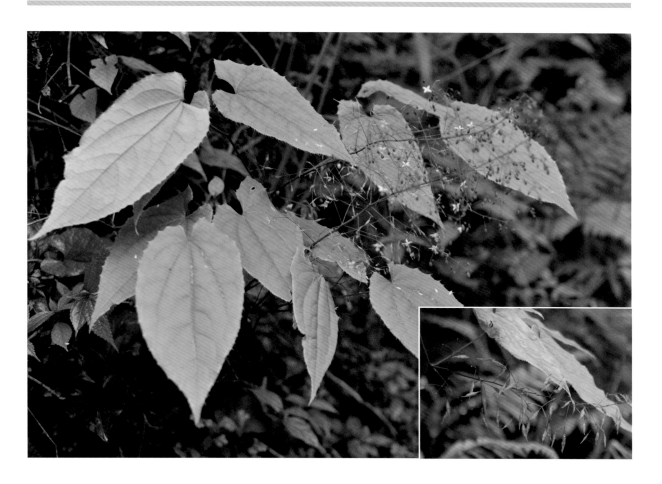

【形态特征】多年生草本，高30～60 cm。根状茎粗短，多须根。一回三出复叶基生和茎生，具3
小叶，基生叶的小叶椭圆形，长5～6 cm，宽3～4 cm，先端急尖；茎生叶的小叶通
常狭卵形，有时椭圆形或披针形，长6～11 cm，宽2～6 cm，先端长渐尖，基部心
形；顶生小叶基部裂片对称，圆形，侧生小叶基部裂片极不对称，内侧裂片圆形，

外裂片急尖，远较内裂片大，叶背被短伏毛或无毛，叶缘具刺齿；花茎具2枚对生或偶3~4枚轮生叶。圆锥花序长约18~34 cm，具70~210朵花，花小，萼片2轮，内轮紫色，外轮白色，花瓣长圆形，囊状，淡黄色。花期4月，果期4~5月。

【分布与生境】梵净山地区资源分布的代表区域：盘子溪河、鸡窝坨、铜矿厂、密麻树、中间沟等地。生于海拔850 m以下的密林下、灌丛中、路旁或沟边。

【中　药　名】黔淫羊藿（茎、叶）。

【功效主治】补肾壮阳，祛风除湿，强筋健骨。主治阳痿，肾虚喘咳，风湿痹痛，腰膝无力，半身不遂。

【采收加工】夏、秋季采收，割取茎叶，除去杂质，晒干。

【用法用量】内服：煎汤，3~9 g。

# 阔叶十大功劳 *Mahonia bealei* (Fort.) Carr.

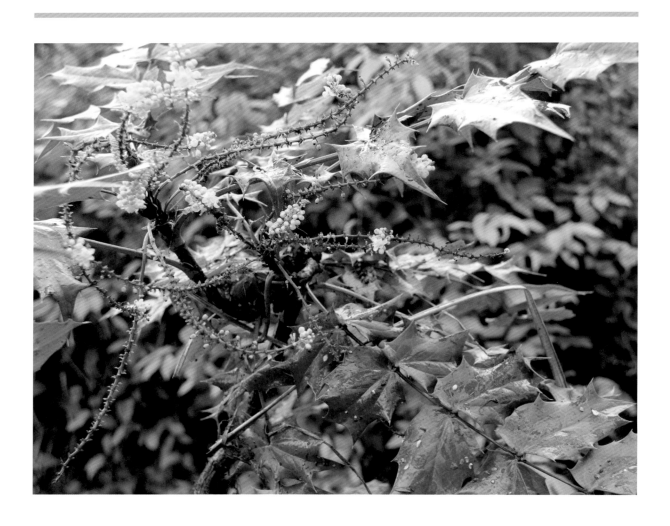

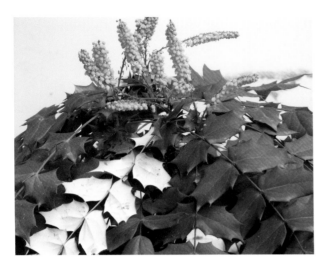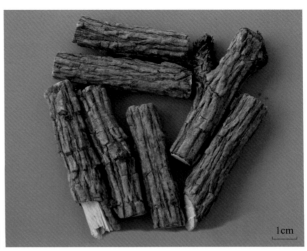

【别　　　名】刺黄连、土黄连（《湖南药物志》）。

【形 态 特 征】常绿灌木，高1～4 m，全体无毛。根粗大，黄色。茎粗壮，直立，木材黄色。单数羽状复叶，小叶4～10对，厚革质，侧生小叶无柄，卵形，长4～12 cm，宽2.5～5 cm，顶生小叶较大，有柄，先端渐尖，基部宽楔形或近圆形，每边有2～8刺锯齿，边缘反卷，上面蓝绿色，下面被白粉，为白色。总状花序顶生而直立，长8～18 cm，6～9个簇生枝顶；花黄色，萼片9，排为3轮，外轮较小，卵形，内轮3片较大；花瓣6；雄蕊6；子房上位，1室。浆果卵球形，深蓝色，被白粉，宿存花柱明显。花期1～2月，果期4～5月。

【分布与生境】梵净山地区资源分布的代表区域：大岩棚、柏子坪、丁家坪等地。生于海拔650～900 m的林缘、灌丛或路旁。

【中 药 名】十大功劳根（根），功劳木（茎或茎皮），十大功劳叶（叶），功劳子（果实）。

【功 效 主 治】■十大功劳根　清热解毒，燥湿，消肿。主治湿热痢疾，腹泻，病毒性肝炎，肺痨咳血，咽喉肿痛，目赤肿痛，疮疡，湿疹。

　　　　　　　■功劳木　清热，燥湿，解毒。主治肺热咳嗽，泄泻，痢疾，目赤肿痛，黄疸，疮疡，湿疹，烫伤。

　　　　　　　■十大功劳叶　滋阴清热。主治肺结核，感冒。

　　　　　　　■功劳子　清热，理湿。主治潮热骨蒸，泄泻，崩带淋浊。

【采 收 加 工】■十大功劳根　秋、冬挖其根，洗净泥土，除去须根，切段，晒干，或鲜用。

　　　　　　　■功劳木　全年可采树干，截成段，晒干。

　　　　　　　■十大功劳叶　秋季采收叶，晒干或鲜用。

　　　　　　　■功劳子　6～7月采摘成熟果实，晒干。

【用 法 用 量】 ■十大功劳根　内服：煎汤，10～15 g，鲜品30～60 g。外用：捣烂或研末调敷。

　　　　　　　■功劳木　内服：煎汤，5～10 g。外用：适量，煎水洗；或研末调敷。

　　　　　　　■十大功劳叶　内服：煎汤，6～9 g。外用：适量，研末调敷。

　　　　　　　■功劳子　内服：煎汤，6～9 g；或泡茶。

【用 药 经 验】 ①小便疼痛：十大功劳根、白茅根、风轮草各8 g，马鞭草7 g，紫花地丁6 g，海金沙10 g，水煎服。②肝炎：十大功劳根、蕺菜各10 g，水煎服。③高热不退：十大功劳根、落新妇、一枝黄花、金银花、白茅根各适量，水煎服。④痔疮：功劳木15 g，猪蹄2只，煮熟去渣，食猪蹄。⑤火眼或头晕耳鸣：十大功劳根30 g，夏枯草15 g，煨水服。⑥肠炎，痢疾：十大功劳根、虎杖根各15 g，煨水服。

# 小果十大功劳　*Mahonia bodinieri* Gagnep.

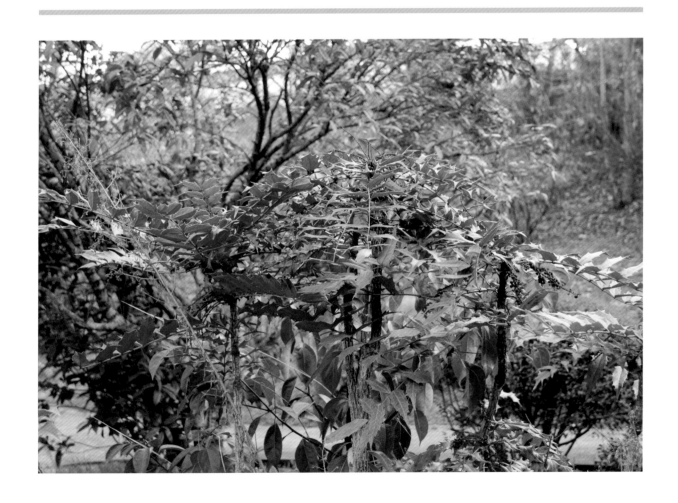

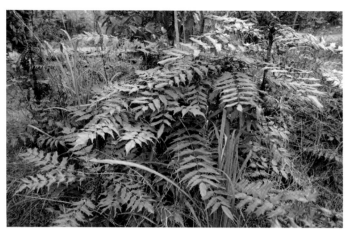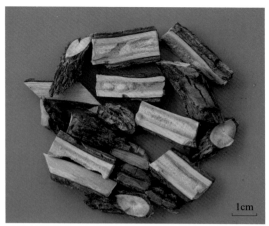

【别　　　名】刺黄连（梵净山）。

【形 态 特 征】灌木，高0.5～4 m。复叶长20～50 cm，具小叶8～13对，最下一对小叶生于叶柄基部；侧生小叶无柄；最下一对小叶近圆形，长2.5～3 cm，宽1.5～2.5 cm，以上小叶长圆形至阔披针形，长5～17 cm，基部偏斜、平截至楔形，顶生小叶长5～15 cm，小叶柄长1～2 cm，叶缘具3～10刺锯齿。花序5～11个总状花序簇生，长10～20 cm；花黄色；外萼片卵形，中萼片椭圆形，内萼片狭椭圆形；花瓣长圆形，基部腺体不明显，先端缺裂或微凹。浆果球形、梨形，紫黑色。花期6～9月，果期8～12月。

【分布与生境】梵净山地区资源分布的代表区域：盘溪、大河边、洼溪河等地。生于海拔600～950 m的山谷林缘、沟旁灌丛。

【中　药　名】小果十大功劳（根）。

【功 效 主 治】清热解毒，活血消肿。主治肠炎，痢疾，跌打损伤。

【采 收 加 工】全年均可采收，晒干。

【用 法 用 量】内服：煎汤，10～15g，鲜品30～60g。外用：适量，捣烂或研末调敷。

# 宽苞十大功劳 *Mahonia eurybracteata* Fedde

【形 态 特 征】灌木，高0.5～4 m。叶长圆状倒披针形，长25～45 cm，宽8～15 cm，具6～9对斜升的小叶，节间长3～6 cm；小叶椭圆状披针形至狭卵形，基部楔形。总状花序4～10个簇生，长5～10 cm；花梗细弱；苞片卵形；花黄色；外萼片卵形，中萼片椭圆形，内萼片椭圆形；花瓣椭圆形；柱头显著，胚珠2枚。浆果倒卵状或长圆状，蓝色或淡红紫色，具宿存花柱，被白粉。花期8～11月，果期11月至翌年5月。

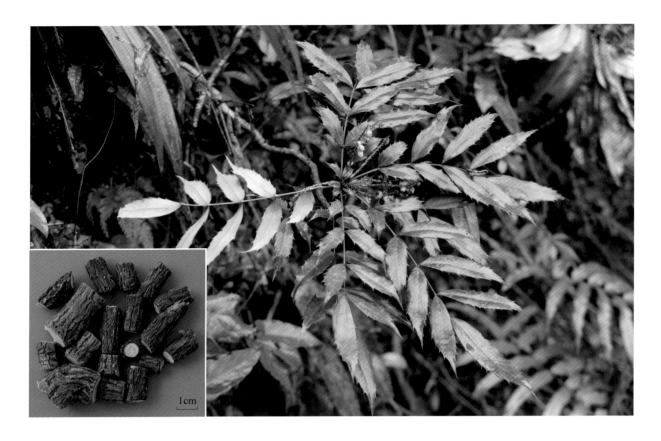

【分布与生境】梵净山地区资源分布的代表区域：密麻树、快场、小罗河沟等地。生于海拔
　　　　　　　600～850 m的林缘、草坡或向阳岩坡。

【中　药　名】宽苞十大功劳（根）。

【功效主治】清热，利湿，消肿，解毒。主治黄疸，热痢，淋浊，目赤，肿痛，骨蒸劳热，头晕
　　　　　　耳鸣，风湿痹痛，痈肿疮毒。

【采收加工】秋季采挖，除去泥土，刮去粗皮，切片晒干。

【用法用量】内服：煎汤，6～9 g。外用：适量，研末调敷。


# 南天竹 *Nandina domestica* Thunb.


【别　　　名】钻石黄、山黄连（《重庆草药》），南烛子（《广西中药志》）。

【形态特征】常绿小灌木，高0.5～2 m。茎直立，少分枝，幼枝常为红色。叶互生，三回羽状复
　　　　　　叶，叶轴具关节，小叶近无柄，革质，深绿色，冬季常变为红色，椭圆状披针形，
　　　　　　顶端渐尖，基部楔形，全缘，上面平滑，下面叶脉隆起；叶柄基部膨大呈鞘状，包

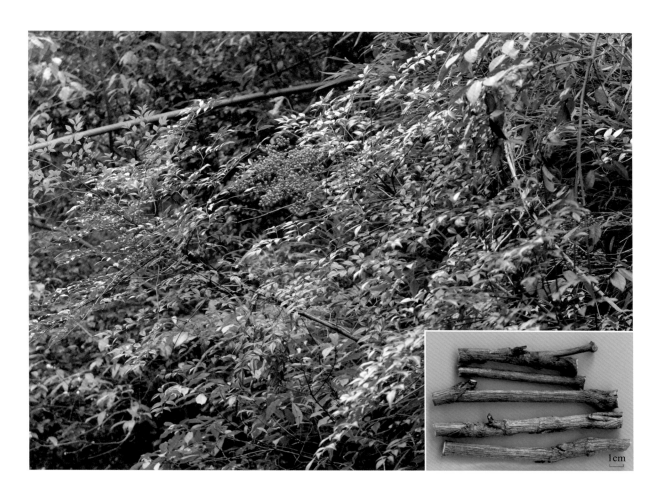

围茎上。圆锥花序顶生；花两性，白色；萼片多轮，每轮3片，螺旋状排列，外轮卵状三角形，较小，最内轮卵圆形，较大；花瓣6，长圆形；雄蕊6，分离；子房1室，具1~3枚胚珠，花柱短。浆果球形，红色，含有种子2~3粒。花期3~6月，果期5~11月。

【分布与生境】梵净山地区资源分布的代表区域：苗王坡、巫术园、张家坝、茶园等地。生于海拔1200 m以下的山地林下沟旁、路边或灌丛中。

【中 药 名】南天竹子（果实），南天竹叶（叶），南天竹根（根），南天竹梗（茎枝）。

【功效主治】■南天竹子 敛肺，止咳，清肝，明目。主治久咳，喘息，百日咳，疟疾。

　　　　　　■南天竹叶 清热利湿，泻火解毒。主治肺热咳嗽，百日咳，热淋，目赤肿痛，血尿，小儿疳积。

　　　　　　■南天竹根 祛风，清热，除湿，化痰。主治风热头痛，肺热咳嗽，湿热黄疸，风湿痹痛，急性胃肠炎，尿路感染，跌打损伤，火眼，疮疡。

　　　　　　■南天竹梗 清湿热，降逆气。主治湿热黄疸，泻痢，热淋，目赤肿痛，咳嗽，膈食。

【采收加工】■南天竹子　秋季果实成熟或至翌年春季采收，晒干，置干燥处，防蛀。

■南天竹叶　全年均可采收，洗净，晒干或切段晒干。

■南天竹根　9～10月采收，去泥土杂质，晒干或鲜用。

■南天竹梗　全年均可采收，除去杂质及叶，洗净，切段，晒干。

【用法用量】■南天竹子　内服：煎汤，6～15 g；或烧存性研末。外用：适量，捣敷或烧存性，研末可调敷。

■南天竹叶　内服：煎汤，9～15 g。外用：适量，捣敷或煎水洗。

■南天竹根　内服：煎汤，鲜品30～60 g；或浸酒。外用：适量，煎水洗或点眼。

■南天竹梗　内服：煎汤，10～15 g。

【用药经验】①肺结核：南天竹子20 g，水煎服。②胃痛：南天竹根或南天竹梗、岩豇豆（吊石苣苔）各10 g，夏枯草8 g，矮地茶（紫金牛）5 g，水煎服；南天竹根或茎、牛皮消各适量，水煎服。③咳嗽：南天竹子3～9 g，水煎服。④关节红肿：南天竹根30 g，煨水服。⑤哮喘：南天竹子3 g，研末，用水吞服。

## 防己科

# 木防己 *Cocculus orbiculatus* (L.) DC.

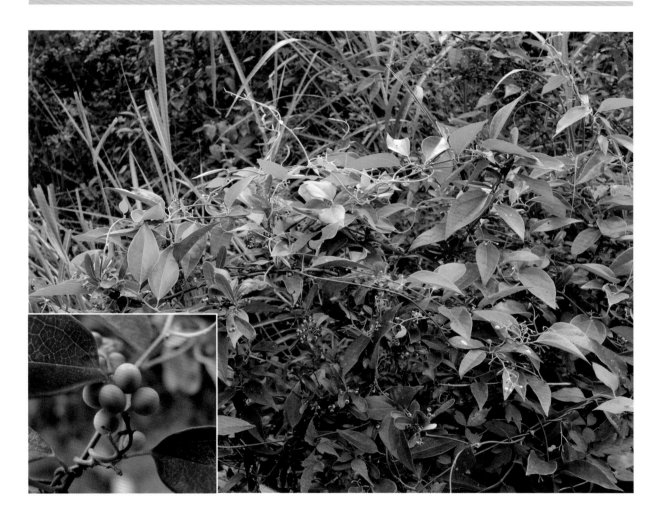

【别　　　名】牛木香（《天目山药用植物志》），青藤根、钻龙骨（《全国中草药汇编》），盘古风、乌龙（《湖南药物志》），青风藤（《四川常用中草药》），小青藤（《安徽中草药》）。

【形 态 特 征】木质藤本，嫩枝被柔毛，老枝近于无毛，表面具直线纹。单叶互生，叶片纸质至近革质，线状披针形至阔卵状近圆形、狭椭圆形至近圆形、倒披针形至倒心形，先端短尖或钝而有小凸尖，有时微缺或2裂，边全缘或3裂，长3～8 cm，宽不等，两面被密柔毛至疏柔毛；掌状脉3～5条；叶柄长1～3 cm。聚伞花序少花，顶生或腋生，长达10 cm或更长，被柔毛；雄花：小苞片2或1，紧贴花萼，被柔毛；萼片6，外轮卵形或椭圆状卵形，内轮阔椭圆形至近圆形；花瓣6，顶端2裂；雄蕊6，比花瓣短；雌花：萼片和花瓣与雄花相同；退化雄蕊6；心皮6，无毛。核果近球形，红色至紫红色；果核骨质，背部有小横肋状雕纹。花期5～8月，果期8～10月。

【分布与生境】梵净山地区资源分布的代表区域：洼溪河、月亮坝等地。生于海拔600～1650 m的灌丛或林缘。

【中　药　名】木防己（根），小青藤（茎），木防己花（花）。

【功 效 主 治】■木防己　祛风除湿，通经活络，解毒消肿。主治风湿痹痛，水肿，小便淋痛，跌打损伤，咽喉肿痛，疮疡肿毒，湿疹，毒蛇咬伤。

　　　　　　　■小青藤　祛风除湿，调经止痛，利水消肿。主治风湿痹痛，跌打损伤，胃痛，腹痛，水肿，淋证。

　　　　　　　■木防己花　解毒化痰。主治慢性骨髓炎。

【采 收 加 工】■木防己　春、秋季节采挖根，除去芦头，洗净，晒干。

　　　　　　　■小青藤　秋、冬季采收茎，除去杂质，刮去粗皮，洗净，切段，晒干。

　　　　　　　■木防己花　5～6月采摘，鲜用或阴干、晒干用。

【用 法 用 量】■木防己　内服：煎汤，5～10 g。外用：适量，煎水熏洗，捣敷，或磨汁涂敷。

　　　　　　　■小青藤　内服：煎汤，9～15 g。外用：适量，煎水洗。

　　　　　　　■木防己花　内服：煎汤，5～10 g；鲜品用量加倍，或炖鸡食。

【用 药 经 验】①风湿：木防己10 g，八角枫5 g，大血藤、茜草、铁筷子各6 g，泡酒1000 mL，1周后可服，每次服20 mL；或搽患处。②骨节肿大：木防己、透骨香、木姜子各适量，水煎熏洗患处。③风湿疼痛：木防己、牛膝各15 g，水煎服。④水肿：木防己、黄芪、茯苓各9 g，桂枝6 g，甘草3 g，水煎服。

# 金线吊乌龟 *Stephania cephalantha* Hayata

【别　　　名】山乌龟（《湖南药物志》），金线吊蛤蟆（浙江），独脚乌桕（广东），铁秤砣（江西），白药（广西）。

【形 态 特 征】多年生缠绕性落叶藤本，块根肥厚椭圆或不规则形。老茎下部木质化，全株光滑无毛。叶互生，纸质，三角状近圆形，长2～6 cm，宽2.5～6.5 cm，顶端钝圆，基部

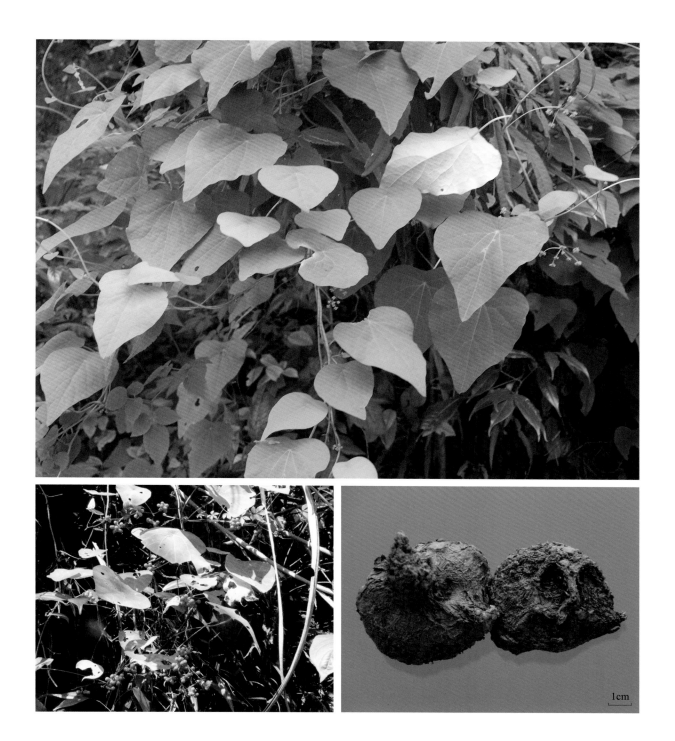

1cm

近圆或近截平，全缘或呈浅波状，上面绿色，下面粉白色，掌状脉7～9条；叶柄盾状着生，长1.5～7 cm。花单性，雌雄异株，花序腋生，为聚伞花序，花梗短，聚集成头状。雄花由18～20朵花组成，总花梗丝状；雄花萼4～6片，匙形，花瓣3～6片，近圆形或阔倒卵形；雄蕊6；雌花序总梗粗壮，单个腋生，花萼1～5片，花瓣2～4片，子房上位，柱头3～5裂。核果球形，成熟后红色。花期4～5月，果期6～7月。

【分布与生境】梵净山地区资源分布的代表区域：银厂坪、冷家坝、盘溪、高丰、白沙、张家坝、天庆寺、苦竹坝、艾家坝、小罗河等地。生于海拔1000 m以下的村边、旷野、林缘等处。

【中　药　名】白药子（块根）。

【功 效 主 治】清热解毒，祛风止痛，凉血止血。主治咽痛喉痹，咳嗽，腮腺炎，热毒痈肿，风湿痹痛，腹痛，吐血，衄血，外伤出血。

【采 收 加 工】秋季采挖，洗净，除去泥土，切片晒干。

【用 法 用 量】内服：煎汤，9～15 g；或入丸散。外用：捣敷或研末撒。

【用 药 经 验】①腹痛：白药子10 g，研末服。②肾炎：白药子适量，水煎服。③龟头炎：白药子适量，磨水搽患处。

# 青牛胆 *Tinospora sagittata* (Oliv.) Gagnep.

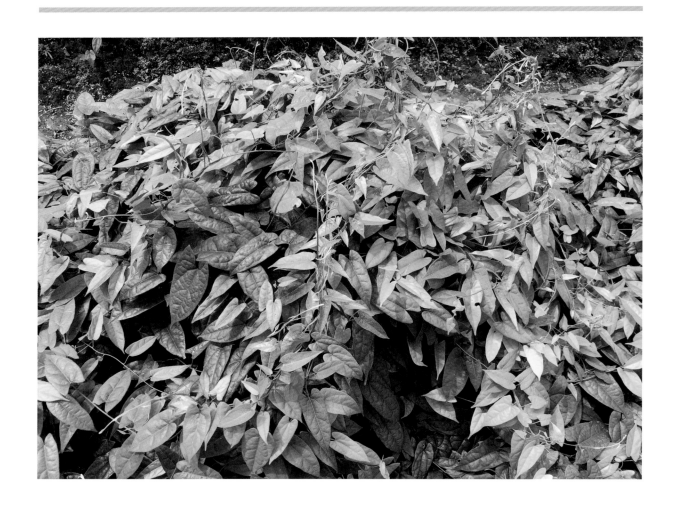

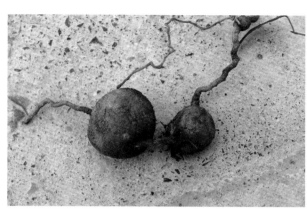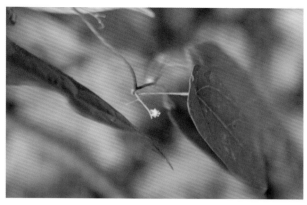

【别　　　名】金梠榄（《药性考》），地胆（《分类草药性》），九龙胆（《广西植物名录》），地苦胆（《四川常用中草药》）。

【形 态 特 征】多年生常绿缠绕藤本。地下块根成串状，多达5～9个，表面黄色，内面粉白。茎圆柱形，深绿色。单叶互生，具柄，叶片纸质至薄革质，卵形或卵状针形，长7～20 cm，宽2.4～5 cm，先端渐尖或急尖，基部箭形或戟状箭形，全缘，上面绿色，下面淡绿色，脉上常被短硬毛。花单性，雌雄异株，雄花集成总状花序，腋生，疏散，苞片短，线形；雄花萼片6，椭圆形，外轮3片细小；花瓣6，细小，倒卵形，与花萼互生；雄蕊6，离生，长于花瓣；雌花萼片与雄花相同，集成总状花序，心皮3个，柱头裂片乳头状。核果球形，熟时红色。花期4月，果期8～10月。

【分布与生境】梵净山地区资源分布的代表区域：杨家场、马槽河、刘家湾、黑湾河等地。常生于海拔600～1600 m的疏林或林缘。

【中　药　名】金果榄（块根）。

【功 效 主 治】清热解毒，消肿止痛。主治咽喉肿痛，口舌糜烂，白喉，疟腮，热咳失音，脘腹疼痛，泻痢，痈疽疔毒，毒蛇咬伤。

【采 收 加 工】9～11月采挖块根，洗净切片，烘干或晒干备用。

【用 法 用 量】内服：煎汤，3～9 g；研末，每次1～2 g。外用：适量，捣敷或研末吹喉。

【用 药 经 验】①腮腺炎，咽炎，无名肿毒，食积等：金果榄15 g，水煎服或切片含服。②经期脚肿：金果榄、鱼腥草、八爪金龙（朱砂根）、芫荽、益母草、刺五加各适量，水煎服。③阑尾炎：金果榄、苦参各3 g，捣烂，沸水冲服。④胃痛：金果榄5 g，切细，用温开水送服。⑤急性扁桃体炎：鲜金果榄6 g，连翘、牛蒡子各9 g，水煎服。另取金果榄极细末，吹喉，每日2次。⑥胆囊炎：金果榄3 g，虎杖9 g，龙胆草6 g，水煎服。

## 木兰科

# 厚 朴 *Houpoea officinalis* (Rehder & E. H. Wilson) N. H. Xia & C. Y. Wu

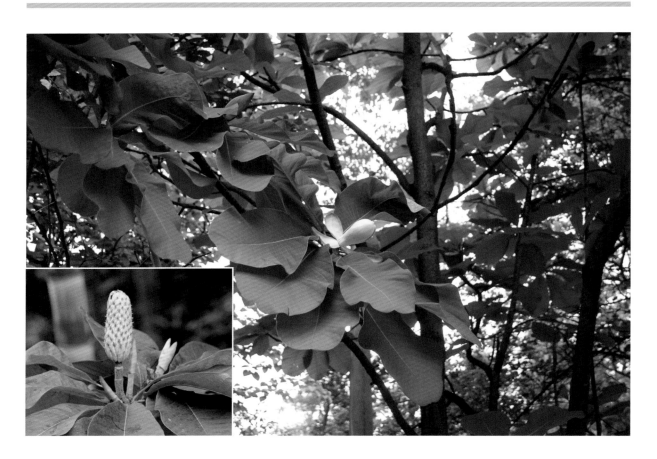

【别　　　名】厚皮（《吴普本草》），赤朴（《名医别录》），烈朴（《日华子本草》）。

【形 态 特 征】落叶乔木，高20 m左右。树皮厚，褐色，不开裂；小枝粗壮，淡黄色或灰黄色，幼时有绢毛。叶大，近革质，7～9片聚生于枝端，长椭圆状倒卵形，长22～45 cm，宽10～24 cm，先端圆钝，基部楔形，全缘而微波状，上面绿色，无毛，下面灰绿色，被灰色柔毛，有白粉；叶柄粗壮，长2.5～4 cm。花白色，直径10～15 cm；花被片9～17，厚肉质，外轮3片淡绿色，长圆状倒卵形，长8～10 cm，内两轮白色，倒卵状匙形，长8～8.5 cm，宽3～4.5 cm；雄蕊72枚，长2～3 cm；雌蕊群椭圆状卵圆形，长2.5～3 cm。聚合果长圆状卵圆形，长9～15 cm；蓇葖具喙；种子三角状倒卵形，长约1 cm，外种皮红色。花期5～6月，果期8～10月。

【分布与生境】梵净山地区资源分布的代表区域：回香坪、长坂坡、陈家沟等地。生于海拔
650～1650 m的山谷阔叶林中，常有栽培。

【中　药　名】厚朴（树皮、根皮及枝皮），厚朴花（花蕾），厚朴果（果实）。

【功效主治】■厚朴　行气消积，燥湿除满，降逆平喘。主治食积气滞，腹胀便秘，脘痞吐泻，
胸满喘咳。

　　　　　　■厚朴花　行气宽中，开郁化湿。主治脾胃气滞，胸脘胀满，食欲不振，纳谷不香。

　　　　　　■厚朴果　消食，理气，散结。主治消化不良，胸脘胀闷，鼠瘘。

【采收加工】■厚朴　4～8月剥皮，根皮和枝皮直接阴干；干皮置沸水中烫软后，堆置阴湿处，
"发汗"至内表面变紫褐色或棕褐色时，卷成筒状，干燥即成。

　　　　　　■厚朴花　初夏花未开放时采摘，稍蒸后，晒干或文火烘干。

　　　　　　■厚朴果　9～10月采摘果实，去梗，晒干。

【用法用量】■厚朴　内服：煎汤，3～10 g；或入丸、散。

　　　　　　■厚朴花　内服：煎汤，3～5 g。

　　　　　　■厚朴果　内服：煎汤，2～5 g。

【用药经验】梅核气：厚朴花15～30 g。水煎服。

# 红茴香 *Illicium henryi* Diels

【别　　　名】土八角（《四川中药志》），野八角（《安徽中草药》），桂花钻（《广西药用植
物名录》）。

【形态特征】灌木或乔木，高3～8 m，有时可达12 m。单叶互生或2～5片簇生，革质，倒披针
形、长披针形或倒卵状椭圆形，长6～18 cm，宽1.2～6 cm，先端长渐尖，基部
楔形；叶柄上部有不明显的狭翅。花粉红至深红，暗红色，腋生或近顶生；花梗
细长，长1.5～5 cm；花被片10～15；雄蕊11～14枚；心皮通常7～9枚。果梗长
1.5～5.5 cm；蓇葖果7～9，星芒状排列，木质，紫棕色，先端明显钻形，细尖。花
期4～6月，果期8～10月。

【分布与生境】梵净山地区资源分布的代表区域：密麻树、月亮坝、秦菜坡等地。生于海拔
600～850 m的疏林中。

【中　药　名】红茴香根（根及根皮）。

【功效主治】散瘀止痛，祛风除湿。主治跌打损伤，风湿性关节炎，腰腿痛。

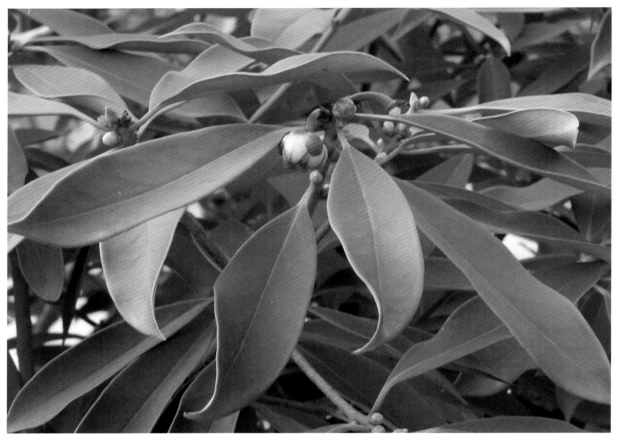

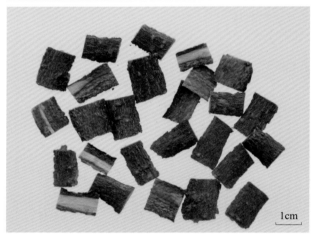

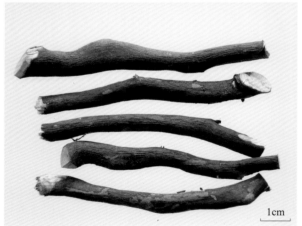

【采收加工】根全年均可采挖，洗净，晒干用，或切成小段，晒至半干，剖开皮部，去木质部，取根皮用，晒干。

【用法用量】内服：煎汤，根3~6 g，根皮1.5~4.5 g；或研末0.6~0.9 g。外用：适量，研末调敷。

【用药经验】①劳伤：红茴香根15 g，雷公槁根30 g，泡酒服。②风湿疼痛：红茴香根、四块瓦根各15 g，煨水或泡酒服。

# 野八角 *Illicium simonsii* Maxim.

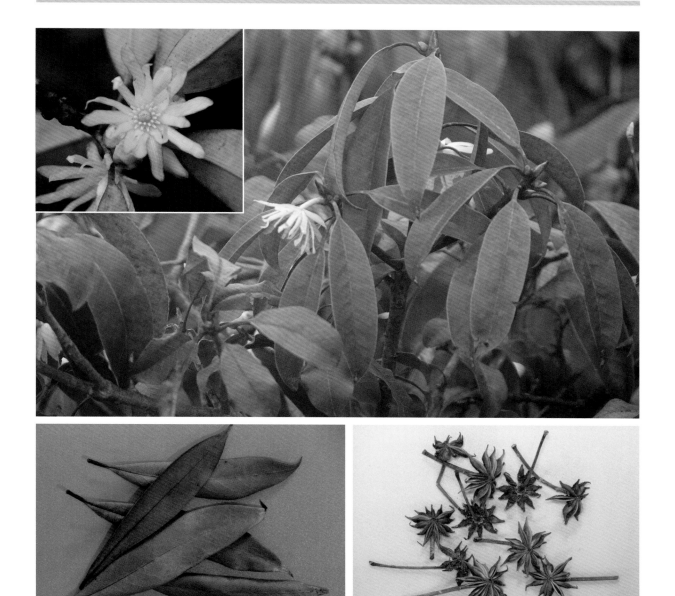

【别　　　名】云南茴香（《四川中药志》），川茴香（《峨眉植物图志》），山八角、臭八角、断肠草（《云南种子植物名录》）。

【形态特征】小乔木，高达9～15 m。叶近对生或互生，有时3～5片聚生，革质，披针形至椭圆形，长5～10 cm，宽1.5～3.5 cm，先端急尖，基部狭楔形，下延至叶柄成窄翅；叶柄长0.7～2 cm。花淡黄色，有时为奶油色或白色，腋生，常密集于枝顶端聚生；花梗极短；花被片18~23片，最外面的2~5片，椭圆状长圆形，里面的花被片渐狭，最内的几片狭舌形；雄蕊16~28，子房扁卵状。蓇葖8~13枚，长1.1~2.0 cm。花期2~5月，果期6~10月。

【分布与生境】梵净山地区资源分布的代表区域：回香坪、黄柏沟、白云寺、骄子岩、牛风包等地。生于海拔1550~2100 m的山谷、溪流、沿江等潮湿处。

【中药名】土大香（果实或叶）。

【功效主治】生肌杀虫。主治疮疡久溃，疥疮。

【采收加工】9~11月果实成熟时采摘，除去果柄、果梗等，晒干。

【用法用量】外用：果实，适量，研末调敷；或煎水洗。有大毒，不可内服。

【用药经验】①久溃大疮：土大香嫩叶尖（三月初采后晒干研末），取适量调菜油或以药末直接敷患处。②疥疮：土大香（果实）适量，水煎洗患处。③风湿疼痛：土大香（叶）、香樟叶、红禾麻各适量，水煎外洗。

# 鹅掌楸 *Liriodendron chinense* (Hemsl.) Sarg.

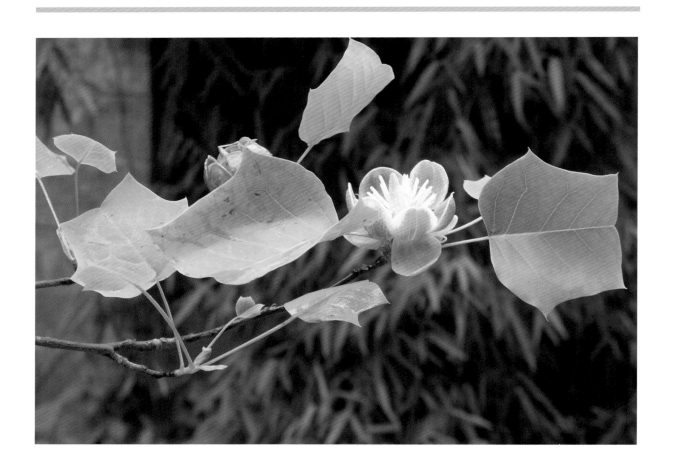

【别　　　名】马褂木（《中国高等植物图鉴》），双飘树（贵州）。

【形 态 特 征】落叶乔木，高达40 m。树皮灰色，纵裂。叶互生，呈马褂状，长4～18 cm，宽5～20 cm，顶端平截或微凹，基部圆形或浅心形，每侧边缘中部凹入形成2裂片，背面灰白色；叶柄细，长4～8 cm。花单生于枝顶，杯状，外面绿色，内面黄绿色；萼片3，开展；花瓣6，直立，长3～4 cm；雄蕊多数，花药外向；心皮多数，覆瓦状排列于纺锤形的花托上。聚合果黄褐色，卵状长圆锥形，长7～9 cm，由具翅的小坚果组成，小坚果含种子1～2颗。花期5月，果期9～10月。

【分布与生境】梵净山地区资源分布的代表区域：岩高坪、细沙河、白沙、马槽河等地。生于海拔700～1600 m的山地林中或林缘。

【中　药　名】凹朴皮（树皮），鹅掌楸根（根）。

【功 效 主 治】■凹朴皮　祛风除湿，散寒止咳。主治因受水湿风寒所引起的咳嗽，气急、口渴、四肢微浮，风湿关节痛，肌肉痿软。

　　　　　　　■鹅掌楸根　祛风湿，强筋骨。主治风湿关节痛，肌肉痿软。

【采 收 加 工】■凹朴皮　夏、秋季采收，鲜用或晒干。

　　　　　　　■鹅掌楸根　秋季采挖，除尽泥土，鲜用或晒干。

【用 法 用 量】■凹朴皮　内服：煎汤，早、晚餐前各1次，9～15 g。

　　　　　　　■鹅掌楸根　内服：煎汤，15～30 g；或浸酒。

【用 药 经 验】①痿症（肌肉萎缩）：鹅掌楸根、大血藤各30 g，茜草根、一口血各6 g，豇豆、木通各15 g，红花0.3 g，泡酒服。②风湿关节痛：鹅掌楸根、刺桐各30 g，煨水服。

# 荷花玉兰　*Magnolia grandiflora* L.

【别　　　名】洋玉兰（《中国树木分类学》），百花果（《湖南药物志》），广玉兰（上海）。

【形 态 特 征】常绿乔木，高达30 m。树皮淡褐色或灰色，薄鳞片状开裂。枝与芽有锈色细毛。叶厚革质，椭圆形、长圆状椭圆形或倒卵状椭圆形，长10～20 cm，宽4～10 cm，先端钝，基部楔形，叶面深绿色，有光泽，下面有锈色细毛；侧脉每边8～10条；叶柄无托叶痕，具深沟。花白色，有芳香，呈杯状；花梗粗壮具茸毛；花被片9～12，厚肉质，倒卵形；雄蕊多数，花丝扁平，紫色，花药内向，药隔伸出呈短尖头；雌蕊群椭圆形，密被长绒毛，心皮卵形，花柱呈卷曲状。蓇葖果圆柱状长圆

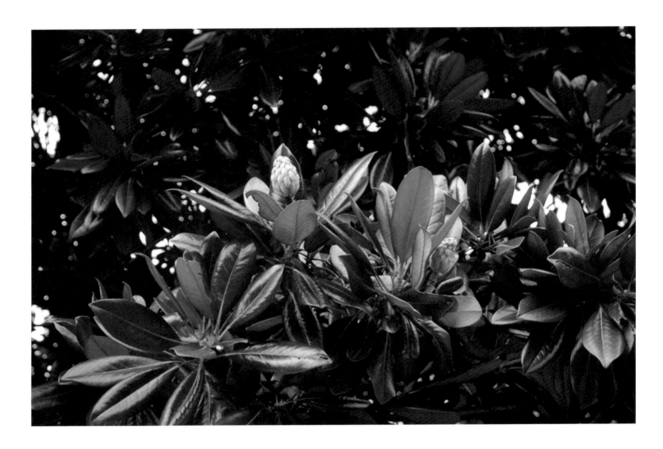

形或卵形，密被褐色或灰黄色绒毛；蓇葖背裂；种子近卵圆形。花期5~6月，果期9~10月。

【分布与生境】梵净山地区资源分布的代表区域：梵净山生态站、大河边等地。生于潮湿温暖地带。

【中　药　名】广玉兰（花和树皮）。

【功效主治】疏风散寒，行气止痛。主治外感风寒，头痛鼻塞，脘腹胀痛，呕吐腹泻，高血压，偏头痛。

【采收加工】春季采收未开放的花蕾，白天暴晒，晚上发汗，五成干时，堆放1~2 d，再晒至全干。树皮随时可采。

【用法用量】内服：煎汤，花3~10 g；树皮6~12 g。外用：适量，捣敷。

【用药经验】①高血压：广玉兰（花）6~9 g，水煎服。②偏头痛：广玉兰（树皮）、糯稻草（烧灰），捣烂敷痛处。③缩阴：广玉兰（花）6 g，团头鱼4.5 g，茅根6 g，巴毛心2根，水煎服，再用食盐少许，擦肚脐眼。④风寒感冒，头痛鼻塞：广玉兰（花）10 g，白芷10 g，共研细末，每日3次，每次6 g，沸水冲服。⑤湿阻中焦，脘腹胀痛，呕吐，腹泻：广玉兰（树皮）15 g，苍术10 g，陈皮10 g，甘草6 g，水煎服。

# 凹叶厚朴 *Magnolia officinalis* Rehd. et Wils. subsp. *biloba* (Rehd. et Wils.) Law

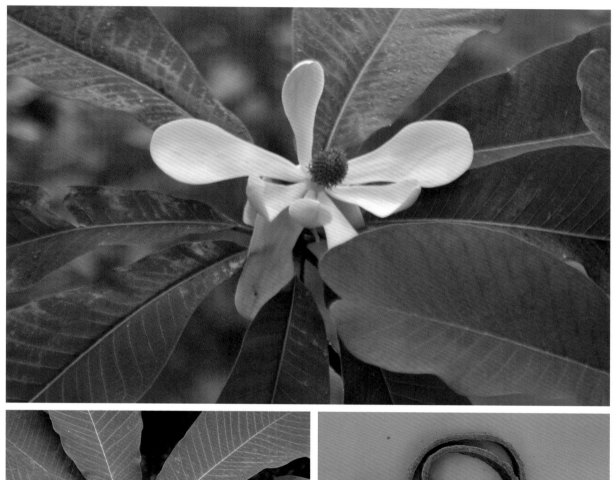

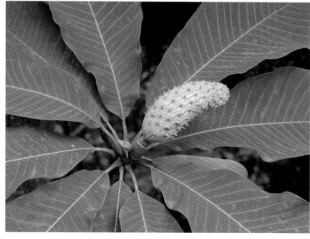

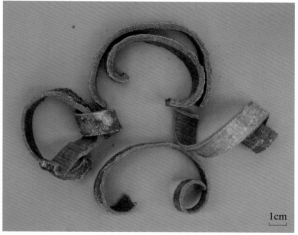

1cm

【别　　名】厚皮（《吴普本草》），赤朴（《名医别录》），烈朴（《日华子本草》）。

【形态特征】落叶乔木，高6～15 m。小枝粗壮，被黄色柔毛。叶大，互生，近革质，7～9片聚生于枝端，长椭圆状倒卵形，长22～45 cm，宽10～24 cm，先端凹凸缺，基部楔形，全缘而微波状，上面绿色，无毛，下面灰绿色，被灰色柔毛，有白粉；叶柄长2.5~4cm。花白色，直径10~15 cm；花被片9~12，外轮3片淡绿色，长圆状倒卵形，长8~10 cm，盛开时常向外反卷；内两轮白色，倒卵状匙形，长8~8.5 cm；雄蕊72枚；雌蕊群椭圆状卵圆形，长2.5~3 cm。聚合果长椭圆状卵圆形，长9~12 cm；蓇葖具喙；种子三角状倒卵形，长约1 cm，外种皮红色。花期4~5月，果期8~10月。

【分布与生境】梵净山地区资源分布的代表区域：马槽河、大水溪等地。生于海拔700~950 m的林缘，村旁有栽培。

【中 药 名】厚朴（树皮、根皮及枝皮），厚朴花（花蕾），厚朴果（果实）。

【功效主治】■厚朴　行气消积，燥湿除满，降逆平喘。主治食积气滞，腹胀便秘，脘痞吐泻，胸满喘咳。

　　　　　　■厚朴花　行气宽中，开郁化湿。主治脾胃气滞，胸脘胀满，食欲不振，纳谷不香。

　　　　　　■厚朴果　消食，理气，散结。主治消化不良，胸脘胀闷，鼠瘘。

【采收加工】■厚朴　4~8月剥皮，根皮和枝皮直接阴干；干皮置沸水中烫软后，堆置阴湿处，"发汗"至内表面变紫褐色或棕褐色时，卷成筒状，干燥即成。

　　　　　　■厚朴花　初夏花未开放时采摘，稍蒸后，晒干或文火烘干。

　　　　　　■厚朴果　9~10月采摘果实，去梗，晒干。

【用 法 用 量】■厚朴　内服：煎汤，3~10 g；或入丸、散。

　　　　　　■厚朴花　内服：煎汤，3~5 g。

　　　　　　■厚朴果　内服：煎汤，2~5 g。

【用 药 经 验】梅核气：厚朴花15~30 g。水煎服。

# 红花木莲 *Manglietia insignis* (Wall.) Bl.

【别　　　名】木莲花、细花木莲（《云南药用植物名录》），土厚朴（《云南中药志》）。

【形态特征】常绿乔木，高达30 cm。幼枝、叶柄和花芽最初多少有细毛，最后几无毛。叶互生，革质，叶片倒披针形、长圆形或圆状椭圆形，长10~26 cm，宽4~10 cm，先端渐尖，基部楔形，上面无毛，下面中脉具红褐色柔毛，侧脉12~24对；叶柄长1.8~3.5 cm。花芳香，花蕾长圆状卵形；花梗粗壮，白色或带黄色而有红色晕，或

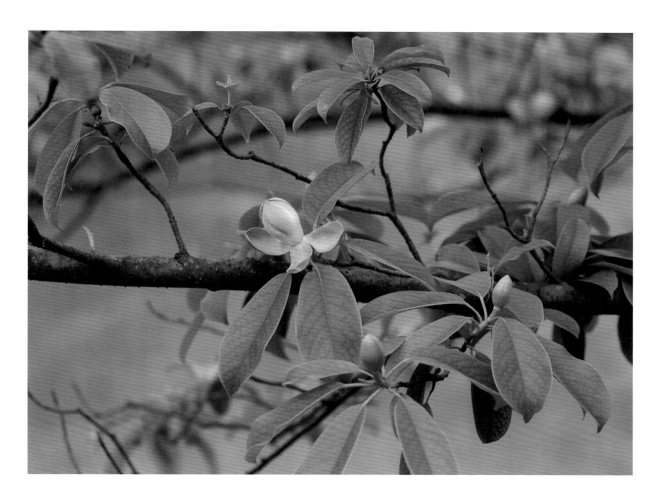

蔷薇淡红色，或鲜红色；花被片9～12，外轮倒卵状长圆形，中内轮倒卵状匙形，基部渐窄成爪；雄蕊多数，药隔伸出成三角状尖头；雌蕊群圆柱形。聚合果紫红色，卵状长圆形，蓇葖背缝全裂，具乳头状突起，先端具短喙。花期5～6月，果期8～9月。

【分布与生境】梵净山地区资源分布的代表区域：丁家坝、六股坪、茶园等地。生于海拔600～800 m的山地林中。

【中　药　名】红花木莲（树皮）。

【功效主治】燥湿健脾，止泻除螨。主治脘腹痞满胀痛，宿食不消，呕吐，泄泻，痢疾。

【采收加工】6～7月剥取树皮，阴干或炕干。

【用法用量】内服：煎汤，6～12 g。

【用药经验】①腹胀：红花木莲、莱菔子、八月瓜根各10 g，水煎服。②呕吐：红花木莲、枳壳、半夏各15 g，水煎服。③痢疾：红花木莲、委陵菜、地榆各10 g，水煎服。

# 白 兰 *Michelia alba* DC.

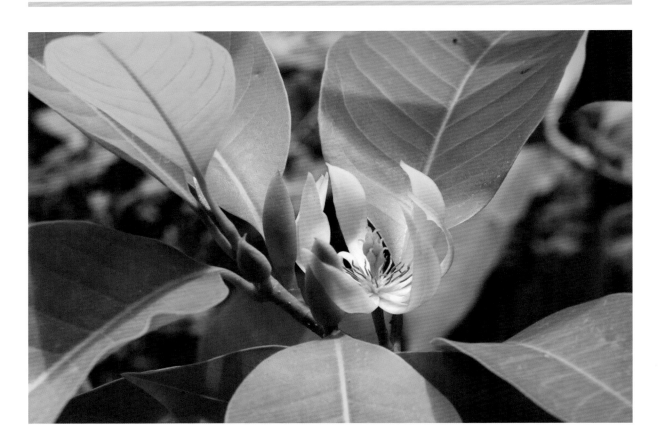

【别　　　名】白缅花（《全国中草药汇编》），白木兰（《福建药物志》），黄桷兰（《四川中
　　　　　　　药志》）。

【形 态 特 征】常绿乔木，高达17 m。嫩枝及芽密被淡黄白色微柔毛，老时毛渐脱落。叶薄革质，
　　　　　　　长椭圆形或披针状椭圆形，长10～27 cm，宽4～9.5 cm，先端长渐尖或尾状渐尖，
　　　　　　　基部楔形，上面无毛，下面疏生微柔毛；叶柄长疏被微柔毛；托叶痕几达叶柄中
　　　　　　　部。花白色，极香，单生于叶腋；花被片10，披针形；雄蕊多数，药隔顶端伸出成
　　　　　　　长尖头；雌蕊群有柄，被微柔毛；心皮多数，通常部分不发育，成熟时随着花托的
　　　　　　　延伸，形成蓇葖疏生的聚合果；蓇葖果熟时鲜红色。花期4～9月，夏季盛开，通常
　　　　　　　不结实。

【分布与生境】梵净山地区资源分布的代表区域：黑湾河、芙蓉坝等地。生于温暖湿润、肥沃疏松
　　　　　　　的土壤地带。

【中 药 名】白兰花（花），白兰花叶（叶）。

【功效主治】■白兰花　化湿，行气，止咳。主治胸闷腹胀，中暑，咳嗽，鼻炎流涕，前列腺炎，白带异常。

　　　　　■白兰花叶　清热利尿，止咳化痰。主治泌尿系统感染，小便不利，支气管炎。

【采收加工】■白兰花　夏、秋季节开花时采收，鲜用或晒干备用。

　　　　　■白兰花叶　夏、秋季采摘其叶，洗净，鲜用或晒干。

【用法用量】■白兰花　内服：煎汤，6~15 g。

　　　　　■白兰花叶　煎汤，9~30 g。外用：适量，鲜品捣敷。

【用药经验】①湿阻中焦，气滞腹胀：白兰花5 g，厚朴10 g，陈皮5 g，水煎服。②脾虚湿盛引起的白带异常：白兰花10 g，苡仁、白扁豆各30 g，车前子5 g，水煎服。③鼻炎流涕，鼻塞不通：白兰花、苍耳子、黄芩、薄荷各10 g，防风5 g，水煎服。④泌尿系感染：白兰花叶30 g，水煎服，每日1~2剂。

# 深山含笑　*Michelia maudiae* Dunn

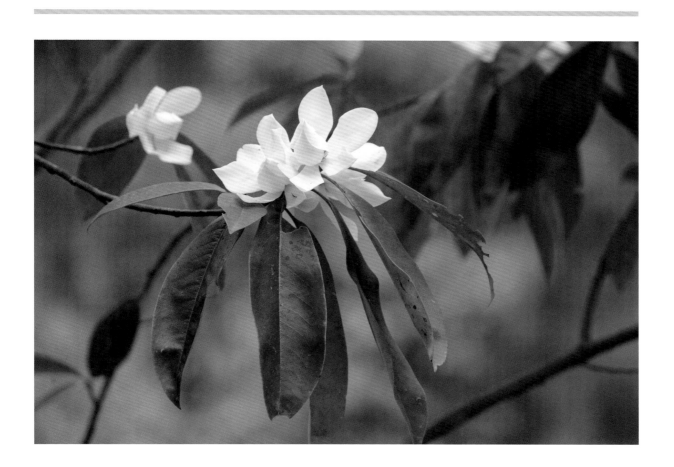

【形态特征】乔木，高达20 m；嫩枝、叶下面、苞片均被白粉。叶革质，长圆状椭圆形，长7～18 cm，宽3.5～8.5 cm，先端短渐尖，基部楔形，阔楔形，侧脉7～12条；叶柄长1～3 cm，无托叶痕。花梗具3环状苞片脱落痕；花被片9片，纯白色，基部稍呈淡红色，外轮倒卵形，长5～7 cm，宽3.5～4 cm，顶端具短急尖，基部具长约1 cm的爪；雄蕊长1.5～2.2 cm；雌蕊群长1.5～1.8 cm。聚合果长7～15 cm，蓇葖长圆体形、倒卵圆形、卵圆形、顶端圆钝或具短突尖头。种子红色，斜卵圆形，长约1 cm。花期2～3月，果期9～10月。

【分布与生境】梵净山地区资源分布的代表区域：马槽河、密麻树、两岔河、杨家场等地。生于海拔600～1100 m的阔叶林中。

【中 药 名】深山含笑（花、果实）。

【功 效 主 治】清热解毒，祛风除湿。主治咽喉肿痛，黄疸，风湿关节痛。

【采 收 加 工】春季采收花，秋季采摘果实，晒干。

【用 法 用 量】内服：煎汤，10～15 g。

# 紫玉兰 *Yulania liliiflora* (Desrousseaux) D. L. Fu

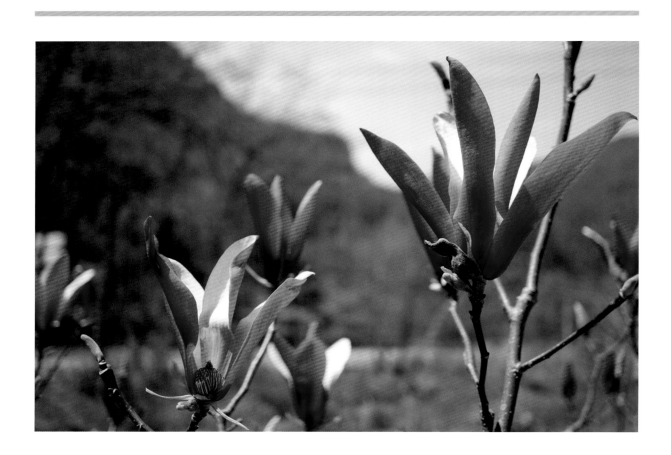

【别　　　名】辛矧、侯桃（《神农本草经》），木笔花（《蜀本草》），毛辛夷（《山西中药志》），姜朴花（《四川中药志》）。

【形 态 特 征】落叶灌木，高达3 m，常丛生，树皮灰褐色，小枝绿紫色或淡褐紫色。叶互生，叶片椭圆状倒卵形或倒卵形，长8 ~ 18 cm，宽3 ~ 10 cm，先端急尖或渐尖，基部楔形，全缘，侧脉每边8 ~ 10条，托叶痕为叶柄长的一半。花叶同期，单一，生于小枝顶端；花被片9 ~ 12，外轮3片萼片状，披针形，紫绿色，长2 ~ 3.5 cm，常早落，内两轮肉质，外面紫色或紫红色，内面带白色，花瓣状，椭圆状倒卵形，长8 ~ 10 cm；雄蕊紫红色；雌蕊群长约1.5 cm，淡紫色，无毛。聚合果圆柱形，顶端具短喙。花期3 ~ 4月，果期8 ~ 9月。

【分布与生境】梵净山地区资源分布的代表区域：黄家坝、朝阳山等地。生于海拔750 m以下林缘，村旁常有栽培。

【中　药　名】辛夷（花蕾）。

【功 效 主 治】散风寒，通鼻窍。主治鼻渊，风寒感冒之头痛，鼻塞，流涕。

【采 收 加 工】1 ~ 3月，齐花梗处剪下未开放的花蕾，晒干备用。

【用 法 用 量】内服：煎汤，3 ~ 10 g，宜包煎；或入丸散。外用：适量，研末搐鼻；或以其蒸馏水滴鼻。

【用 药 经 验】①风寒感冒之头痛、鼻塞、流涕：辛夷10 g，鸭儿芹15 g，水煎服。②风热感冒鼻塞、流涕：辛夷10 g，鱼鳅串15 g，一枝黄花10 g，水煎服。③过敏性鼻炎：辛夷10 g，石胡荽10 g，水煎服。

# 武当玉兰 *Yulania sprengeri* (Pampanini) D. L. Fu

【别　　　名】湖北木兰（《中国树木分类学》）。

【形 态 特 征】落叶乔木，高可达20 m。小枝淡黄褐色，无毛。叶互生；叶片倒卵状椭圆形或倒卵形，长10 ~ 18 cm，宽4.5 ~ 10 cm，先端急尖或急短渐尖，基部楔形，表面沿中脉疏生平伏柔毛，背面被平伏细柔毛或几无毛，侧脉每边9 ~ 12条；叶柄长1 ~ 3 cm。花先于叶开放，杯状，白色而带玫瑰红色；花被片12（14），近相似，卵状匙形或长圆状匙形，长5 ~ 13 cm，宽2.5 ~ 3.5 cm；雄蕊长1 ~ 1.5 cm，花丝紫红色；雌蕊群圆柱形，长约3 cm。聚合果圆柱形，长6 ~ 18 cm，蓇葖果扁圆形，成熟时褐色，被黄褐色微柔毛。花期3 ~ 4月，果期8 ~ 9月。

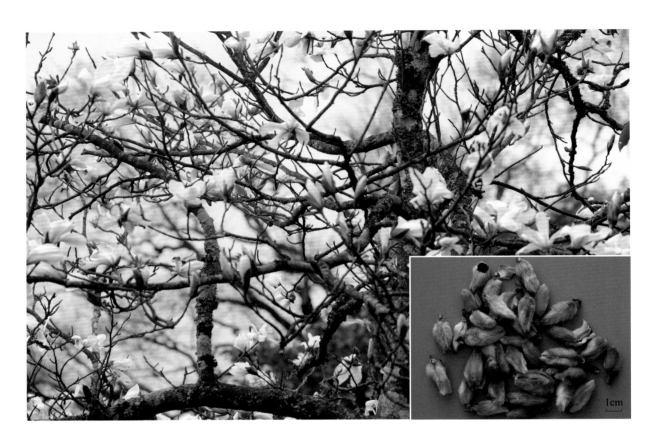

【分布与生境】梵净山地区资源分布的代表区域：回香坪、白云寺、骄子岩等地。生于海拔
1300~2000 m的常绿、落叶阔叶混交林中。

【中　药　名】辛夷（花蕾）。

【功效主治】散风寒，通鼻窍。主治风寒头痛，鼻塞流涕，鼻衄，鼻渊。

【采收加工】冬末春初花未开放时采收，除去枝梗，阴干。

【用法用量】内服：煎汤，3~10 g，宜包煎；或入丸散。外用：适量，研末塞鼻；或水浸蒸馏
滴鼻。

【用药经验】治鼻塞不知香臭味：皂角、辛夷、石菖蒲等分。为末，绵裹塞鼻中。

# 五味子科

## 南五味子 *Kadsura longipedunculata* Finet et Gagnep.

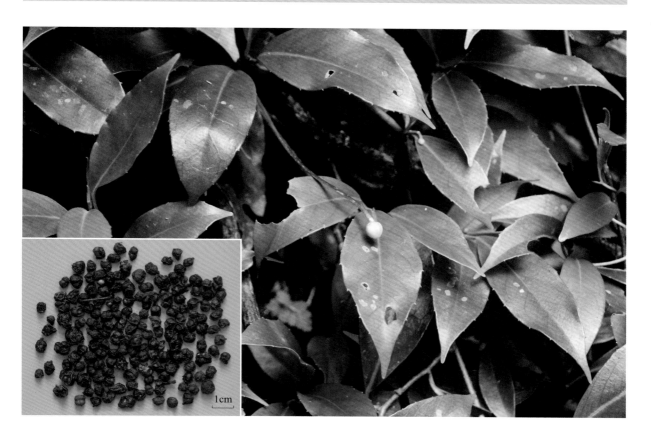

1cm

【别　　　名】盘柱南五味子（《经济植物志》），香藤根、过山龙（浙江）。

【形 态 特 征】藤本，长3～5 m，全株无毛。单叶互生，革质，卵状披针形、倒卵状披针形，长5～13 cm，宽2～6 cm，先端渐尖，基部楔形，边缘疏生腺头细锯齿，侧脉每边5～7条；叶柄长0.6～2.5 cm。花单生于叶腋，雌雄异株；雄花：花被片白色或淡黄色，8～17片，中轮最大1片，椭圆形，花托椭圆体形，顶端伸长圆柱状，不凸出雄蕊群外；雄蕊群球形，多数，集合成头状，花丝极短；雌花：花被片与雄花相似，雌蕊群椭圆体形或球形；子房宽卵圆形；花梗长3～13 cm。聚合果球形，直径1.5～3.5 cm，成熟时下垂，红色，小浆果倒卵形，肉质。花期6～9月，果期9～12月。

【分布与生境】梵净山地区资源分布的代表区域：分鱼坳、青龙洞、马槽河、鱼泉沟等地。生于海拔1000 m以下的山坡、林中。

【中　药　名】红木香（根或根皮）。

【功效主治】理气止痛，祛风通络，活血消肿。主治胃痛，腹痛，风湿痹痛，痛经，月经不调，产后腹痛，咽喉肿痛，痔疮，无名肿毒，跌打损伤。

【采收加工】立冬前后采挖，除去细根和泥土，晒干。或剥取根皮晒干。

【用法用量】内服：煎汤，3～15 g；或研末服，每次1～1.5 g。外用：适量，水煎洗或研末调敷。

【用药经验】①风湿疼痛：红木香15 g，岩马桑（腊梅）、黑骨藤（西南杠柳）、骨碎补（斛蕨）各12 g，见血飞、排风藤（白英）各10 g，泡酒500 g，每次服酒15～30 g。②腰腿痛：红木香、葛根、见血飞、岩马桑（腊梅）、四块瓦、透骨香（滇白珠）各适量，水煎熏洗患处。③肝硬化：红木香、白花蛇舌草、田基黄（地耳草）、紫背金盘各5 g，水煎服。④痔疮：红木香、威灵仙（柱果铁线莲）、块节凤仙花各适量，研末与馒头或泡粑捏成胡豆大小，每次5～7粒，用鱼腥草煎水吞服。

# 翼梗五味子 *Schisandra henryi* Clarke.

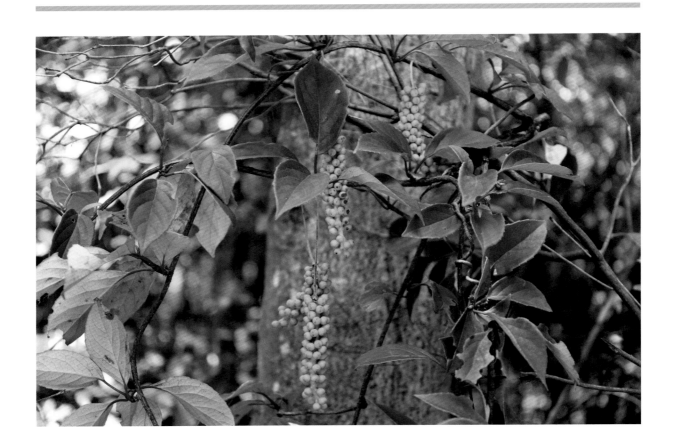

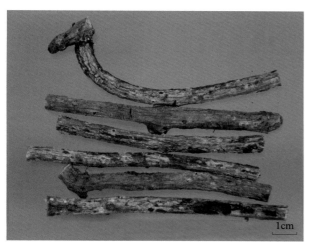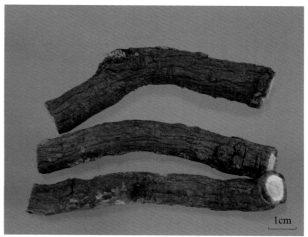

【别　　　名】血藤（《四川中药志》），气藤（《贵州草药》），香血藤（《湖北中草药
　　　　　　　志》）。

【形 态 特 征】落叶木质藤本。小枝光滑无毛，五棱形，棱上具翅，被白粉。叶宽卵形或近于圆
　　　　　　　形，长6～11 cm，宽3～8 cm，先端渐尖，基部楔形或圆形，上部边缘具稀锯齿；
　　　　　　　上面绿色，下面淡绿色，侧脉每边4～6条，侧脉和网脉在两面稍凸起；叶柄红色，
　　　　　　　长2.5～5 cm，具叶基下延的薄翅。花单性，雌雄异株；雄花：花柄长4～6 cm，花
　　　　　　　被片黄色，8～10片，近圆形；雄蕊群倒卵圆形，花托圆柱形，顶端具近圆形的盾
　　　　　　　状附属物；雄蕊30～40；雌花着生于长7～8 cm的花梗上；花被片与雄花相似；雌
　　　　　　　蕊群长圆状卵圆形，具雌蕊约50枚，子房狭椭圆形，花柱短。聚合果长4～14.5 cm，
　　　　　　　小浆果球形，红色；种子2粒，常呈扁球形，种皮有乳头状突起。花期5～7月，果
　　　　　　　期8～9月。

【分布与生境】梵净山地区资源分布的代表区域：中灵寺、护国寺、青冈坪、烂泥坳等地。生于海
　　　　　　　拔1100 m以下的林缘或灌丛中。

【中　药　名】紫金血藤（根、藤茎）。

【功 效 主 治】祛风除湿，行气止痛，活血止血。主治风湿痹痛，心胃气痛，劳伤吐血，月经痛，
　　　　　　　产后腹痛，脉管炎，跌打损伤。

【采 收 加 工】全年可采，洗净切片，晒干备用。

【用 法 用 量】内服：煎汤，15～30 g；或浸酒。外用：适量，捣烂调酒，炒热敷患处。

【用 药 经 验】①风湿痹痛：紫金血藤30 g，水煎服。②跌打损伤：紫金血藤20 g，见血飞15 g，水
　　　　　　　煎服。③月经不调：紫金血藤15 g，对叶莲10 g，水煎服。④血虚失眠：紫金血藤
　　　　　　　15 g，山栀茶10 g，夜交藤10 g，水煎服。⑤胃痛：紫金血藤15 g，胖血藤10 g，水
　　　　　　　煎服。

# 铁箍散 *Schisandra propinqua* (Wall.) Baill. subsp. *sinensis* (Oliver) R. M. K. Saunders

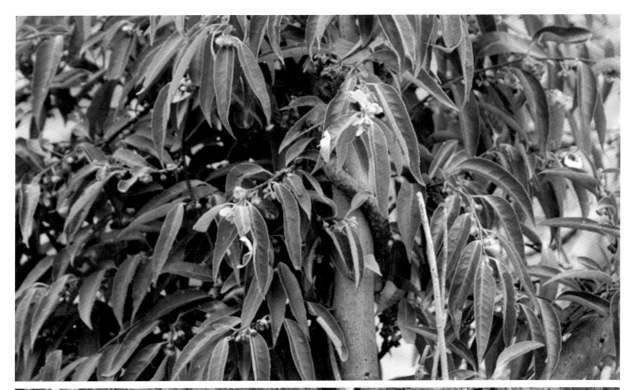

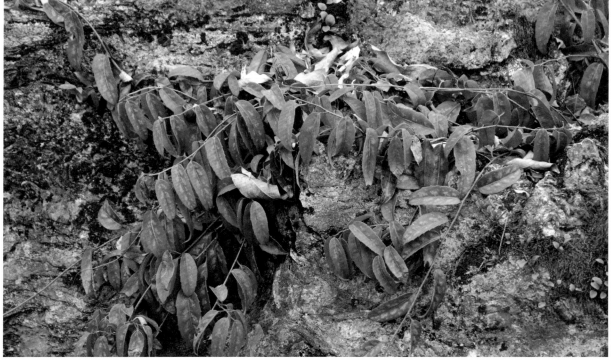

【别　　　名】钻骨风（《分类草药性》），钻石风（《重庆草药》），血糊藤（《湖北中草药志》），天青地红（《陕西中草药》）。

【形态特征】落叶木质藤本，全株无毛。叶坚纸质，卵形，长椭圆形或卵状披针形至狭披针形，长6～10 cm，宽1.5～3 cm，先端长渐尖，基部圆形至阔楔形，边缘有稀锯齿，下延至叶柄，上面淡绿色，干时褐色，下面苍白色，中脉平滑，下面凸起，侧脉每边4～8条。花小，腋生，带黄色；雄花：萼片和花瓣常无区别，共8～11枚，椭圆形；雄蕊6～9合生为球形，花丝基部稍结合；雌花：花被片与雄花相似，雌蕊群卵球形，心皮10～30。聚合果穗状下垂，长3～12 cm；小浆果10～30，近球形，成熟时鲜红色。种子较小，肾形，种皮灰白色。花期6～8月，果期8～9月。

【分布与生境】梵净山地区资源分布的代表区域：大土、护国寺、苗王坡、马槽河等地。生于海拔950 m以下的沟谷、疏林中。

【中　药　名】小血藤（茎藤或根），小血藤叶（叶）。

【功效主治】■ 小血藤　祛风活血，解毒消肿，止血。主治风湿麻木，筋骨疼痛，跌打损伤，月经不调，胃痛，腹胀，痈肿疮毒，劳伤吐血。

　　　　　　■ 小血藤叶　解毒消肿，散瘀止血。主治疮疖肿毒，乳痈红肿，外伤出血，骨折，毒蛇咬伤。

【采收加工】■ 小血藤　10～11月采收，晒干或鲜用。

　　　　　　■ 小血藤叶　春、夏、秋三季均可采收，鲜用或晒干研粉备用。

【用法用量】■ 小血藤　内服：煎汤，9～15 g；或浸酒。外用：适量，捣敷或煎水洗。

　　　　　　■ 小血藤叶　外用：30 g，鲜品可加倍，捣敷；或煎水洗；或干叶研粉撒及调敷。

【用药经验】①跌打损伤，风湿痹痛，筋骨肢节酸痛：小血藤30～60 g，水煎服或酒泡服。②骨折：小血藤根、叶，捣烂外敷。③月经不调：小血藤（根）30 g，香附、益母草各15 g，水煎兑甜酒服。④胃痛：小血藤（根）磨水或泡酒服，每次3 g；水煎服用9 g，果3～9 g，水煎服。⑤外伤出血，疮疖肿毒：鲜小血藤叶配田边菊捣烂敷或研粉撒布。

# 红花五味子　*Schisandra rubriflora* (Franch.) Rehd. et Wils.

【形态特征】落叶木质藤本，全株无毛。小枝紫褐色，后变黑，具节间密的距状短枝。叶纸质，倒卵形、椭圆状倒卵形或倒披针形，长6～15 cm，宽4～7 cm，先端渐尖，基部渐

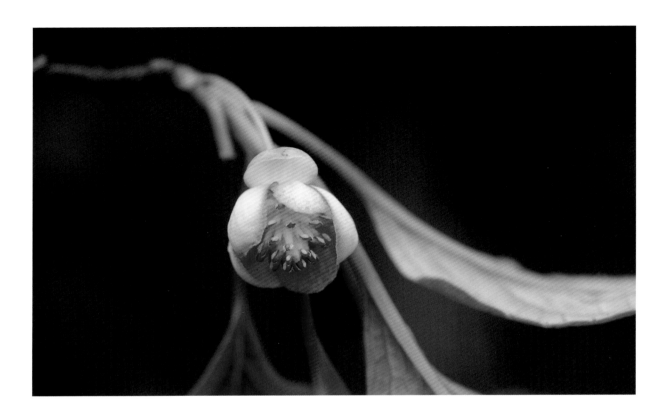

狭楔形，边缘具齿尖的锯齿，上面中脉凹入，侧脉每边5~8条，中脉及侧脉在叶下面带淡红色。花红色，雄花：花梗长2~5 cm，花被片5~8，椭圆形或倒卵形；雄蕊群椭圆状倒卵圆形；雄蕊40~60枚，向外开裂；雌花：花梗及花被片与雄花的相似，雌蕊群长圆状椭圆体形，心皮60~100枚，倒卵圆形，柱头具明显鸡冠状凸起，基部下有附属体。聚合果轴粗壮；小浆果红色，椭圆体形或近球形，有短柄；种子淡褐色，肾形；种皮暗褐色，平滑。花期5~6月，果期7~10月。

【分布与生境】梵净山地区资源分布的代表区域：九龙池等地。生于海拔1800~2100 m的疏林或林缘。

【中　药　名】香血藤（藤茎），滇五味（果实）。

【功效主治】■香血藤　祛风除湿，活血止痛。主治风湿性关节炎。

　　　　　　■滇五味　收敛固精，益气生精，补肾宁心。主治久嗽虚喘，梦遗滑精，遗尿尿频，久泻不止，自汗，盗汗，津伤口渴，短气脉虚，内热消渴，心悸失眠。

【采收加工】■香血藤　全年均可采，切片，晒干。

　　　　　　■滇五味　秋季果实成熟时采摘，晒干或蒸后晒干，除去果梗及杂质。

【用法用量】■香血藤　内服：煎汤，9~15 g。

　　　　　　■滇五味　内服：煎汤，1.5~9 g。

【用药经验】胁痛：鄂豆根1.5 g，香血藤3 g，共研末，温开水送服。

# 华中五味子 *Schisandra sphenanthera* Rehd. et Wils.

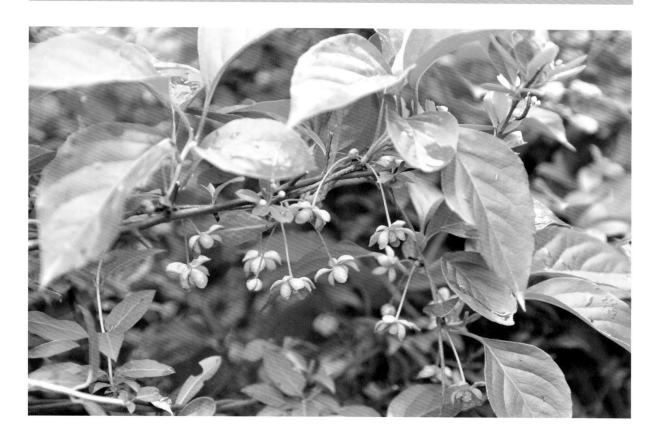

【别　　　名】大血藤、紫金藤（《贵州草药》），小血藤、岩枇杷（《湖南药物志》）。

【形 态 特 征】落叶木质藤本，全株无毛。小枝细长，红褐色，皮孔密生，明显。叶互生，纸质，倒卵形、宽倒卵形或倒卵状椭圆形，长3～11 cm，宽1.5～7 cm，先端短尖或渐尖，基部楔形或阔楔形，边缘有稀疏波状锯齿，侧脉每边4～5条；叶柄长1～3 cm。花雌雄异株，单生，或1～2朵生于叶腋，橙黄色；雄花花梗纤细，长2～4.5 cm，花被片5～9，宽椭圆形或长圆状倒卵形，雄蕊群倒卵圆形，雄蕊11～19枚；雌花花梗长2.5～6 cm，花被片同雄花相似，雌蕊群卵球形，螺旋排列于花托上。聚合果穗状，下垂；浆果近球形，成熟时红色，肉质。种子肾形，外种皮光滑，褐色。花期4～7月，果期7～9月。

【分布与生境】梵净山地区资源分布的代表区域：铜矿厂、艾家坝、大黑湾等地。生于海拔600～950 m的湿润山坡边或灌丛中。

【中 药 名】南五味子（果实），五香血藤（根及藤茎）。

【功 效 主 治】■南五味子　收敛固涩，益气生津，补肾宁心。主治久咳虚喘，梦遗滑精，遗尿尿
频，久泻不止，自汗，盗汗，津伤口渴，短气脉虚，内热消渴，心悸失眠。

■五香血藤　舒筋活血，理气止痛，健脾消食，敛肺生津。主治跌打损伤，骨折，
劳伤，风湿腰痛，关节酸痛，月经不调。

【采 收 加 工】■南五味子　秋季成熟时采摘，除去杂质，晒干。

■五香血藤　全年可采，除去泥土和杂质，切断，晒干。

【用 法 用 量】■南五味子　内服：煎汤，1.5~6 g。

■五香血藤　内服：煎汤，10~30 g；或浸酒。外用：适量，捣绒；或研末撒。

【用 药 经 验】①伤风咳嗽：南五味子、川芎、白芷、荆芥、防风、麦冬、半夏各适量，水煎服。

②痛经：五香血藤、前胡、川楝各15 g，水煎服，日服3次。

# 腊梅科

## 蜡 梅 *Chimonanthus praecox* (L.) Link

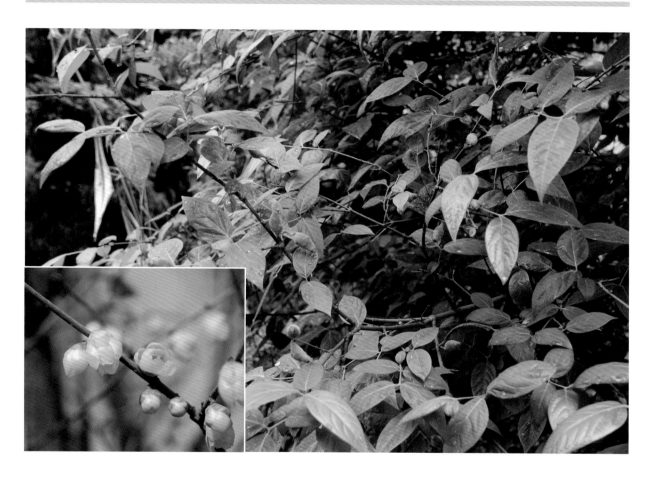

【别　　名】蜡梅花（《救荒本草》），铁筷子花、雪里花（《贵阳民间药草》），巴豆花（《江苏药材志》）。

【形 态 特 征】落叶灌木，高达4 m。茎多分枝，皮孔明显。叶对生，纸质至近革质；叶片卵形或长圆状披针形，长5～25 cm，宽2～8 cm，顶端渐尖，基部急尖至圆形，上面深绿色，下面淡绿色，光滑，中脉被长绒毛；叶柄短，被绒毛。花先于叶开放，蜡黄色，直径2～4 cm，有香气；花被片多数，花瓣状，覆瓦状排列，内层花被小型，中层花被较大；雄蕊5～6枚；心皮5～15，离生，着生于壶形花托内；子房卵形，1室。瘦果，椭圆形，深紫褐色，内有种子1粒。花期11月至翌年3月，果期4～11月。

【分布与生境】梵净山地区资源分布的代表区域：大水溪、张家坝等地。生于海拔800 m以下灌丛或林缘。

【中 药 名】蜡梅花（花蕾），铁筷子（根）。

【功效主治】■蜡梅花　解暑清热，理气开郁。主治暑热烦渴、头晕、百日咳、烫火伤。

　　　　　　■铁筷子　祛风止痛，理气活血，止咳平喘。主治风湿痹痛，风寒感冒，跌打损伤，哮喘，劳伤咳嗽，疔疮肿毒。

【采收加工】■蜡梅花　花刚开放时采收花蕾，晒干或烘干。

　　　　　　■铁筷子　四季均可采挖，洗净鲜用或切片，晒干。

【用法用量】■蜡梅花　内服：煎汤，3~9 g。外用：适量，浸油涂或滴耳。

　　　　　　■铁筷子　内服：煎汤，6~9 g；浸酒或入散剂。外用：研末敷。

【用药经验】①风湿痹痛：铁筷子、石楠藤、七叶莲各10 g，水煎服。②老年性咳喘：铁筷子、鹿衔草（鹿蹄草）、岩豇豆各适量，水煎服。③劳伤咳嗽：铁筷子（须根）30 g，泡酒250 g，每次服15~30 g，经常服用。④久咳：腊梅花9 g，沸水泡服。

# 樟 科

## 毛 桂 *Cinnamomum appelianum* Schewe

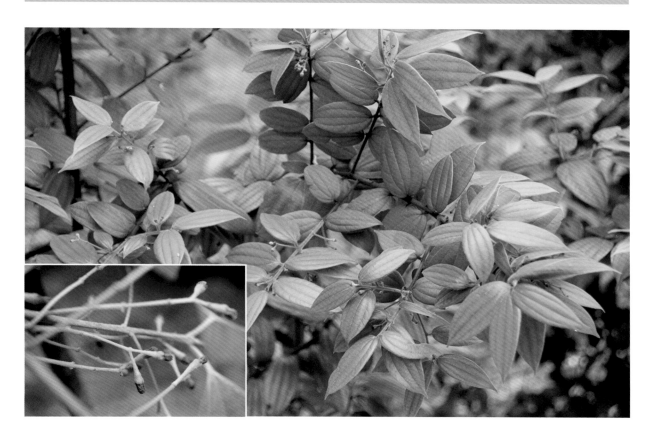

【别　　　名】假桂皮（云南），山桂皮（广西），土肉桂（江西）。

【形 态 特 征】常绿小乔木，高4～6 m。树皮灰褐色或榄绿色。多分枝，枝条略芳香，圆柱形，稍粗壮，当年生枝密被污黄色硬毛状绒毛，老枝无毛。叶互生或近对生，椭圆形、椭圆状披针形，长4.5～11.5 cm，宽1.5～4 cm，先端短渐尖，基部楔形，幼时上面沿脉被疏柔毛，下面密被污黄色柔毛，离基三出脉；叶柄密被污黄色硬毛状绒毛。圆锥花序生于当年生枝基部叶腋内，具5～11朵花，分枝，总梗纤细，伸展。花白色；花梗极密被黄褐色微硬毛状微柔毛或柔毛；花被筒倒锥形；花被裂片宽倒卵形，先端锐尖；能育雄蕊9，稍短于花被片；退化雄蕊3。未成熟果椭圆形；果托漏斗状，具齿。花期4～6月，果期6～8月。

【分布与生境】梵净山地区资源分布的代表区域：大岩屋、洼溪河、铜矿厂、洼溪河等地。生于海拔500～1400 m的山坡或谷地的灌丛和疏林中。

【中　药　名】山桂皮（树皮）。

【功 效 主 治】温中理气，发汗解肌。主治虚寒胃痛，泄泻，腰膝冷痛，风寒感冒，月经不调。

【采 收 加 工】全年均可采收，洗净切碎，晒干备用。

【用 法 用 量】内服：煎汤，6～9 g。

【用 药 经 验】①风寒感冒：山桂皮、杏仁各9 g，麻黄、甘草各6 g，水煎服。②月经不调：山桂皮6 g，当归10 g，川芎、丹皮各9 g，水煎服。③风湿痹痛：山桂皮、川乌各9 g，姜黄10 g，水煎服。

# 猴 樟 *Cinnamomum bodinieri* Lévl.

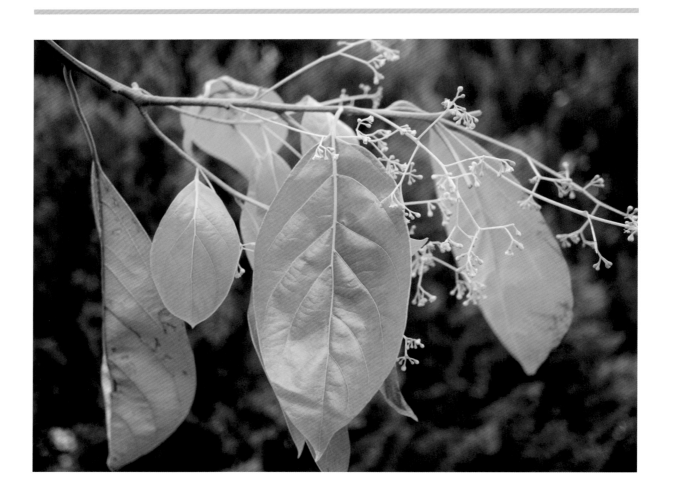

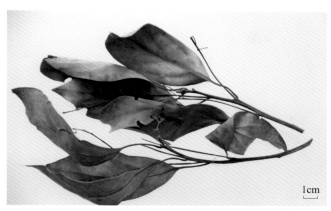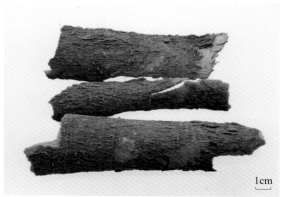

【别　　　名】大胡椒树（贵州），香树、香樟（四川），猴挟木（湖南）。

【形 态 特 征】乔木，高12～16 m。树皮灰褐色。枝条圆柱形，紫褐色。小枝无毛。芽小，卵圆
形。叶互生，卵圆形或椭圆状卵圆形，长8～17 cm，宽3～10 cm，先端短渐尖，基
部宽楔形至圆形，上面光亮，下面苍白，极密被绢状微柔毛，中脉在上面平坦下
面凸起，侧脉每边4～6条，最基部的一对近对生，其余的均为互生，侧脉脉腋在下
面有明显的腺窝，上面相应处明显呈泡状隆起。圆锥花序多分枝，总梗圆柱形，无
毛。花绿白色，花梗丝状，被绢状微柔毛。花被裂片6，卵圆形，外面近无毛。能
育雄蕊9；退化雄蕊3，心形，近无柄。子房卵珠形，无毛，柱头头状。果球形，绿
色，无毛；果托浅杯状。花期5～6月，果期7～8月。

【分布与生境】梵净山地区资源分布的代表区域：艾家坝、洼溪地、密麻树等地。生于海拔
600～1100 m以下的疏林中或沟边。

【中　药　名】猴樟（根皮、茎皮、枝叶）。

【功 效 主 治】祛风除湿，温中散寒，行气止痛。主治风寒感冒，风湿痹痛，吐泻腹痛，腹中痞
块，疝气疼痛。

【采 收 加 工】全年可采收，根皮、茎皮剥去栓皮，洗净，晒干；嫩枝及叶多鲜用。

【用 法 用 量】内服：煎汤，10～15 g。外用：适量，研末调敷；或研末酒炒布包作热敷。

【用 药 经 验】①风寒感冒：猴樟（根皮）15 g，煨水服。②胃肠炎：猴樟（根皮）、辣蓼根各
15 g，煨水服。③腹中痞块：猴樟（根皮）、生姜、橘叶、石菖蒲各3 g，研末酒
炒，包痞块腹部。

# 樟

*Cinnamomum camphora* (L.) Presl

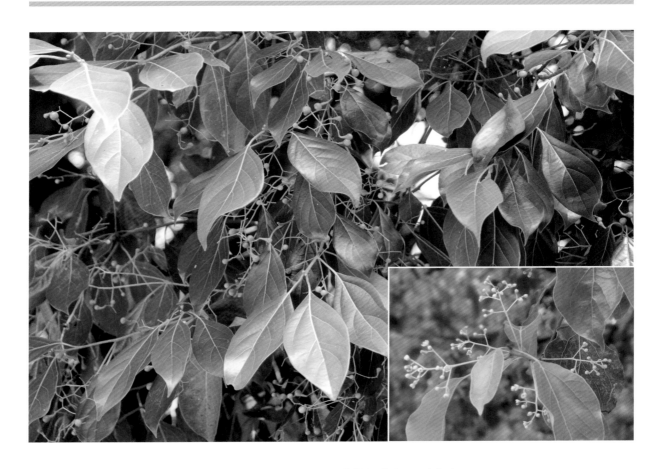

【别　　　名】樟材（《本草拾遗》），香樟木（《药材资料汇编》）。

【形态特征】常绿乔木，高可达30 m。树皮黄褐色，纵裂；小枝淡褐色，光滑；枝和叶均有樟脑味。顶芽广卵形或圆球形，鳞片宽卵形或近圆形，外面略被绢状毛。枝条圆柱形，淡褐色，无毛。叶互生，薄革质，卵状椭圆形，长6～12 cm，宽2.5～5.5 cm，先端急尖，基部钝或阔楔形，全缘或呈波状，上面黄绿色有光泽，下面灰绿色或黄绿色，无毛，离基三出脉，脉腋内有腺体；叶柄长2～3 cm。圆锥花序腋生，长3.5～7 cm。花绿白或带黄色；花梗无毛。花被片6裂，椭圆形，内面密生细柔毛，花被筒倒锥形。能育雄蕊9。退化雄蕊3，子房球形，无毛。浆果球形，熟时紫黑色，果托杯状。花期4～5月，果期8～11月。

【分布与生境】梵净山地区资源分布的代表区域：马槽河、漆树坪、岑上坡等地。生于海拔850 m以下的山谷阔叶林中，梵净山周边常有栽培。

【中 药 名】樟木（木材），樟树根（根），樟树皮（树皮），樟树叶（叶或枝叶），樟木子（果实），樟梨子（果实）。

【功效主治】■樟木　祛风散寒，温中理气，活血通络。主治风寒感冒，胃寒胀痛，寒湿吐泻，风湿痹痛，脚气，跌打损伤，疥癣风痒。

■樟树根　温中止痛，避秽和中，祛风除湿。主治胃脘疼痛，霍乱吐泻，风湿痹痛，皮肤瘙痒等。

■樟树皮　祛风除湿，暖胃和中，杀虫疗疮。主治风湿痹痛，胃脘疼痛，呕吐泄泻，脚气肿痛，疥癣疮毒，跌打损伤，毒虫咬伤。

■樟树叶　祛风，除湿，杀虫，解毒。主治风湿痹痛，胃痛，水火烫伤，疮疡肿毒，慢性下肢溃疡，疥癣，皮肤瘙痒，毒虫咬伤。

■樟木子　祛风散寒，温胃和中，理气止痛。主治脘腹冷痛，寒湿吐泻，气滞腹胀，脚气。

■樟梨子　健胃温中，理气止痛。主治胃寒脘腹疼痛，食滞腹胀，呕吐泄泻，外用治疮肿。

【采 收 加 工】■樟木　定植5～6年成材后，常在冬季砍取树干，锯成段，劈成小块，晒干。

■樟树根　春、秋季采挖，洗净，切片，晒干。不宜火烘，以免香气挥发。

■樟树皮　全年可采，剥取树皮，切段，鲜用或晒干。

■樟树叶　3月下旬以前及5月上旬后含油多时采，鲜用或晾干。

■樟树子　11～12月采摘成熟果实，晒干。

■樟梨子　秋冬季摘取或拾取自落果梨，除去果梗，晒干。

【用 法 用 量】■樟木　内服：煎汤，10～20 g；研末，3～6 g；或泡酒饮。外用：适量，煎水洗。

■樟树根　内服：煎汤，3～10 g；或研末调服。外用：适量，煎水洗。

■樟树皮　内服：煎汤或浸酒，10～15 g。外用：适量，煎水洗。

■樟树叶　内服：煎汤，3～10 g；或捣汁，或研末。外用：适量，煎水洗或捣敷。

■樟木子　内服：煎汤，10～15 g。外用：适量，煎水洗；或研末以水调敷患处。

■樟梨子　内服：煎汤，6～12 g。外用：适量，磨汁涂患处。

【用 药 经 验】①风湿疼痛：樟树根煎水外洗。②嘴歪风（面神经麻痹）：鲜樟树根60 g，枫香树根皮15 g，混合捣烂外包。③狐臭：樟树根为细末，加入米饭混合成团，搓揉腋下，四五次可好。④跌打内伤：樟树根浸酒服。

# 云南樟 *Cinnamomum glanduliferum* (Wall.) Nees

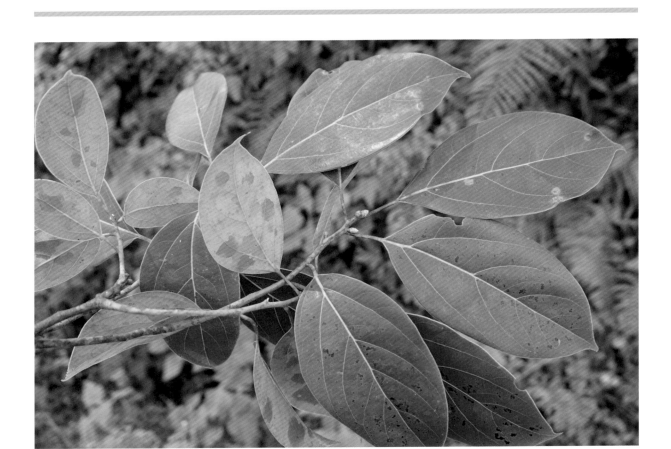

【别　　　名】香樟、臭樟、果东樟（云南），白樟（四川），香叶树（西藏）。

【形 态 特 征】常绿乔木，高达20 m。树皮灰褐色，深纵裂，内皮红褐色，具有樟脑气味。枝条粗壮，圆柱形，绿褐色，小枝具棱角。芽卵形，大，鳞片近圆形，密被绢状毛。叶互生，椭圆形至卵状椭圆形或披针形，长6～15 cm，宽4～6.5 cm，先端急尖至短渐尖，基部楔形、宽楔形，两侧有时不相等，上面深绿色，有光泽，下面通常粉绿色，羽状脉或偶有近离基三出脉，侧脉每边4～5条，脉腋具明显腺窝；叶柄长1.5～3 cm。圆锥花序腋生，长4～10 cm，无毛；花两性，淡黄色；花梗无毛；花被筒倒锥形，花被裂片6，宽卵圆形，花被外面稀疏被白色微柔毛，内面被短柔毛；能育雄蕊9；退化雄蕊3；子房卵圆形。果实球形，黑色；果托倒圆锥形，红色。花期3～5月，果期7～9月。

【分布与生境】梵净山地区资源分布的代表区域：马槽河、黑湾河、漆树坪等地。生于海拔1250 m以下的山谷常绿阔叶林中。

【中　药　名】臭樟（果实或木材）。

【功效主治】祛风散寒，行气止痛。主治风寒感冒，咳嗽，风湿痹痛，脘腹胀痛，腹泻。

【采收加工】果实8~10月成熟时采收，晒干。木材在树龄达到中龄和接近成熟时采伐，宜在冬
　　　　　季或早春进行。采伐时应尽量使伐根接近地面。

【用法用量】内服：煎汤或浸酒，果实6~9 g，木材15~30 g。

【用药经验】胃痛：土木香、臭樟各9 g，乌药4.5 g，共研粉，水煎服，每日1剂，分2次服。

# 少花桂 *Cinnamomum pauciflorum* Nees

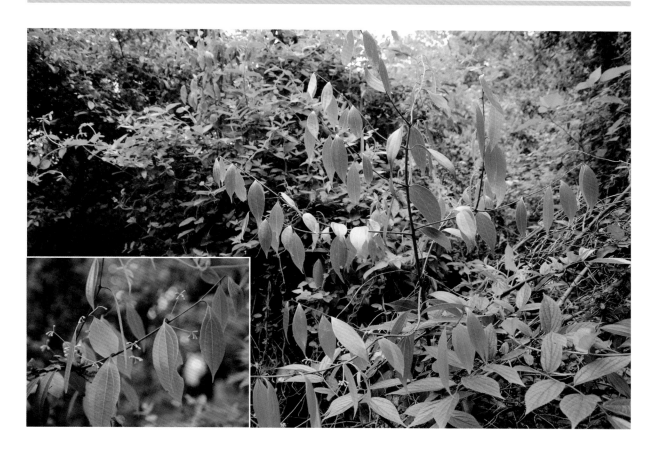

【别　　　名】岩桂、香桂、三条筋、臭乌桂（四川），臭樟（贵州），土桂皮（广西）。

【形态特征】小乔木，高3~14 m。树皮黄褐色，具白色皮孔，有香气。枝条近圆柱形，无毛，
　　　　　幼枝呈四棱形，近无毛或略被极细微柔毛。叶互生，卵圆形或卵圆状披针形，长
　　　　　6.5~10.5 cm，宽2.5~5 cm，先端短渐尖，基部宽楔形至近圆形，厚革质，上面绿
　　　　　色，多少光亮，下面粉绿色，幼时被疏或密的灰白短丝毛，三出脉或离基三出脉，

中脉及侧脉两面凸起，侧脉对生。圆锥花序腋生，长2.5~5 cm，通常短于叶很多。花黄白色。花被筒倒锥形，花被裂片6，长圆形。能育雄蕊9。退化雄蕊3，位于最内轮。子房卵球形，花柱弯曲，柱头盘状。果椭圆形，长1.1 cm，顶端钝，成熟时紫黑色。花期3~8月，果期9~10月。

【分布与生境】梵净山地区资源分布的代表区域：张家坝。生于海拔600~1100 m的常绿阔叶林中。

【中　药　名】臭樟（根、树皮）。

【功效主治】开胃健脾，散寒。主治胃肠疼痛，食欲不振，胃寒。

【采收加工】全年均可采根、树皮，洗净，切片，晒干。

【用法用量】内服：煎汤，6~9 g。

# 川　桂 *Cinnamomum wilsonii* Gamble

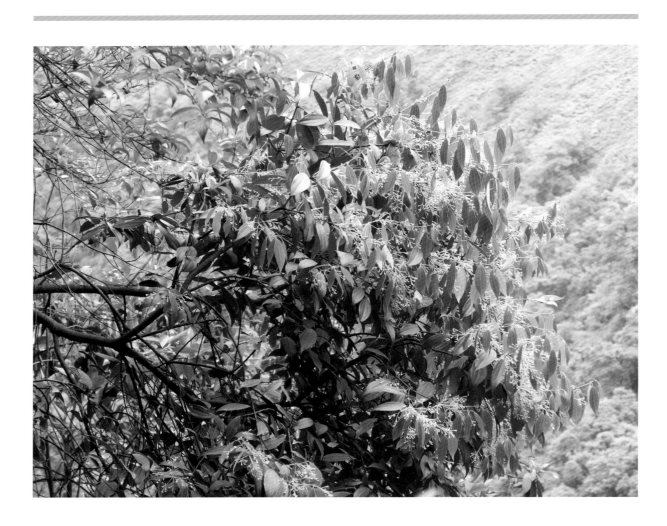

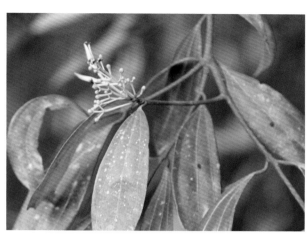 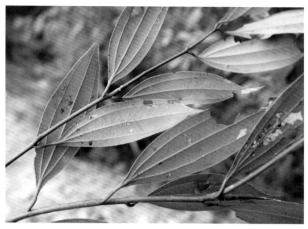

【别　　　名】银叶樟（《中国树木志略》），桂皮树（四川），三条筋（湖北），官桂（陕西）。

【形 态 特 征】常绿乔木，高达25 m。叶革质，叶片互生或近对生；叶片卵形或卵圆状长圆形，长8.5～18 cm，宽3.2～5.3 cm，先端渐尖，基部渐狭下延至叶柄，边缘内卷，上面绿色，光亮无毛，下面灰绿色，幼时被白色丝毛，后渐脱落无毛，离基三出脉，中脉和侧脉在叶两面凸起，横脉弧曲状，多数，较细；叶柄长1～1.5 cm，无毛。圆锥花序腋生，无毛或稀疏短柔毛，少花，近总状或聚伞状排列，花两性，白色；花梗被细微柔毛；花被筒状倒锥形，花被裂片卵形，先端锐尖，花被内外两面被绢状微柔毛；能育雄蕊9，花丝稍长于花药，被柔毛；退化雄蕊3，箭头状，具柄，被柔毛，位于最内轮。果实卵球形；果托顶端截平，边缘具短裂片。花期4～5月，果期6～9月。

【分布与生境】梵净山地区资源分布的代表区域：陈家沟、鱼泉沟等地。生于海拔650～1100 m的山谷、山坡阳处、沟边的常绿阔叶林中。

【中　药　名】川桂（树皮）。

【功 效 主 治】温脾胃，暖肝肾，祛寒止痛，散瘀消肿。主治脘腹冷痛，呕吐泄泻，腰膝酸冷，寒湿痹痛，痛经，跌打肿痛等。

【采 收 加 工】冬季剥取树皮，阴干。

【用 法 用 量】内服：煎汤，6～12 g。外用：适量，研末用水或酒调敷。

【用 药 经 验】①胃腹冷痛：川桂9 g，水煎服。②产后腹痛：川桂6 g，玄胡、当归各9 g，小茴香、川芎各5 g，水煎服。③尿频，遗尿：川桂研末，每次吞服2 g。

# 香叶树 *Lindera communis* Hemsl.

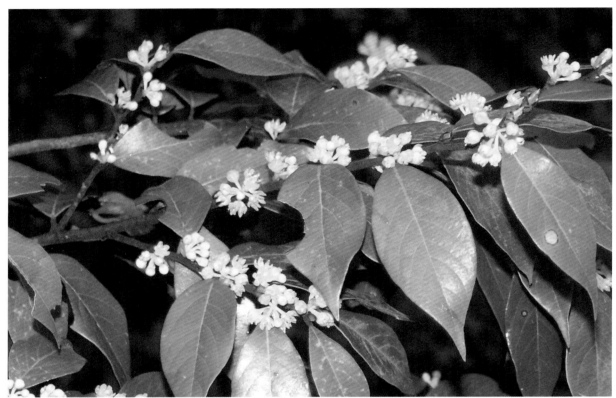

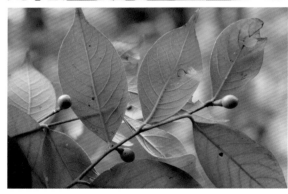

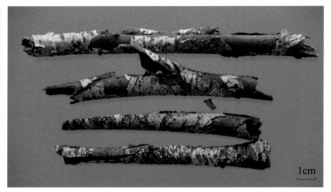

1cm

【别　　　名】冷青子（《广州植物志》），土冬青（《广西药用植物名录》），野木姜子（贵州）。

【形态特征】常绿灌木或小乔木，高1～5 m；幼枝密生黄白色柔毛。叶互生，革质，披针形、卵形或椭圆形，长3～12.5 cm，宽1～4.5 cm，先端渐尖，基部宽楔形或近圆形；薄革质至厚革质；上面绿色，无毛，下面被黄褐色柔毛；羽状脉，侧脉每边5～7条，与中脉上面凹陷，下面突起；叶柄被黄褐色微柔毛。伞形花序具5～8朵花，单生或两个同生于叶腋，总梗极短；雄花黄色；花被片6，卵形，近等大，先端圆形；雄蕊9，与花药等长；雌花黄色或黄白色，花被片6，卵形；退化雄蕊9，条形，第三轮有2个腺体；子房椭圆形。果卵形，长约1 cm，成熟时红色。花期3～4月，果期9～10月。

【分布与生境】梵净山地区资源分布的代表区域：鱼坳、大黑湾、桃树岭等地。生于海拔1200 m以下的常绿阔叶林或林缘灌丛中。

【中　药　名】香叶树（枝叶或茎皮）。

【功效主治】解毒消肿，散瘀止痛。主治跌打肿痛，外伤出血，疮痈疖肿。

【采收加工】全年均可采，树皮应刮去粗皮，晒干。

【用法用量】内服：煎汤，或沸水泡服，6～9 g。外用：鲜叶适量，捣烂敷；或干叶研末撒布患处。

【用药经验】①外伤出血，疮疖，无名肿毒：香叶树鲜品捣烂敷患处，或研末撒布患处。②感冒，消化不良：香叶树（嫩叶）15 g，沸水泡服。

# 绒毛钓樟 *Lindera floribunda* (Allen) H. P. Tsui

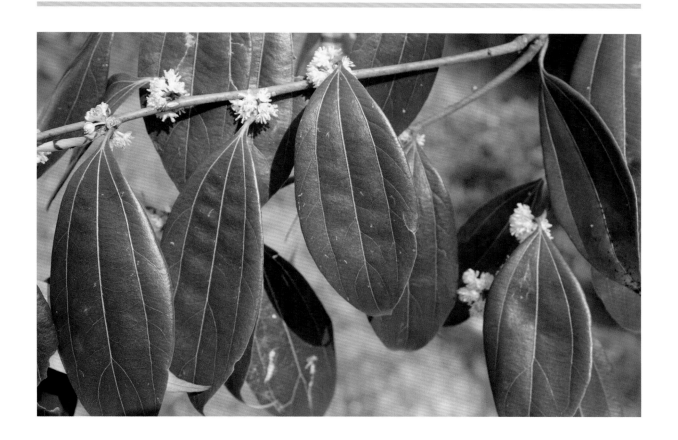

【形态特征】常绿乔木，高4～10 m。幼枝密被灰褐色茸毛，树皮灰白或灰褐色，有纵裂及皮孔。叶互生，倒卵形或椭圆形，长7～10 cm，宽4.5～6.5 cm，坚纸质，先端渐尖，上面绿色，下面灰蓝白色，三出脉，第一对侧脉弧曲上伸至叶缘先端，第二对侧脉自叶中上部展出，网脉明显，下面密被黄褐色绒毛；叶柄长1 cm。伞形花序3～7腋生于极短枝上；总苞片4，内有花5朵。雄花花被片6，椭圆形，近等长；雄蕊9，花丝被毛。雌花小，花被片近等长；退化雄蕊9，等长，条片形，子房椭圆形，连同花柱密被银白色绢毛，柱头盘状二裂。果椭圆形，幼果时被绒毛；果梗短；果托盘状膨大。花期3～4月，果期4～8月。

【分布与生境】梵净山地区资源分布的代表区域：苗王坡、大土、中灵寺等地。生于海拔700～1100 m的山坡、河旁混交林或杂木林中。

【中药名】绒毛钓樟（根皮、树皮）。

【功效主治】祛风利湿，止血。主治泄泻，关节痛，跌打损伤，外伤出血。

【采收加工】全年均可采挖，洗净，晒干或鲜用。

【用法用量】内服：煎汤，9～15 g。外用：捣敷。

# 香叶子 *Lindera fragrans* Oliv.

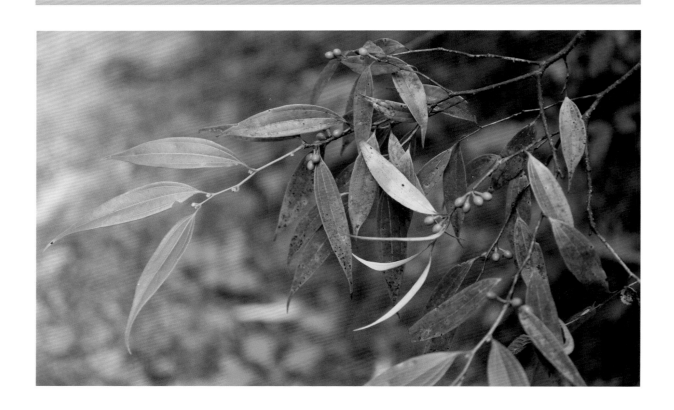

【别　　　名】香树（《中药大辞典》），小叶香叶树（《湖北植物志》），香叶山胡椒（《云南种子植物名录》）。

【形 态 特 征】常绿小乔木，高可达5 m，小枝无毛。树皮黄褐色，有纵裂及皮孔。叶互生；披针形至长狭卵形，先端渐尖，基部楔形或宽楔形；上面绿色，无毛；下面绿带苍白色，无毛或被白色微柔毛；三出脉，两面网脉明显。伞形花序腋生；总苞片4，内有花2～4朵。雄花黄色，有香味；花被片6，近等长，外面密被黄褐色短柔毛；雄蕊9，花丝无毛，第三轮的基部有2个宽肾形几无柄的腺体；退化子房长椭圆形，柱头盘状。雌花未见。果长卵形，长1 cm，幼时青绿，成熟时紫黑色，果梗有疏柔毛，果托膨大。

【分布与生境】梵净山地区资源分布的代表区域：团龙、艾家坝、二道拐等地。生于海拔600～1000 m的疏林、山坡灌丛中。

【中　药　名】香叶子（树皮或叶），香叶根（根）。

【功效主治】■香叶子　祛风散寒，行气温中。主治风寒感冒，胃脘疼痛，消化不良，风湿痹痛。
　　　　　　■香叶根　行气温中。主治胃脘疼痛，消化不良。

【采收加工】■香叶子　全年均可采收，切碎，晒干。
　　　　　　■香叶根　全年均可采，洗净，切片，晒干。

【用 法 用 量】■香叶子　内服：煎汤，6～10 g。
　　　　　　　■香叶根　内服：煎汤，6～10 g。

【用药经验】胃痛：香叶根60 g，陈皮30 g，枳壳30 g，甜酒1 kg，水煎，分多次服。

# 山胡椒

*Lindera glauca* (Sieb. et Zucc.) Bl.

【别　　　名】牛荆条（《分类草药性》）。

【形 态 特 征】落叶灌木或小乔木，高可达8 m；树皮平滑，灰色或灰白色。幼枝密生黄白色绢质毛，老时近无毛。叶互生，纸质，阔椭圆形至倒卵形，长4～9 cm，宽2～6 cm，先端急尖，基部阔楔形，全缘，上面深绿色，下面淡绿色，叶脉羽状；叶柄被细毛。伞形花序腋生，总苞片绿色，每总苞有3～8朵花；雄花花被片黄色，椭圆形；雄蕊9，近等长，花丝无毛，排成3轮，内轮基部具腺体，花药2室，内向瓣裂；退化雌蕊细小，椭圆形，上有一小突尖；花梗长约1.2 cm，密被白色柔毛。雌花花

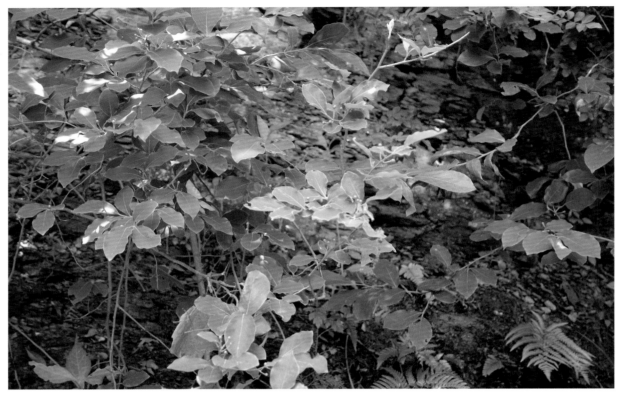

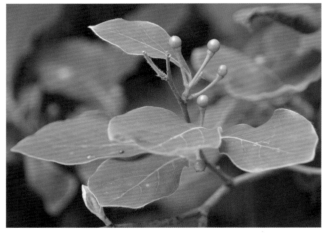
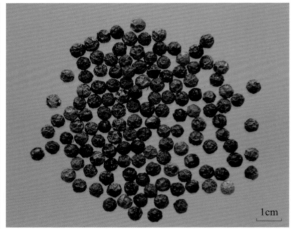

1cm

被片黄色，椭圆或倒卵形，子房椭圆形，柱头盘状；花梗熟时黑褐色；果梗长1～1.5 cm。花期3～4月，果期7～8月。

【分布与生境】梵净山地区资源分布的代表区域：郭家沟、马槽河、斗臭岭等地。生于海拔600～1200 m以下山坡、林缘、路旁。

【中　药　名】山胡椒（果实），山胡椒根（根），山胡椒叶（叶）。

【功效主治】■山胡椒　温中散寒，行气止痛，平喘，主治脘腹冷痛，胸满痞闷，哮喘。

　　　　　　■山胡椒根　祛风通络，理气活血，利湿消肿，化痰止咳。主治风湿痹痛，胃脘疼痛，跌打损伤，支气管炎，水肿。外用治疮疡肿痛，水火烫伤。

■ 山胡椒叶　解毒消疮，祛风止痛，止痒，止血。主治疮疡肿毒，风湿痹痛，跌打损伤，外伤出血，皮肤痛痒，蛇虫咬伤。

【采收加工】■ 山胡椒　秋季果实成熟时采收，晒干。

　　　　　■ 山胡椒根　秋季采收，晒干。

　　　　　■ 山胡椒叶　秋季采收，晒干或鲜用。

【用法用量】■ 山胡椒　内服：煎汤，3~15 g。

　　　　　■ 山胡椒根　内服：煎汤，15~30 g；或浸酒。外用：适量，水煎熏洗；或鲜品取汁涂擦。

　　　　　■ 山胡椒叶　内服：煎汤，10~15 g；或泡酒。外用：适量，捣烂或研粉敷。

【用药经验】①跌打损伤：山胡椒根、岩马桑根各3 g，泡酒服。②疮疡：山胡椒叶（嫩叶）、枫香树嫩叶、地柏枝全草各等份，捣绒敷患处。③消瘦：山胡椒根、大血藤、臭牡丹根、过山龙根各30 g，泡酒500 g，早、晚各服15 g。④风寒头痛：山胡椒根、算盘子根各15 g，煨水服。

# 黑壳楠　*Lindera megaphylla* Hemsl.

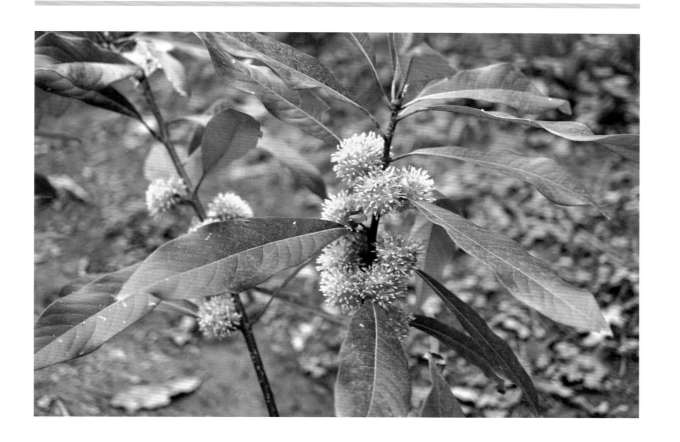

【别　　　名】岩柴（《全国中草药汇编》），八角香、花兰（四川），猪屎楠（湖北）。

【形 态 特 征】常绿乔木，高3～15 m。树皮光滑，小枝粗壮，具灰褐色皮孔。叶互生，常集生枝顶，叶片倒卵状披针形至卵状长圆形，长10～23 cm，宽3～4.5 cm，先端渐尖，基部渐狭，上面光亮，下面带淡绿苍白色，网脉明显；叶柄长1.5～3 cm。伞形花序腋生，具短总梗；每花序有花9～16朵；花被片6；能育雄蕊9；子房卵形，柱头头状。果实椭圆形，长约1.8 cm，熟时紫黑色，基部有宿存的杯状果托；果梗长约1.5 cm。种子长椭圆状卵形。花期2～4月，果期9～12月。

【分布与生境】梵净山地区资源分布的代表区域：黎家坝、六股坪、岩上、压盘岭、马槽河等地。生于海拔600～850 m的山谷常绿阔叶林中、谷地或灌丛中。

【中　药　名】黑壳楠（根、树皮或枝）。

【功 效 主 治】祛风除湿，温中行气，消肿止痛。主治风湿痹痛，肢体麻木疼痛，脘腹冷痛，疝气疼痛。外用治咽喉肿痛，癣疮瘙痒。

【采 收 加 工】全年均可采，晒干或鲜用。

【用 法 用 量】内服：煎汤，3～9 g。外用：适量，炒热外敷或煎水洗。

【用 药 经 验】①喉咙肿痛：黑壳楠（树皮）30 g，捣绒兑淘米水炒熟，包颈下喉部，水干即换。②风湿麻木疼痛：黑壳楠（根）90～150 g，煨水洗患处。

# 绿叶甘橿 *Lindera neesiana* (Wallich ex Nees) Kurz

【别　　　名】绿叶甘植（《中国高等植物图鉴》），系系筷子（浙江）。

【形 态 特 征】落叶灌木或小乔木，高2.5～6 m。树皮绿或绿褐色。幼枝青绿色，光滑无毛。叶互生，卵形至宽卵形，长5～14 cm，宽2.5～8 cm，先端渐尖，基部圆形，有时宽楔形，纸质，上面深绿色，无毛，下面绿苍白色，初时密被柔毛，三出脉或离基三出脉。伞形花序具总梗，总苞片4，内有花7～9朵。雄花花被片宽椭圆形或近圆形，先端圆；雌蕊凸字形。雌花花被片黄色，宽倒卵形，先端圆；退化雄蕊条形，第三轮基部具2个不规则长柄腺体；子房椭圆形，无毛。果近球形。花期4月，果期9月。

【分布与生境】梵净山地区资源分布的代表区域：下牛塘、长坂坡等地。生于海拔1100～1600 m的山坡、路旁、林下及林缘。

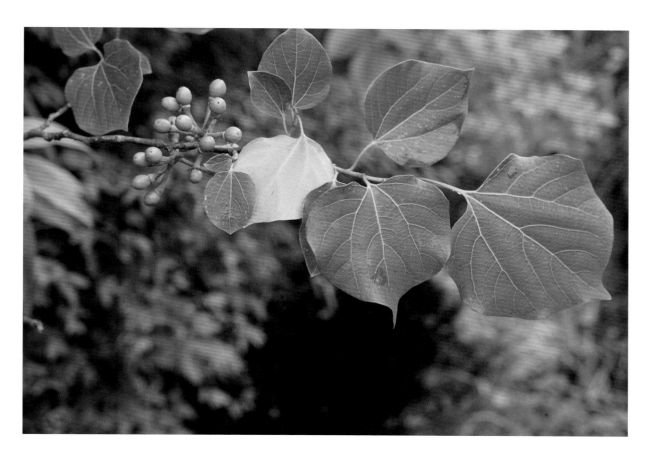

【中 药 名】绿叶甘檀（枝叶、树皮）。

【功 效 主 治】温中行气，消食积。主治腹胀疼痛，消化不良。

【采 收 加 工】全年均可采，晒干。

【用 法 用 量】内服：煎汤，3～9 g。

# 三桠乌药 *Lindera obtusiloba* Bl.

【别　　　名】红叶甘檀（《中国高等植物图鉴》），三钻七（《全国中草药汇编》）。

【形 态 特 征】落叶乔木或灌木，高3～10 m。小枝黄绿色，当年枝条较平滑，有纵纹，老枝渐多木栓质皮孔、褐斑及纵裂。叶革质，互生，圆形或扁圆形，长5.5～10 cm，宽4.8～10.8 cm，先端3裂，基部近圆形或心形，背面绿苍白色，无毛，基部三出脉；叶柄长1.5～2.8 cm，被黄白色柔毛。伞形花序单生叶腋，花梗短，被黄色长毛；花黄色，先叶开放；雄花：花被裂片长椭圆形，外被长柔毛；能育雄蕊9，花丝无毛；

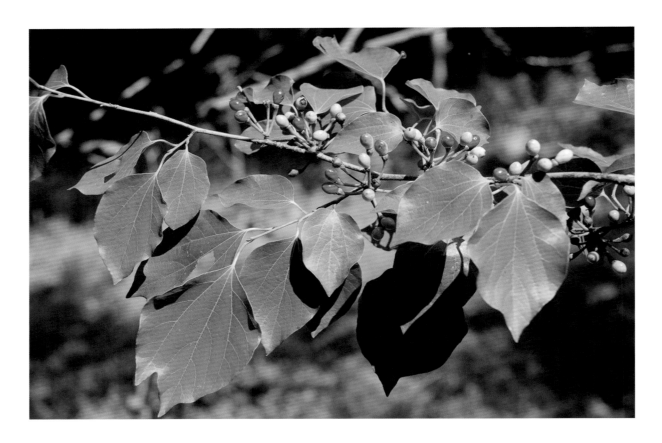

退化雌蕊无毛。雌花花被片6，长椭圆形；退化雄蕊条片形。果实广椭圆形，成熟为红色，后变紫黑色，干时黑褐色。花期3~4月，果期8~9月。

【分布与生境】梵净山地区资源分布的代表区域：牛凤包、木耳坪等地。生于海拔1200~1650 m的山谷、密林灌丛中。

【中 药 名】三钻风（树皮）。

【功 效 主 治】温中行气，活血散瘀。主治心腹疼痛，跌打损伤，瘀血肿痛，疮毒。

【采 收 加 工】全年均可采，晒干或鲜用。

【用 法 用 量】内服：煎汤，5~10 g。外用：适量，捣敷。

【用 药 经 验】瘀血肿痛：三钻风9 g，白茄根9 g，泽兰15 g，透骨草30 g，水煎服。

# 山 檀 *Lindera reflexa* Hemsl.

【别 　 名】野樟树（《植物名实图考》），甘檀（浙江），木姜子（江西），生姜树（安徽）。

【形 态 特 征】落叶灌木或小乔木，高1.5~6 m。树皮棕褐色，有纵裂及斑点。幼时有绢状毛。叶

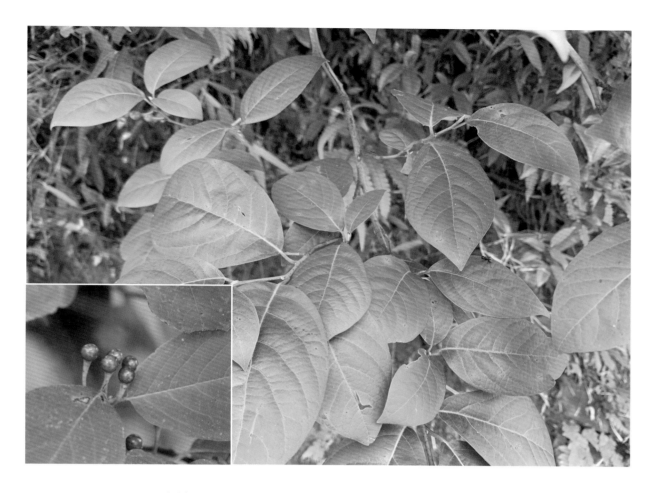

互生，倒卵状椭圆形或卵形，长9～12 cm，宽5.5～8 cm，先端渐尖，基部阔楔形或楔形，全缘，纸质，下面被柔毛，老时脱落，侧脉6～8条。伞形花序着生于叶芽两侧各一，具总梗，红色，密被红褐色微柔毛，果时脱落；总苞片4，内有花约5朵。雄花花被片6，黄色，椭圆形，近等长。雌花花被片黄色，宽矩圆形。果实球形，红色；果柄长1.5 cm。花期4月，果期8月。

【分布与生境】梵净山地区资源分布的代表区域：青龙洞、漆树坪、石棉厂、岩棚、洼溪河等地。生于海拔1000 m以下的山坡林下或灌丛中。

【中 药 名】山橿根（根、根皮）。

【功效主治】理气止痛，祛风解表，杀虫，止血。主治胃痛，腹痛，风寒感冒，风疹疥癣。外治刀伤出血。

【采收加工】全年均可采挖根，洗净，或剥取皮，晒干或鲜用。

【用法用量】内服：煎汤，6～15 g。外用：适量，鲜根皮捣烂敷；或水煎熏洗。

【用药经验】胃痛：山橿根9 g，乌药12 g，百合15 g，水煎服。

# 豹皮樟 *Litsea coreana* Lévl. var. *sinensis* (Allen) Yang et P. H. Huang

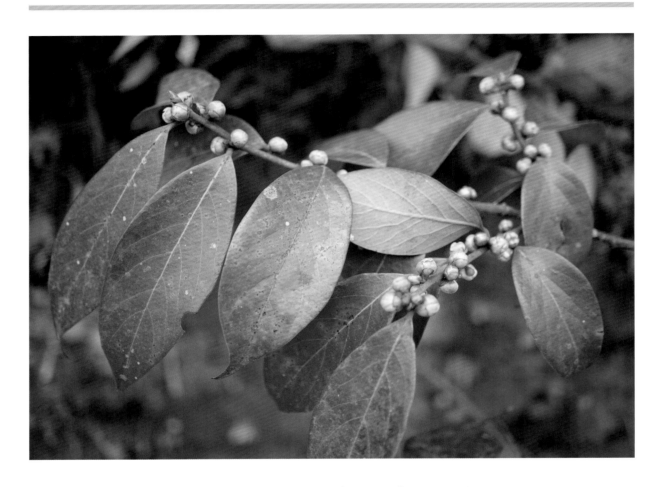

【别　　　名】扬子黄肉楠（《中国高等植物图鉴》），花壳柴（浙江）。

【形 态 特 征】常绿灌木或小乔木，高8～15 m；幼枝红褐色，无毛，老枝黑褐色，无毛。叶互生，革质，长圆形或披针形，长5～10 cm，先端多急尖，上面较光亮，幼时基部沿中脉有柔毛，叶柄上面有柔毛，下面无毛。侧脉7～10对。伞形花序腋生，无花序梗；苞片4，交互对生，近圆形；每一花序有花3～4朵；花梗粗短；花被裂片6，卵形或椭圆形，外面被柔毛；雄蕊9，无退化雌蕊；雌花中子房近于球形，柱头2裂；退化雄蕊丝状，有长柔毛。果近球形；果托扁平，宿存有6裂花被裂片；果梗颇粗壮。花期8～9月，果期翌年夏季。

【分布与生境】梵净山地区资源分布的代表区域：大岩屋、大黑湾、青龙洞等地。生于海拔600～1000 m以下的山地杂木林中。

【中　药　名】豹皮樟（根、茎皮）。

【功 效 主 治】温中止痛，理气行水。主治胃脘胀痛，水肿。

【采 收 加 工】全年均可采，洗净，晒干。

【用 法 用 量】内服：煎汤，9～30 g。

# 山鸡椒 *Litsea cubeba* (Lour.) Pers.

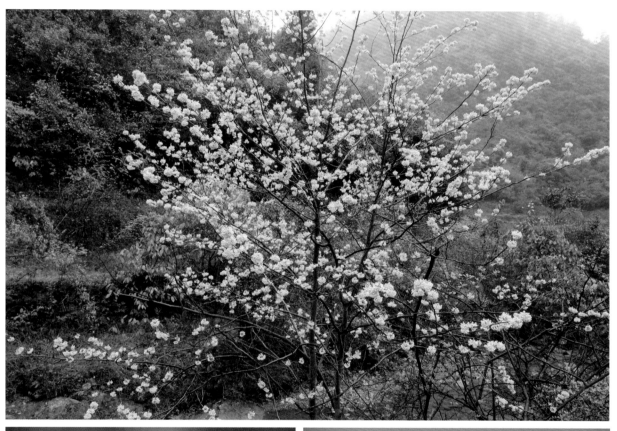

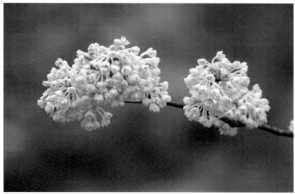

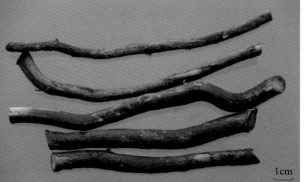

【别　　　名】山胡椒（《滇南本草》），味辣子（《分类草药性》），过山香（《广东中药》）。

【形 态 特 征】落叶灌木或小乔木，高达8～10 m。小枝无毛。叶互生，披针形或长圆形，长4～11 cm，宽1.1～2.4 cm，先端渐尖，基部楔形，纸质，上面深绿色，下面粉绿色，侧脉每边6～10条，中脉、侧脉在两面均突起。伞形花序单生或簇生，总梗细长；每一花序有花4～6朵，先叶开放或与叶同时开放，花被裂片6，宽卵形；能育雄蕊9，第3轮基部的腺体具短柄；雌花中退化雄蕊中下部具柔毛；子房卵形，花柱短，柱头头状。果近球形，幼时绿色，成熟时黑色，果梗先端稍粗。花期2～3月，果期7～8月。

【分布与生境】梵净山地区资源分布的代表区域：大黑湾、艾家坝、洼溪河等地。生于海拔600～1000 m的疏林或路旁。

【中 　药 　名】澄茄子（果实），豆豉姜（根），山苍子叶（叶）。

【功 效 主 治】■澄茄子　温中止痛，行气活血，平喘，利尿。主治脘腹冷痛，食积气胀，反胃呕吐，中暑吐泻，泄泻痢疾，寒疝腹痛，哮喘，寒湿水臌，小便不利，小便浑浊，疮疡肿毒，牙痛，寒湿痹痛，跌打损伤。

■豆豉姜　祛风散寒除湿，温中理气止痛。主治感冒头痛，心胃冷痛，腹痛吐泻，脚气，孕妇水肿，风湿痹痛，跌打损伤。

■山苍子叶　理气散结，解毒消肿，止血。主治痈疽肿痛，乳痈，蛇虫咬伤，外伤出血，脚肿。

【采 收 加 工】■澄茄子　7～8月当果实青色布有白色斑点，搓破果皮有强烈的生姜味时，连果枝摘取，除去枝叶、晒干。

■豆豉姜　9～10月采挖，抖净泥土，晒干。

■山苍子叶　夏、秋季节采收叶，除去杂质，鲜用或晒干。

【用 法 用 量】■澄茄子　内服：煎汤，3～10 g；研末，1～2 g。外用：适量，研末撒或调敷。

■豆豉姜　内服：煎汤，15～30 g，鲜品15～60 g；或炖服，或浸酒服。

■山苍子叶　外用：适量，鲜叶捣敷；或水煎温洗全身。

【用 药 经 验】①胃寒腹痛：澄茄子适量，研末，温开水送服。②风湿骨痛，四肢麻木：澄茄子适量，水煎服，外搽患处。

# 宜昌木姜子 *Litsea ichangensis* Gamble

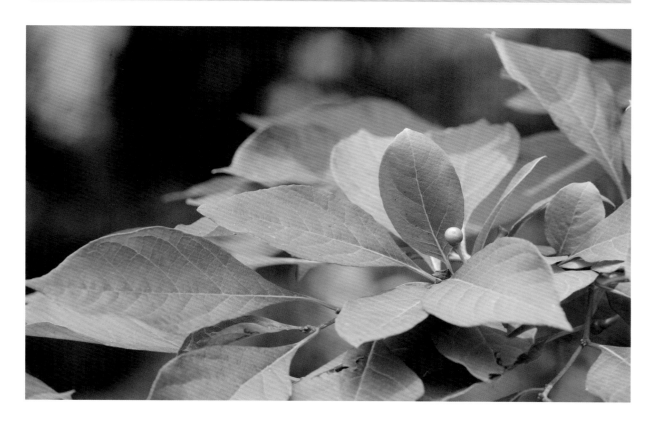

【别　　　名】狗酱子树（湖北）。

【形 态 特 征】落叶灌木或小乔木，高4～8 m；幼枝无毛。叶互生，倒卵形或近圆形，长2～5 cm，宽2～3 cm，先端急尖或圆钝，基部楔形，下面粉绿色，幼时脉腋处有簇毛，侧脉每边4～6条；叶柄无毛。伞形花序单生或2个簇生；总梗稍粗，无毛；每一花序常有花9朵；花被裂片6，黄色，倒卵形或近圆形，先端圆钝；能育雄蕊9；退化雌蕊细小，无毛；雌花中退化雄蕊无毛；子房卵圆形，花柱短，柱头头状。果近球形，成熟时黑色；果梗长1～1.5 cm，先端稍增粗。花期4～5月，果期7～8月。

【分布与生境】梵净山地区资源分布的代表区域：上牛塘、白云寺、金竹坪、九龙池等地。生于海拔1300～2200 m的山坡灌木丛或密林中。

【中　药　名】宜昌木姜子（果实）。

【功 效 主 治】祛风行气，健脾利湿。主治胸腹胀痛，消化不良，腹泻，中暑吐泻，疮疡肿毒。

【采 收 加 工】8～9月果实成熟时采收，阴干。

【用 法 用 量】内服：煎汤，3～9 g。外用：适量，捣敷。

# 红叶木姜子 *Litsea rubescens* Lec.

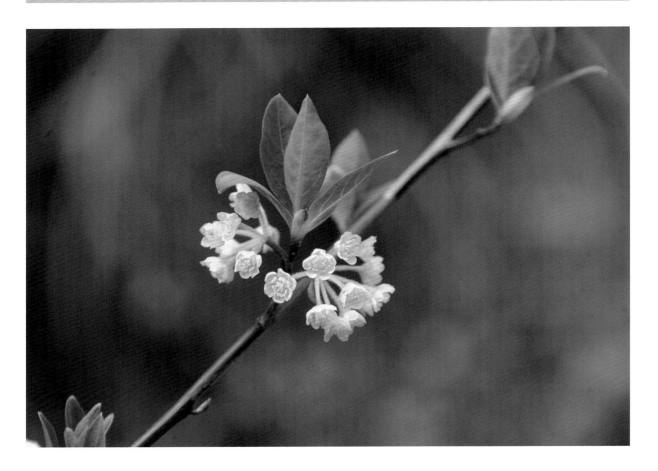

【别　　　名】野春桂（《植物名实图考》），樟树根（《西藏常用中草药》）。

【形 态 特 征】落叶灌木或小乔木，高4～10 m；树皮绿色。小枝无毛，嫩时红色。叶互生，椭圆形或披针状椭圆形，长4～6 cm，宽1.7～3.5 cm，两端渐狭或先端圆钝，膜质，上面绿色，下面淡绿色，两面均无毛，羽状脉，侧脉每边5～7条；叶柄长1.2～1.6 cm；嫩枝、叶脉、叶柄常为红色。伞形花序腋生；总梗无毛；每一花序有雄花10～12朵，先叶开放或与叶同时开放，花梗密被灰黄色柔毛；花被裂片6，黄色，宽椭圆形，先端钝圆，外面中肋有微毛或近于无毛，内面无毛；能育雄蕊9，柱头2裂。果球形；果梗先端稍增粗，有稀疏柔毛。花期3～4月，果期9～10月。

【分布与生境】梵净山地区资源分布的代表区域：岑上坡、胜利坳、中灵寺等地。生于海拔950～1800 m的山谷常绿阔叶林中空隙处或林缘。

【中　药　名】辣姜子（果实），红叶木姜子根（根）。

【功 效 主 治】■辣姜子  温中理气，消食化滞。主治脘腹疼痛，食滞腹胀，呕吐泄泻。

　　　　　　　■红叶木姜子根  祛风散寒止痛。主治风湿骨痛，跌打损伤，感冒头痛。

【采 收 加 工】■辣姜子  9～10月果实成熟时采摘，晒干。

　　　　　　　■红叶木姜子根  全年可采挖，洗净，切片，阴干。

【用 法 用 量】■辣姜子  内服：煎汤，1.5～5 g。

　　　　　　　■红叶木姜子根  内服：煎汤，3～9 g。

# 宜昌润楠 *Machilus ichangensis* Rehd. et Wils

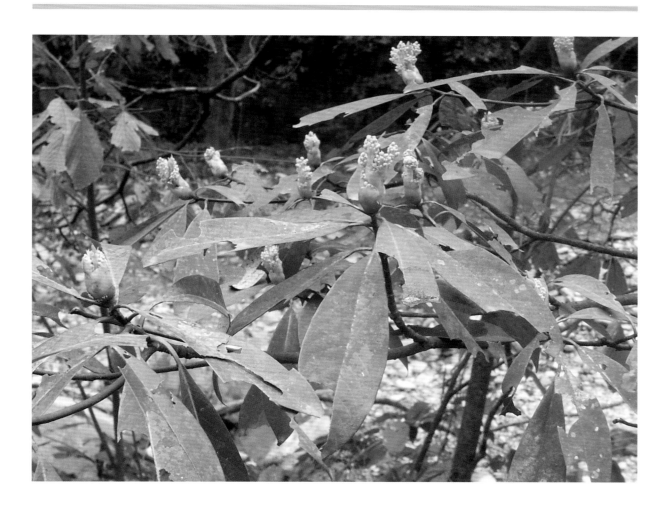

【别　　　　名】竹叶楠（湖北）。

【形 态 特 征】乔木，高7～15 m。小枝无毛。叶常集生于当年生枝上，长圆状披针形至长圆状倒披针形，长10～24 cm，宽2～6 cm，先端短渐尖，基部楔形，下面带粉白色，有贴伏小绢毛或变无毛，侧脉每边12～17条，上面稍凸起，下面较上面为明显；叶柄长0.8～2 cm。圆锥花序生自当年生枝基部脱落苞片的腋内，长5～9 cm，有灰黄色贴伏小绢毛或变无毛；花白色，先端钝圆，外轮的稍狭；雄蕊较花被稍短，近等长；退化雄蕊三角形；子房近球形；柱头小，头状。果序长6～9 cm；果近球形，直径约1 cm，黑色；果梗不增大。花期4月，果期8月。

【分布与生境】梵净山地区资源分布的代表区域：大黑湾、跑马场、白沙等地。生于海拔约950 m以下的山坡或山谷的疏林内。

【中　药　名】宜昌润楠（根、枝）。

【功效主治】健脾胃，化暑湿。主治风湿麻木，咽喉炎，风寒咳嗽。

【采收加工】夏、秋季节采挖其根，洗净，枝叶全年均可采收，晒干。

【用法用量】内服：煎汤，10～15 g。

# 小果润楠 *Machilus microcarpa* Hemsl.

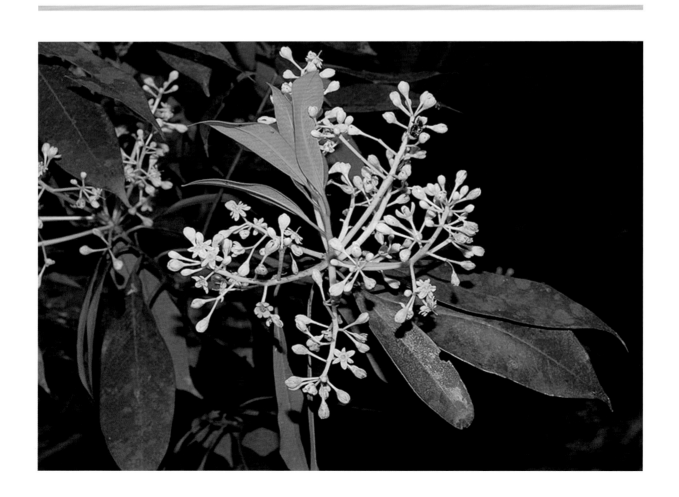

【形 态 特 征】乔木，高达8 m或更高。小枝纤细，无毛。顶芽卵形，芽鳞宽，早落，密被绢毛。叶倒卵形、倒披针形至椭圆形或长椭圆形，长5～9 cm，宽3～5 cm，先端尾状渐尖，基部楔形，革质，上面光亮，下面带粉绿色，中脉上面凹下，下面明显凸起，侧脉每边8～10条，纤弱，但在两面上可见，小脉在两面结成密网状；叶柄细弱，无毛。圆锥花序集生于小枝枝端，较叶为短，长3.5～9 cm；花梗与花等长或较长；花被裂片近等长，卵状长圆形，先端很钝，外面无毛，内面基部有柔毛，有纵脉；花丝无毛，第三轮雄蕊腺体近肾形，有柄，基部有柔毛；子房近球形；花柱略蜿蜒弯曲，柱头盘状。果球形。

【分布与生境】梵净山地区资源分布的代表区域：乱石河、鱼泉沟、下牛塘等地。生于海拔950～1400 m的阔叶林。

【中　药　名】小果润楠（果实）。

【功 效 主 治】主治咳嗽、消肿。

# 新木姜子 *Neolitsea aurata* (Hayata) Koidz.

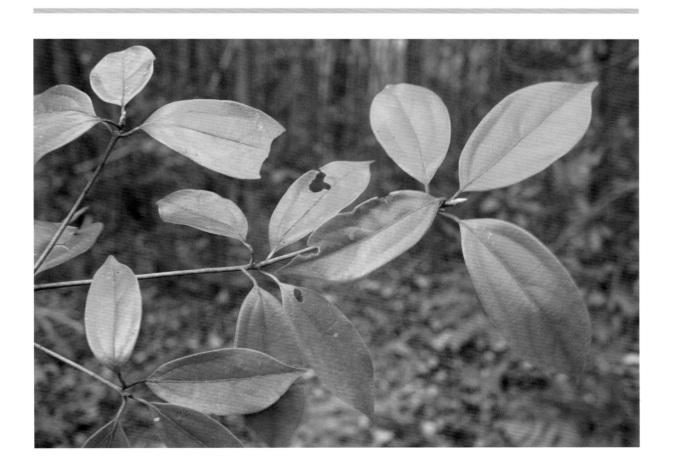

【别　　　名】新木姜（《中国高等植物图鉴》）。

【形 态 特 征】乔木，高达14 m。幼枝被锈色短柔毛。叶互生或聚生枝顶呈轮生状，长圆形、椭圆形至长圆状披针形，长8～14 cm，宽2.5～4 cm，先端镰刀状渐尖，基部楔形，革质，上面绿色，下面密被金黄色绢毛，离基三出脉，侧脉每边3～4条，中脉与侧脉在叶上面微突起，在下面突起；叶柄被锈色短柔毛。伞形花序3～5个簇生于枝顶或节间；总梗短；每一花序有花5朵；花被裂片4，椭圆形；能育雄蕊6；退化子房卵形，无毛。果椭圆形；果托浅盘状。花期2～3月，果期9～10月。

【分布与生境】梵净山地区资源分布的代表区域：青龙洞、魔芋山湾等地。生于海拔500～1700 m的山坡林缘或杂木林中。

【中　药　名】新木姜子（根或树皮）。

【功 效 主 治】行气止痛，利水消肿。主治脘腹胀痛，水肿。

【采 收 加 工】全年均可采挖其根或取树皮，洗净，鲜用或切段晒干。

【用 法 用 量】内服：煎汤，根9～30 g，树皮9～12 g；或研末冲服。

# 大叶新木姜子 *Neolitsea levinei* Merr.

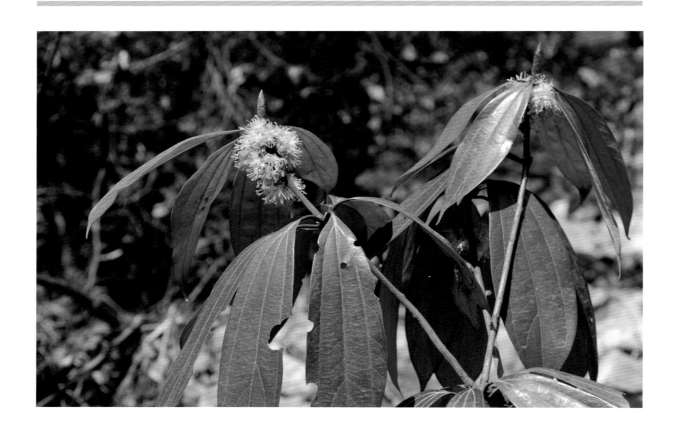

【别　　　名】假肉桂（《广西药用植物名录》），假玉桂（广西）。

【形 态 特 征】乔木，高22 m。幼枝密被黄褐色柔毛。顶芽卵圆形，鳞片被锈色短柔毛。叶轮生，4～5片一轮，长圆状披针形至长圆状倒披针形，长15～31 cm，宽4.5～9 cm，先端短尖，基部尖锐，上面深绿色，下面带绿苍白，幼时密被黄褐色柔毛，离基三出脉，侧脉每边3～4条，中脉、侧脉在两面均突起；叶柄长1.5～2 cm，密被黄褐色柔毛。伞形花序生于枝侧；每一花序有花5朵；花被裂片4，卵形；雄花：能育雄蕊6，第三轮基部的腺体椭圆形，具柄；雌花：子房卵形，柱头头状。果椭圆形，长1.2～1.8 cm，成熟时黑色。花期3～4月，果期8～10月。

【分布与生境】梵净山地区资源分布的代表区域：鱼坳、岑上坡、盘溪等地。生于海拔600～1100 m的山地路旁、水旁及山谷密林中。

【中 药 名】土玉桂（根、树皮）。

【功 效 主 治】根止带，消痈。主治妇人白带异常，痈肿疮毒。树皮祛风除湿。主治风湿骨痛。

【采 收 加 工】秋季采收，刮去栓皮，洗净，晒干。

【用 法 用 量】内服：煎汤，5～15 g。外用：适量，研末调服。

# 闽　楠　*Phoebe bournei* (Hemsl.) Yang

【别　　　名】兴安楠木（广西），楠木、竹叶楠（福建）。

【形 态 特 征】大乔木，高达15～25 m。小枝有毛。叶革质或厚革质，披针形或倒披针形，长7～13 cm，宽2～3 cm，先端渐尖或长渐尖，基部楔形，下面有短柔毛，脉上被伸展长柔毛，中脉上面下陷，侧脉每边10～14条，上面平坦或下陷，下面突起，横脉及小脉多而密，在下面结成十分明显的网格状。花序生于新枝中、下部，长3～7 cm；花被片卵形；子房近球形，与花柱无毛，柱头帽状。果椭圆形或长圆形；宿存花被片被毛，紧贴。花期4月，果期10～11月。

【分布与生境】梵净山地区资源分布的代表区域：小黑湾、马槽河、二坝、六股坪等地。生于海拔750 m以下山谷的疏林中，多见于山地沟谷阔叶林中。

【中 药 名】楠材（木材及枝叶），楠木皮（树皮）。

【功 效 主 治】■楠材　和中降逆，止吐止泻，利水消肿。主治暑湿霍乱，腹痛，吐泻，水肿。

　　　　　　　■楠木皮　暖胃和中降逆。主治霍乱吐泻转筋，胃冷吐逆，足肿。

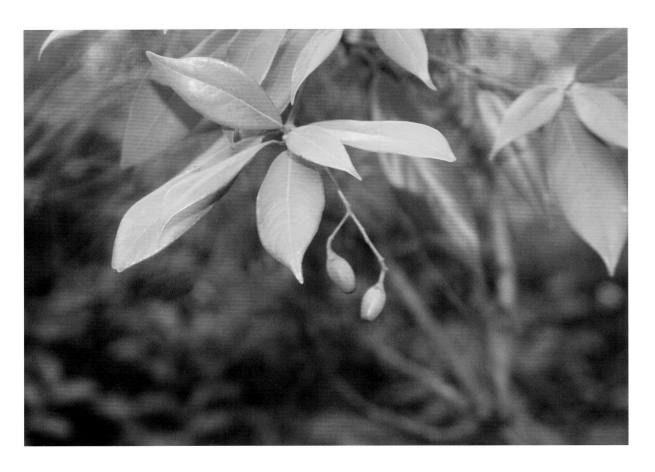

【采收加工】■楠材　全年均可采收其树干的心材、枝叶，晒干。

　　　　　　■楠木皮　全年均可剥离树皮，切段，晒干。

【用法用量】■楠材　内服：煎汤，5～15 g。外用：适量，煎汤洗足，或烧研粉，棉裹塞耳。

　　　　　　■楠木皮　内服：煎汤，6～15 g。外用：适量，煎水洗。

【用药经验】①霍乱心腹胀痛、吐下不止：楠材，大如掌者削之，以水三升，煮沸，去滓，令灼之也。②水肿自足起者：楠材、桐木，煮取汁以渍之，并饮少许，加小豆炒。

# 紫　楠　*Phoebe sheareri* (Hemsl.) Gamble

【别　　　名】枇杷木（《天目山药用植物志》），野枇杷、山枇杷（《浙江药用植物志》）。

【形态特征】乔木，高5～15 m。树皮灰白色。小枝、叶柄及花序密被黄褐色柔毛。叶革质，倒卵形、椭圆状倒卵形或阔倒披针形，长8～27 cm，宽3.5～9 cm，先端尾状渐尖，基部渐狭，上面无毛，下面密被黄褐色柔毛，叶柄长1～2.5 cm。圆锥花序长7～15

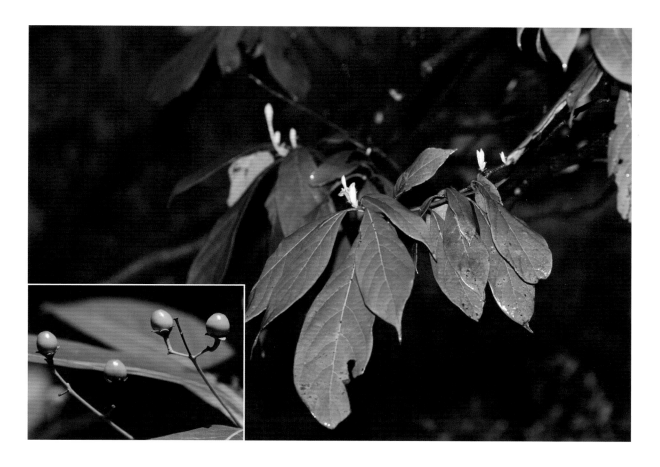

　　（18）cm，在顶端分枝；花两性；花被片6，近等大，卵形；子房球形，无毛，花柱通常直，柱头不明显。果卵形，长约1 cm，果梗略增粗，被毛。宿存花被片卵形，两面被毛。花期4~5月，果期9~10月。

【分布与生境】梵净山地区资源分布的代表区域：漂水岩、密麻林等地。生于海拔600~1100 m的山谷阔叶林中。

【中　药　名】紫楠叶（叶），紫楠根（根）。

【功 效 主 治】■紫楠叶　顺气，暖胃，祛湿，散瘀。主治气滞脘腹疼痛，脚气浮肿，转筋。
　　　　　　　　■紫楠根　活血祛瘀，行气消肿，催产。主治跌打损伤，水肿腹胀，孕妇过月不产。

【采 收 加 工】■紫楠叶　全年均可采收，晒干。
　　　　　　　　■紫楠根　全年均可采挖，洗净，切片，晒干。

【用 法 用 量】■紫楠叶　内服：煎汤，15~30 g。外用：适量，煎水熏洗。
　　　　　　　　■紫楠根　内服：煎汤，10~15 g，鲜品30~60 g。

【用 药 经 验】①跌打损伤：鲜紫楠根60 g，捣烂煎水，米酒为引服。②催产：鲜紫楠根30 g，水煎服。

# 楠 木 *Phoebe zhennan* S. Lee et F. N. Wei

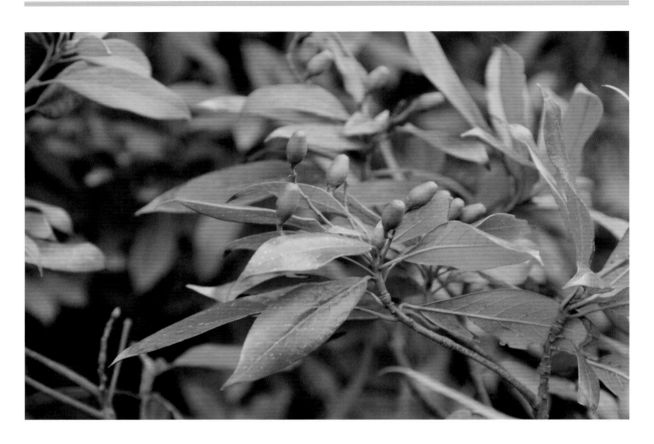

【别　　　名】雅楠（《中国树木分类学》），桢楠（四川）。

【形 态 特 征】大乔木，高达30 m以上。芽鳞被灰黄色贴伏长毛；小枝通常较细，有棱或近于圆柱形，被灰黄色或灰褐色长柔毛或短柔毛。叶革质，椭圆形，少为披针形或倒披针形，长7～11 cm，宽2.5～4 cm，先端渐尖，基部楔形，上面光亮无毛或沿中脉下半部有柔毛，下面密被短柔毛，脉上被长柔毛，中脉在上面下陷成沟，下面明显突起，侧脉每边8～13条；叶柄细，长1～2.2 cm。聚伞状圆锥花序被毛，每伞形花序有花3～6朵；花两性；花被片6，近等大，外轮卵形，内轮卵状长圆形，先端钝，退化雄蕊三；能育雄蕊9，被柔毛；退化雄蕊三角形，具柄，被毛；子房球形，柱头盘状。果椭圆形，宿存花被片卵形，革质，紧贴，两面被短柔毛或外面被微柔毛。花期4～5月，果期9～10月。

【分布与生境】梵净山资源分布的代表区域：快场、乌坡岭、张屯等地。生于海拔650 m以下的阔叶林中。

【中　药　名】楠材（木材及枝叶），楠木皮（树皮）。

【功效主治】■ 楠材　和中降逆，止吐止泻，利水消肿。主治暑湿霍乱，腹痛，吐泻转筋，水肿，聤耳出脓。

　　　　　　 ■ 楠木皮　暖胃和中。主治霍乱吐泻转筋，胃冷吐逆，足肿。

【采收加工】■ 楠材　全年均可采收，晒干。

　　　　　　 ■ 楠木皮　全年均可剥树皮，洗净，切片，晒干。

【用法用量】■ 楠材　内服：煎汤，5～15 g。外用：适量，煎汤洗足；或烧研粉，棉裹塞耳。

　　　　　　 ■ 楠木皮　内服：煎汤，6～15 g。外用：适量，煎水洗。

【用药经验】①霍乱心腹胀痛，吐下不止：楠材20～30 g，加水1000 mL，煮三沸，去滓服。②水肿足起：楠木皮、桐木各20 g，水煎取汁渍足，每日服用，每次少许。③聤耳脓水出：楠材50 g（烧灰），胭脂花30 g，研细为散，每取少许，用棉裹，塞耳中。

# 檫 木　*Sassafras tzumu* (Hemsl.) Hemsl.

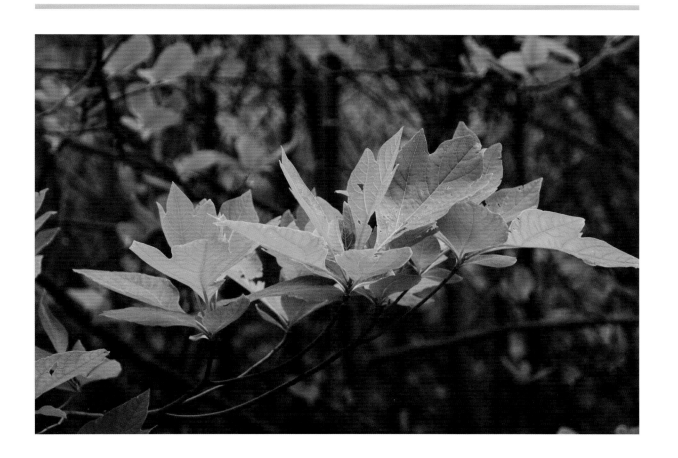

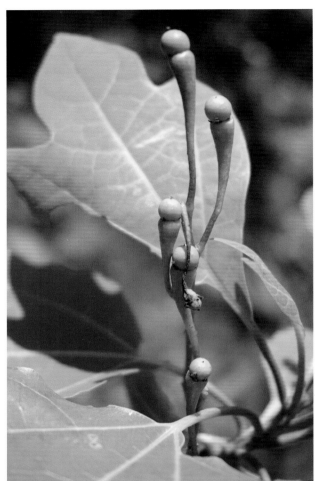
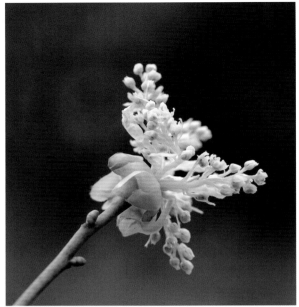
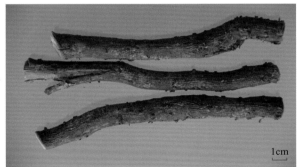

1cm

【别　　　名】半风樟、独脚樟（《广西药用植物名录》）。

【形 态 特 征】落叶大乔木，高15～25 m。树皮幼时黄绿色，平滑，老时变灰褐色，呈不规则纵
　　　　　　　　裂。枝条粗壮，近圆柱形，多少具棱角，无毛，初时带红色，干后变黑色。叶互
　　　　　　　　生，或聚生于枝端；叶片阔卵形至倒卵形，长10～22 cm，宽4～12 cm，全缘或上
　　　　　　　　部2～3裂，先端尖，基部楔形，近基部通常有三出脉；叶柄长2～5 cm。圆锥花序
　　　　　　　　顶生，先叶开放，长4～5 cm，多花，具梗；花小，黄色，雌雄异株；雄花：花被
　　　　　　　　筒极短，花被片6，披针形；能育雄蕊9，退化雄蕊3，雌蕊1。雌花：退化雄蕊12，
　　　　　　　　排成四轮，体态上类似雄花的能育雄蕊及退化雄蕊；核果球形，蓝黑色，表面有白
　　　　　　　　蜡质粉末，果梗上端渐增粗，红色，无毛。花期3～4月，果期5～9月。

【分布与生境】梵净山地区资源分布的代表区域：长坂坡、陈家沟、魔芋山湾、詹家岭、石柱岩、
　　　　　　　　瓦溪河等地。生于海拔650～1600 m的疏林或密林中。

【中　药　名】檫树（根、茎、叶）。

【功效主治】祛风除湿，活血散瘀，止血。主治风湿痹痛，跌打损伤，腰肌劳损，半身不遂，外伤出血。

【采收加工】秋、冬采挖根部，洗净泥沙，切段，晒干。秋季采收茎、叶，切段，晒干。

【用法用量】内服：煎汤或浸酒，15～30 g。外用：捣敷。

【用药经验】①风湿性关节炎：檫树（根）、南五味子根、土牛膝各9 g，大血藤6 g，水煎服。
②腰肌劳损，腰腿痛，风湿性关节炎：檫树（根）、树皮15～30 g，水煎服或浸酒服。

# 罂粟科

## 北越紫堇 *Corydalis balansae* Prain

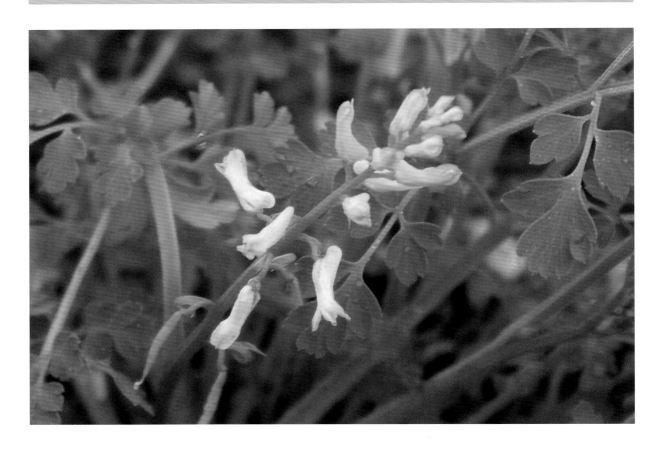

【别　　　名】鸡屎草、臭虫草（浙江）。

【形 态 特 征】灰绿色丛生草本，高30~50 cm，具主根。茎具棱，疏散分枝，枝条花葶状，常对叶生。叶有茎生叶与基生叶，基生叶早枯，通常不明显，下部茎生叶约长15~30 cm，具长柄，叶片上面绿色，下面苍白色，长7.5~15 cm，宽6~10 cm，二回羽状全裂，一回羽片2~3对，具短柄，末回裂近无柄，宽卵形。总状花序顶生或与叶对生，具明显花序轴；苞片披针形，长约1 cm；花黄色至黄白色；外花瓣勺状，具龙骨状突起，顶端较狭；上花瓣长1.5~2 cm，距短囊状，短于花瓣全长的1/4；内花瓣长约1.2 cm，爪长于瓣片；雄蕊束披针形，具3条纵脉；柱头2裂，各枝顶端具3乳突。蒴果线状长圆形，长约3 cm。种子黑亮，扁圆形，具印痕状凹点。花、果期5~8月。

【分布与生境】梵净山地区资源分布的代表区域：洼溪河、青龙洞等地。生于海拔700～900 m的林
　　　　　　　缘、低山沟边潮湿处。

【中　药　名】黄花地锦苗（全草）。

【功效主治】清热解毒，消肿止痛。主治痈疮肿毒，顽癣，跌打损伤。

【采收加工】春、夏季节采挖，洗净，鲜用。

【用法用量】外用：适量，捣敷。

# 蛇果黄堇 *Corydalis ophiocarpa* Hook. f. et Thoms.

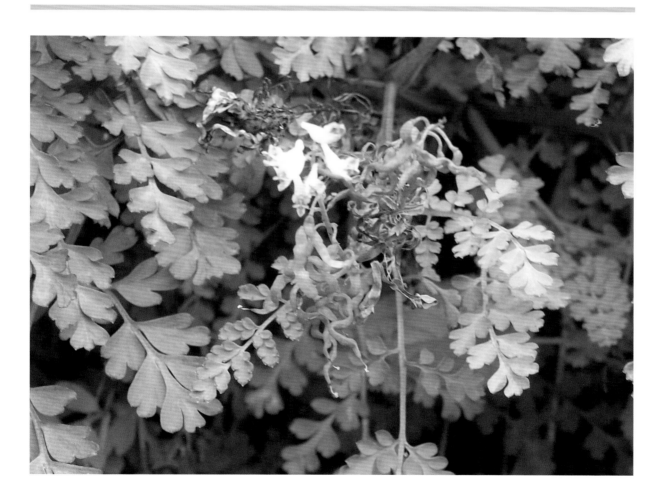

【别　　　名】扭果黄堇（《中国民族药志》），断肠草（四川、云南）。

【形态特征】丛生灰绿色草本，高30～100 cm。茎常多条，具叶，分枝，枝条花葶状，对叶生。
　　　　　　　基生叶数枚，长10～50 cm；叶柄约与叶片等长，边缘具膜质翅，延伸叶片基部；
　　　　　　　叶片长圆形，二回或一回羽状全裂，一回羽片4～5对，具短柄，二回裂片2～3对，

无柄，宽卵形或宽倒卵形，3～5裂，小裂片倒卵形或狭倒卵形；茎生叶与基生叶同形，但叶片较小和叶柄较短。总状花序生于茎和分枝顶端，长10～30 cm，花密集，具短花序轴；苞片线状披针形；萼片三角状，边缘具小齿；花冠淡黄色至黄绿色，距短囊状，内轮花瓣上部红紫色；子房条形，柱头马鞍形，先端4裂。蒴果下垂，条形，不规则弯曲。花、果期7～11月。

【分布与生境】梵净山地区资源分布的代表区域：叫花洞、炕药洞、骄子岩、金竹坪等地。生于海拔1700～2300 m的林缘、路旁或林中空旷处。

【中 药 名】蛇果黄堇（全草）。

【功 效 主 治】活血止痛，祛风止痒。主治跌打损伤，皮肤瘙痒。

【采 收 加 工】春、夏季节采收，洗净，晒干或鲜用。

【用 法 用 量】内服：煎汤，6～10 g。外用：适量，捣敷。

# 小花黄堇 *Corydalis racemosa* (Thunb.) Pers.

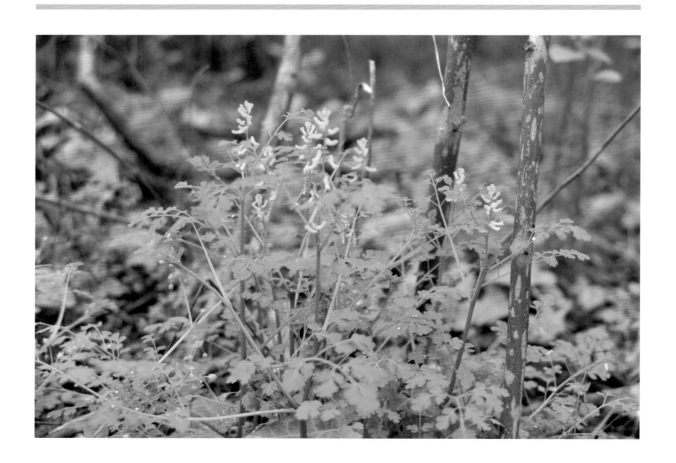

【别　　　名】黄花鱼灯草（《天目山药用植物志》）。

【形 态 特 征】灰绿色丛生草本，高10～60 cm，具主根。茎多分枝，有棱，枝条花葶状，对叶生。基生叶具长柄，常早枯萎；茎生叶具短柄，叶片三角形，上面绿色，下面灰白色，二回羽状全裂，一回羽片3～4对，具短柄，二回羽片1～2对，卵圆形至宽卵圆形，约长2 cm，宽1.5 cm，通常二回三深裂，末回裂片圆钝，近具短尖。总状花序长3～10 cm；苞片狭披针形或钻形，约与花梗等长；花黄色至淡黄色；萼片小，卵圆形，早落；上瓣前部唇状，后部有距，囊状，下瓣背前部微成龙骨突起，二侧片先端愈合；雄蕊6，2体，花丝基部具蜜腺，伸入距内；雌蕊1。蒴果线形，长2～3 cm。种子黑色，近肾形，密生小凹点。花期3～5月，果期6月。

【分布与生境】梵净山地区资源分布的代表区域：盘溪、艾家坝、苦竹坝等地。生于海拔600～950 m的林缘、空旷处或多石溪边。

【中　药　名】黄堇（根、全草）。

【功 效 主 治】清热利湿，解毒杀虫。用于湿热泄泻，痢疾，黄疸，目赤肿痛，流火，疥癣，疮毒肿痛，毒蛇咬伤。

【采 收 加 工】夏季采收，洗净，晒干。

【用 法 用 量】内服：煎汤，3～6 g（鲜者15～30 g）；或捣汁。外用：适量，捣敷；或用根以酒、醋磨汁搽。

【用 药 经 验】①皮肤痒疹：黄堇一把，煎水洗患处。②暑热泻痢：鲜黄堇30 g，水煎服，连服数日。

# 地锦苗 *Corydalis sheareri* S. Moore

【别　　　名】尖距紫堇（《中国高等植物图鉴》），飞菜（《贵州中草药名录》）。

【形 态 特 征】多年生草本，高20～40 cm。主根明显，具多数纤维根，棕褐色；根茎粗壮，干时黑褐色，被以残枯的叶柄基。茎1～2，绿色，有时带红色，多汁液，上部具分枝，下部裸露。基生叶具带紫色的长柄，叶为二至三回羽状全裂，表面绿色，有白斑，背面灰绿色，叶脉在表面明显，背面稍凸起；茎生叶数枚，互生于茎上部，与基生叶同形，但较小和具较短柄。总状花序顶生，长4～10 cm，苞片，全缘；花梗短于苞片；萼片鳞片状，近圆形，具缺刻状流苏；花瓣紫红色，上花瓣长2～2.25 cm，

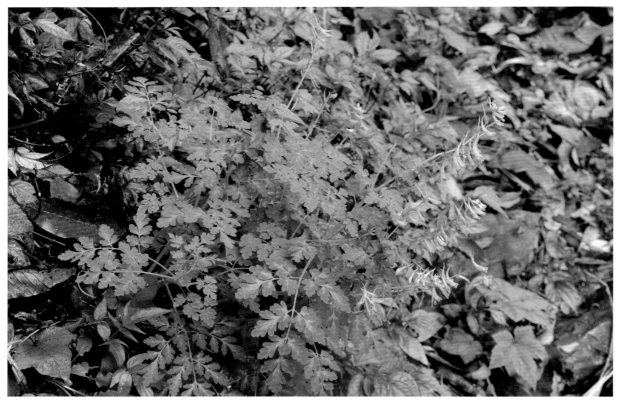

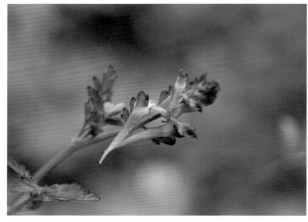
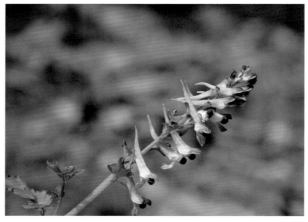

花瓣片舟状卵形，距圆锥形，长为花瓣片的一倍半，先端急尖，花柱稍短于子房，柱头双卵形，具8~10乳突。蒴果狭圆柱形，长2~3cm，粗1.5~2cm。花、果期3~6月。

【分布与生境】梵净山地区资源分布的代表区域：马槽河、大黑湾等地。生于海拔600~1100 m的林缘、沟旁等潮湿处。

【中药名】护心胆（全草、根茎）。

【功效主治】活血止痛，清热解毒。主治胃痛，腹痛泄泻，跌打损伤，疮痈肿毒，目赤肿痛。

【采收加工】春、夏季采收全草；冬、春季采挖块茎。洗净、鲜用或晒干。

【用法用量】内服：煎汤，3~6 g；研末，1.5~3 g。外用：适量，捣敷。

【用药经验】①湿热胃痛，腹痛泄泻：护心胆（根茎）3～6 g，水煎服或嚼服。②疮痈肿毒，目赤肿痛，毒虫、毒蛇咬伤：护心胆捣烂敷患处。

# 金钩如意草 *Corydalis taliensis* Franch.

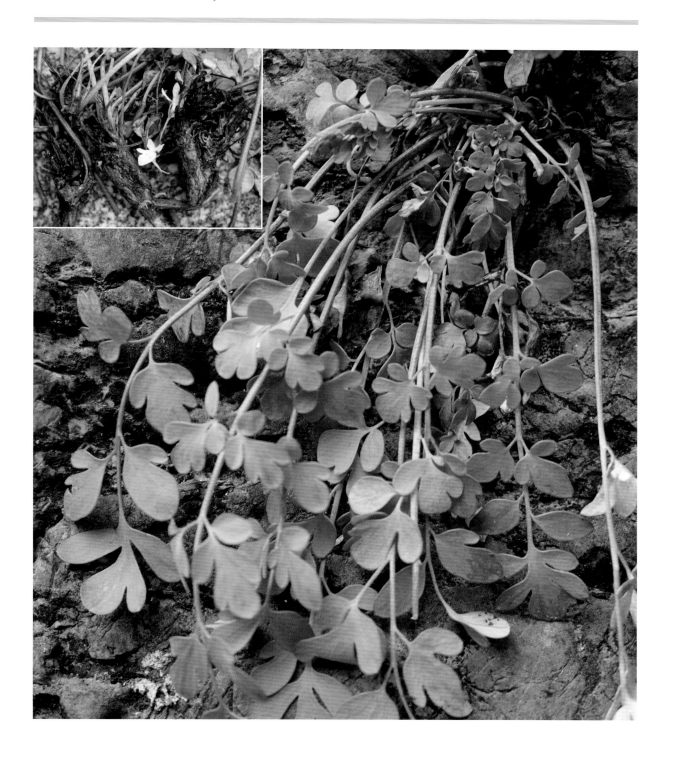

【别　　　名】五味草（《滇南本草》），地锦苗（《救荒本草》），断肠草（《贵州中草药名录》），水黄连、大理紫堇（《全国中草药汇编》）。

【形 态 特 征】无毛草本，高10～90 cm。主根长达30 cm，粗达1 cm，具多数纤细状细根；根茎匍匐，覆盖残枯的叶基。茎1至数条，淡绿带紫色，直立，柔弱，有时平卧，多汁，具分枝和多叶。基生叶数枚，叶柄长3～29 cm，叶片轮廓近圆形或楔状菱形，二至三回三出全裂，第一回全裂片具较长的柄，卵形，第二回裂片具短柄或无柄，宽卵形或先端裂片宽倒卵形，2～3深裂或浅裂，小裂片倒卵形或狭倒卵形，先端钝、圆或截形，表面绿色，背面具白粉，叶脉明显；茎生叶数枚，疏离，与基生叶同形，但叶片较小，叶柄较短。总状花序生于茎和分枝顶端，长2～10 cm，有时达18 cm，多花；苞片下部者3～5浅裂，中部者倒卵形，3浅裂或全缘，上部者倒卵状匙形，全缘；花梗纤细，与苞片近等长；萼片鳞片状，白色，圆形或宽卵形，具流苏状齿缺；花瓣紫色、蓝紫色、红色或粉红色，上花瓣长2～2.5 cm，花瓣片舟状卵形，先端具尖头，背部在喙后具鸡冠状突起，距圆筒形，末端圆，略下弯，与花瓣片近等长，下花瓣匙形，花瓣片舟状近圆形或卵形，背部鸡冠同上瓣，爪条形，长于花瓣片，内花瓣提琴形，花瓣片长圆状倒卵形，具1侧生囊，爪细，略长于花瓣片；雄蕊花药小，卵圆形，黄色，花丝披针形，蜜腺体黄色，贯穿距的2/5；子房线形，胚珠多数，排成1行，花柱较子房短，柱头双卵形，具8个乳突。蒴果狭圆柱形，长2～2.5 cm。种子肾形至近圆形，黑色，具光泽，有极细的网纹。花、果期3～11月。

【分布与生境】梵净山地区资源分布的代表区域：炕药洞、烂茶顶、牛风包等地。生于海拔1500～2200 m的林中潮湿处。

【中　药　名】五味草（全草）。

【功 效 主 治】祛风清热，清肝明目，止痛。主治风热感冒，肺热咳嗽，肺痨咯血，肝炎，风湿疼痛，牙痛，目赤，翳障。

【采 收 加 工】夏季采收，洗净，晒干。

【用 法 用 量】内服：煎汤，9～15 g。

【用 药 经 验】眼目生翳：五味草10 g，谷精草5 g，木贼草3 g，青葙子3 g，共合一处，煎汤服。

# 血水草 *Eomecon chionantha* Hance

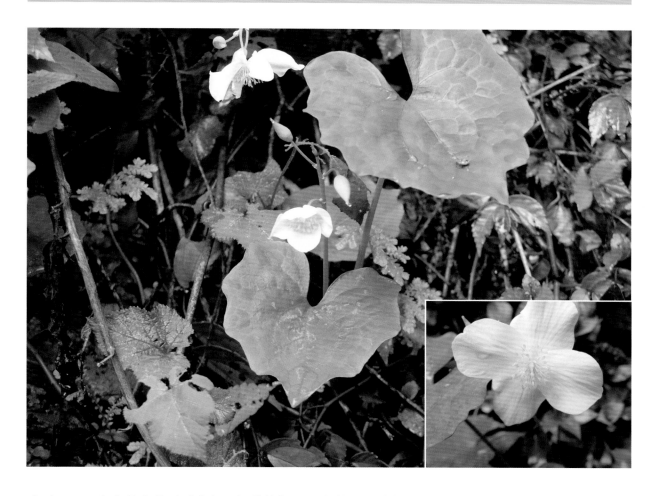

【别　　　名】黄水芋（《贵州民间药物》），水黄连（《湖南药物志》）。

【形 态 特 征】多年生草本，高30～50 cm。植株具黄色汁液。根状茎横生，黄色。叶基生，叶柄长10～30 cm，基部具窄鞘；叶片卵心形或圆心形，长5～25 cm，宽5～20 cm，先端急尖，表面绿色，背面灰绿色，有白粉，掌状脉5～7条，网状明显，叶缘呈波状。花茎抽自叶间，有时3～5朵，排列成伞房状聚伞花序；苞片和小苞片卵状披针形，先端渐尖；花萼2，无毛，先端渐尖，基部合生，早落；花瓣4，白色，倒卵形；雄蕊多数，黄色；雌蕊绿色，花柱单一，柱头2裂。蒴果长椭圆形。种子多数。花期3～6月，果期5～7月。

【分布与生境】梵净山地区资源分布的代表区域：洼溪河、红石溪、下平所等地。生于海拔600～1100 m的林下、灌丛下溪边或路旁。

【中　药　名】血水草（全草）。

【功效主治】清热解毒，活血止痛，止血。主治目赤肿痛，咽喉疼痛，口腔溃疡，疔疮肿毒，毒蛇咬伤，癣疮，湿疹，跌打损伤，腰痛，咳血。

【采收加工】秋季采收，晒干或鲜用。

【用法用量】内服：煎汤，6～30 g；或浸酒。外用：适量，鲜草捣烂敷患处；或晒干研末调敷患处；或煎水洗。

【用药经验】①小儿癣疮：血水草晒干研末，用菜油调涂抹。②无名肿毒：鲜血水草15 g，捣烂敷患处。

# 博落回 *Macleaya cordata* (Willd.) R. Br.

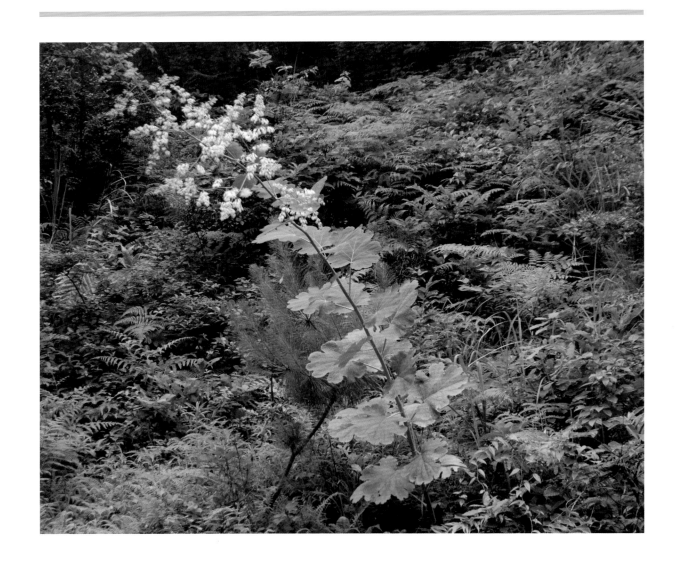

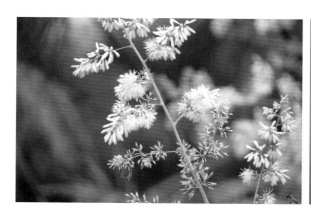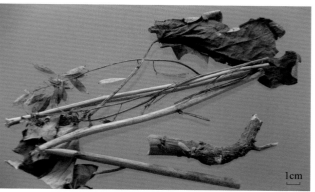

1cm

【别　　　名】号筒草、勃勒回（《植物名实图考长编》），山梧桐（《杭州药用植物志》），黄薄荷（贵州），空花杆（梵净山）。

【形 态 特 征】直立草本，基部木质化，高1.5～3 m，全株多带白粉，具乳黄色浆汁。茎圆柱形，中空，绿色。单叶互生，阔卵形或近圆形，长5～25 cm，宽5～24 cm，边缘5～7深裂或浅裂，边缘波状或为不规则缺刻状或锯齿，表面绿色，无毛，背面多白粉；叶柄长2～12 cm。大型圆锥花序顶生或腋生，有多花；萼片卵状长圆形，黄白色，长约1 cm，花瓣缺；雄蕊多数，花丝丝状；子房倒卵形，先端圆，柱头2裂。蒴果倒卵形至倒披针形，长1～2.5 cm，先端圆，柱头宿存。种子4～8枚，球形，有光泽。花期5～8月，果期8～11月。

【分布与生境】梵净山地区资源分布的代表区域：马家河坪、垮山湾、郭家沟等地。生于海拔700～1100 m的向阳灌丛中、草丛间或低山林中。

【中　药　名】博落回（全株）。

【功 效 主 治】散瘀，祛风，解毒，止痛，杀虫。主治痈疮疔肿，臁疮，痔疮，湿疹，跌打肿痛，风湿关节痛，龋齿痛，滴虫阴道炎，顽癣。

【采 收 加 工】秋、冬季采收，根与茎叶分开，晒干。鲜用随时可采。

【用 法 用 量】外用：适量，捣敷；或煎水熏洗；或研末调敷。本品有毒，禁内服。

【用 药 经 验】①指疔：博落回（根皮）、倒地拱根等分，加食盐少许，同浓茶汁捣烂，敷患处。②水火烫伤：博落回（根）研末，棉花子油调搽。③蜈蚣、黄蜂蜇伤：鲜博落回（茎），折断，流出黄色汁液搽患处。

# 十字花科

# 圆锥南芥 *Arabis paniculata* Franch.

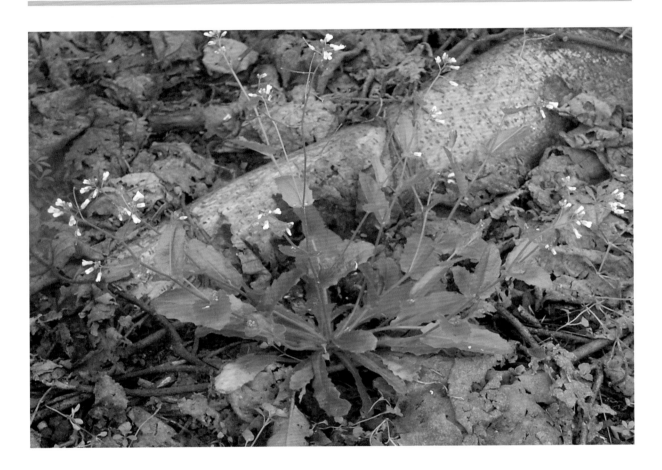

【形态特征】二年生草本，高20～60 cm。茎直立，自中部以上常呈圆锥状分枝，被二至三叉毛及星状毛。基生叶簇生，叶片长椭圆形，长3～8 cm，宽1.5～5 cm，先端渐尖，基部下延成有翅的叶柄，边缘具疏锯齿；茎生叶多数，叶片长椭圆形至倒披针形，长1.5～7.5 cm，宽10～25 cm，基部呈心形或肾形，半抱茎或抱茎，两面密生二至三叉毛及星状毛；无柄。总状花序顶生或腋生呈圆锥状；萼片长卵形至披针形；花瓣白色，长匙形，基部呈爪状。长角果线形，长3～5 cm，排列疏松，斜向外展；果瓣具中脉。种子椭圆形或不规则，黄褐色，具狭翅。花期5～6月，果期7～9月。

【分布与生境】梵净山地区资源分布的代表区域：苏家坡、杨家场、护国寺等地，生于海拔700～1000 m的林缘或路边。

【中　药　名】圆锥南芥（全草）。

【功效主治】清热解毒，消肿。主治疮疡肿毒，阴道炎与阴道滴虫。

【采收加工】春、夏季采收全草，除去杂质，晒干或鲜用。

【用法用量】外用：适量，捣敷。

# 荠

 *Capsella bursa-pastoris* (L.) Medic.

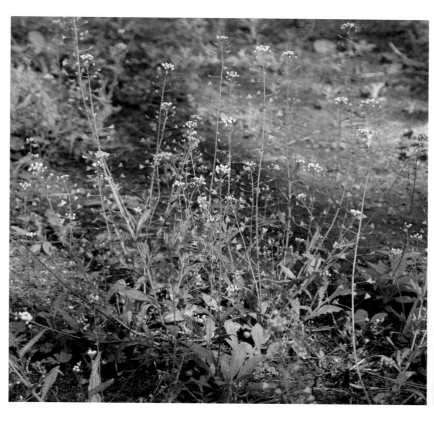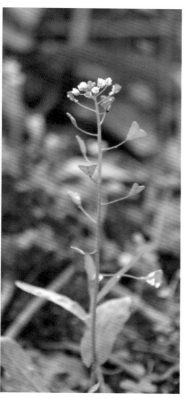

【别　　　名】护生草（《本草纲目》），净肠草（《植物名实图考》）。

【形态特征】一年生或二年生草本，高15～40 cm，无毛或被单毛。茎直立，单一或从下部分枝。基生叶丛生成莲座状，羽状深裂，长6～12 cm，宽1.5～3 cm，裂片3～8对，边缘有不规则锯齿；茎生叶长圆形或狭披针形，基部成耳状抱茎，边缘有缺刻或锯齿，或近于全缘，叶两面被柔毛，边缘疏生睫毛。总状花序顶生或腋生；萼4片，卵形；花瓣倒卵形，4片，白色，十字形开放；雄蕊6，4强，基部有绿色腺体；雌蕊1，子房三角状卵形。短角果呈倒三角形，扁平，先端微凹，具残存的花柱。花期3～5月，果期4～7月。

【分布与生境】梵净山地区资源分布的代表区域：天庆寺、中岭寺、护国寺、张家坝、红石溪、艾家坝、盘溪等地。生于海拔750 m以下的路旁、田边、土埂等。

【中　药　名】荠菜（全草）。

【功效主治】凉肝止血，平肝明目，清热利湿。主治吐血，衄血，咳血，崩漏，目赤疼痛，赤白痢疾，肾炎水肿，乳糜尿。

【采收加工】春、夏季采收，除去杂质，洗净，晒干。

【用法用量】内服：煎汤，15～30 g，鲜品50～100 g；或入丸、散。外用：研末调敷患处、捣敷或捣汁点眼。

【用药经验】①高血压：荠菜、夏枯草各60 g，水煎服。②内伤吐血：荠菜、蜜枣各30 g，水煎服。③小儿麻疹火盛：鲜荠菜30～60 g，白茅根100 g，水煎代茶常服。

# 弯曲碎米荠 *Cardamine flexuosa* With.

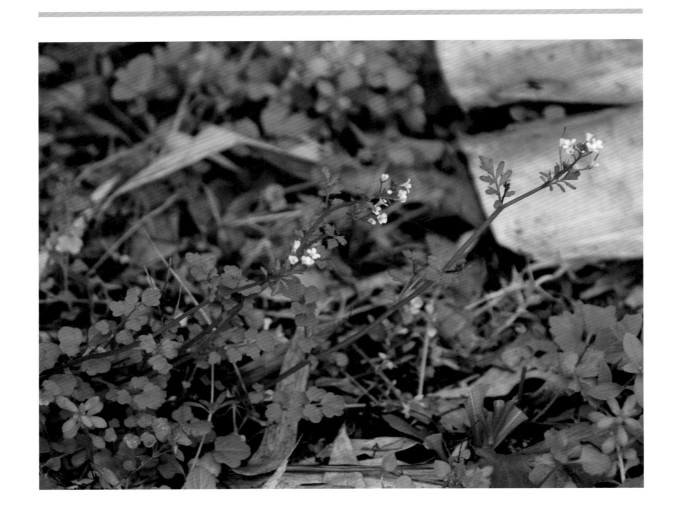

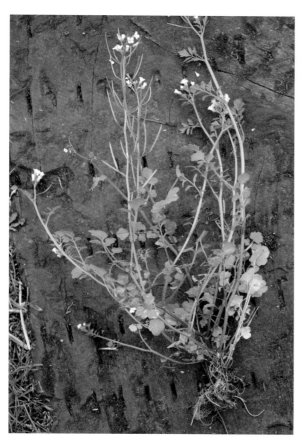
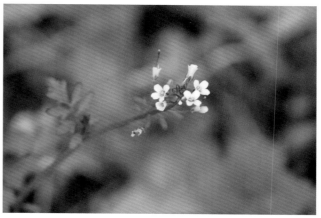
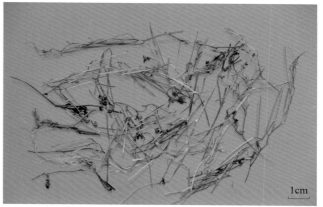

【别　　　名】碎米荠（《东北植物检索表》），萝目草（福建），小叶地豇豆（云南）。

【形 态 特 征】一年或二年生草本，高达30 cm。主根有时不明显呈须根状。茎自基部多分枝，斜升呈铺散状，被疏生柔毛，分枝多，表面有细沟棱。奇数羽状复叶，基生叶具柄，有小叶3～7对，顶生小叶卵形、倒卵形或长圆形，先端为3齿裂，基部宽楔形，有小叶柄，侧生小叶卵形；茎生叶有小叶3～5对，小叶多为长卵形或线形，1～3裂或全缘。总状花序多数，生于枝顶，花多数，形小，花梗纤细；萼片长椭圆形，边缘白色膜质，外面绿色或带紫色；花瓣白色，倒卵状楔形，基部渐狭；雄蕊6，少数4；雌蕊1，花柱短。长角果线形，扁平，果序轴左右弯曲。种子黄褐色。花期3～5月，果期4～6月。

【分布与生境】梵净山地区资源分布的代表区域：护国寺、朝阳山、苦竹坝等地。生于海拔500～950 m的路旁、林缘及潮湿草地。

【中　药　名】白带草（全草）。

【功 效 主 治】清热利湿，安神，止血。主治湿热泻痢，热淋，白带异常，心悸，失眠，虚火牙痛，小儿疳积，吐血，便血，疔疮。

【采 收 加 工】2～5月采收全草，晒干或鲜用。

【用法用量】内服：煎汤，15～30 g。外用：适量，捣敷。

【用药经验】①湿热泻痢，小便短赤：白带草、火炭母草各15 g，车前子30 g，水煎服。②眼热目赤涩痛，眼生翳膜：白带草、蒲公英各15 g，千里光12 g，蝉蜕9 g，防己3 g，水煎服。

# 碎米荠 *Cardamine hirsuta* L.

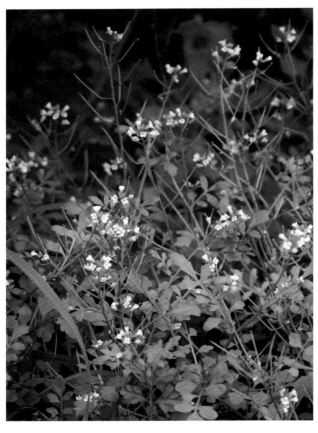
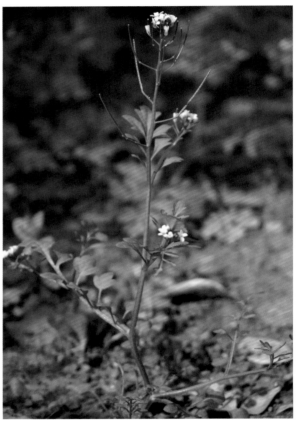

【别　　名】硬毛碎米荠（《福建药物志》），野荠菜（浙江、江西）。

【形态特征】一年生小草本，高15～35 cm。茎直立或斜升，被柔毛。基生叶具叶柄，小叶2～5对，顶生小叶肾形，边缘有3～5圆齿，侧生小叶卵形或圆形，较顶生的形小，两侧稍歪斜，边缘有2～3圆齿；茎生叶具短柄，小叶3～6对，生于茎上部的顶生小叶菱状长卵形，顶端3齿裂，侧生小叶长卵形至线形，全缘；两面稍有毛。总状花序生于枝顶，花小；萼片绿色或淡紫色，长椭圆形；花瓣白色，倒卵形，顶端钝。长角果线形，稍扁，长达3 cm；果梗纤细，直立开展。花期2～4月，果期4～6月。

【分布与生境】梵净山地区资源分布的代表区域：坝溪、芙蓉坝、郭家沟、快场、黎家坝等。生于
　　　　　　　海拔1000 m以下的山坡、路旁、荒地等。

【中　药　名】白带草（全草）。

【功效主治】清热利湿，安神，止血。主治湿热泻痢，热淋，白带异常，心悸，失眠，虚火牙
　　　　　　　痛，小儿疳积，吐血，便血，疔疮。

【采收加工】春、夏季采收全草，除去杂质，鲜用或晒干。

【用法用量】内服：煎汤，15～30 g。外用：适量，捣敷。

【用药经验】①湿热泻痢，小便短赤：白带草15 g，火炭母草15 g，车前子30 g，水煎服。②吐
　　　　　　　血，便血：白带草15 g，侧柏叶9 g，生地12 g，荆芥炭9 g，水煎服。③眼热目赤涩
　　　　　　　痛，眼生翳膜：白带草15 g，蒲公英15 g，千里光12 g，蝉蜕9 g，防己3 g，水煎服。

# 弹裂碎米荠 *Cardamine impatiens* L.

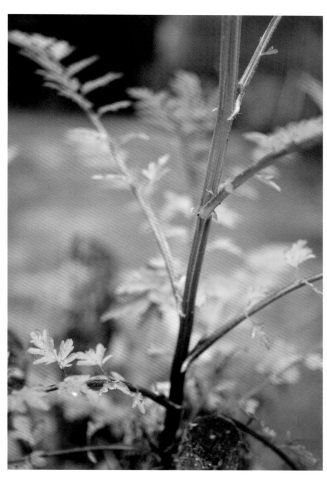
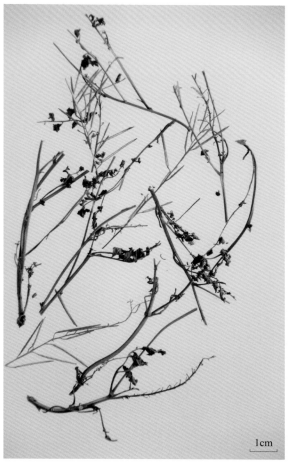

1cm

【别　　　名】水菜花（《中国种子植物分类学》），水花菜（《台湾植物志》）。

【形 态 特 征】二年生或一年生草本，高20～60 cm。茎直立，不分枝或有时上部分枝，表面有沟棱，有少数短柔毛或无毛，着生多数羽状复叶。基生叶叶柄长1～3 cm，边缘通常有短柔毛，基部稍扩大，顶生小叶宽卵形至披针形，边缘有不整齐钝齿状浅裂，侧生小叶与顶生小叶相似，自上而下渐小；茎生叶有柄，基部有抱茎线形弯曲的耳，小叶3～8对，卵形，侧生小叶与顶生小叶相似，全部小叶边缘均有缘毛。总状花序顶生或在茎上部腋生，花多数，形小，花梗细而短；萼片长椭圆形；花瓣白色，宽倒披针形；雄蕊柱状，花柱极短。果瓣无毛，成熟时自下而上弹性旋裂。种子椭圆形，棕黄色，边缘有狭长的翅。花期4～6月，果期5～7月。

【分布与生境】梵净山地区资源分布的代表区域：徐家沟、洼溪河、白沙等地。生于海拔600～1000 m的路旁、山坡、沟谷及阴湿地。

【中　药　名】弹裂碎米荠（全草）。

【功 效 主 治】活血调经，清热解毒，利尿通淋。主治妇女月经不调，白带异常，痈肿，淋证。

【采 收 加 工】春季采收，鲜用或晒干。

【用 法 用 量】内服：煎汤，15～30 g。外用：适量，捣敷。

# 白花碎米荠 *Cardamine leucantha* (Tausch) O. E. Schulz

【别　　　名】白花石芥菜（《中国高等植物图鉴》），假芥菜（《长白山植物药志》）。

【形 态 特 征】多年生草本，高30～75 cm。根状茎短而匍匐，着生多数须根和长短不一的匍匐枝，白色，横走，并有不定根。茎直立，单一，不分枝细棱或有时上部有少数分枝，密被短绵毛或柔毛。基生叶具长叶柄，小叶2～3对，顶生小叶卵形至长卵状披针形，长3.5～5 cm，宽1～2 cm，先端渐尖，边缘具不整齐的锯齿，基部楔形，侧生小叶与顶生小叶相似，通常无柄；茎上部叶有小叶1～2对，小叶阔披针形，较小。总状花序顶生，分枝或不分枝，花梗、花轴上均有毛；萼片长椭圆形；花瓣白色，长圆状楔形或近倒卵形；雄蕊6，4长2短，基部有一半环形侧生蜜腺包围；雌蕊1，具宿存花柱；果瓣具散生柔毛。花期4～7月，果期6～8月。

【分布与生境】梵净山地区资源分布的代表区域：张家坝、铜矿厂、茶园等地。生于海拔800 m以下的路边、山坡湿草地。

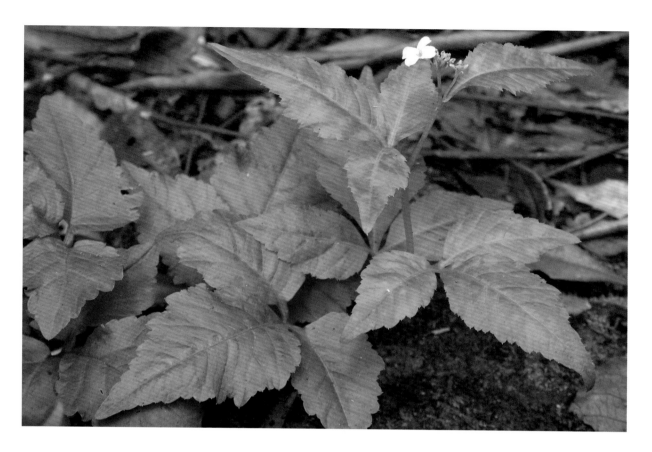

【中　药　名】菜子七（根茎或全草）。

【功效主治】化痰止咳，活血止痛。主治百日咳，慢性支气管炎，月经不调，跌打损伤等。

【采收加工】秋季采挖，去泥土杂质及须根，洗净，晒干。

【用法用量】内服：煎汤，6～15 g。

【用药经验】①慢性支气管炎：菜子七15 g，杏仁12 g，水煎服。②月经不调：菜子七（根茎）研末，每日9 g，酒调服。

# 水田碎米荠 *Cardamine lyrata* Bunge

【别　　　名】水田荠（《中国高等植物图鉴》），水荠菜（《长白山植物药志》）。

【形态特征】多年生草本，高30～70 cm，无毛。根状茎较短，丛生多数须根。茎直立，不分枝，从近根状茎处的叶腋或茎下部叶腋生出匍匐茎。生于匍匐茎上的叶为单叶，心形，长1～3 cm，宽0.7～2.3 cm，顶端圆，基部心形，边缘具波状圆齿或近于全缘；

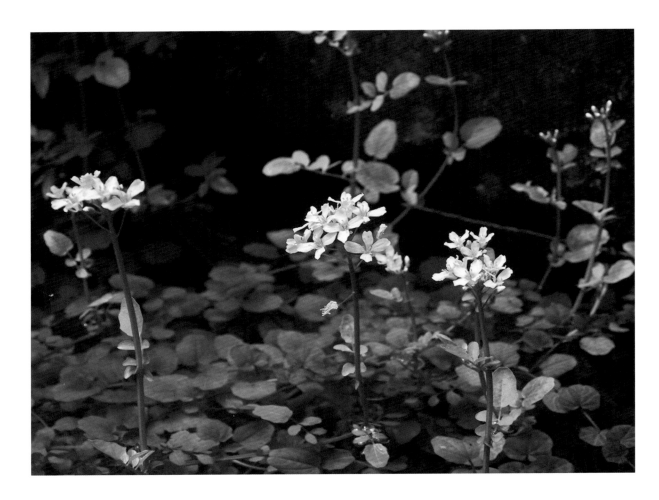

茎生叶无柄，羽状复叶，小叶2～9对，顶生小叶大，圆形或卵形，长1.2～2.5 cm，顶端圆或微凹，基部心形，边缘有波状圆齿，侧生小叶小，卵形，基部两侧不对称，着生于最下的1对小叶全缘，向下弯曲成耳状抱茎。总状花序顶生；萼片长卵形；花瓣白色，倒卵形，顶端截平或微凹。长角果线形，长2～3 cm。花期4～6月，果期5～7月。

【分布与生境】梵净山地区资源分布的代表区域：平锁、苏家坡、坝梅寺等地。生于海拔850 m以下的水田边、溪边及浅水处。

【中 药 名】水田碎米荠（全草）。

【功 效 主 治】清热利湿，凉血调经，明目祛翳。主治肾炎水肿，目赤，云翳，痢疾，吐血，崩漏，月经不调。

【采 收 加 工】春夏采收全草，洗净，晒干或鲜用。

【用 法 用 量】内服：煎汤，15～30 g。

【用 药 经 验】①痢疾，吐血：水田碎米荠30 g，煎水服。②翳子：水田碎米荠捣绒塞鼻，右眼痛塞左鼻孔，左眼痛塞右鼻孔。

# 大叶碎米荠 *Cardamine macrophylla* Willd.

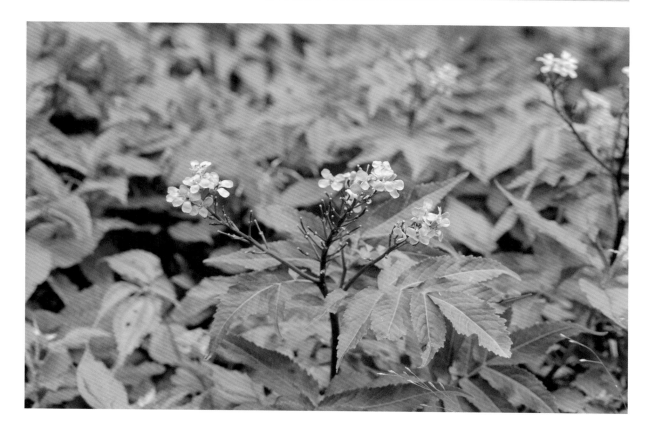

【别　　　名】石格菜、丘乳巴（四川）。

【形 态 特 征】多年生草本，高30～100 cm。根状茎细长而粗壮，匍匐延伸，密被纤维状的须根。茎较粗壮，圆柱形，直立，单一或上部分枝，表面有沟棱。奇数羽状复叶，基生叶有长柄；茎生叶通常4～5枚，具叶柄，小叶4～5对，顶生小叶和侧生叶均为椭圆形或卵状披针形，长3～8 cm，宽0.5～2 cm，先端渐尖，基部楔形，边缘有不整齐疏锯齿，侧生小叶与顶生小叶几同形，等大。总状花序顶生，花多数；萼片4，外轮萼片淡红色，内轮萼片绿色，基部呈囊状；花瓣4，淡紫色或紫红色，倒卵形；雄蕊6，4长2短；雌蕊1，子房柱状，花柱短，柱头微凹。长角果稍扁平；果瓣平坦，无毛，有时带紫色，宿存花柱短。花期5～6月，果期7～8月。

【分布与生境】梵净山地区资源分布的代表区域：九龙池、黄柏沟、漆树坪、石棉厂等地。生于海拔1300～2200 m的山坡灌木林下、沟边、石隙、高山草坡水湿处。

【中 药 名】普贤菜（全草）。

【功效主治】健脾利水消肿，凉血止血。主治脾虚，水肿，小便不利，白带异常，崩漏，尿血。

【采收加工】春、夏季采集，洗净，鲜用或晒干。

【用法用量】内服：煎汤，9~15 g；或炖肉服。

【用药经验】①脾虚湿盛，小便不利，全身浮肿：普贤菜、三白草、茯苓各12 g，白术9 g，薏苡仁15 g，水煎服。②脾虚白带异常：普贤菜、荠菜、山药各15 g，芡实、莲子各12 g，苍术9 g，水煎服。③血热崩漏，血淋：普贤菜、马齿苋、小蓟各15 g，炒蒲黄、茜草各9 g，生地黄12 g，水煎服。

# 景天科

# 八 宝 *Hylotelephium erythrostictum* (Miq.) H. Ohba

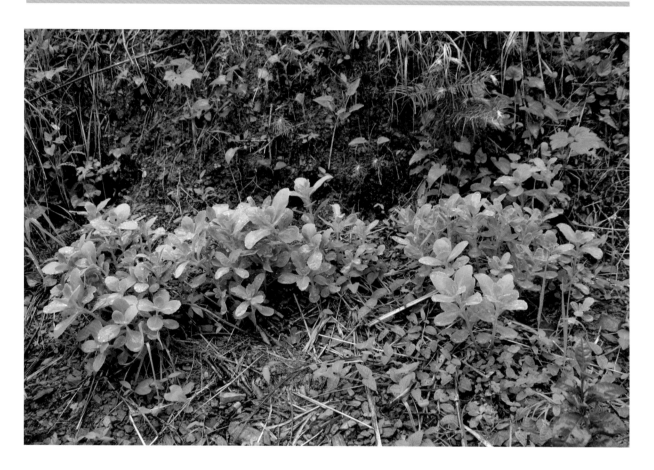

【别　　　名】活血三七（《内蒙古植物志》），景天（北京）。

【形 态 特 征】多年生草本。块根胡萝卜状。茎直立，高30～70 cm，不分枝。叶对生，少有互生或3叶轮生，长圆形至卵状长圆形，长4.5～7 cm，宽2～3.5 cm，先端急尖，钝，基部渐狭，边缘有疏锯齿，无柄。伞房状花序顶生；花密生，花梗稍短或同长；萼片5，卵形；花瓣5，白色或粉红色，宽披针形，渐尖；雄蕊10，与花瓣同长或稍短，花药紫色；鳞片5，长圆状楔形，先端有微缺。花期8～10月。

【分布与生境】梵净山地区资源分布的代表区域：张家坝、马槽河等地。生于海拔500~1800 m的山坡、草地或沟边。

【中　药　名】景天（全草）。

【功 效 主 治】清热解毒，散瘀消肿，止血。主治咽喉肿痛，吐血，瘾疹，疔疮肿毒，缠腰火丹，毒蛇咬伤，吐血，外伤出血，烧烫伤。

【采 收 加 工】夏、秋季采挖全草，除去泥杂，置沸水中稍烫，晒干。

【用 法 用 量】内服：煎汤，15～30 g，鲜品50～100 g；或捣汁。外用：适量，捣敷；或取汁摩涂、滴眼；或研粉调搽；或煎水外洗。

# 菱叶红景天 *Rhodiola henryi* (Diels) S. H. Fu

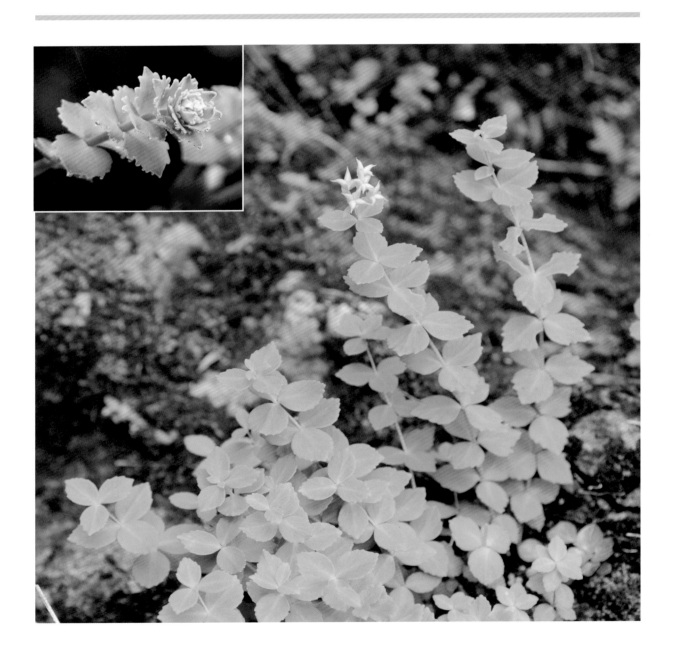

【别　　　名】豌豆七（《植物分类学报增刊》），一代宗（《中国高等植物图鉴》），白三七、还阳参（《秦岭植物志》），水三七（《湖北植物志》）。

【形 态 特 征】多年生草本。根茎直立，先端被披针状三角形鳞片。花茎直立，高30～40 cm，不分枝。3叶轮生，卵状菱形至椭圆状菱形，先端急尖，基部宽楔形至圆形，边缘有疏锯齿3～6个，膜质，干后带黄绿色，无柄。聚伞圆锥花序，高3～7 cm，宽2～7 cm；雌雄异株；萼片4，线状披针形，花瓣4，黄绿色，长圆状披针形；雄蕊8，淡黄绿色；鳞片4，匙状四方形，先端有微缺。蓇葖上部叉开，呈星芒状。花期5月，果期6～7月。

【分布与生境】梵净山地区资源分布的代表区域：骄子岩、双狮子、滴水岩、炕药洞等地。生于海拔1900～2300 m的林缘、疏林中湿润的岩石上。

【中　药　名】豌豆七（全草），豌豆七根（根）。

【功 效 主 治】■ 豌豆七　散瘀止痛，止血，安神。主治跌打损伤，骨折，外伤出血，月经不调，痛经，失眠。

　　　　　　　■ 豌豆七根　清热止泻，散瘀止痛，安神。主治痢疾，泄泻，跌打损伤，风湿疼痛，心烦，失眠。

【采 收 加 工】■ 豌豆七　夏季采收全草，鲜用或晒干。

　　　　　　　■ 豌豆七根　初春或秋季采挖，除去残茎、须根及泥土，洗净，晒干。

【用 法 用 量】■ 豌豆七　内服：煎汤，6～9 g；或泡酒。外用：适量，鲜品捣敷。

　　　　　　　■ 豌豆七根　内服：煎汤，9～15 g；或泡酒。

【用 药 经 验】①外伤出血，跌打损伤肿痛：豌豆七适量，磨酒服，并以干粉敷伤处。②失眠：豌豆七15 g，瓜子金3 g，合欢花6 g，水煎服。③劳伤：豌豆七45 g，白酒250 mL，浸泡1 d，每日服2次，每次10 mL。

# 云南红景天　*Rhodiola yunnanensis* (Franch.) S. H. Fu

【别　　　名】云南景天（《拉汉种子植物名称》），胡豆莲（《贵州草药》），三台观音、铁脚莲（云南）。

【形 态 特 征】多年生草本。根茎粗长，直径可达2 cm，不分枝或少分枝，先端被卵状三角形鳞片。花茎单生直立或少数着生，高可达100 cm。3叶轮生，稀对生，无柄；叶卵状披针形、椭圆形至卵状长圆形，先端钝，基部圆楔形，边缘有疏锯齿。聚伞圆锥

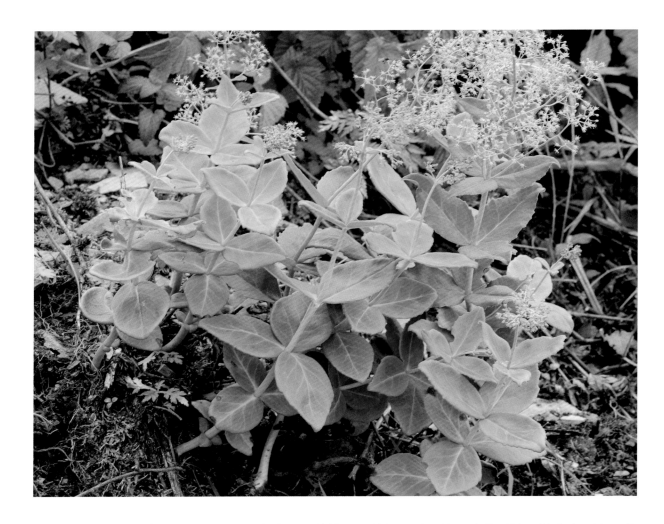

花序，长5～15 cm，多次三叉分枝；花单性，稀两性，雌雄异株；雄花小而多，萼片4，披针形；花瓣4，黄绿色，匙形；雄蕊8，较花瓣短；雌花萼片、花瓣各4，花瓣绿色或紫色，线形；鳞片4，近半圆形；心皮4，卵状叉开，基部合生。蓇葖果星状，先端外折。花期5～7月，果期7～8月。

【分布与生境】梵净山地区资源分布的代表区域：万宝岩、叫花洞、烂茶顶、凤凰山、金竹坪等地。生于海拔1800～2300 m的疏林中。

【中　药　名】豆叶七（全草）。

【功效主治】补肺益肾，清热止咳，散瘀止血。主治虚劳咳嗽，肾虚腰痛，咽喉疼痛，跌打肿痛，外伤出血。

【采收加工】夏、秋季采集，洗净切碎晒干或鲜用。

【用法用量】内服：煎汤，6～12 g；或浸酒。外用：适量，捣敷。

【用药经验】①虚弱咳嗽：豆叶七9 g，蒸鸡1只，早、晚各吃1次。②刀伤：豆叶七捣绒，敷伤处。③喉热：豆叶七6 g，水煎服。

# 凹叶景天 *Sedum emarginatum* Migo

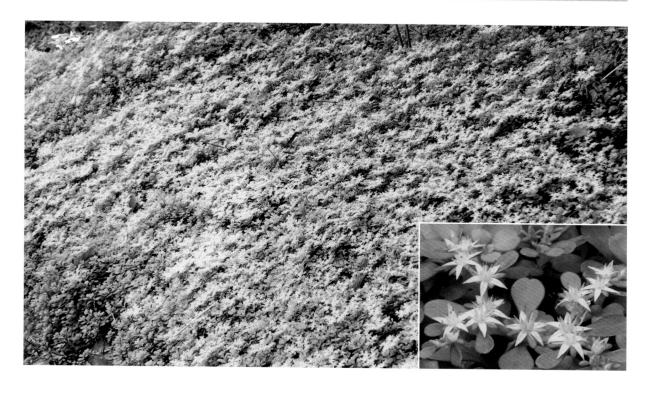

【别　　　名】石板菜、九月寒、打不死（《秦岭植物志》），石板还阳、石雀还阳、岩板菜（《湖北植物志》），马牙苋、豆瓣菜，狗牙瓣（梵净山）。

【形 态 特 征】多年生匍匐肉质草本，高10~15 cm。茎下部平卧，节上生不定根，上部直立，淡紫色，略呈四棱形，有槽，平滑无毛。单叶对生，无柄；叶片倒卵形至倒卵状匙形，顶端圆而微凹，基部沿茎下伸，成半圆形耳垂，全缘，表面绿色，光滑。二歧分枝复聚伞花序，顶生；萼片5，绿色，匙形；花瓣5，黄色，披针形或线状披针形，先端尖锐；雄蕊10，花丝细长较花瓣短，花药紫色。蓇葖果叉开，腹面有浅囊状隆起。花期4~5月，果期5~6月。

【分布与生境】梵净山地区资源分布的代表区域：艾家坝、刘家湾、芙蓉坝等地。生于海拔750 m以下的山谷林缘、路旁、土（田）梗。

【中　药　名】马芽半枝莲（全草）。

【功 效 主 治】清热解毒，止血，利湿，止痛。主治肝炎，痢疾，痈肿，疔疮，吐血，便血，衄血，月经过多，带状疱疹，跌打损伤。

【采 收 加 工】夏、秋采收，除去杂质，鲜用或用沸水稍烫晒干。

【用法用量】内服：煎汤，15～30 g。外用：适量，捣烂外敷，或取汁搽患处。

【用药经验】①吐血，咯血：马芽半枝莲100 g，捣汁内服。②痨咳：马芽半枝莲、五匹风各30 g，水煎服。③瘰疬：马芽半枝莲、虾脊兰各30 g，水煎服。

# 佛甲草 *Sedum lineare* Thunb.

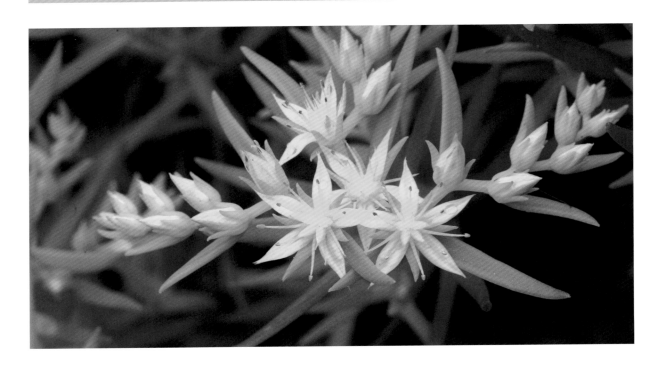

【别　　　名】铁指甲（《广州植物志》），狗牙菜（《秦岭植物志》），金莉插（《台湾植物志》），尖甲草（江西）。

【形态特征】多年生肉质草本，全株无毛。茎高10～20 cm，纤细外倾，基部节上生不定根，上部有分枝。叶常3枚轮生，少数对生，近无柄，线形，先端渐尖，基部有短距。聚伞花序顶生，另有2～3分枝，分枝上有无柄的花；萼片5，线状披针形，不等长，不具距，有时有短距，先端钝；花瓣5，黄色，披针形，先端急尖，基部稍狭；雄蕊10，较花瓣短；鳞片5，宽楔形至近四方形。蓇葖果略叉开，长4～5 mm，花柱短。种子小。花期4～5月，果期6～7月。

【分布与生境】梵净山地区资源分布的代表区域：盘溪、大河边、小罗河沟等地。生于海拔550～950 m的山谷林缘、路旁湿润处。

【中　药　名】佛甲草（全草）。

【功 效 主 治】清热解毒，利湿，止血。主治咽喉肿痛，目赤肿痛，热毒痈肿，疔疮，丹毒，缠腰火丹，烫伤，毒蛇咬伤，黄疸，湿热泻痢，便血，崩漏，外伤出血，扁平疣。

【采 收 加 工】鲜用随采；或夏、秋季采收，拔出全株，洗净，放入沸水中烫一下，捞出晒干或炕干。

【用 法 用 量】内服：煎汤，9～15 g；鲜者15～30 g。外用：适量，鲜品捣敷；或捣汁含漱、点眼。

【用 药 经 验】①乳痈红肿：佛甲草、蒲公英、金银花，加甜酒捣烂外敷。②漆疮：鲜佛甲草捣烂外敷。③黄疸：鲜佛甲草30 g，瘦肉120 g，炖服。

# 山飘风　*Sedum majus* (Hemsl.) Migo

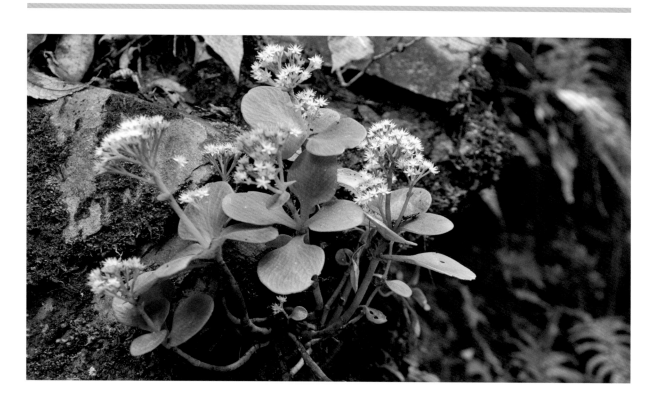

【别　　　　　名】豆瓣菜、山飘香（《湖北中草药志》）。

【形 态 特 征】多年生小草本，高10～15 cm。基部分枝或不分枝。4叶轮生；叶片圆形至卵状圆形，一对稍大，一对稍小，先端圆钝，基部急狭成柄，或近无柄，全缘。伞房花序，花紧密；萼片5，卵状披针形；花瓣5，白色，长圆状披针形；雄蕊10，花药黄色；鳞片5，匙形。果为蓇葖果。花期7～9月。

【分布与生境】梵净山地区资源分布的代表区域：二道拐、大黑湾、大岩棚、大岩屋等地。生于海
　　　　　　　拔650~950 m的林缘、沟边潮湿处岩石上。

【中 药 名】豆瓣还阳（全草）。

【功效主治】清热解毒，活血止痛。主治月经不调，劳伤腰痛，鼻衄，烧伤，跌打损伤，外伤出
　　　　　　　血，疖痈。

【采收加工】夏、秋季拔取全草，除去泥土，洗净，晒干。

【用法用量】内服：煎汤，6~9 g。外用：适量，捣烂敷。

【用药经验】①月经不调，劳伤腰痛：豆瓣还阳6~9 g，水煎服。②外伤出血：豆瓣还阳、蜈蚣
　　　　　　　七各60 g，地柏枝30 g，共研细末，每日服2次，每次3~6 g，温开水送服。③跌打
　　　　　　　损伤：鲜豆瓣还阳适量，捣烂敷患处。④痈疽：鲜豆瓣还阳适量，捣烂敷患处。

# 大苞景天 *Sedum oligospermum* Maire

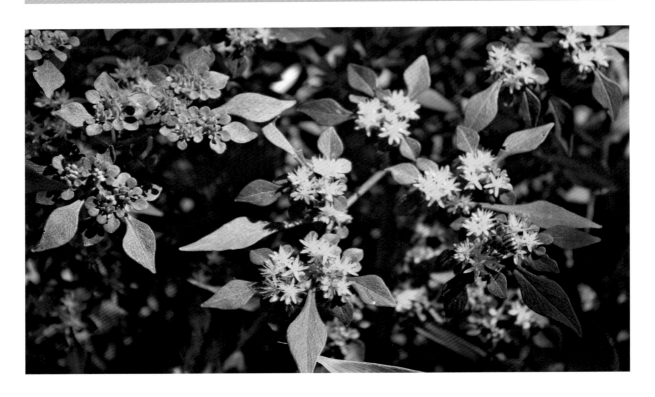

【别　　　名】苞叶景天（《植物分类学报增刊》），一朵云（《秦岭植物志》），山胡豆（《改
　　　　　　　订植物名汇》），鸡爪七、活血草（《湖北植物志》）。

【形态特征】一年生草本。茎高15~50 cm，常紫红色。叶互生至3叶轮生，下部叶常脱落，肉

质，菱状椭圆形，两端渐狭，常聚生于花序下。苞片圆形，与花近等长。聚伞花序常三歧分枝，每枝有花1～4朵；萼片5，宽三角形；花瓣5，黄色，长圆形；雄蕊5或10，稍短于花瓣；鳞片5，近正方形至长圆状匙形。蓇葖果有种子1～2，纺锤形，有微乳头状突起。花期6～9月，果期8～11月。

【分布与生境】梵净山地区资源分布的代表区域：炕药洞、万宝岩、黄柏沟等地。生于海拔1900～2300 m的疏林中。

【中　药　名】灯台菜（全草）。

【功效主治】清热解毒，活血行瘀。主治产后腹痛，胃痛，大便燥结，烫火伤。

【采收加工】夏、秋季采收，洗净，晒干。

【用法用量】内服：煎汤6～12 g。外用：适量，捣敷。

【用药经验】①产后腹痛：灯台菜、益母草各12 g，延胡索、当归、白芍、川芎各9 g，水煎服。②大便燥结：灯台菜、生地、当归各12 g，火麻仁10 g，水煎服。③烫火伤：灯台菜、土地榆各等分，研极细末，麻油调敷。

# 垂盆草 *Sedum sarmentosum* Bunge

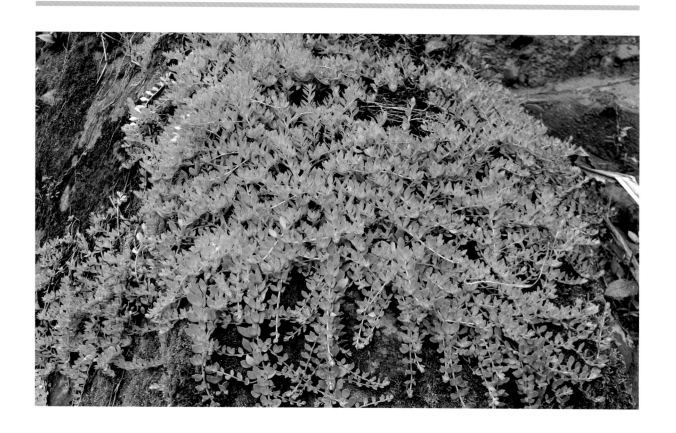

【别　　　名】狗牙草（《湖北植物志》），狗牙瓣（《秦岭植物志》）。

【形 态 特 征】多年生肉质草本，长10～20 cm。茎淡红色，枝纤细，倾斜，匍匐，接近花序处易生根。叶为3叶轮生，倒披针形至长圆形，先端尖，基部楔形，沿茎下延为半圆形的耳状片，全缘。花呈平展的2歧聚伞花序；萼片5，绿色，宽披针形至长圆形；花瓣5，黄色，披针形至矩圆形；雄蕊10，较花瓣短，鳞片小，楔状四方形。蓇葖果。种子细小，卵圆形。花期5～7月，果期8月。

【分布与生境】梵净山地区资源分布的代表区域：梵净山生态站、青冈坪、芭蕉湾、桃树岭等地。生于海拔500～1100 m的林缘、路旁、土（田）埂。

【中　药　名】垂盆草（全草）。

【功 效 主 治】清热利湿，解毒消肿。主治湿热黄疸，淋病，肺痈，肠痈，疮疖肿毒，蛇虫咬伤，咽喉肿痛，口腔溃疡，湿疹，带状疱疹。

【采 收 加 工】全年均可采收，除去杂质，晒干或鲜用。

【用 法 用 量】内服：煎汤，15～30 g；或鲜品30～60 g，捣汁。外用：适量；或研末调搽；或取汁外涂抹。

【用 药 经 验】①疮毒，痈肿：垂盆草、马鞭草各适量，水煎服。②水火烫伤：鲜垂盆草捣汁外敷。③肝炎：垂盆草15 g，水煎服。④急、慢性肝炎：垂盆草30～60 g，加红糖30 g，水煎服，每日1剂，连服4～5周。

# 虎耳草科

## 落新妇 *Astilbe chinensis* (Maxim.) Franch. et Sav.

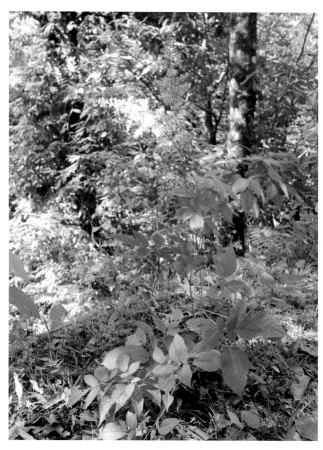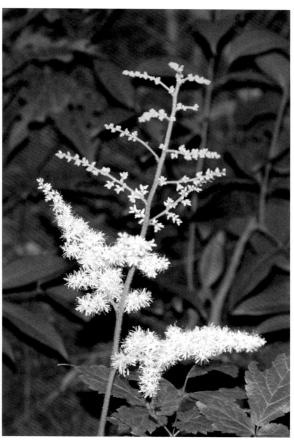

【别　　　名】小升麻（《本草拾遗》），马尾参（《贵州草药》）。

【形态特征】多年生草本，高50～100 cm。根状茎肥厚，暗褐色，须根多数。茎与叶柄密生棕褐色长毛。叶为二至三回三出羽状复叶，具长叶柄；小叶卵状长圆形或椭圆形，顶生小叶比侧生小叶大，基部圆形或阔楔形，先端渐尖，边缘有重锯齿，侧脉每边5～7条，下面幼时密被褐色柔毛；小叶柄短，或近无柄。圆锥花序，长15～30 cm，直立，密被褐色长毛；花小，小苞片卵形；萼片5，椭圆形；花瓣线形，紫色；雄蕊10枚。蒴果。种子细，纺锤形，两端尖锐。花期6～7月，果期8～10月。

【分布与生境】梵净山地区资源分布的代表区域：观音阁、盘溪、两岔河、小罗河、牛角洞等地。

生于海拔700～950 m的山谷林缘、疏林中。

【中　药　名】落新妇（全草），红升麻（根）。

【功 效 主 治】■落新妇　祛风，清热，止咳。主治风热感冒，头身疼痛，咳嗽，肺痨咳血。

　　　　　　　　■红升麻　活血止痛，祛风除湿，强筋健骨，解毒。主治跌打损伤，风湿关节痛，劳倦乏力，筋骨酸痛，胃痛，肠炎，毒蛇咬伤。

【采 收 加 工】■落新妇　夏、秋季采全草，除去杂质，晒干。

　　　　　　　　■红升麻　夏、秋采挖，除去须根、鳞片、绒毛，鲜用或晒干。

【用 法 用 量】■落新妇　内服：煎汤，15～25 g；或浸酒。

　　　　　　　　■落新妇根　内服：煎汤，9～15 g；鲜者15～30 g。外用：适量，捣敷。

【用 药 经 验】①风热感冒：落新妇15 g，煨水服。②肺痨咯血，盗汗：落新妇、土地骨皮、尖经药、白花前胡各15 g，煨水服，每日3次。③跌打损伤：红升麻、落得打、当归、红花各9 g，陈皮6 g，煎水，服时兑黄酒适量。④陈伤积血，筋骨酸疼：鲜红升麻30 g，捣烂，黄酒冲服。

# 大落新妇 *Astilbe grandis* Stapf ex Wils.

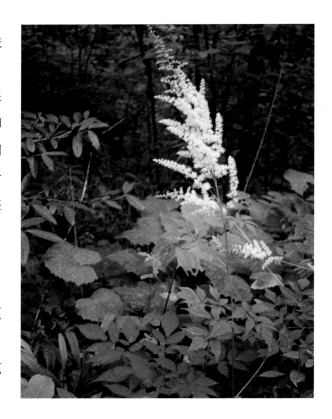

【别　　　名】马尾参、山花七、阿根八、铁火钳（《贵州草药》）。

【形 态 特 征】多年生草本，高0.5～1.2 m。根状茎粗壮。茎被褐色长柔毛和腺毛。二至三回三出复叶至羽状复叶；叶轴长3.5～32 cm，叶腋具长柔毛；小叶片卵形或狭卵形，顶生者为菱状椭圆形，先端短渐尖，边缘有重锯齿，基部心形、偏斜圆形至楔形，两面被糙伏腺毛。圆锥花序顶生，通常塔形，长16～40 cm；花序轴与花梗均被腺毛；小苞片狭卵形；萼片5，卵形；花瓣5，白色或紫色，线形。花期5～6月，果期8～9月。

【分布与生境】梵净山地区资源分布的代表区域：天庆寺、叫花洞、牛风包、烂茶顶等地。生于海拔850～2300 m的林缘、路旁或灌丛中。

【中　药　名】大落新妇（根茎）。

【功效主治】祛风，清热，止咳。主治风热感冒，头身疼痛，咳嗽。

【采收加工】秋季采收，洗净，晒干。

【用法用量】内服：煎汤，9～15 g；或泡酒。外用：适量，捣敷。

【用药经验】①风热感冒：大落新妇15 g，水煎服。②吐血：大落新妇30 g，煎甜酒服。③毒蛇咬伤：鲜大落新妇30 g，嚼汁服；或水煎服，渣外敷伤口。

# 岩白菜 *Bergenia purpurascens* (Hook. f. et Thoms.) Engl.

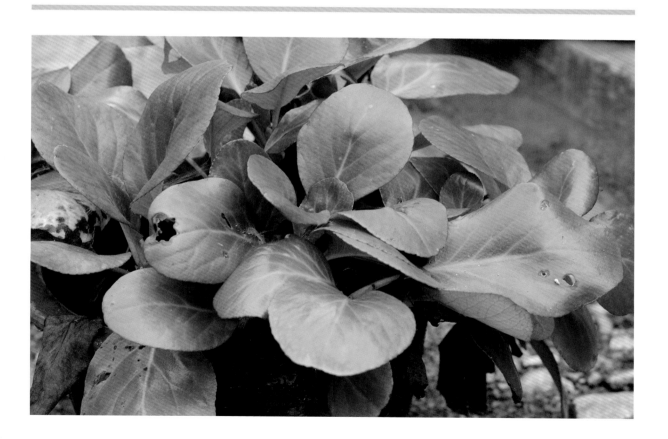

【别　　　名】滇岩白菜（《经济植物手册》），岩菖蒲、蓝花岩陀、岩七（云南）。

【形态特征】多年生草本，高13～52 cm。根状茎粗壮，被鳞片。叶均基生；叶片革质，倒卵形、狭倒卵形至近椭圆形，稀阔倒卵形至近长圆形，先端钝圆，边缘具波状齿，基部楔形，两面具小腺。花葶疏生腺毛。聚伞花序圆锥状，与花序分枝均密被具长柄之腺毛；萼片革质，近狭卵形，先端钝，背面密被具长柄腺毛；花瓣紫红色，阔卵形，先端钝或微凹，多脉。蒴果直立。种子多数。花期4～5月，果期9～10月。

【分布与生境】梵净山地区资源分布的代表区域：梵净山周边的印江等地。生于海拔1400 m左右的林缘岩石上。

【中　药　名】岩白菜（根茎）。

【功效主治】滋补强壮，止咳止血。主治虚弱头晕，肺虚咳嗽，劳伤咯血，吐血，淋浊，白带异常。

【采收加工】秋、冬二季采挖，除去叶鞘和杂质，晒干。

【用法用量】内服：煎汤，6～12 g。外用：适量，捣敷；或研末调敷。

【用药经验】①咳嗽吐血：岩白菜9 g，磨开水成浓汁，吞服。②阴虚咳嗽、发喘：鲜岩白菜12 g，炖肉吃。③红崩白带：岩白菜6 g，炖肉吃。

# 绣　球　*Hydrangea macrophylla* (Thunb.) Ser.

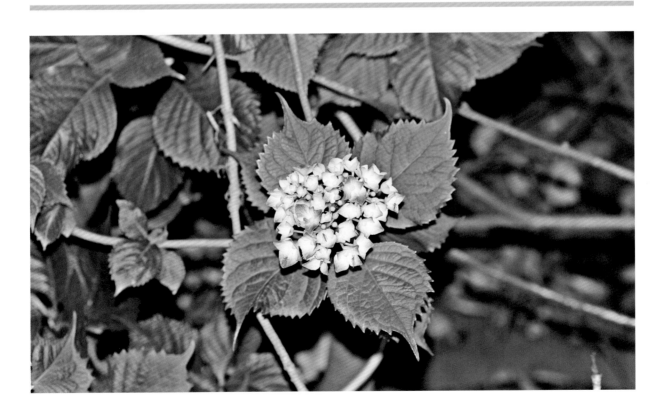

【别　　　名】八仙花、紫绣球（《植物名实图考》），粉团花（《本草拾遗》），八仙绣球（《植物分类学报》）。

【形 态 特 征】落叶灌木。小枝粗壮，有明显的皮孔与叶迹。叶大而稍厚，对生，椭圆形至宽卵形，长7～20 cm，宽4～10 cm，先端短渐尖，基部宽楔形，边缘除基部外有粗锯齿，上面鲜绿色，下面黄绿色。伞房花序顶生，球形，直径达20 cm；花梗有柔毛；花极美丽，白色、粉红色或变为蓝色，全部都是不孕花，萼片4，宽卵形或圆形。花期7～9月。

【分布与生境】梵净山地区资源分布的代表区域：护国寺、大水溪、团龙、烂泥坳、牛角洞、丁家坪等地。生于海拔500～1700 m的山谷溪旁或山顶疏林中。

【中　药　名】绣球（根、叶、花）。

【功 效 主 治】清热抗疟，解毒，杀虫。主治疟疾，心热惊悸，烦躁，喉痹，阴囊湿疹，疥癣。

【采 收 加 工】秋季采挖其根，洗净，切片，晒干；春、夏季采收其叶、花，晒干。

【用 法 用 量】内服：煎汤，9～12 g。外用：适量，水煎洗，或磨汁涂。

# 圆锥绣球 *Hydrangea paniculata* Sieb.

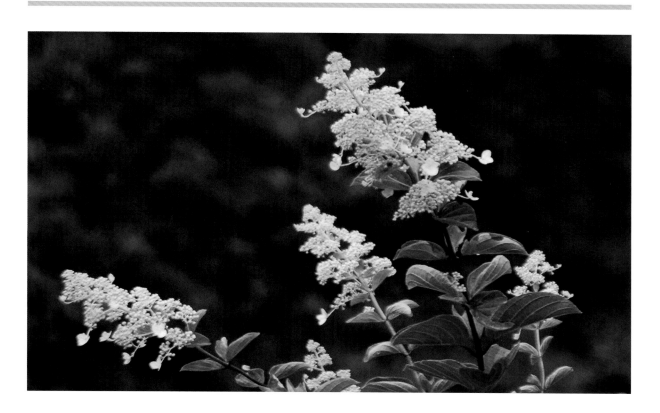

【别　　　名】轮叶绣球（《植物分类学报》），糊溲疏、水亚木（福建），白花丹（广东、广西）。

【形 态 特 征】落叶灌木，高2.5～4 m。小枝疏生白色短柔毛。叶对生，偶有3片轮生；椭圆形或卵形，长5~12 cm，宽2~4.5 cm，先端渐尖或急尖，基部圆形或楔形，边缘具锯齿。圆锥花序顶生，长15~20 cm，直径8~12 cm；不育花直径1~5 cm，萼片宽卵形或椭圆形，3~5片，通常为4片，全缘，白色，后变紫色；能育花萼筒杯状，先端5齿裂，花瓣5，长椭圆形，白色。蒴果卵圆形，先端2歧。种子顶端有薄翅。花期5~6月，果期9~10月。

【分布与生境】梵净山地区资源分布的代表区域：铜矿厂、漆树坪、洼溪河、核桃湾等地。生于海拔800~1300 m的山谷林缘、路旁、灌丛中。

【中 药 名】水亚木（根、叶）。

【功效主治】清热，截疟，解毒，散瘀止血。主治疟疾，咽喉肿痛，皮肤溃烂，跌打损伤，外伤出血。

【采收加工】夏、秋季采收，鲜用或晒干。

【用法用量】内服：煎汤，根15~30 g，叶30~60 g。外用：适量，鲜品捣敷。

【用药经验】①骨折：水亚木（根）、水冬瓜（根）、泽兰各等量，捣烂外包患处并固定。②疟疾：水亚木（根）20 g，水煎服。③跌打损伤：水亚木（根）、青风藤各20 g，金不换10 g，泡酒服。④外感发热：水亚木（根）、客妈荵各20 g，水煎服。

# 腊莲绣球 *Hydrangea strigosa* Rehd.

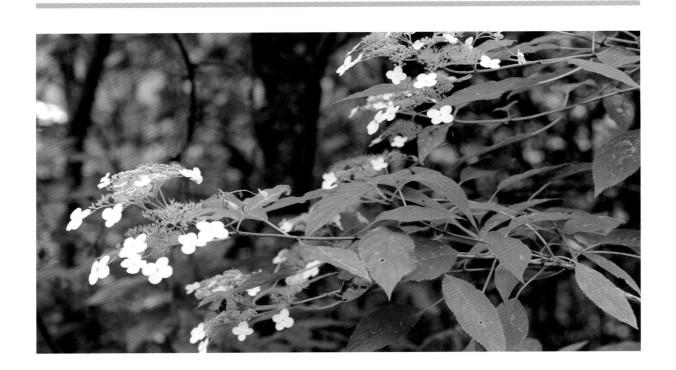

【别　　　名】蜜香草（《本草图经》），腊莲（《中国树木分类学》）。

【形 态 特 征】灌木，高1.5～2.5 m。小枝被白色柔毛。单叶对生；叶片披针形、椭圆状披针形，先端渐尖，基部楔形或圆形，边缘有细锯齿，两面具平贴硬毛，侧脉每边5～6条。聚伞花序顶生，花梗密被平贴硬毛；花异型；外缘为不育花，萼片4，花瓣状，白色或紫色，阔卵圆形，顶端有锯齿；中央为孕性花，白色，萼筒与子房合生，花瓣5，长方卵形，镊合状排列。蒴果近球形，顶端截平，不伸出于萼筒之上，有棱脊。花期5～6月，果期8～9月。

【分布与生境】梵净山地区资源分布的代表区域：郭家沟、中灵寺、龙门坳等地。生于海拔900～1400 m的林缘、路旁或溪边。

【中　药　名】土常山（根），甜茶（幼叶）。

【功 效 主 治】■土常山　截疟，消食积，清热解毒，祛痰散结。主治疟疾，食积腹胀，咽喉肿痛，皮肤癣癞，疮疖肿毒。

■甜茶　截疟，利尿降压。主治疟疾，高血压。

【采 收 加 工】■土常山　立冬至翌年立春间，采挖其根，除去茎叶，细根，洗净，鲜用；或擦去栓皮，切段，晒干。

■甜茶　立夏前后，采摘嫩枝嫩叶，揉搓使其出汗，晒干。

【用 法 用 量】■土常山　内服：煎汤，6～12 g。外用：适量，捣敷；或研末调擦；或煎水洗。

■甜茶　内服：煎汤，10～30 g。

【用 药 经 验】①腹泻，痢疾：土常山12～15 g，水煎服。②跌伤肿痛，疮疖肿毒：土常山适量捣烂敷。③疟疾：甜茶15～18 g，研细，用鸡蛋1～3个，拌和后，煎咸淡味蛋饼，在发冷前1 h吃完；或单用甜茶30 g煎汁服。

# 柔毛绣球 *Hydrangea villosa Rehd.*

【形 态 特 征】灌木，高1～4 m；小枝常具钝棱。叶披针形、卵状披针形、卵形或长椭圆形，长5～23 cm，宽2～8 cm，先端渐尖，基部阔楔形或圆形，两侧略不相等或明显不相等，且一侧稍弯拱，边缘具密的小齿，上面密被糙伏毛，下面密被灰白色短绒毛，脉上特别是中脉上的毛较长，有时稍带黄褐色；侧脉6～10对，弯拱，下面稍凸起。伞房状聚伞花序直径10～20 cm；不育花萼片4，少有5，淡红色，倒卵圆形或卵圆形，边缘常具圆齿或细齿；孕性花紫蓝色或紫红色，萼筒钟状，被毛，萼齿卵

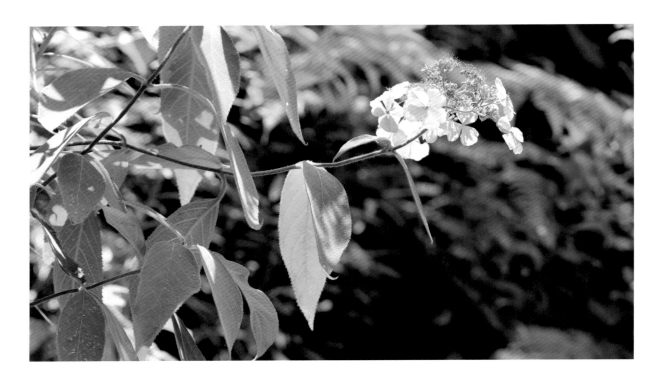

状三角形；花瓣卵形或长卵形，先端略尖，基部截平；雄蕊10枚，不等长。种子褐色，椭圆形或纺锤形，稍扁，具凸起的纵脉纹。花期7～8月，果期9～10月。

【分布与生境】梵净山地区资源分布的代表区域：马槽河、艾家坝、洼溪河、木耳坪等地。生于海拔650～1400 m的灌丛中、路旁。

【中　药　名】柔毛绣球（全株）。

【功效主治】止血，解毒，祛风除湿。主治外伤出血，疝气，乳痈，烧烫伤，风湿疼痛，带下。

# 厚叶鼠刺 *Itea coriacea* Y. C. Wu

【形态特征】灌木，高3～5 m。小枝无毛。叶厚革质，椭圆形或倒卵状长圆形，长6～13 cm，宽3～5 cm，先端急尖，基部钝，边缘基部以上具圆齿状齿，齿端有硬腺点，两面被疏腺体；中脉上面微凹，侧脉5～6对，网状脉明显。总状花序腋生兼顶生，单生，长达15 cm；花序轴及花梗被短柔毛，花2～3个簇生；萼筒浅杯状；萼片三角状披针形；花瓣白色，顶端渐尖。蒴果锥形，被疏柔毛，成熟时两裂，裂片顶端极反折。花期5～6月，果期9～10月。

【分布与生境】梵净山地区资源分布的代表区域：大河边、江口民兴铺等地。生于海拔500～850 m

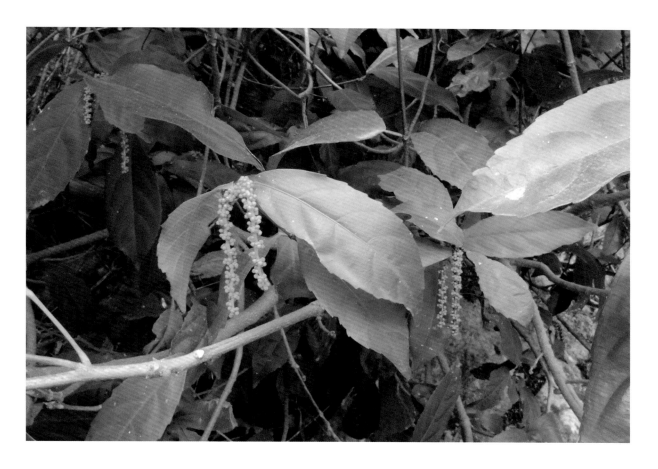

的山谷林缘或疏林中。

【中　药　名】厚叶鼠刺（叶）。

【功效主治】活血消肿，止痛。主治刀伤出血。

【采收加工】全年可采收，除去杂质，鲜用或晒干。

【用法用量】外用：适量，捣敷或干品研末。

# 腺鼠刺 *Itea glutinosa* Hand.-Mazz.

【别　　　名】白花树（《中药通报》），牛母树、优牛树、炸莲木（《广西药用植物名录》）。

【形态特征】灌木，高2~4 m。小枝有腺体。叶厚革质，长圆状椭圆形，长8~16 cm，宽4~7 cm，先端急尖，基部圆钝，边缘基部以上有刺状锯齿，上面疏生腺体；中脉上面微下陷，侧脉6~7对，两面明显；叶柄具小槽沟。总状花序单生叶腋，短于叶片，长7~13 cm，直立；花序轴、花梗及萼均有红色具柄的腺体和疏短毛；萼筒浅

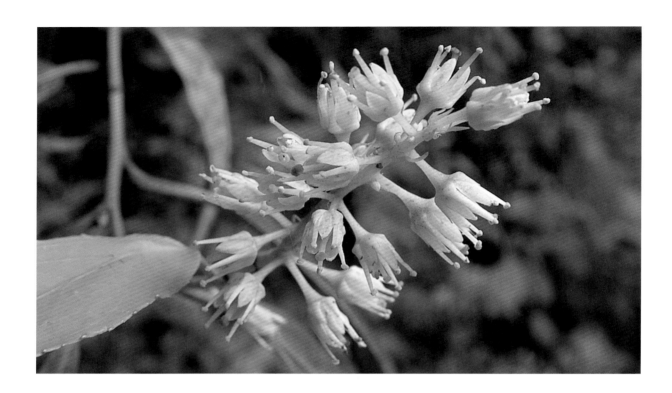

杯状；萼片线状披针形；花瓣白色，披针形；雄蕊明显长于花瓣及子房；花丝被微毛；花药卵圆形。蒴果。花期5~6月，果期6~11月。

【分布与生境】梵净山资源分布的代表区域：下月亮坝、秦芒坡、铜矿厂等地。生于海拔500~950 m的山谷疏林中。

【中 药 名】腺鼠刺（根）。

【功 效 主 治】续筋接骨，滋补，润肺。主治跌打损伤，骨折，劳伤乏力，身体虚弱，虚劳咳嗽。

【采 收 加 工】夏、秋季采挖，洗净泥土，切段，晒干或鲜用。

【用 法 用 量】内服：煎汤，30~60 g。

# 鸡肫梅花草 *Parnassia wightiana* Wall. ex Wight et Arn.

【别 名】白侧耳（《贵阳民间药草》）。

【形 态 特 征】多年生草本，高10~20 cm。根状茎粗大，块状，下部和周围长出许多密集而细长的根。基生叶丛生，肾形或卵圆形，肥厚，先端钝圆或微凸尖，基部心形，全缘；基出脉约7条，上面深绿色，下面淡绿色，两面无毛；叶柄长6~15 cm；花茎中部以上具一无柄叶，抱茎，形与基生叶相似。单花顶生；萼片5，绿色，倒卵形或长

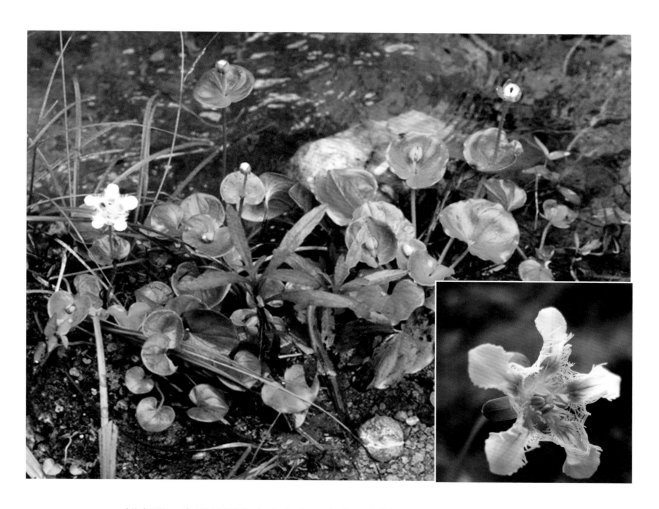

倒卵形，先端钝圆中有小突尖，宿存；花瓣5，白色，长倒卵形，先端钝圆，中部以下有流苏状或丝状分裂。蒴果扁圆形。种子多数，椭圆形。花期7~8月，果期8~11月。

【分布与生境】梵净山地区资源分布的代表区域：马槽河、下鱼坳、滴水岩、炕药洞、大罗河沟等地。生于海拔500~2300 m的山谷林缘沟边或路旁。

【中 药 名】鸡肫草（全草）。

【功效主治】清肺止咳，止血，利湿。主治肺热咳嗽，吐血，肾结石，胆结石，跌打损伤，白带异常，湿疮。

【采收加工】秋季采收，洗净，鲜用或晒干。

【用法用量】内服：煎汤，15~30 g；或炖鸡服。外用：适量，捣敷。

【用药经验】①肺结核咳血，崩漏下血：鸡肫草15 g，鹿衔草、卷柏各9 g，水煎服。②妇女白带异常：鸡肫草60 g，白木槿花15 g，炖猪肉或水煎服。

# 绢毛山梅花 *Philadelphus sericanthus* Koehne

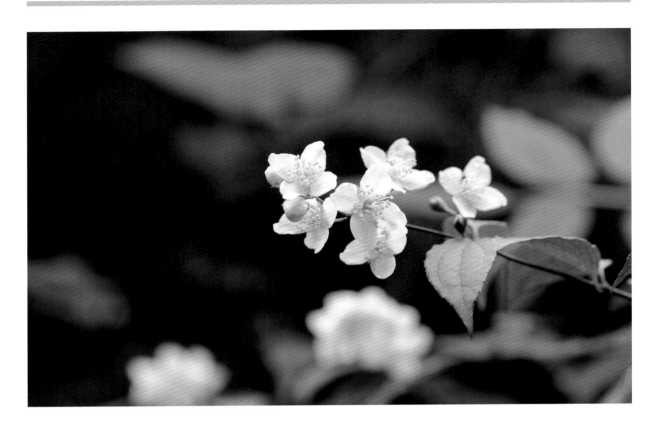

【别　　名】建德山梅花（《中国树木分类学》），毛萼山梅花（《经济植物手册》），土常山、探花（湖南）。

【形态特征】灌木，高1～3 m。当年生小枝被疏毛。叶纸质，椭圆形或椭圆状披针形，先端渐尖，基部楔形，边缘具锯齿，上面疏被糙伏毛，下面仅沿脉腋被长硬毛；叶脉稍离基3～5条；叶柄疏被毛。总状花序有花7～15朵，下面1～3对分枝成聚伞状排列；花萼褐色，外面疏被糙伏毛，裂片卵形；花冠盘状；花瓣白色，倒卵形或长圆形，外面基部常疏被毛，顶端圆形，有时不规则齿缺。蒴果倒卵形。花期5～6月，果期8～9月。

【分布与生境】梵净山地区资源分布的代表区域：大岩棚、滴水岩、烂茶顶等地。生于海拔850～2250 m的林缘或灌丛中。

【中　药　名】白花杆（根皮）。

【功效主治】活血，止痛，截疟。主治扭挫伤，腰胁疼痛，胃痛，头痛，疟疾。

【采收加工】夏、秋季采挖根，洗净，切段，剥取皮，鲜用或晒干。

【用法用量】内服：煎汤，9～24 g；或炖肉。外用：适量，捣敷。

【用 药 经 验】①疟疾，挫伤，腰胁疼痛，胃痛：白花杆24 g，同狗肉炖熟，调白糖服。 ②太阳头
　　　　　　　痛：白花杆加白糖共捣烂，敷贴患处。

# 冠盖藤 *Pileostegia viburnoides* Hook. f. et Thoms.

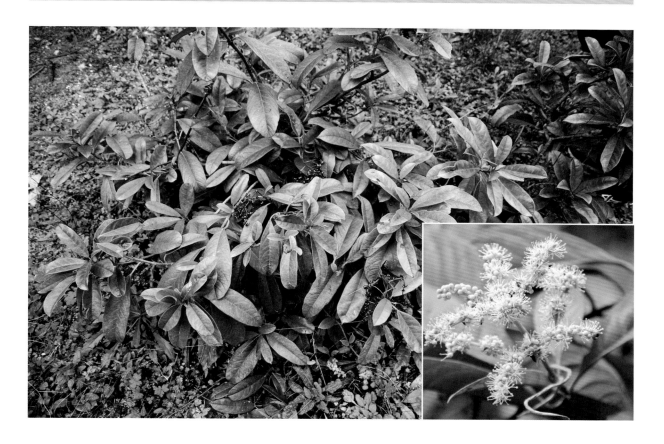

【别　　　名】青棉花、大一枝花（《贵州中草药名录》），红棉花藤、猴头藤（《浙江药用植物
　　　　　　　志》），旱禾树（广东）。

【形 态 特 征】常绿木质藤本，长6～15 m。以气生根攀缘于树干或岩石上；小枝圆柱形，无毛。
　　　　　　　叶对生，革质；叶片矩圆形或卵状披针形，先端渐尖，基部楔形，下面被极少的星
　　　　　　　状毛，全缘，稍反卷；主脉于上面略下凹，下面隆起；侧脉6～8对。花两性，圆锥
　　　　　　　花序顶生，长10～20 cm，花序梗与花梗常无毛或被极疏的星状毛；萼齿4～5，三
　　　　　　　角形；花瓣4～5，卵形，白色，上部连合成冠状。蒴果陀螺状半球形，有纵肋。种
　　　　　　　子多数。花期6～7月，果期7～10月。

【分布与生境】梵净山地区资源分布的代表区域：观音阁、大罗河沟、大岩屋、郭家沟、洼溪河等

地。生于海拔600～950 m的山谷林缘岩石上或疏林中。

【中　药　名】青棉花藤（根），青棉花藤叶（叶）。

【功效主治】■青棉花藤　祛风除湿，散瘀止痛，消肿解毒。主治腰腿酸痛，风湿麻木，跌打损伤，骨折，外伤出血，痛肿疮毒。

■青棉花藤叶　解毒消肿，敛疮止血。主治脓肿，疮疡溃烂，外伤出血。

【采收加工】全年可采，鲜用或晒干。

【用法用量】■青棉花藤　内服：煎汤，15～30 g；或泡酒。

■青棉花藤叶　外用：适量，捣敷；或研末撒。

【用药经验】①风湿关节痛：青棉花藤390 g，猪脚250 g，同煮后加酒酌量，服汤吃肉。②妇女产后潮热，腰痛脚酸，面黄肌瘦：青棉花藤、白马骨（茜草科六月雪）各500 g，金腰带（豆科小槐花）根250 g，同切细炒熟，加黄酒250 g，闷一夜，分成5剂，每日1剂，加水煎，冲红糖、黄酒，早、晚餐前各服1次。③跌打损伤，骨折：青棉花藤15～30 g，水煎冲黄酒服；另用鲜根、藤捣烂敷于伤处，包扎固定。跌扑内伤者，可用青棉花藤、华山矾、连钱草各15 g，丹参9 g，加水3碗煎至1碗。顿服，3 h后再煎服。④多发性脓肿：青棉花藤叶、紫丹参叶各适量，研细粉，加面粉少许，调匀外敷；另取青棉花藤、大青叶、忍冬藤、虎杖各9 g，土茯苓15 g，飞来鹤6 g，水煎分2次服。⑤多年溃烂疮毒：青棉花藤叶洗净，加白糖捣烂，敷疮口，外加包扎。

# 宝兴茶藨子 *Ribes moupinense* Franch.

【别　　　名】穆坪茶藨子（《经济植物手册》），穆坪醋栗（《华北经济植物志要》）。

【形态特征】落叶灌木，高2～5 m。小枝暗紫褐色，皮稍呈长条状纵裂或不裂，嫩枝棕褐色；芽卵圆形或长圆形。叶卵圆形或宽三角状卵圆形，长5～9 cm，宽几与长相似，基部心形，稀近截形，下面沿叶脉或脉腋间具短柔毛或混生少许腺毛，常3～5裂，裂片三角状长卵圆形或长三角形，顶生裂片长于侧生裂片，先端长渐尖，侧生裂片先端短渐尖或急尖，边缘具不规则的尖锐单锯齿和重锯齿；叶柄长5～10 cm。花两性；总状花序长5～10（12）cm，下垂，具9～25朵疏松排列的花；花序轴具短柔毛；花梗极短或几无，稀稍长；苞片宽卵圆形或近圆形；花萼绿色而有红晕；萼筒钟形；萼片卵圆形或舌形；花瓣倒三角状扇形。果实球形，黑色。花期5～6月，果期7～8月。

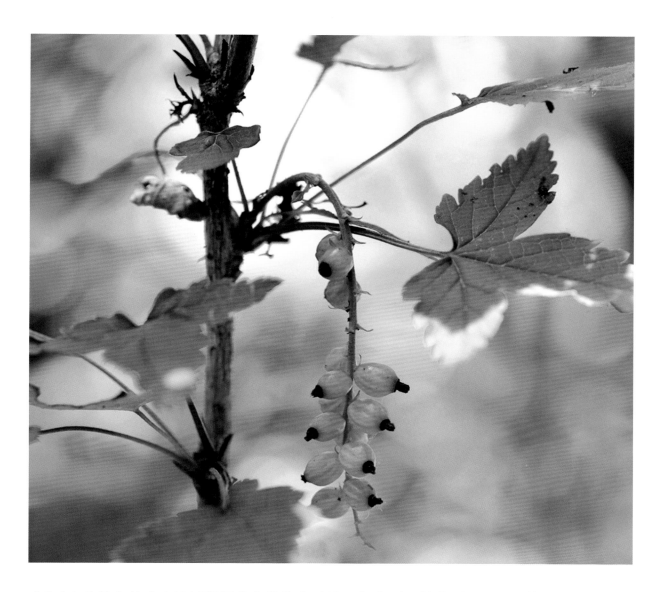

【分布与生境】梵净山地区资源分布的代表区域：新金顶、烂茶顶、凤凰山等地。生于海拔
　　　　　　　2200～2400 m的灌丛中或林缘。

【中　药　名】宝兴茶藨子（根）。

【功效主治】调经止痛，止血。主治月经不调，痛经四肢无力，烧烫伤，外伤出血。

# 细枝茶藨子 *Ribes tenue* Jancz.

【别　　　名】狭萼茶藨子（《秦岭植物志》）。

【形态特征】落叶灌木，高1～3 m。叶长卵圆形，长2～5.5 cm，宽2～5 cm，基部截形至心形，

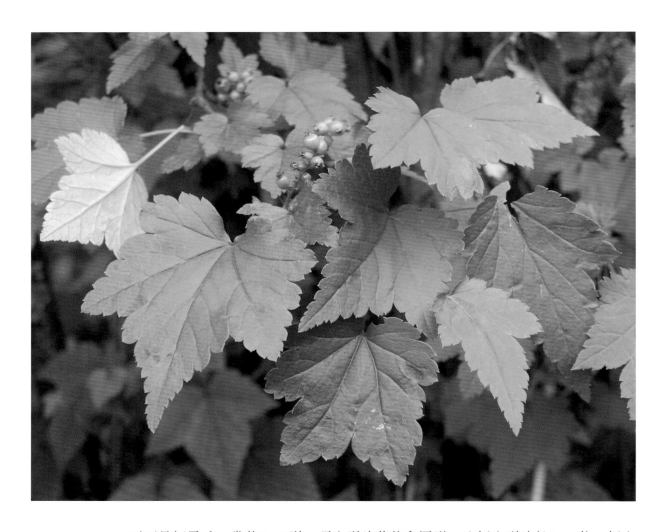

下面具短柔毛，掌状3～5裂，顶生裂片菱状卵圆形，比侧生裂片长1～2倍，侧生裂片卵圆形或菱状卵圆形，先端急尖至短渐尖，边缘具深裂或缺刻状重锯齿。花单性，雌雄异株，总状花序；雄花序长3～5 cm，生于侧生小枝顶端，具花10～20朵；雌花序较短，具花5～15朵；花萼近辐状；萼片舌形或卵圆形；花瓣楔状匙形或近倒卵圆形，暗红色；雄蕊与花瓣等长或稍短；花柱先端2裂。果实球形，直径4～7 cm，暗红色。花期5～6月，果期8～9月。

【分布与生境】梵净山地区资源分布的代表区域：大尖峰、白云寺、烂茶顶、上牛塘、凤凰山等地。生于海拔1900～2300 m的林缘、路旁、灌丛中。

【中药名】细枝茶藨（根及根茎）。

【功效主治】清虚热，调经止痛。主治虚热，乏力，月经不调，痛经，四肢无力，烧烫伤。

【采收加工】秋季采挖，洗净，晒干。

【用法用量】内服：煎汤，5～15 g。

# 扇叶虎耳草 *Saxifraga rufescens* Balf. f. var. *flabellifolia* C. Y. Wu et J. T. Pan

【别　　　名】红毛虎耳草（《中国高等植物图鉴》），红毛大字草（《云南种子植物名录》）。

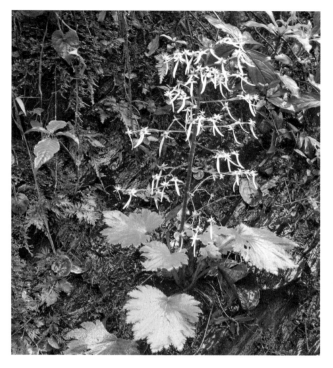

【形 态 特 征】多年生草本，高20～35 cm。叶均基生，肾形或心形，长2.4～10 cm，基部楔形或截形，9～11浅裂，裂片宽卵形，具牙齿，两面和边缘均被腺毛；叶柄长3.5～15 cm，被红褐色长腺毛。多歧聚伞花序圆锥状，长6～18 cm，具花10～30朵；花序分枝和花梗均被腺毛，花两侧对称；萼片花期开展或反曲，卵形或窄卵形；花瓣白色或粉红色，5枚，常4枚较短，披针形或窄披针形，具3～5条弧曲脉。蒴果弯垂。花期5～6月，果期7～9月。

【分布与生境】梵净山地区资源分布的代表区域：漆树坪、下鱼坳、陈家沟等地。生于海拔800～1100 m的山谷林缘或沟旁。

【中　药　名】扇叶虎耳草（全草）。

【功 效 主 治】清热解毒。主治中耳炎，咳嗽，吐血，崩漏。

【采 收 加 工】全年可采挖，洗净，晒干。

【用 法 用 量】内服：煎汤，9～15 g。

# 虎耳草 *Saxifraga stolonifera* Curt.

【别　　　名】丝棉吊梅（《中国药用植物志》），耳朵草（《闽东本草》），通耳草（陕西汉

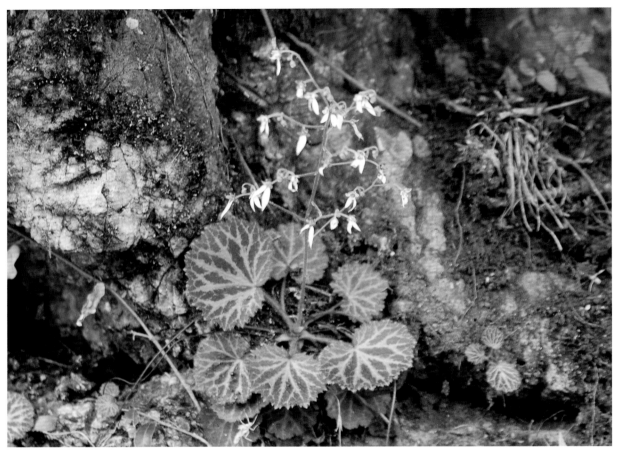

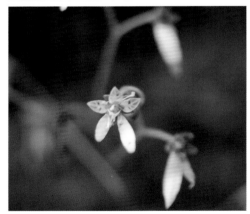

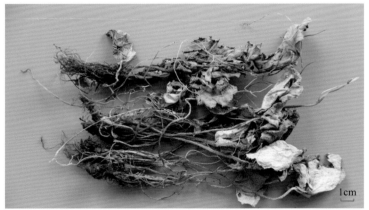

1cm

中、武都），天青地红（云南文山）。

【形态特征】多年生常绿草本，全株有毛。根纤细；匍匐茎细长，红紫色，有时生出叶与不定根。叶基生，叶片肉质，圆形或肾形，先端浑圆，基部心形或平截，边缘有浅裂片或波状齿，上面常有白色斑纹，下面带紫红色。花茎由叶腋抽出，直立或稍倾斜，有分枝，花多朵，成稀疏圆锥状花序；苞片披针形；萼片卵形；花瓣5，白色或粉红色，下方2瓣特长，椭圆状披针形；雄蕊10，不等长，花药紫红色。蒴果卵圆形，顶端2深裂，呈嘴状。花期6～7月，果期7～11月。

【分布与生境】梵净山地区资源分布的代表区域：观音阁、大黑湾、大岩屋、清水江、黎家坝等地。生于海拔500～1200 m的林缘、疏林中、路旁或沟边。

【中　药　名】虎耳草（全草）。

【功效主治】疏风，清热，凉血，解毒。主治风热咳嗽，肺痈，肝炎，吐血，风火牙痛，风疹瘙痒，痈肿丹毒，淋巴结结核，痔疮肿痛，毒虫咬伤，烫伤，外伤出血。

【采收加工】全年可采收，除去杂质，洗净，晒干或鲜用。

【用法用量】内服：煎汤，9～15 g；鲜品加倍。外用：捣汁滴；或煎水熏洗。

【用药经验】①中耳炎，外耳道湿疹：鲜虎耳草15 g，捣烂取汁滴耳。②风丹：鲜虎耳草适量，煮甜酒吃。③风火牙痛：虎耳草30～60 g，水煎服，去渣，加鸡蛋1个同煮服。④皮肤溃烂：虎耳草、大蓟根、杠板归、薄荷各适量，用桐油熬，浓缩成膏，用盐水洗净患处后外敷。⑤小儿惊风：虎耳草研细，每次服6 g，日两次，淘米水冲服。

# 钻地风 *Schizophragma integrifolium* Olive.

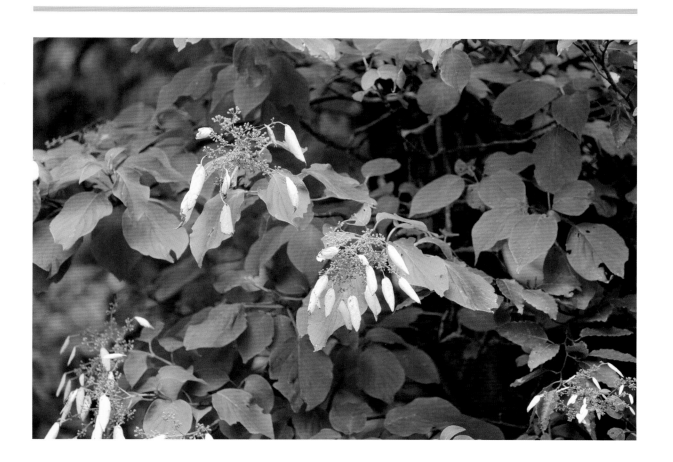

【别　　　名】小齿钻地风、阔瓣钻地风（《植物分类学报》）。

【形态特征】落叶木质藤本，借气根攀缘，高至4 m以上。叶对生，叶片卵圆形至阔卵圆形，长8~15 cm，先端渐尖，基部截形或圆形至心形，全缘或前半部疏生小齿，质厚，下面叶脉有细毛或近无毛；叶柄长3~8 cm。伞房式聚伞花序顶生；花2型；周边为不育花，仅具一片大型萼片，狭卵形至椭圆状披针形，长4~6 cm，宽约3 cm，先端短尖，乳白色，老时棕色，萼片柄细弱；孕性花小，绿色；萼片4~5；花瓣4~5。蒴果陀螺状，有10肋。花期6~7月，果期10~11月。

【分布与生境】梵净山地区资源分布的代表区域：青龙洞、马槽河、洼溪河、天庆寺、上月亮坝等地。生于海拔850~1100 m的疏林树干上。

【中　药　名】钻地风（根皮或藤）。

【功效主治】舒筋活络，祛风活血。主治风湿筋骨痛，四肢关节酸痛，丝虫病。

【采收加工】全年均可采收根或藤，剥取根皮，鲜用或晒干。

【用法用量】内服：煎汤，6~12 g；或浸酒。

【用药经验】四肢关节酸痛：钻地风450 g，八角枫、五加皮、丹参各150 g，白牛膝180 g，麻黄15 g，切细，入黄酒6 L，红糖、红枣各500 g，装入小坛内密封，再隔水缓火炖4 h。每日早、晚空腹饮200 mL左右，头汁服完后，可再加黄酒5 L，如上法烧炖、服用。

# 黄水枝 *Tiarella polyphylla* D. Don

【别　　　名】博落、水前胡（云南），防风七（湖北）。

【形态特征】多年生草本，高20~40 cm；根状茎横走，深褐色。茎被白色柔毛。基生叶心形至卵圆形，为不明显的3~5裂，先端急尖，基部心形，边缘有腺毛和不整齐的钝锯齿，齿端有刺，上面被白色腺毛；叶柄长5~15 cm，有伸展的长柔毛或腺毛；茎生叶互生，2~3枚，叶较小而柄短，叶脉掌状5出。总状花序顶生，直立，密生短腺毛；苞片小，钻形；花萼白色，钟形，裂片5，三角形，先端急尖；花瓣小，线形。蒴果有2角。花、果期4~11月。

【分布与生境】梵净山地区资源分布的代表区域：鱼泉沟、漆树坪、万宝岩、九龙池、密麻树、洼溪河等地。生于海拔850~2300 m的林中阴湿处。

【中　药　名】黄水枝（全草）。

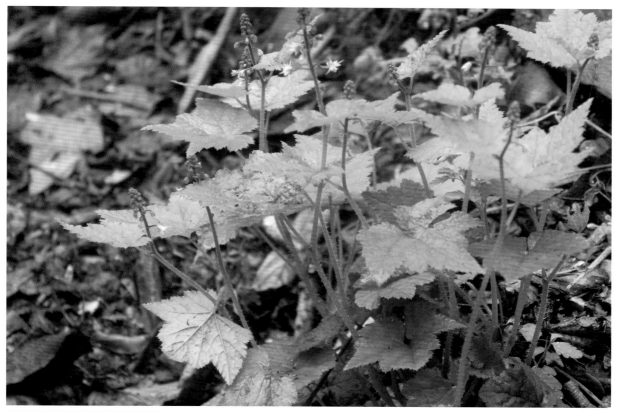

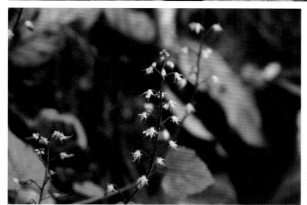

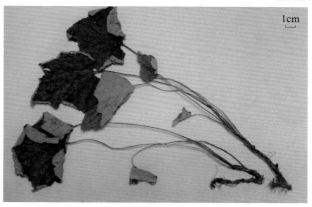

【功 效 主 治】清热解毒，活血祛瘀，消肿止痛。主治疮疖，无名肿痛，咳嗽气喘，肝炎，跌打损伤。

【采 收 加 工】4～10月采收，洗净，晒干或鲜用。

【用 法 用 量】内服：煎汤，9～15 g；或浸酒。外用：适量，鲜品捣烂敷。

【用 药 经 验】①疮疖，无名肿毒：黄水枝、野菊花、蒲公英、夏枯草、忍冬藤各15 g，水煎服，
并用鲜黄水枝捣烂外敷患处。②黄水疮：黄水枝、龙葵叶、木芙蓉叶、黄柏、枯
矾各6 g，研细末，敷患处。③咳嗽气急：黄水枝30 g，荾菜12～15 g，水煎，冲红
糖，每日早、晚餐前各服1次，忌食酸、辣、芥菜、萝卜菜。

# 海桐花科

## 大叶海桐
*Pittosporum daphniphylloides* Hayata var. *adaphniphylloides* (H. H. Hu & F. T. Wang) W. T. Wang

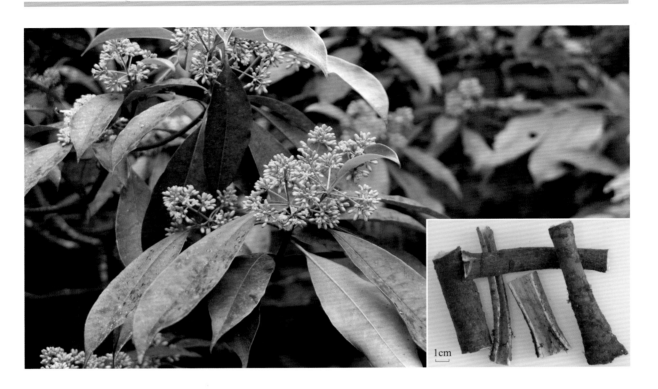

【别　　　名】桂花叶兰、丕姝（《彝药志》），山枝仁、山枝茶（《中国中药资源志要》）。

【形 态 特 征】常绿灌木或小乔木，高2.5～5 m。小枝无毛。叶簇生于枝顶；叶片矩圆形或椭圆形，长12～20 cm，宽4～8 cm，先端收窄而急尖，基部阔楔形，中脉粗大，在下面强烈凸起；侧脉9～11对；叶柄粗大。复伞房花序3～7条组成复伞形花序，生于枝顶叶腋内；花黄色；萼片卵形；花瓣窄矩圆形，分离；雄蕊比花瓣略短或几等长。蒴果近圆球形，稍压扁；基部有不明显的子房柄，2片裂开，果片薄木质，胎座稍超出果片中部。花期4～5月，果期8～9月。

【分布与生境】梵净山地区资源分布的代表区域：马槽河、洼溪河等地。生于海拔700～900 m的山谷林缘或疏林中。

【中　 药　 名】山青皮（树皮）。

【功 效 主 治】清热解毒，祛风除湿。主治支气管炎，口腔炎，扁桃体炎，痢疾，风湿瘫痪，半身不遂。

【采收加工】春季采剥树皮，切碎，晒干。秋季采收果实，晒干。

【用法用量】内服：煎汤，30~50 g；或泡酒。外用：适量，捣敷。

【用药经验】①气管炎：山青皮50 g，水煎服。②口腔炎，扁桃体炎，咽峡炎：山青皮50 g，山青果15 g，百草霜10 g，水煎服。③风湿瘫痪，半身不遂：山青皮40 g，伸筋草、鹿角各50 g，土杜仲30 g，木瓜15 g，泡酒服。④高血压：山青皮50 g，水煎服。

# 光叶海桐 *Pittosporum glabratum* Lindl.

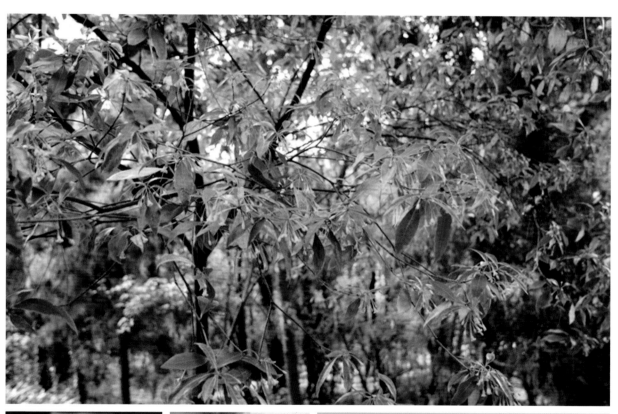

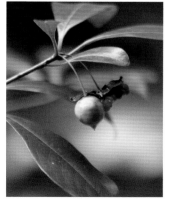

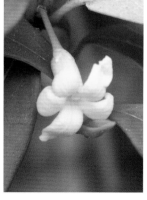

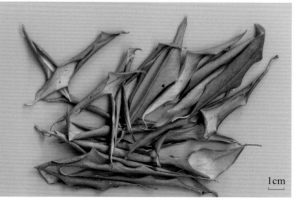

1cm

【别　　　名】崖花子（《中国高等植物图鉴》），长果满天香（《广西植物名录》），公栀子（贵州），一朵云（广东、广西）。

【形 态 特 征】常绿灌木，高2～3 m，嫩枝无毛。叶聚生于枝顶，薄革质；叶片窄矩圆形，或为倒披针形，先端尖锐，基部楔形，上面绿色，发亮，下面淡绿色，侧脉5～8对。花序伞形，1～4枝簇生于枝顶叶腋；苞片披针形；萼片卵形；花瓣分离，倒披针形。蒴果椭圆形，3片裂开，果片薄，革质，每片有种子约6个，均匀分布于纵长的胎座上。种子大，近圆形，红色。花期4～5月，果期9～10月。

【分布与生境】梵净山地区资源分布的代表区域：艾家坝、鱼坳、石棉厂、清水江等地。生于海拔600～1200 m的疏林中或溪边灌丛中。

【中　药　名】广枝仁（种子），光叶海桐叶（叶），光叶海桐根（根）。

【功 效 主 治】■广枝仁　清热利咽，止泻。主治虚热心烦，口渴，咽痛，泄泻，痢疾。

■光叶海桐叶　消肿解毒，止血。主治毒蛇咬伤，痈肿疮疖，水火烫伤，外伤出血。

■光叶海桐根　祛风除湿，活血通络，止咳涩精。主治风湿性关节炎，坐骨神经痛，骨折，四肢麻木，哮喘，胃痛，牙痛，神经衰弱，梦遗滑精。

【采 收 加 工】■广枝仁　9～10月果实成熟时采摘果实，晒干，击破果壳，取出种仁，阴干。

■光叶海桐叶　全年均可采收叶，鲜用或晒干研粉。

■光叶海桐根　全年均可采挖其根，取根部或剥取根皮，洗净，切片晒干。

【用 法 用 量】■广枝仁　内服：煎汤，9～15 g；研末1.5～3 g。

■光叶海桐根　内服：煎汤，9～15 g；或浸酒。

■光叶海桐叶　外用：适量，鲜品捣敷；或水煎洗；干品研末撒。

【用 药 经 验】①子宫脱垂：光叶海桐15 g，煨水服。②失眠：光叶海桐根适量，蒸糯米甜酒内服。③遗精：广枝仁、夜关门各30 g，水煎服。④哮喘：广枝仁、山蚂蝗各20 g，水煎服。⑤风湿痹痛：光叶海桐根、大风藤、追风伞各20 g，水煎服。⑥毒蛇咬伤，疮疖肿毒，过敏性皮炎：鲜光叶海桐叶捣烂外敷或煎水洗。

# 狭叶海桐 *Pittosporum glabratum* Lindl. var. *neriifolium* Rehd. et Wils.

【别　　　名】黄栀子（贵州），斩蛇剑（广东）。

【形 态 特 征】常绿灌木，高0.8～2 m；嫩枝无毛。叶聚生于枝顶，窄矩圆形、倒披针形，长5～15 cm，

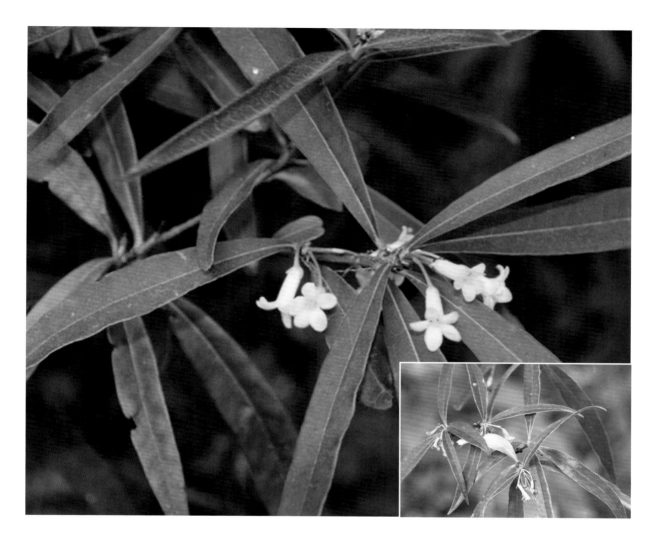

有时更长，宽1~2 cm，先端渐尖，基部楔

形，全缘，叶脉不明显。花序伞形，顶生，多花；花淡黄色，萼片5，三角形；花

瓣分离，倒披针形；雄蕊长5。蒴果梨形或椭圆形，成熟时3片裂开。种子红色。花

期3~4月，果期7~8月。

【分布与生境】梵净山地区资源分布的代表区域：鱼坳、马槽河、密麻树、跑马场等地。生于海拔

800~1300 m的疏林中或林缘。

【中　药　名】金刚口摆（全株或果实）。

【功 效 主 治】清热利湿，宁心安神。主治湿热黄疸，失眠，梦多。

【采 收 加 工】秋季采收果实或全株，晒干。

【用 法 用 量】内服：煎汤，15~30 g。

【用 药 经 验】①湿热黄疸：金刚口摆15 g，田基黄、虎杖各10 g，水煎服。②子宫脱垂：金刚口

摆30 g，煎水服。③失眠：金刚口摆、夜交藤、合欢皮各15 g，水煎服。

# 海金子 *Pittosporum illicioides* Mak.

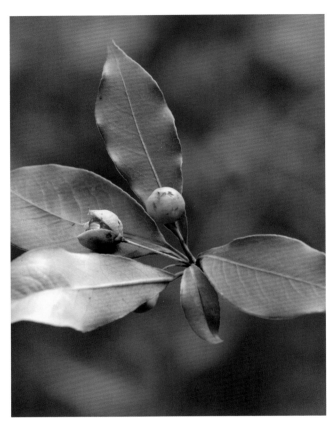
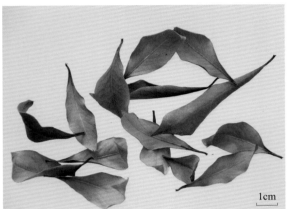
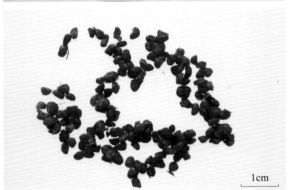

【别　　　名】崖花海桐、崖花子（《中国高等植物图鉴》），山栀茶（湖南）。

【形 态 特 征】常绿灌木，高达5 m。单叶互生，有时常3～8片簇生呈假轮生状，薄革质，倒卵状披针形或倒披针形，先端渐尖，基部窄楔形，常向下延，侧脉6～8对，在上面不明显，在下面稍凸起，网脉在下面明显。伞形花序顶生，有花2～10朵，花梗纤细；萼片卵形，先端钝。蒴果近圆形，多少三角形，或有纵沟3条，3片裂开，果片薄木质。花期4～5月，果期10月。

【分布与生境】梵净山地区资源分布的代表区域：六股坪、山石闹、郭家沟、大土等地。生于海拔500～850 m的山谷林缘或灌丛中。

【中　药　名】山枝茶（根），崖花海桐叶（叶），崖花海桐子（种子）。

【功 效 主 治】■山枝茶　活络止痛，宁心益肾。主治风湿性关节炎，骨折，胃痛，梦遗滑精。

　　　　　　　■崖花海桐叶　消肿解毒，止血。主治毒蛇咬伤，疮疖，外伤出血。

　　　　　　　■崖花海桐子　清热利咽，涩肠固精。主治咽喉痛，肠炎，白带异常，滑精。

【采 收 加 工】■山枝茶　全年均可采挖其根，切片晒干，或剥取皮，切段，鲜用或晒干。

　　　　　　　■崖花海桐叶　夏季采摘其叶，鲜用或晒干。

　　　　　　　■崖花海桐子　10～11月果实成熟时采摘其果实，晒干后击破果壳，选出种子，清水冲洗，阴干。

【用 法 用 量】■山枝茶　内服：煎汤，15～30 g；或浸酒。

　　　　　　　■崖花海桐子　内服：煎汤，4.5～9 g。外用：适量，鲜品捣敷；或干品研末撒。

【用 药 经 验】①风湿痹痛：山枝茶15 g，水煎服。②风湿性关节炎：山枝茶、金钩莲、铁筷子各10 g，水煎服。③胃痛：山枝茶、黄山药鸡屎藤各10 g，水煎服。④失眠：山枝茶、夜交藤各100 g，泡酒1000 mL，每次服10～50 mL。⑤坐骨神经痛，风湿关节痛：山枝茶30 g，瑞香12 g，钩藤根、独活各15 g，水煎服或泡酒服。

# 棱果海桐 *Pittosporum trigonocarpum* Lévl.

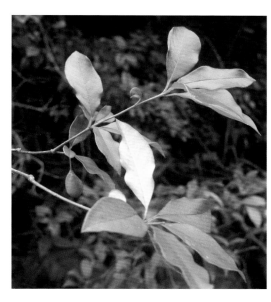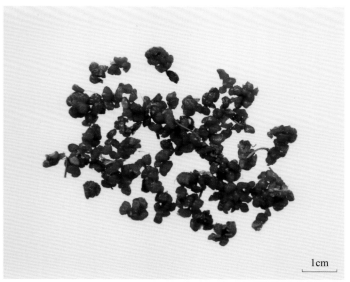

1cm

【别　　　名】瘦鱼蓼、鸡骨头、公栀子（贵州）。

【形 态 特 征】常绿灌木，高1.5～3 m。叶簇生于枝顶，革质，倒卵形或矩圆倒披针形，长7～14 cm，宽2.5～4 cm，先端急短尖，基部窄楔形，上面绿色、光亮，下面浅褐色，无毛；侧脉约6对，两面均不明显。伞形花序3～5枝顶生，花多数；花梗纤细；萼片卵形；花瓣分离，或部分联合。蒴果常单生，椭圆形，有毛。种子红色。花期4～5月，果期8～9月。

【分布与生境】梵净山地区资源分布的代表区域：密麻树、跑马场、魔芋山湾、洼溪河、中灵寺等地。生于海拔850～1300 m山谷林缘或灌丛中。

【中　药　名】广枝仁（种子），棱果海桐根（根），棱果海桐叶（叶）。

【功 效 主 治】■广枝仁　涩肠固精。主治咽痛，肠炎，白带异常，滑精。

　　　　　　　■棱果海桐根　祛风活络，散瘀止痛。主治风湿性关节炎，骨折，胃痛。根皮可治多年哮喘。

　　　　　　　■棱果海桐叶　解毒止血。主治毒蛇咬伤，疮疖，外伤出血。

【采 收 加 工】■广枝仁　秋季果实成熟时采收，除去果壳，取出种子，晒干。

　　　　　　　■棱果海桐根　全年均可采挖，洗净，晒干。

　　　　　　　■棱果海桐叶　全年均可采摘，洗净，晒干。

【用 法 用 量】内服：煎汤，9～15 g。

# 金缕梅科

## 瑞 木 *Corylopsis multiflora* Hance

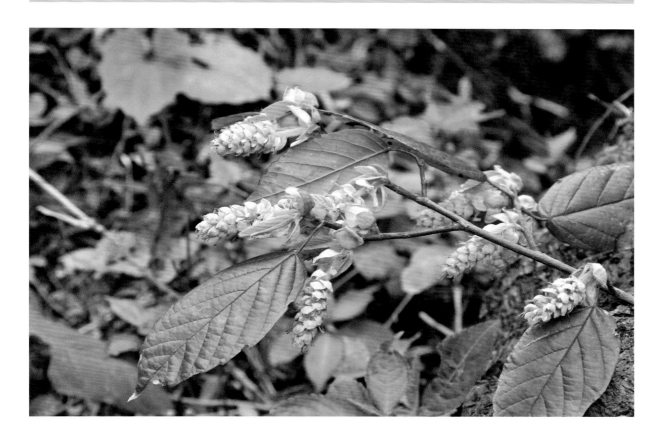

【别　　　名】大果蜡瓣花（《海南植物志》）。

【形 态 特 征】半常绿灌木或小乔木，嫩枝有绒毛。叶薄革质，倒卵形或倒卵状椭圆形，长
7～15 cm，宽4～8 cm，先端渐尖，基部心形，下面灰白色，具星毛；侧脉7～9
对，边缘有锯齿；托叶矩圆形，有绒毛，早落；苞片卵形；小苞片1个。花序轴及
花序柄均被毛；花梗短，花后稍伸长；萼齿卵形；花瓣倒披针形。果序长5～6 cm；
蒴果硬木质，近球形，具短柄。种子长达1 cm。

【分布与生境】梵净山地区资源分布的代表区域：六股坪、小黑湾、芭蕉湾、标水岩、黑木林等
地。生于海拔600～950 m的山谷疏林、沟边、路旁。

【中 药 名】大果蜡瓣花（根皮）。

【功 效 主 治】清热，镇静，止呕逆。主治呕逆，心悸，烦乱昏迷，白喉，内伤出血。

【采 收 加 工】全年均可采挖其根，洗净，剥皮，切段晒干。

【用 法 用 量】内服：煎汤，9～15 g。

# 杨梅蚊母树 *Distylium myricoides* Hemsl.

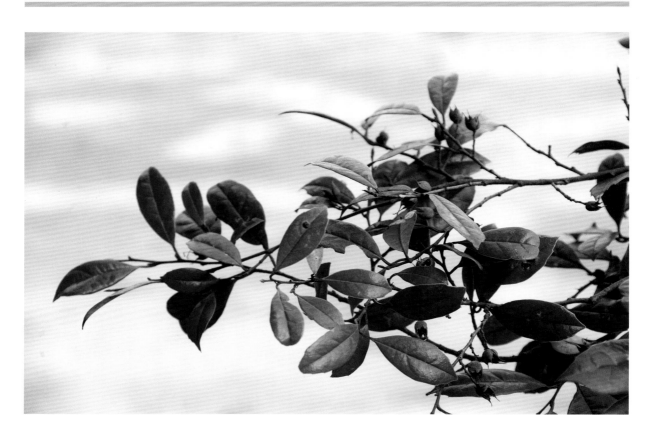

【别　　　　名】挺香、萍柴（《中国经济植物志》），野茶、夹心（《中国高等植物图鉴》），假五倍子（湖南）。

【形 态 特 征】常绿小乔木，高5～10 m。小枝无毛。叶革质，矩圆形或倒披针形，长5～11 cm，宽2～4 cm，先端锐尖，基部楔形，侧脉约6对，边缘上半部有数个小齿凸起；托叶早落。总状花序腋生，雄花与两性花同在一个花序上；两性花位于花序顶端，苞片披针形，萼筒极短，萼齿3～5个，披针形，雄蕊3～8个，花药红色；雄花的萼筒很短，雄蕊长短不一。蒴果卵圆形，有黄褐色星毛，先端尖，裂为4片，基部无宿存萼筒。种子褐色，有光泽。

【分布与生境】梵净山地区资源分布的代表区域：二道拐、大岩屋等地。生于海拔700～900 m的阔叶林中等。

【中　药　名】杨梅叶蚊母树根（根）。

【功效主治】利水消肿，祛风活络。主治水肿，手足浮肿，风湿骨节疼痛，跌打损伤。

【采收加工】全年均可采挖，洗净，鲜用或切片晒干。

【用法用量】内服：煎汤，9～15 g；或浸酒。外用：鲜品捣敷。

# 金缕梅 *Hamamelis mollis* Oliver

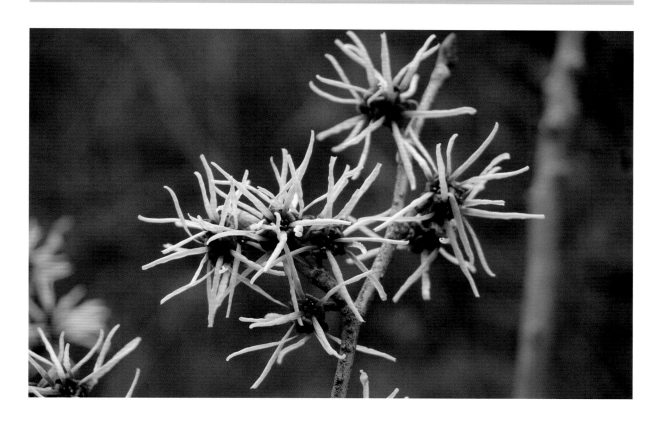

【别　　　名】木里仙、牛踏果（《天目山药用植物志》）。

【形态特征】落叶灌木或小乔木，高4～8 m。小枝幼时有星状毛。叶互生；叶片纸质，宽倒卵圆形，长6～12 cm，宽3～7.5 cm，先端短急尖，基部心形不等，边缘有波状齿，上面淡绿色，有短毛，下面密生灰色星状绒毛，侧脉7～9对；叶柄被绒毛；托叶早落。短穗状花序腋生，具数朵花；花两性；萼简短，萼齿4，宿存，被星状毛；花瓣4，黄白色，带状；雄蕊4，与退化雄蕊互生。蒴果卵圆形，密被黄褐色星状毛。种子椭圆形，黑色，发亮。花期5月，果期10月。

【分布与生境】梵净山地区资源分布的代表区域：牛塘、刘家纸厂等地。生于海拔1100～1500 m的疏林中。

【中　药　名】金缕梅（根）。

【功效主治】益气。主治劳伤乏力。

【采收加工】秋季采挖，洗净，晒干。

【用法用量】内服：煎汤，15～30 g；鲜品60～90 g。

【用药经验】劳伤乏力：金缕梅60～90 g，水煎，冲黄酒、红糖服，早、晚餐饭前各服1次。

# 枫香树 *Liquidambar formosana* Hance

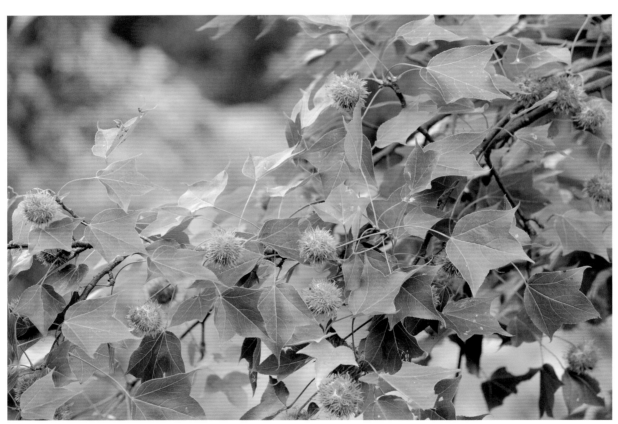

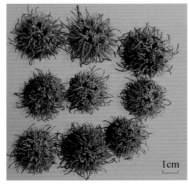

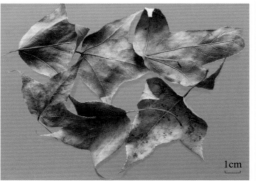

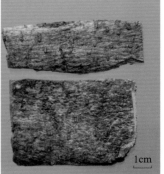

【别　　　名】枫木树（梵净山）。

【形 态 特 征】大乔木，高12～25 m。小枝被柔毛。单叶互生；叶片宽卵形，掌状3裂，基部心形，长5～12 cm，宽7～17 cm，中央裂片先端长尖，两侧裂片平展，掌状脉3～5，边缘具锯齿；叶柄长达11 cm，早落。雌雄同株，雄花呈柔荑花序，无花被；雌花24～40朵，花序梗长3～6 cm，萼齿4～7，针形，花柱卷曲。头状果序球形，木质，蒴果下部藏于果序轴内，具宿存针刺状萼齿及花柱。种子褐色，多角形或具窄翅。花期3～4月，果期10～11月。

【分布与生境】梵净山地区资源分布的代表区域：柏子坪、垮山湾、平锁等地。生于海拔850 m以下的山谷林缘或疏林中。

【中　 药　 名】枫香叶（叶），枫香树皮（树皮），枫香树根（根），路路通（果实），枫香脂（树脂）。

【功 效 主 治】■枫香叶　行气止痛，解毒，止血。主治胃脘疼痛，伤暑腹痛，痢疾，泄泻，痈肿疮疡，湿疹，吐血，咳血，创伤出血。

■枫香树皮　除湿止泻，祛风止痒。主治痢疾，泄泻，痒疹。

■枫香树根　解毒消肿，祛风止痛。主治痈疽疔疮，风湿痹痛，牙痛，湿热泄泻，痢疾，小儿消化不良。

■路路通　祛风除湿，疏肝活络，利水，下乳。主治乳汁不通，四肢麻木，手足拘挛，脘腹疼痛，经闭，水肿胀满，湿疹。

■枫香脂　活血解毒，收敛固涩，祛风通络。主治跌打损伤，痹痛瘫痪，外伤出血，瘰疬。

【采 收 加 工】■枫香叶　春、夏季采收叶，晒干或鲜用。

■枫香树皮　全年均可剥取树皮，洗净，晒干或烘干。

■枫香树根　秋、冬季采挖根，洗净，除去粗皮，晒干。

■路路通　冬季果实成熟时采收，除去杂质，洗净，晒干。

■枫香脂　7～8月间割裂树干，使树脂流出，10月至翌年4月采收流出的树脂，低温烘干或自然干燥。

【用 法 用 量】■枫香叶　内服：煎汤，鲜者15～30 g，捣汁或烧存性研末。外用：捣汁敷。

■枫香树皮　内服：煎汤，30～60 g。外用：水煎洗；或研末调敷。

■枫香树根　内服：煎汤，15～30 g；或捣汁。外用：捣敷。

■路路通　内服：煎汤，3～9 g；或浸酒。外用：研末敷；或烧烟嗅气。

■枫香脂　内服：研末1.5～3 g；或入丸散。

【用 药 经 验】①产妇乳少：路路通、无花果各10 g，水煎服。②泄泻：枫香叶、青蒿、松针各适量，水煎服。③白带异常：枫香脂、杉树油、柏香油各适量混匀，每次1匙，温开水送服。④烂脚丫：路路通适量，捣汁搽患处。⑤风湿关节痛：路路通、秦艽、桑枝、风藤、橘络、薏苡仁各适量，水煎服。

# 檵 木 *Loropetalum chinense* (R. Br.) Oliv.

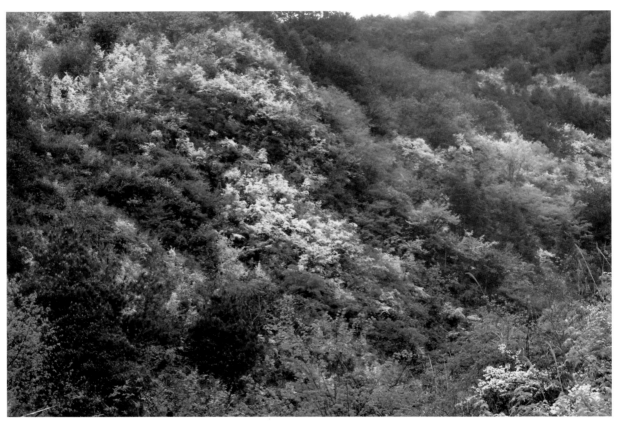

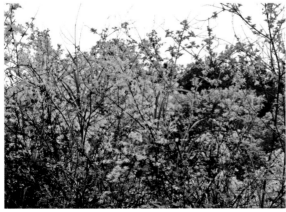
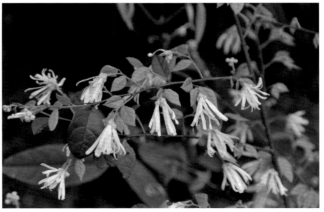

【别　　　名】白花檵木、白彩木、继木（《中国植物志》）。

【形 态 特 征】灌木，有时为小乔木。多分枝，小枝有星毛。叶革质，卵形，上面略有粗毛或秃净，干后暗绿色，无光泽，下面被星毛，稍带灰白色，侧脉约5对，在上面明显，在下面凸起，全缘；叶柄有星毛；托叶膜质，三角状披针形，早落。花3～8朵簇生，有短花梗，白色，比新叶先开放，或与嫩叶同时开放，花序柄被毛；苞片线形；萼筒杯状，被星毛，萼齿卵形，花后脱落；花瓣4片，带状，先端圆或钝。蒴果卵圆形，先端圆，被褐色星状绒毛，萼筒长为蒴果的2/3。种子圆卵形，黑色，发亮。花期3～4月。

【分布与生境】梵净山地区资源分布的代表区域：艾家坝、栗子园、徐家沟、坝梅寺等地。生于海拔750 m以下的疏林或灌丛中。

【中　药　名】檵花（花），檵木叶（叶），檵木根（根）。

【功 效 主 治】■檵花　清热，止血。主治鼻出血，外伤出血。

■檵木叶　止血，止泻，止痛，生肌。主治子宫出血，腹泻，烧伤，外伤出血。

■檵木根　行血祛瘀。主治血瘀经闭，跌打损伤，慢性关节炎，外伤出血。

【采 收 加 工】■檵花　花于清明前后采，鲜用或晒干。

■檵木叶、檵木根　全年可采。

【用 法 用 量】■檵花　内服：6～9 g。

■檵木叶　内服：15～30 g。外用：适量，捣烂或干品研粉敷患处。

■檵木根　内服：9～15 g。

【用 药 经 验】①外伤出血：檵木根、吴茱萸、香附、青藤香（马兜铃）、杜仲、川续断各适量，水煎服。②痔疮：檵木根15～20 g，炖猪大肠，喝汤食肠。

# 杜仲科

# 杜 仲 *Eucommia ulmoides* Oliver.

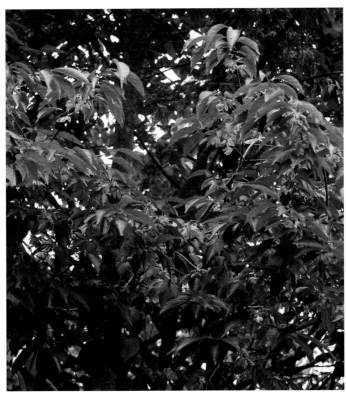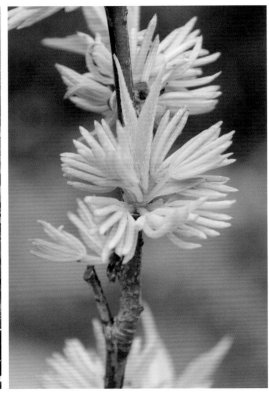

【别　　　名】丝棉皮、扯丝皮（梵净山）。

【形 态 特 征】落叶乔木，高12～20 m，胸径约50 cm。树皮灰褐色，粗糙，内含橡胶，折断拉开有多数细丝。小枝光滑无毛。单叶互生；长椭圆形或椭圆状卵形，长6～15 cm，宽3.5～6.5 cm，先端渐尖，基部宽楔形或近圆形，边缘有锯齿，幼叶上面被疏柔毛，下面毛较密，老叶上面光滑无毛，下面沿叶脉被疏长毛，侧脉6～9对。花单性，雌雄异株，无花被；雄花簇生，具短柄。坚果扁平，边缘有翅，长椭圆形，先端下凹，内有种子1粒。种子扁平，线形，两端圆形。花期4～5月，果期9月。

【分布与生境】梵净山地区资源分布的代表区域：柏子坪、马槽河、大园子、桃树岭、牛角洞等地。生于海拔850 m以下的村寨旁，常见有栽培。

【中　药　名】杜仲（树皮），杜仲叶（叶）。

【功效主治】■ 杜仲　补肝肾，强筋骨，安胎。主治肝肾不足，腰膝酸痛，筋骨无力，头晕目眩，妊娠漏血，胎动不安。

　　　　　　■ 杜仲叶　补肝肾，强筋骨。主治肝肾不足，头晕目眩，腰膝酸痛，筋骨痿软。

【采收加工】■ 杜仲　在清明至夏至间，选取生长15～20年以上的植株，剥下树皮，刨去粗皮，晒干。

　　　　　　■ 杜仲叶　夏、秋二季枝叶茂盛时采收，晒干或低温烘干。

【用法用量】■ 杜仲　内服　煎汤，9～15 g；泡酒或入丸、散。外用：适量。

　　　　　　■ 杜仲叶　内服：煎汤，10～15 g。外用：研末或鲜品捣敷。

【用药经验】①跌打腰伤：杜仲、川芎、当归尾、桃仁、红花、自然铜（用童便淬）、附子、乳香、没药各3 g，水煎服。②肾炎：杜仲、粉背羊蹄甲、白花蛇舌草各适量，猪腰子1个共煮，食肉喝汤。③肾炎水肿：杜仲3 g，水高粱6 g，虎杖30 g，鲜白茅根250 g，水煎服。④肾虚腰酸痛：杜仲10 g，研末，蒸羊腰子服。⑤头晕目眩：杜仲、南布正各15 g，水煎服。⑥腰痛：杜仲、续断各15 g，水煎服。⑦风湿痹痛：杜仲、大血藤、黑骨藤各10 g，水煎服。⑧小便淋漓不尽：杜仲、臭草各10 g，水煎服。

## 蔷薇科

# 龙芽草 *Agrimonia pilosa* Ledeb.

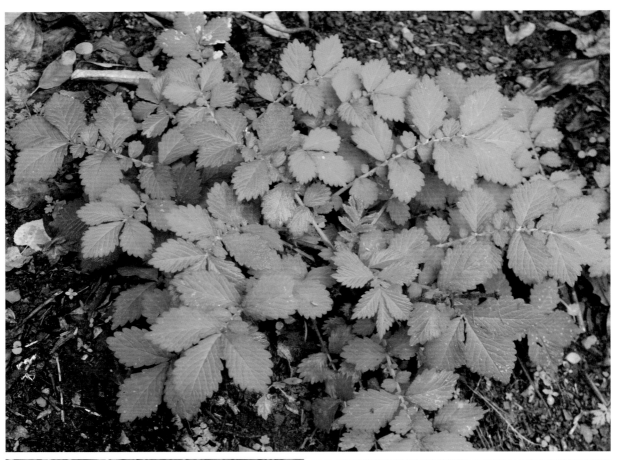

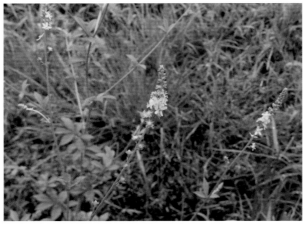

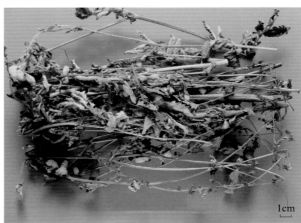

1cm

【别　　　名】石打穿、金顶龙芽（《本草纲目拾遗》），仙鹤草（《中国药学大辞典》），路边黄（陕西），地仙草（黑龙江）。

【形 态 特 征】多年生草本，高30～100 cm。根多呈块茎状，周围长出若干侧根。茎被疏柔毛及短柔毛。羽状复叶，互生，小叶3～4对，倒卵形、倒卵状披针形至倒卵状椭圆形，先端急尖或圆钝，基部楔形至宽楔形，边缘有锯齿，上面被稀疏柔毛，下面脉上伏生柔毛，具多数黄色腺点，叶柄短或无；托叶2枚，斜卵形，边缘有深锯齿或裂片，被长柔毛，茎下部托叶常全缘。总状花序顶生或腋生，花序轴被毛；花萼筒状，行端5裂，裂片倒卵形，密被钩刺；花瓣5，黄色，椭圆形。瘦果倒卵形，包于具钩的宿存花萼内，被疏柔毛。花、果期5～12月。

【分布与生境】梵净山周边均有分布。生于海拔1100 m以下的林缘、路旁或灌丛中。

【中 药 名】仙鹤草（全草），仙鹤草根芽（根芽）。

【功 效 主 治】■仙鹤草　止血，健胃。主治咯血，吐血，尿血，便血，赤白痢疾，崩漏带下，劳伤脱力，痈肿，跌打、创伤出血。

■仙鹤草根芽　主治绦虫病，滴虫性肠炎。

【采 收 加 工】■仙鹤草　夏、秋季枝叶茂盛未开花时，割取全草，除去杂质，洗净，鲜用或晒干。

■仙鹤草根芽　冬、春季新植株萌发前采收根茎，除去老根，留幼芽，洗净，晒干。

【用 法 用 量】■仙鹤草　内服：煎汤，6～12 g；鲜品15～30 g；捣汁或入散剂。

■仙鹤草根芽　外用：适量，捣敷。

【用 药 经 验】①肺痨咯血，吐血：仙鹤草、茅草根、地骨皮各15 g，水煎服。②癫痫：仙鹤草、白头翁各适量，生白矾1.5 g，泡酒服。③鼻出血：仙鹤草、侧柏叶、栀子各等量，水煎服。④便血：龙芽草适量，水煎服。

# 毛叶木瓜 *Chaenomeles cathayensis* (Hemsl.) Schneid.

【别　　　名】木桃（《诗经》），木瓜海棠（《群芳谱》）。

【形 态 特 征】落叶灌木，高2～5 m。枝条具短枝刺；小枝无毛；冬芽三角卵形。叶片椭圆形、披针形至倒卵状披针形，先端急尖或渐尖，基部楔形，边缘有芒状细尖锯齿，幼时下面密被褐色绒毛；托叶草质，肾形、耳形或半圆形。花先叶开放，2～3朵簇生于二

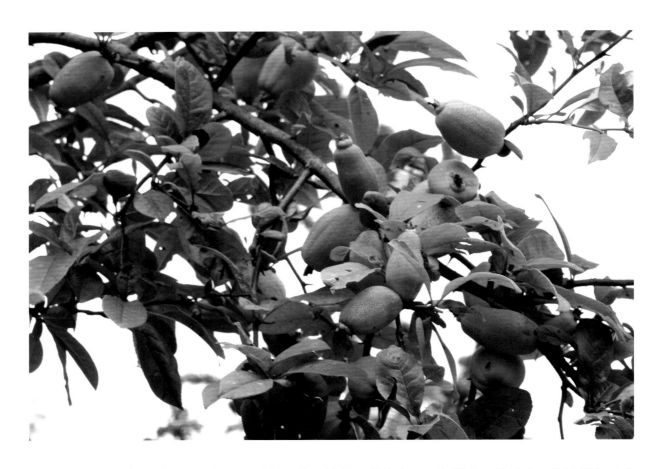

年生枝上，花梗近于无梗；萼筒钟状；萼片直立，卵圆形至椭圆形；花瓣倒卵形或近圆形，淡红色或白色。果实卵球形或近圆柱形，先端有凸起，黄色有红晕。花期3～5月，果期9～10月。

【分布与生境】梵净山资源分布的代表区域：杨家场、大水溪、护国寺等地。生于海拔850～1100 m的村旁。

【中　药　名】楂子（果实）。

【功效主治】和胃化湿，舒筋活络。主治呕吐腹泻，腰膝酸痛，脚气肿痛，腓肠肌痉挛。

【采收加工】果实成熟时采收，纵剖为两半或数片，晒干或烘干。

【用法用量】内服：煎汤，5～10 g；鲜品用量加倍；或入丸、散；或煮食。

# 矮生栒子 *Cotoneaster dammeri* C. K. Schneider

【形态特征】常绿灌木，枝匍匐地面，常生不定根。小枝幼时被淡黄色平贴柔毛。叶片厚革质，椭圆形至椭圆状长圆形，先端圆钝、微缺或急尖，基部宽楔形至圆形，上面光亮，

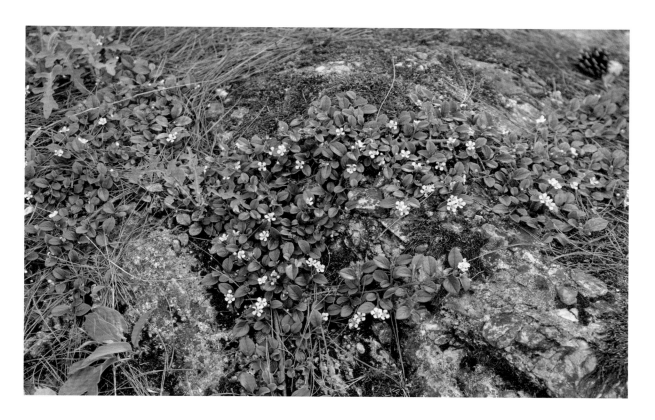

叶脉下陷，叶背苍白色，幼时具柔毛，侧脉4~6对。花常单生；花梗具稀疏柔毛；萼筒钟状，外面具柔毛；萼片三角形；花瓣平展，近圆形或宽卵形，先端圆钝，白色；雄蕊20，长短不一；花药紫色。果实近球形，鲜红色，通常具4~5小核。花期5~6月，果期10月。

【分布与生境】梵净山地区资源分布的代表区域：中灵寺、龙门坳、木耳坪等地。生于海拔1100~1900 m的林缘或疏林中。

【中　药　名】矮生枸子（根）。

【功效主治】清热解毒，消肿除湿。主治风湿，脚气，红肿恶疮。

【采收加工】全年可采挖，洗净，鲜用或晒干。

【用法用量】外用：适量，捣敷。

# 平枝枸子 *Cotoneaster horizontalis* Dcne.

【别　　　名】矮红子、被告惹（贵州），枸刺木、岩楞子、山头姑娘（四川）。

【形态特征】半常绿低矮小灌木，高不及50 cm，分枝向两侧水平展开，幼枝被淡黄色糙伏毛。

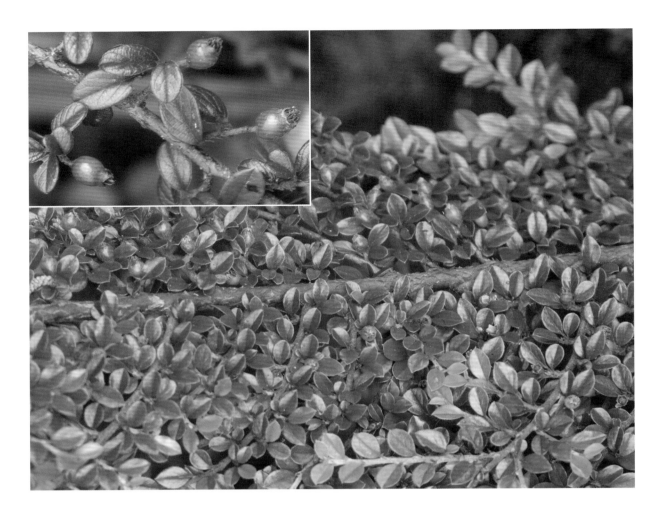

叶片互生，近圆形或宽椭圆形，先端急尖，稀圆钝，基部楔形至圆形，全缘，上面无毛，下面疏生平贴柔毛；叶柄被柔毛；托叶线状披针形，紫褐色，早落。花1～2朵，近无梗；萼筒钟状，被疏柔毛；萼片三角形，被短柔毛；花瓣直立，倒卵形，粉红色；雄蕊12，比花瓣短。梨果近球形，红色。花期5～6月，果期9～10月。

【分布与生境】梵净山地区资源分布的代表区域：叫花洞、炕药洞、锯齿山、凤凰山、棉絮岭等地。生于海拔2100～2300 m的林缘岩石上。

【中 药 名】水莲沙（根）。

【功 效 主 治】清热利湿，化痰止咳，止血止痛。主治痢疾、泄泻、腹痛、咳嗽、吐血、痛经、白带异常。

【采 收 加 工】全年均可采集，洗净，切片，晒干。

【用 法 用 量】内服：煎汤，10～15 g。

【用 药 经 验】①下痢腹痛：水莲沙15 g，朱砂莲9 g，吴萸子、金银花各3 g，水煎服，每日3次。呕吐者加藿香3 g。②红痢：水莲沙30 g，水煎服。

# 宝兴栒子 *Cotoneaster moupinensis* Franch.

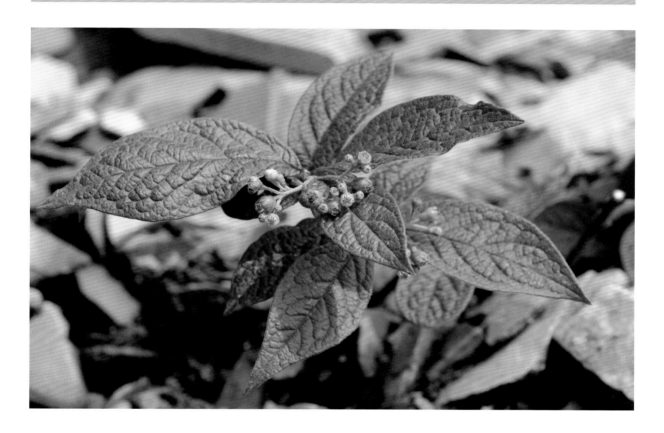

【别　　名】木坪栒子（《经济植物手册》）。

【形态特征】落叶灌木，高2.5～4 m。小枝幼时被糙伏毛，逐渐脱落。叶片椭圆状卵形或菱状卵形，先端渐尖，基部宽楔形或近圆形，全缘，上面被稀疏柔毛，具皱纹和泡状隆起，下面网状脉上被短柔毛；叶柄具柔毛；托叶早落。聚伞花序，通常9～25朵，总花梗和花梗被短柔毛；萼筒钟状，被短柔毛；萼片三角形，先端急尖，被短柔毛；花瓣直立，卵形或近圆形，先端圆钝，粉红色。果实近球形或倒卵形，黑色。花期6～7月，果期9～10月。

【分布与生境】梵净山地区资源分布的代表区域：滴水岩、烂茶顶、凤凰山、锯齿山等地。生于海拔2000～2300 m的疏林中、林缘或灌丛中。

【中　药　名】宝兴栒子（全株）。

【功效主治】祛风止痛。主治风湿关节痛。

【采收加工】全年均可采收，切段，鲜用或晒干。

【用法用量】内服：煎汤，5～15 g。

# 蛇 莓 *Duchesnea indica* (Andrews) Focke

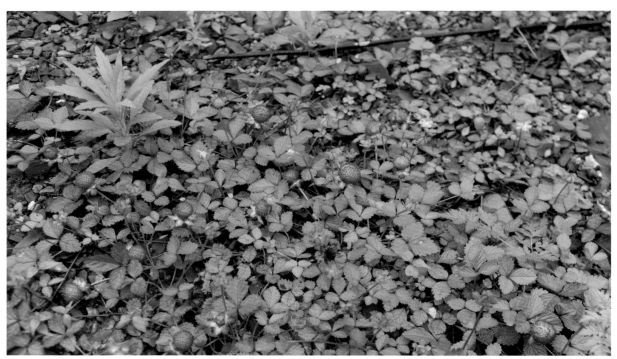

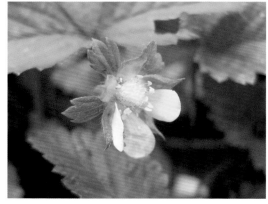

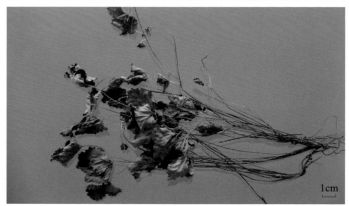

1cm

【别　　　名】龙吐珠、三爪风地莓、蚕莓、蛇蛋果，蛇泡（梵净山）。

【形 态 特 征】多年生草本。根茎短，粗壮；匍匐茎多数，长30～60 cm，被柔毛，在节处生不定根。基生叶数个，茎生叶互生，三出复叶；叶柄长1～5 cm；小叶片具小叶柄，小叶片倒卵形至菱状长圆形，先端钝，边缘有钝锯齿，两面均有柔毛。花单生于叶腋；花梗长3～6 cm；萼片5，卵形，先端锐尖；副萼片5，倒卵形，比萼片长，先端常具3～5锯齿；花瓣5，倒卵形，黄色，先端圆钝。瘦果卵形，散生于膨大花托上，鲜时有光泽。花期6～8月，果期8～10月。

【分布与生境】梵净山周边均有分布。生于海拔1500 m以下的林缘或路旁。

【中 药 名】蛇莓（全草），蛇莓根（根）。

【功效主治】■蛇莓　清热解毒，凉血止血，散瘀消肿。主治惊痫，感冒，咳嗽，吐血，咽喉肿痛，痢疾，黄疸，口疮，痄腮，疔疮，跌打肿痛，蛇虫咬伤，烫火伤。

　　　　　　■蛇莓根　清热泻火，解毒消肿。主治热病，小儿惊风，目赤红肿，痄腮，牙龈肿痛，咽喉肿痛，热毒疮疡。

【采收加工】■蛇莓　6～11月采收，鲜用或晒干。

　　　　　　■蛇莓根　夏、秋季采收根，除去茎叶，洗净，鲜用或晒干。

【用法用量】■蛇莓　内服：煎汤，9～15 g；鲜者30～60 g；或捣汁。

　　　　　　■蛇莓根　内服：煎汤，3～6 g。外用：适量，捣敷，或研末撒。

【用药经验】①蛇头疔及无名肿毒：蛇莓适量，捣敷，包敷患处。②狂吠伤：鲜蛇莓50～100 g，捣烂冲淘米水服。③头昏晕倒：蛇莓适量，水煎当茶饮。④痢疾：蛇莓15 g，水煎服。⑤小儿口疮：蛇莓（研末）、枯矾末混合，先用盐水加枯矾洗患处，再撒上药粉。

# 湖北海棠 *Malus hupehcnsis* (Pamp.) Rehd.

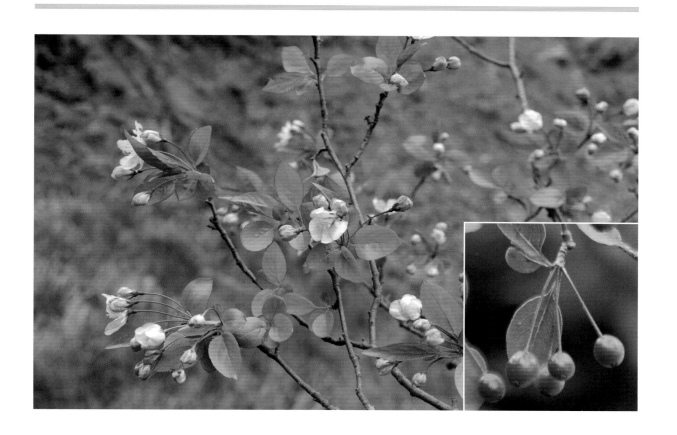

【别　　　名】山楂子（贵州），野花红（浙江），花红茶（湖北），秋子（四川），小石枣（甘肃）。

【形 态 特 征】乔木，高达8 m。小枝最初有短柔毛，老枝紫色至紫褐色；冬芽卵形，先端急尖，鳞片边缘有疏生短柔毛，暗紫色。叶片卵形至卵状椭圆形，先端渐尖，基部宽楔形，稀近圆形，边缘有细锐锯齿，嫩时具稀疏短柔毛，不久脱落无毛，常呈紫红色；叶柄嫩时有稀疏短柔毛，逐渐脱落；托叶草质至膜质，线状披针形，先端渐尖，有疏生柔毛，早落。伞房花序，具花4～6朵，花梗无毛或稍有长柔毛；苞片膜质，披针形，早落；萼筒外面无毛或稍有长柔毛；萼片三角卵形，先端渐尖或急尖，外面无毛，内面有柔毛，略带紫色，与萼筒等长或稍短；花瓣倒卵形，基部有短爪，粉白色或近白色。果实椭圆形或近球形，黄绿色稍带红晕，萼片脱落。花期4～5月，果期8～9月。

【分布与生境】梵净山地区资源分布的代表区域：垮山湾、刘家湾、龙门坳等地。生于海拔650～950 m的疏林中。

【中　药　名】湖北海棠（嫩叶及果实）。

【功 效 主 治】消积化瘀，和胃健脾。主治食积停滞，消化不良，痢疾，疳积。

【采 收 加 工】夏、秋季采收叶；8～9月采收果实，鲜用。

【用 法 用 量】内服：煎汤，鲜果60～90 g；鲜叶适量，泡茶饮。

# 三叶海棠 *Malus sieboldii* (Regel) Rehd.

【别　　　名】野黄子、山楂子（贵州），山茶果（山东）。

【形 态 特 征】灌木，高2～6 m。小枝嫩时被短柔毛。叶片卵形、椭圆形或长椭圆形，先端急尖，基部圆形或宽楔形，边缘有锐锯齿，在新枝上的叶片常3，稀5浅裂，幼叶两面均被短柔毛；叶柄短柔毛；托叶窄披针形，全缘，被短柔毛。花4～8朵，集生于小枝顶端；萼筒外面近无毛或有柔毛；萼片三角卵形，先端尾状渐尖，全缘；花瓣长椭倒卵形，淡粉红色，在花蕾时颜色较深。果实近球形，红色或褐黄色。花期4～5月，果期8～9月。

【分布与生境】梵净山地区资源分布的代表区域：龙门坳、艾家坝等地。生于海拔650～950 m的疏林中或林缘。

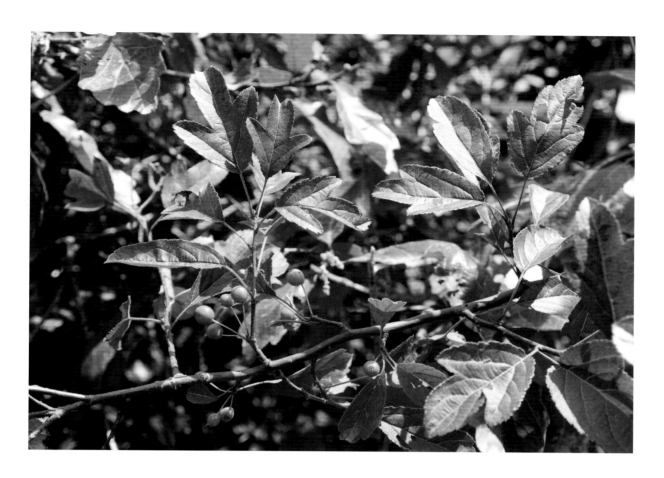

【中　药　名】三叶海棠（果实）。

【功效主治】消食健胃。主治饮食积滞。

【采收加工】秋季果实成熟时采摘，鲜用或晒干。

【用法用量】内服：煎汤，6～12 g；或入丸。

# 川鄂滇池海棠 *Malus yunnanensis* (Franch.) Schneid. var. *veitchii* (Veitch) Rehd.

【别　　　名】红叶海棠（《中国树木分类学》）。

【形态特征】乔木，高达10 m。小枝粗壮，圆柱形，微带棱条，暗紫色或紫褐色；冬芽较肥大，卵形，先端钝，暗紫色。叶片卵形、宽卵形至长椭卵形，长6～12 cm，宽4～7 cm，先端急尖，基部圆形至心形，边缘有尖锐重锯齿，通常上半部两侧各有3～5浅裂，裂片三角卵形，先端急尖，下面密被绒毛；叶柄具绒毛；托叶膜质，线形，先端急尖，边缘有疏生腺齿，内面被白色绒毛。伞形总状花序，具花8～12朵；苞片膜

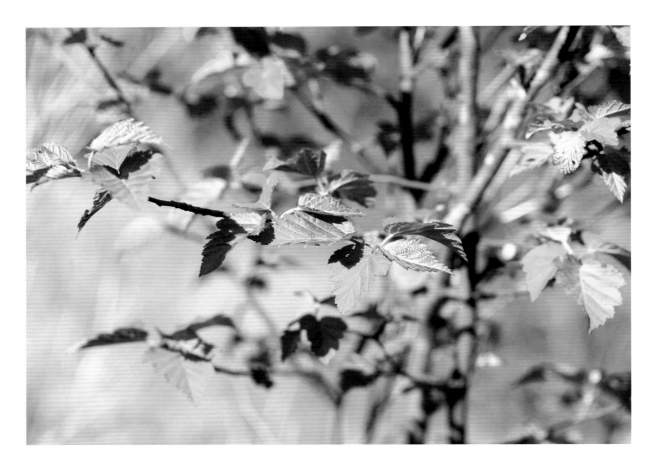

质，线状披针形，先端渐尖，边缘有疏生腺齿，内面具绒毛；萼筒钟状；萼片三角卵形，先端渐尖，全缘，约与萼筒等长；花瓣近圆形，基部有短爪，上面基部具毛，白色；雄蕊20～25。果实球形，红色，萼片宿存。花期5月，果期8～9月。

【分布与生境】梵净山地区资源分布的代表区域：岩高坪、九龙池、白云寺、金竹坪等地。生于海拔1600～2300 m的疏林中。

【中 药 名】川鄂滇池海棠（果实）。

【功 效 主 治】消食健胃，行瘀止痛。主治胸腹胀满，饮食积滞，痢疾，泄泻，疝气。

【采 收 加 工】秋季果实成熟时采摘，鲜用或晒干。

# 中华绣线梅 *Neillia sinensis* Oliv.

【别 名】华南梨（《经济植物手册》），钓鱼竿、钓杆柴（贵州）。

【形 态 特 征】落叶灌木，高1.5～2 m。小枝无毛。单叶互生；叶片卵形至卵状长椭圆形，先端长

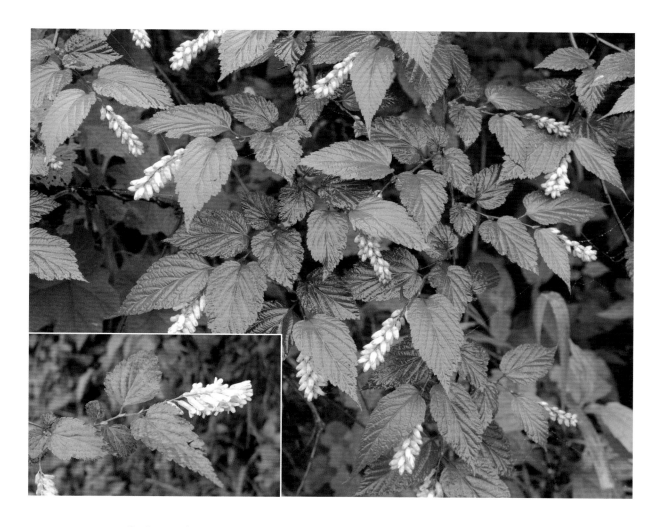

渐尖，基部圆形至近心形，边缘重锯齿，常不规则分裂，两面无毛或仅在下面脉腋内或沿脉有柔毛。总状花序顶生，长4～9 cm；花淡红色；萼筒筒状，外面无毛，内面被短柔毛，萼片5，三角形；花瓣倒卵形。蓇葖果长椭圆形，萼筒宿存，外被腺毛。花期5～6月，果期8～9月。

【分 布 与 生 境】梵净山地区资源分布的代表区域：岩高坪、铜矿厂、青冈坪、护国寺、月亮坝等地。生于海拔650～1500 m的林缘、路旁或灌丛中。

【中 药 名】中华绣线梅（全株）。

【功 效 主 治】祛风解表，和中止泻。主治感冒，泄泻。

【采 收 加 工】全年可采收，鲜用或晒干。

【用 法 用 量】内服：煎汤，30～60 g。

【用 药 经 验】①水肿：中华绣线梅30 g，土茯苓、四季红各10 g，水煎服。②咳血：中华绣线梅、白及各30 g，仙鹤草15 g，水煎服。

# 椤木石楠 *Photinia davidsoniae* Rehd.

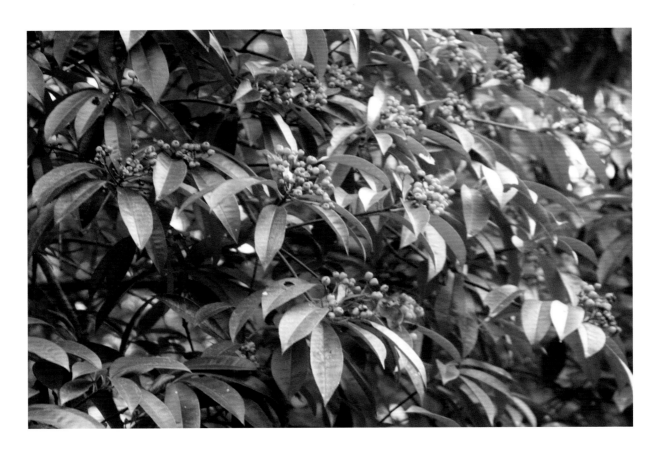

【别　　　名】椤木（浙江），水红树花（四川），梅子树、红稠（贵州），凿树（广东），山官木（广西）。

【形 态 特 征】常绿乔木，高6～15 m。幼枝有稀疏平贴柔毛，老枝有时具刺。叶片革质，长圆形或倒披针形，先端急尖或渐尖，基部楔形，边缘有具腺的细锯齿，上面光亮，侧脉10～12对。花多数，密集呈伞房花序；总花梗和花梗有平贴短柔毛，萼筒浅杯状，外面疏生平贴柔毛；萼片阔三角形，先端急尖；花瓣圆形，先端圆钝。果实球形或卵形，黄红色。花期5月，果期9～10月。

【分布与生境】梵净山地区资源分布的代表区域：观音阁、大岩棚、马槽河、芭蕉湾等地。生于海拔750 m以下的林缘、疏林中或村旁。

【中　药　名】椤木石楠（根、叶）。

【功 效 主 治】清热解毒，利尿，祛风止痛。主治痈肿疮疖。

【采 收 加 工】夏、秋季采收叶，晒干；全年可采收根，洗净，切片，晒干。

【用 法 用 量】内服：煎汤，5~9g。

# 光叶石楠 *Photinia glabra* (Thunb.) Maxim.

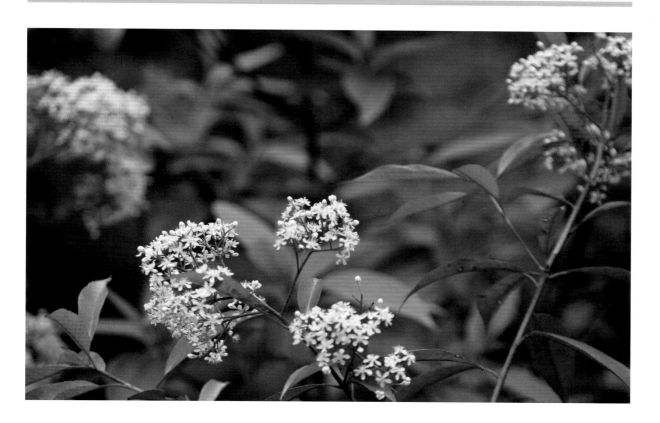

【别　　　名】扇骨木（江苏），光凿树（湖南），红檬子（四川），石斑木（广东），山官木
　　　　　　　（广西）。

【形 态 特 征】常绿乔木，高5~7 m。小枝无毛，老枝散生圆形皮孔。叶片革质，椭圆形、长圆形
　　　　　　　或长圆状倒卵形，先端渐尖，基部楔形，边缘有疏生钝细齿，侧脉10~18对。花多
　　　　　　　数，顶生复伞房花序；萼筒杯状；萼片三角形，先端急尖，内面有柔毛；花瓣白
　　　　　　　色，反卷，倒卵形，先端圆钝，内面近基部有白色绒毛。果实卵形，红色。花期
　　　　　　　4~5月，果期9~10月。

【分布与生境】梵净山地区资源分布的代表区域：栗子园等地。生于海拔800 m左右的山谷疏
　　　　　　　林中。

【中　药　名】醋林子（果实），光叶石楠（叶）。

【功效主治】■醋林子　杀虫，止血，涩肠，生津，解酒。主治蛔虫腹痛，痔漏下血，久痢。

　　　　　　■光叶石楠　清热利尿，消肿止痛。主治小便不利，跌打损伤，头痛。

【采收加工】■醋林子　9～10月采收成熟果实，晒干。

　　　　　　■光叶石楠　全年可采收叶，晒干。

【用法用量】■醋林子　内服：煎汤，1～3 g；或研末酒调；或盐、醋腌渍；或生食。

　　　　　　■光叶石楠　内服：煎汤，3～9 g。外用：适量，捣敷。

# 小叶石楠 *Photinia parvifolia* (Pritz.) Schneid.

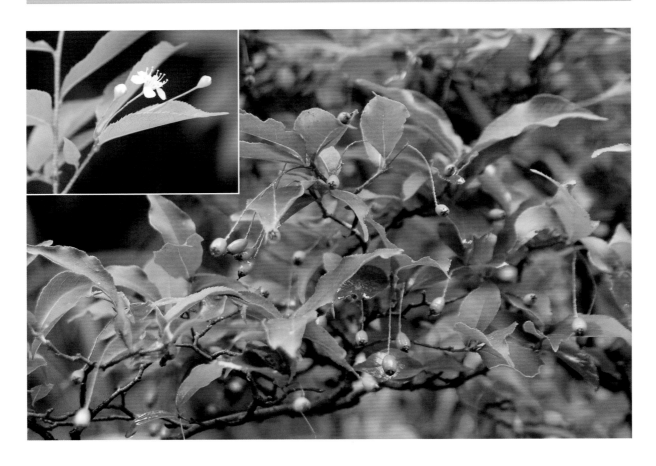

【别　　　名】山红子（贵州），牛筋木（四川），牛李子（湖南）。

【形态特征】落叶灌木，高1～3 m。小枝纤细，无毛。叶片革质，椭圆形或卵状椭圆形，先端渐尖，基部宽楔形，幼时上面疏被柔毛，主脉凸起，侧脉4～6对，边缘具腺状锐锯齿；托叶钻形，早落。伞形花序生于侧枝顶端，有花2～9朵，无总花梗；花梗有疣点，果期尤密；花白色；萼筒杯状，萼裂片卵形；花瓣圆形，内面基部疏生柔毛；

雄蕊较花瓣短。果实椭圆形或卵形，熟时橘红色，有直立宿存的萼片。花期4～5月，果期8～9月。

【分布与生境】梵净山地区资源分布的代表区域：雀子坳、青冈坪、坝梅寺、艾家坝、郭家沟等地。生于海拔500～1000 m的林缘、灌丛或路旁。

【中　药　名】小叶石楠（根）。

【功效主治】清热解毒，活血止痛。主治牙痛，黄疸，乳痈。

【采收加工】秋、冬季采收根，洗净，晒干。

【用法用量】内服：煎汤，15～60 g。

【用药经验】①乳痈：小叶石楠60 g，捣碎外敷。②牙痛：小叶石楠10～15 g，水煎服或捣碎塞牙。③黄疸：小叶石楠12 g，山枝15 g，水煎服。

# 绒毛石楠 *Photinia schneideriana* Rehd. et Wils.

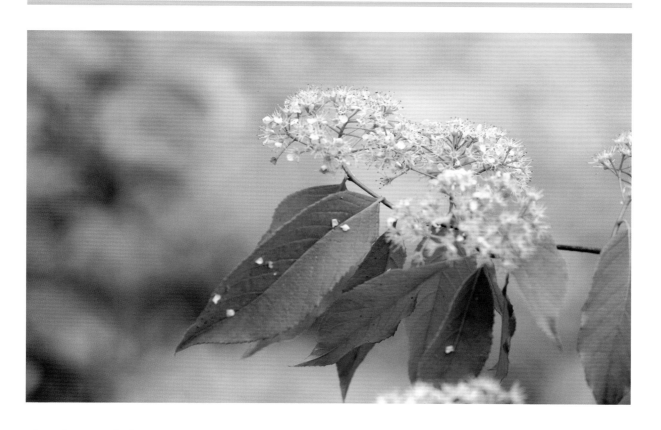

【形态特征】灌木或小乔木，高5～7 m。幼枝有稀疏长柔毛；冬芽卵形，先端急尖，鳞片深褐色。叶片长圆状披针形，长6～11 cm，宽2～5.5 cm，先端渐尖，基部宽楔形，边缘有锐锯齿，上面初生长柔毛，以后脱落，下面被稀疏绒毛，侧脉1~15对；叶柄被柔毛。顶生复伞房花序，直径5~7 cm；总花梗和分枝疏生长柔毛；花梗无毛；萼筒杯状；萼片直立，圆形，先端具短尖头；花瓣白色，近圆形，先端钝；雄蕊20，与花瓣等长；花柱2~3，基部连合。果实卵形，带红色，有小疣点，顶端具宿存萼片。花期5月，果期10月。

【分布与生境】梵净山地区资源分布的代表区域：青龙洞、密麻树、洼溪河等地。生于海拔850~1200 m的疏林中。

【中　药　名】绒毛石楠（叶）。

【功效主治】补肾，强腰膝，除风湿。主治肾虚，腰膝软弱，风湿痹痛。

【采收加工】夏、秋季采其叶，晒干。

【用法用量】内服：煎汤，5~9 g。

# 三叶委陵菜 *Potentilla freyniana* Bornm.

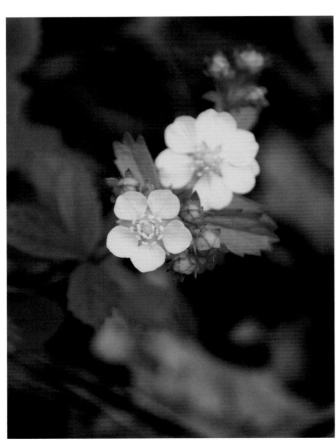
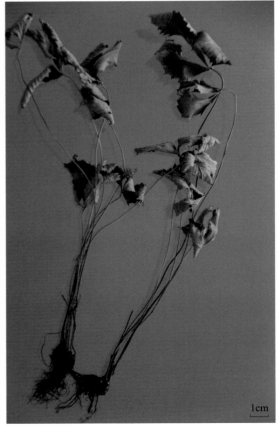

1cm

【别　　　名】三爪金、地蜘蛛（《贵州草药》），三片风、地风子、独立金蛋（《浙江民间常用草药》）。

【形态特征】多年生草本，有纤匍枝或不明显。主根短而粗，须根多数。花茎高15~20 cm，茎细长柔软，有柔毛。三出复叶；基生小叶椭圆形、矩圆形或斜卵形，基部楔形，边缘有钝锯齿，近基部全缘，下面沿叶脉处有较密的柔毛；叶柄细长，有柔毛；茎生小叶片较小，叶柄短或无；托叶卵形，被毛。总状聚伞花序，顶生；总花梗和花梗有柔毛；花梗上有小苞片；花黄色；副萼5，披针形，萼片卵状披针形，外面均被毛；花瓣5，倒卵形，顶端微凹；雄蕊多数，雌蕊多数；花托稍有毛。瘦果小，黄色，卵形。花、果期4~6月。

【分布与生境】梵净山地区资源分布的代表区域：木耳坪、聂耳坪、烂泥坳、垮山湾等地。生于海拔500~1400 m的林缘、路旁、灌丛或草丛中。

【中　药　名】三叶委陵菜（全草），三叶委陵菜根（根）。

【功效主治】■三叶委陵菜　清热解毒，散瘀止血。主治骨结核，口腔炎，瘰疬，跌打损伤，外伤出血。

　　　　　　■三叶委陵菜根　清热，利湿，止痛，补虚。主治痢疾，跌打损伤，疼痛，咳嗽，毒蛇咬伤。

【采收加工】■三叶委陵菜　5~6月采收开花的全草，除去杂质，洗净，晒干。

　　　　　　■三叶委陵菜根　4~10月采收根，洗净，晒干。

【用法用量】■三叶委陵菜　内服：煎汤，9~18 g；或泡酒。

　　　　　　■三叶委陵菜根　内服：煎汤，15~30 g。外用：适量，捣敷；水煎洗；或研末撒。

【用药经验】①劳伤腰痛：三叶委陵菜适量，捣烂，用酒送服。②白痢：三叶委陵菜适量，洗净生嚼。③骨结核：三叶委陵菜适量，加食盐少许，捣烂敷患处，每日换药1次。④痔疮：三叶委陵菜适量，洗净，捣烂，冲入沸水浸泡，趁热坐熏。

# 蛇含委陵菜 *Potentilla kleiniana* Wight et Arn.

【别　　　名】地五加、五爪虎、五叶莓（《贵州民间方药集》），五爪风、五星草（《湖南药物志》）。

【形态特征】多年生草本，高15~30 cm。多须根。花茎匍匐或上升，节处常生根，被柔毛。基生叶为近于鸟足状5小叶；叶柄被疏柔毛，小叶近无柄；小叶片倒卵形或长圆状卵

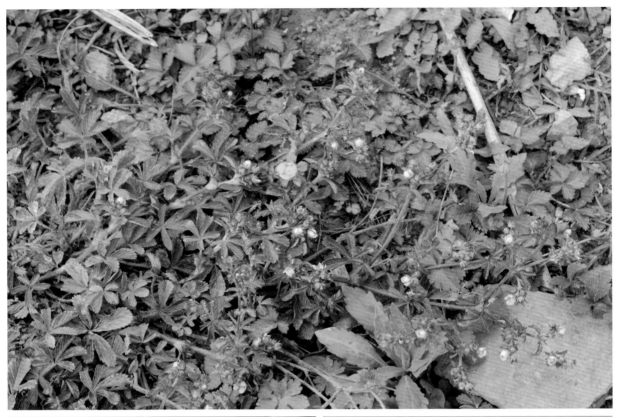

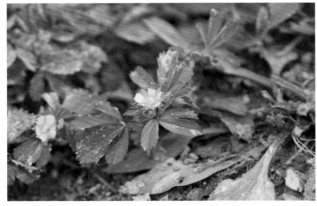

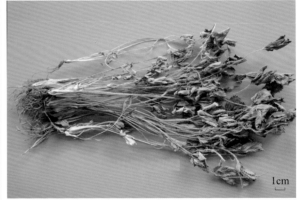

形，先端圆钝，基部楔形，边缘有钝锯齿，两面被疏柔毛；下部茎生5小叶，上部茎生3小叶，与基生相似，唯叶柄较短。花两性；聚伞花序密集枝顶如假伞形，花梗密被开展长柔毛；萼片5，三角状卵圆形，先端急尖，副萼片5，披针形，先端急尖，花时比萼片短，外被疏长柔毛；花瓣5，倒卵形，先端微凹，黄色；雄蕊多数。瘦果近圆形，具皱纹。花期4～5月，果期9～11月。

【分布与生境】梵净山地区资源分布的代表区域：詹家岭、核桃湾、核核坪、牛角洞、大河边等地。生于海拔500～1100 m的田边、路旁。

【中　药　名】蛇含（全草）。

【功效主治】清热定惊，截疟，止咳化痰，解毒活血。主治高热惊风，疟疾，肺热咳嗽，咽喉肿痛，痢疾，百日咳，痈疽癣疮，风火牙痛，带状疱疹，目赤肿痛，风湿麻木，跌打损伤，月经不调，外伤出血，蛇虫咬伤。

【采收加工】夏季采收，洗净，晒干。

【用法用量】内服：煎汤，9～15 g；鲜品倍量。外用：适量，水煎洗、漱或捣敷；或捣汁涂。

【用药经验】①咬舌经：蛇含适量，水煎服。②肺结核：蛇含、白龙须（八角枫）、岩白菜（牛耳朵）、白及各适量，混合研末，每次2～3 g，用沸水冲服。③狂犬咬伤：蛇含适量，捣烂，用淘米水冲服。④发热：蛇含、大青叶各适量，水煎调蜂蜜内服。⑤小儿高热：鲜蛇含30 g，水煎服，每日服3次。

# 银叶委陵菜 *Potentilla leuconota* D. Don

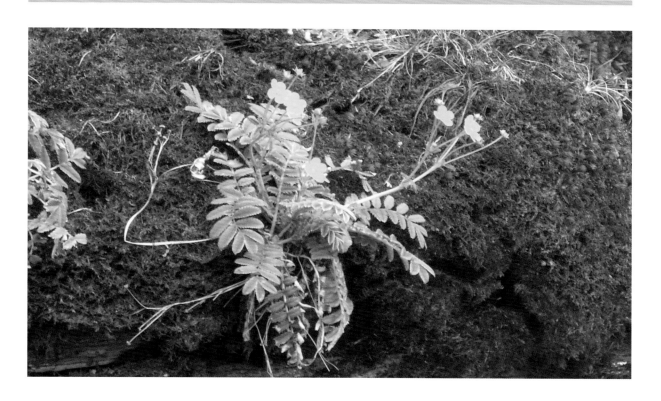

【别　　　名】涩草、锦标草、锦线镖（四川）。

【形态特征】多年生草本。茎粗壮，圆柱形。花茎直立或上升，高15～30 cm，被长柔毛。基生叶间断羽状复叶，小叶10～17对，连叶柄长8～15 cm，最上面2～3对小叶基部下延与叶轴汇合，其余小叶无柄；小叶片长圆形或椭圆形，在基部多呈附片状，先端圆钝或急尖，基部圆形或阔楔形，边缘有多数急尖或渐尖锯齿，上面被伏生长柔毛，下面密被银白色绢毛；茎生叶1～2枚，与基生叶相似，小叶3～7对。花两性；花集生于花茎顶端，呈假伞形花序，花梗被白色长柔毛；萼片5，三角卵形，副萼片披针形，比萼片稍短，外被白色长柔毛；花瓣5，倒卵形，先端圆钝，黄色。瘦果光滑无毛。花、果期7～10月。

【分布与生境】梵净山地区资源分布的代表区域：老金顶、蘑菇石、炕药洞、凤凰山等地。生于海拔2200～2400 m的岩石上。

【中　药　名】涩草（全株）。

【功效主治】清热解毒，利湿。主治风热声哑，肺痈，腹痛下痢，妇女白带异常。

【采收加工】夏、秋季采收根，或全株，洗净，晒干，用时切碎。

【用法用量】内服：煎汤，15～30 g。

【用药经验】消渴多饮：涩草、盘龙参、夜关门根各30 g，水煎服。

# 杏
*Prunus armeniaca* L.

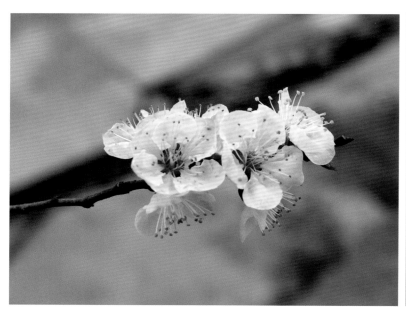
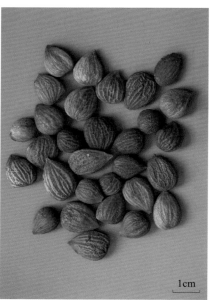

1cm

【别　　　名】杏子（《伤寒论》）、木落子（《石药尔雅》）。

【形态特征】落叶小乔木，高5～8 m。一年生枝浅红褐色，无毛，具多数小皮孔。叶片宽卵形或圆卵形，长5～9 cm，宽4～8 cm，先端急尖至短渐尖，基部圆形至近心形，叶边有圆钝锯齿；叶柄基部常具1~6腺体。花单生，先于叶开放；萼筒圆筒形；萼片卵形至卵状长圆形，花后反折；花瓣圆形至倒卵形，白色或带红色；雄蕊约20~45，短于花瓣。果实球形，稀倒卵形，黄色至黄红色，微被短柔毛。种仁味苦或甜。花期3~4月，果期6~7月。

【分布与生境】梵净山地区资源分布的代表区域：坝溪、张家坝等地。生于海拔850 m以下的村寨中。

【中　药　名】杏仁（种子）。

【功效主治】止咳平喘，生津止渴，润肠通便。主治咳嗽气喘，肠燥便秘。有毒。

【采收加工】夏季采收成熟的果实，除去果肉及核壳，取出种子，晒干，生用或炒用，用时捣碎。

【用法用量】内服：煎汤，6~12 g，打碎；或入丸、散。外用：适量，捣敷。

【用药经验】①咳嗽：杏仁10 g，水煎服。②咳嗽气喘：杏仁、果上叶各10 g，水煎服。③咳喘：杏仁、大丁草、鱼鳅串各10 g，水煎服。④咳喘：杏仁、阴地蕨各10 g，水煎服。⑤干咳无痰：杏仁、麦冬、百合各10 g，水煎服。⑥咳嗽喘满，痰黄稠：杏仁、金银花、石膏各10 g，生麻黄6 g，水煎服。

# 华中樱桃 *Prunus conradinae* (Koehne) Yü et Li

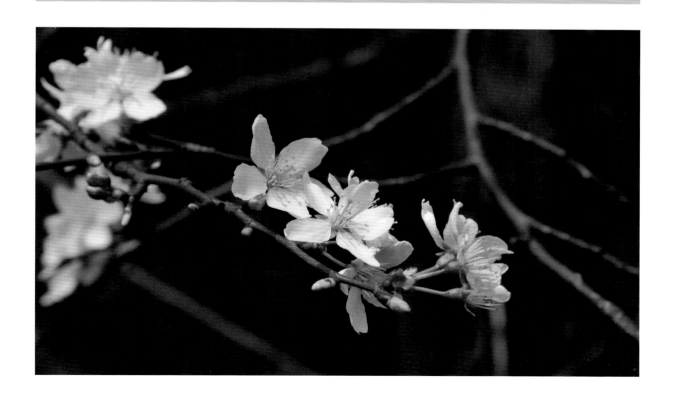

【形态特征】乔木，高3~10 m。树皮淡灰棕色。小枝淡灰棕色；幼枝绿色，无毛；冬芽卵圆形到椭圆形，无毛或具柔毛。托叶线形至长圆状披针形，边腺倾倒流苏状；叶柄无毛或浓密开展，具长柔毛；叶片倒卵形或椭圆形，长4.5~9 cm，宽2.5~4 cm，两面均无毛，背面苍绿色，正面绿色，基部圆形到宽楔形，在中脉的两边上的次脉6~9。花序伞形，花2~5朵；总苞片褐色，倒卵状椭圆形；苞片棕色或绿色，卵形，宽或扇形；花梗无毛，托杯钟状到管状钟状，外面无毛；萼片三角形或三角状心形，先端钝或锐尖；花瓣白色或粉红色，长圆形、卵形或倒卵形，顶部2裂。核果红色，卵形到近球形。花期3月，果期4~5月。

【分布与生境】梵净山地区资源分布的代表区域：月亮坝、大坳、观音阁、洼溪河、团龙等地。生于海拔500~2100 m山谷疏林、林缘或路旁。

【中　药　名】华中樱（种子）。

【功效主治】透疹。主治疹发不出。

【采收加工】夏季采收成熟的果实，除去果肉及核壳，取出种子，晒干，生用或炒用，用时捣碎。

# 山　桃　*Prunus davidiana* (Carrière) Franch.

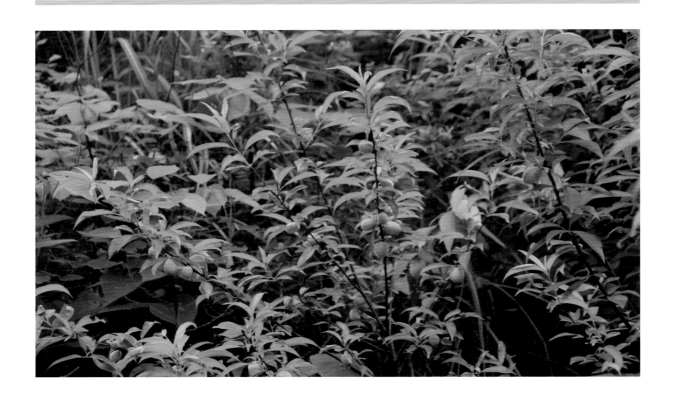

【别　　　名】苦桃、陶古日、山毛桃（《中国植物志》）。

【形 态 特 征】乔木，高可达10 m。树冠开展，树皮暗紫色，光滑；小枝细长，直立，幼时无毛，老时褐色。叶片卵状披针形，长5～13 cm，宽1.5～4 cm，先端渐尖，基部楔形，两面无毛，叶边具细锐锯齿；叶柄无毛。花单生，先于叶开放；花萼无毛；萼筒钟形；萼片卵形至卵状长圆形，紫色，先端圆钝；花瓣倒卵形或近圆形，粉红色，先端圆钝，稀微凹；雄蕊多数，几与花瓣等长或稍短。果实近球形，淡黄色，外面密被短柔毛，果梗短而深入果洼；果肉薄而干，不可食，成熟时不开裂；核球形或近球形，两侧不压扁，顶端圆钝，基部截形，表面具纵、横沟纹和孔穴，与果肉分离。花期3～4月，果期7～8月。

【分布与生境】梵净山地区资源分布的代表区域：聂耳坪、胜利坳脚、金厂河、上月亮坝等地。生于海拔1000 m以下的林缘、路旁或疏林中。

【中　药　名】桃实（果实）。

【功 效 主 治】生津，润肠，活血，消积。主治津少口渴，肠燥便秘，闭经，积聚。

【采 收 加 工】果实成熟时采摘。

【用 法 用 量】内服：鲜食，适量；或作脯食。外用：适量，捣敷。

# 梅

*Prunus mume* Siebold & Zucc.

【别　　　名】酸梅、乌梅、野杏子（梵净山），春梅（江苏），干枝梅（北京）。

【形 态 特 征】落叶小乔木，稀灌木，高4～8 m。小枝细长，绿色。叶片卵形或椭圆形，先端尾尖，基部宽楔形至圆形，边缘有细锯齿，幼时具毛，常有腺体。花1～2朵同生于1芽内，先于叶开放；花萼通常红褐色，萼筒宽钟形，无毛或有时被短柔毛；萼片卵形或近圆形，先端圆钝；花瓣倒卵形，白色。果实近球形，黄色或带绿色，被柔毛；核椭圆形，表面具蜂窝状孔穴。花期冬春季，果期5～6月（华北7～8月）。

【分布与生境】梵净山地区资源分布的代表区域：黎家坝、马槽河、观音阁、金厂等地。生于海拔500～950 m的山谷、林缘、沟谷旁或疏林中。

【中　药　名】梅梗（带叶枝条），乌梅（未成熟果实）。

【功 效 主 治】■梅梗　理气安胎。主治妇女小产。

　　　　　　　■乌梅　敛肺，涩肠，生津，安蛔。主治肺虚久咳，久泻久痢，虚热消渴，蛔厥呕吐腹痛。

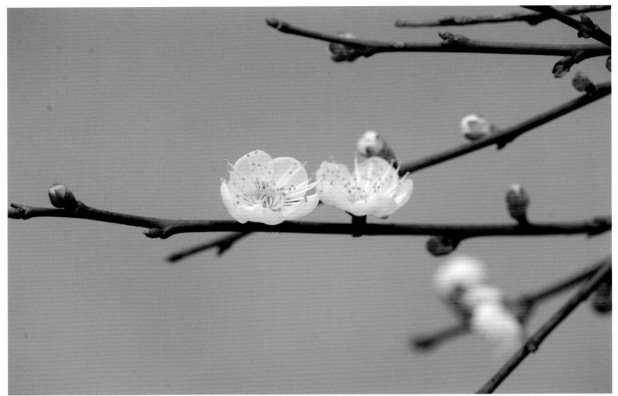

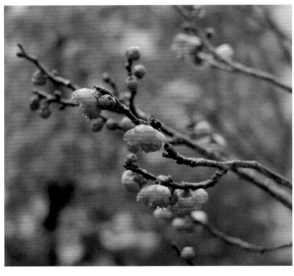
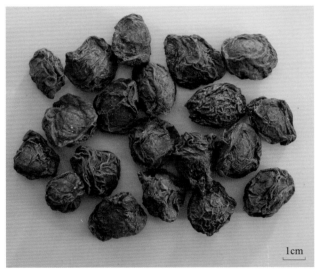

1cm

【采收加工】■梅梗　夏、秋季将带叶的枝条剪下，切段，鲜用。

　　　　　　　■乌梅　5月间采摘未成熟的绿色果实，烘干。

【用法用量】■梅梗　内服：煎汤，10～15 g。外用：适量。

　　　　　　　■乌梅　内服：煎汤，6～12 g。外用：煅研干撒，或调敷。

【用药经验】妇人三月久惯小产：梅梗三五条，煎浓汤饮之。

# 桃 *Prunus persica* L.

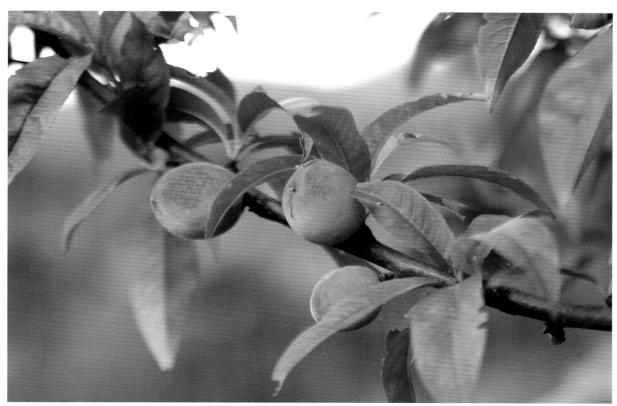

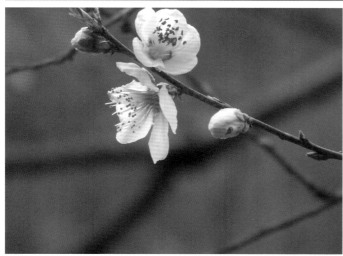

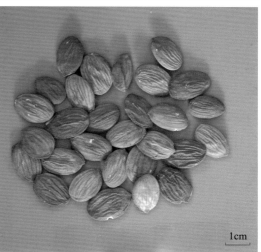

1cm

【形 态 特 征】乔木，高3~8 m。小枝无毛。叶互生，在短枝上呈簇生状；叶片长圆披针形或椭圆披针形，先端渐尖，基部宽楔形，叶边具细锯齿；叶柄粗壮。花常单生，先于叶开放；花梗极短；萼片5，基部合生成筒状；花瓣5，宽倒卵形，粉红色，罕为白色。

果实近球形，直径5～7 cm，表面密被短柔毛，稀无毛，腹缝明显；果肉白色或黄色；核大，离核或粘核，椭圆形或近圆形，两侧扁平，顶端渐尖，表面具纵。花期3～4月，果期常6～7月。

【分布与生境】梵净山周边均有分布。生于海拔850 m以下的村寨。

【中 药 名】桃仁（种子），桃根（根及根皮），桃茎白皮（树皮），桃叶（叶），桃花（花），碧桃干（未成熟的果实），桃胶（树脂）。

【功效主治】■桃仁　破血行瘀，润燥滑肠。主治经闭，热病蓄血，风痹，疟疾，跌打损伤，瘀血肿痛，血燥便秘。

　　　　　■桃根　主治黄疸，吐血，衄血，经闭，痈肿，痔疮。

　　　　　■桃茎白皮　主治水肿，痧气腹痛，肺热喘闷，痈疽，湿疮。

　　　　　■桃叶　祛风湿，清热，杀虫。主治头风，头痛，风痹，疟疾，湿疹，疮疡，癣疮。

　　　　　■桃花　利水，活血，通便。主治水肿，脚气，痰饮，积滞，二便不利，经闭。

　　　　　■碧桃干　主治盗汗，遗精，吐血，疟疾，心腹痛，妊娠下血。

　　　　　■桃胶　主治石淋，血淋，痢疾。

【采 收 加 工】■桃仁　6～7月果实成熟时采摘，除去果肉及核壳，取出种子，晒干。

　　　　　■桃根　全年可采挖，洗净，晒干或鲜用。

　　　　　■桃茎白皮　剥取小枝上的皮，除去木栓皮，鲜用或晒干。

　　　　　■桃叶　夏、秋季采收，鲜用。

　　　　　■桃花　3月间桃花将开放时采收，阴干。

　　　　　■碧桃干　4～6月采收，摘取未成熟的果实，晒干。

　　　　　■桃胶　夏季采收，用刀切割树皮，待树脂溢出后收集，水浸，洗去杂质，晒干。

【用 法 用 量】■桃仁　内服：煎汤，4.5～9 g。外用：适量，捣敷。

　　　　　■桃根　内服：煎汤，15～30 g；或入丸、散。外用：适量，煎水洗。

　　　　　■桃茎白皮　内服：煎汤，9～15 g。外用：适量，研末调敷；煎水洗或含漱。

　　　　　■桃叶　外用：适量，煎水洗；或捣敷。

　　　　　■桃花　内服：煎汤，3～6 g；或研末。外用：适量，捣敷；或研末调敷。

　　　　　■碧桃干　内服：煎汤，4.5 g；或入丸散。外用：适量，干研末调敷；或烧烟熏。

　　　　　■桃胶　内服：煎汤，15～30 g；或入丸、散。

【用 药 经 验】①痛经：桃仁10 g，红花6 g，水煎服。②血瘀经闭：桃仁10 g，红花6 g，大血藤15 g，水煎服。③跌打损伤：桃仁10 g，见血飞10 g，水煎服。④肠燥便秘：桃仁10 g，羊蹄10 g，八月瓜根10 g，水煎服。

# 樱 桃 *Prunus pseudocerasus* (Lindl.) G. Don

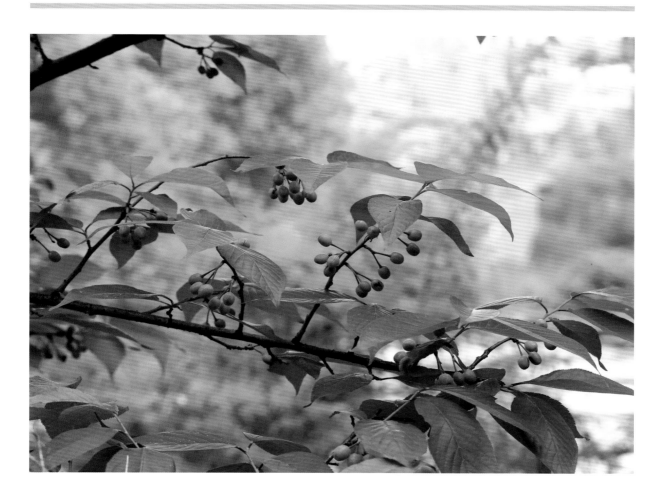

【别　　　名】恩桃（梵净山），莺桃《本草纲目》，楔桃（广雅），樱珠（江苏）。

【形 态 特 征】乔木，高5~8 m。树皮灰白色。小枝灰褐色，嫩枝绿色，无毛或被疏柔毛；冬芽卵形，无毛。叶片卵形或长圆状卵形，先端渐尖或尾状渐尖，基部圆形，边有尖锐重锯齿，齿端有小腺体，侧脉9~11对；叶柄先端有1或2个腺体；托叶早落，披针形。伞房状或近伞形花序，有花3~6朵，先叶开放；花梗被疏柔毛；萼筒钟状，外面被疏柔毛，萼片三角卵圆形；花瓣白色，卵圆形，先端下凹或二裂。核果近球形，红色。花期3~4月，果期5~6月。

【分布与生境】梵净山地区资源分布的代表区域：金厂、团龙、象鼻嘴等地。生于海拔850 m以下的村寨中。

【中 药 名】樱桃枝（枝条），樱桃水（果实），樱桃核（果核），樱桃叶（叶），樱桃根（根）。

【功 效 主 治】■櫻桃枝　温中行气，止咳，去斑。主治胃寒脘痛，咳嗽，雀斑。

　　　　　　　■櫻桃水　主治疹发不出，冻疮，烫火伤。

　　　　　　　■櫻桃核　清热透疹。主治麻疹不透。

　　　　　　　■櫻桃叶　温中健脾，止咳止血，解毒杀虫。主治胃寒食积，腹泻，咳嗽，吐血，疮疡肿痛，蛇虫咬伤，阴道滴虫。

　　　　　　　■櫻桃根　杀虫，调经，益气。主治绦虫病，蛔虫病，蛲虫病，经闭，劳倦内伤。

【采 收 加 工】■櫻桃枝　全年可采收。

　　　　　　　■櫻桃水及櫻桃核　采摘成熟果实，取核，得櫻桃核；加工压榨取得的液汁，装入瓷坛封固备用，得櫻桃水。

　　　　　　　■櫻桃叶　夏季采收。

　　　　　　　■櫻桃根　四季可采挖。

【用 法 用 量】■櫻桃枝　内服：煎汤，3～10 g。

　　　　　　　■櫻桃水　内服：适量，炖温。

　　　　　　　■櫻桃核　内服：煎汤，果核3～9 g。外用：泡酒涂擦；或捣敷。

　　　　　　　■櫻桃叶　内服：煎汤，15～30 g；或捣汁。外用：捣敷，或煎水熏洗。

　　　　　　　■櫻桃根　内服：煎汤，9～15 g；鲜品30～60 g。外用：水煎洗。

【用 药 经 验】①疹发不出：櫻桃水1杯，略温灌下。②烧烫伤：櫻桃水蘸棉花上，频涂患处，当时止痛，还能制止起泡化脓。③腹泻，咳嗽：櫻桃叶及櫻桃枝，水煎服。

# 李　*Prunus salicina* Lindl.

【别　　　　名】山李子（河南），嘉庆子、嘉应子（南京），玉皇李（北京）。

【形 态 特 征】落叶乔木，高5～10 m。叶互生，叶片倒卵状椭圆形至倒披针形，先端短尖至渐尖，基部楔形，边缘有钝而密重锯齿，上面无毛，下面脉腋间有束毛；叶柄有数枚腺体。花通常3朵，簇生；花梗无毛；花白色；萼钟状，无毛，裂片卵形，边缘有细齿；花瓣倒卵状长圆形。核果球状卵形，直径4～7 cm，先端稍尖，基部深陷，通常黄色或浅红色，有时绿色具纵向沟槽，有光泽，外被粉霜；核有皱纹。花期4～5月，果期7～8月。

【分布与生境】梵净山地区资源分布的代表区域：天庆寺等地。生于海拔950 m以下的地区。

【中　药　名】李仁（种仁），李（果实），李叶（叶），李花（花），李根（根）。

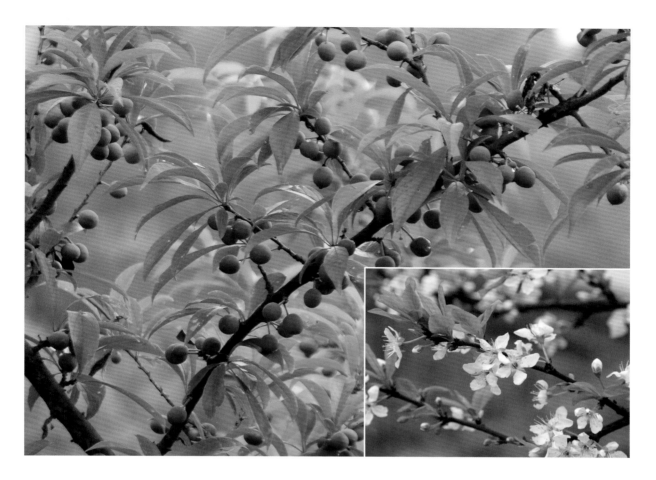

【功 效 主 治】■李仁　散瘀，利水，润肠。主治跌打损伤，瘀血作痛，水气肿痛，大便秘结。

　　　　　　　■李　清肝泻热，生津止渴。主治肝虚有热，劳热骨蒸，胃阴不足，消渴引饮。

　　　　　　　■李叶　清热解毒。主治壮热惊痫，肿毒溃烂。

　　　　　　　■李花　泽面。主治粉滓䵟䵊。

　　　　　　　■李根　清热解毒，利湿，止痛。主治牙痛，消渴，痢疾，白带异常。

【采 收 加 工】■李根、李花、李叶　春季采收。

　　　　　　　■李仁、李　夏季采果，取种仁，分别晒干。

【用 法 用 量】■李仁　内服：煎汤，李仁6～12 g。外用：研末调敷。

　　　　　　　■李根　内服：煎汤，6～9 g。外用：煎水，含漱；或磨汁涂。

　　　　　　　■李叶　外用：适量，煎汤洗浴。

　　　　　　　■李花　外用：适量，研末调搽。

【用 药 经 验】①水肿：李仁、水灯心、车前草各20 g，水煎服。②便秘：李仁、杏仁、桃仁各10 g，水煎服。③皮肤瘙痒：李叶、桃叶各适量，水煎外洗。④面部黑斑：李花、桃花、梨花研末，蜂蜜调搽。⑤丹毒：李根适量，水煎外洗。

# 细齿樱桃 *Prunus serrula* (Franch.) Yü et Li.

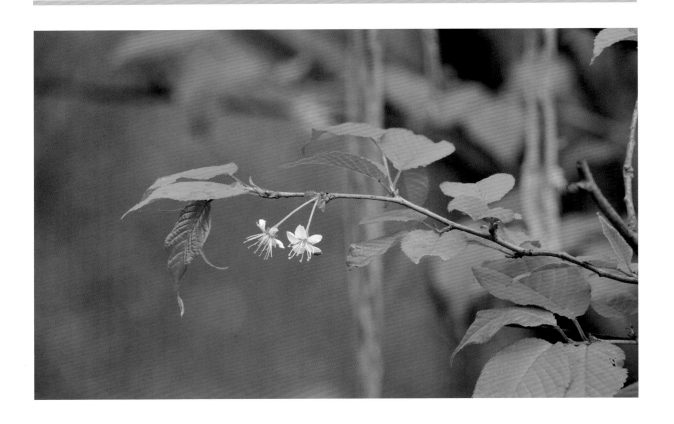

【别　　名】云南樱桃（《经济植物手册》），野樱花、野恩桃（梵净山）。

【形态特征】乔木，高2～1.2 m，树皮灰褐色或紫褐色。小枝紫褐色，无毛，嫩枝伏生疏柔毛。叶片披针形至卵状披针形，长3.5～7 cm，宽1～2 cm，先端渐尖，基部圆形，边有尖锐单锯齿或重锯齿，上面深绿色，疏被柔毛，下面淡绿色，无毛或中脉下部两侧被疏柔毛，侧脉11～16对；叶柄被稀疏柔毛或脱落几无毛；托叶线形。花单生或有2朵，花叶同开；总苞片褐色，狭长椭圆形，外面无毛，内面被疏柔毛，边有腺齿；总梗短或无；苞片褐色，卵状狭长圆形；萼片卵状三角形；花瓣白色，倒卵状椭圆形，先端圆钝；雄蕊38～44枚。核果成熟时紫红色，卵圆形；核表面有显著棱纹。花期5～6月，果期7～9月。

【分布与生境】梵净山地区资源分布的代表区域：苏家坡、护国寺等地。生于海拔1700～2500 m的山坡或山谷丛林中。

【中　药　名】野樱桃核（果核），野樱桃根（根）。

【功效主治】■野樱桃核　清肺透疹。主治麻疹初起，疹出不畅。

　　■ 野樱桃根　调气活血，杀虫。主治月经不调，绦虫病。

【采收加工】■ 野樱桃核　7~8月采摘成熟果实，除去果肉，取核洗净，晒干生用。

　　　　　　■ 野樱桃根　夏、秋季采根，洗净，切段晒干。

【用法用量】■ 野樱桃核　内服：煎汤，3~10 g。

　　　　　　■ 野樱桃根　内服：煎汤，10~15 g。

【用药经验】①麻疹初起、疹出不透：野樱桃核9 g，芫荽6 g，水煎服。②月经不调：野樱桃根15 g，益母草12 g，当归9 g，水煎服。

# 毛樱桃 *Prunus tomentosa* (Thunb.) Wall.

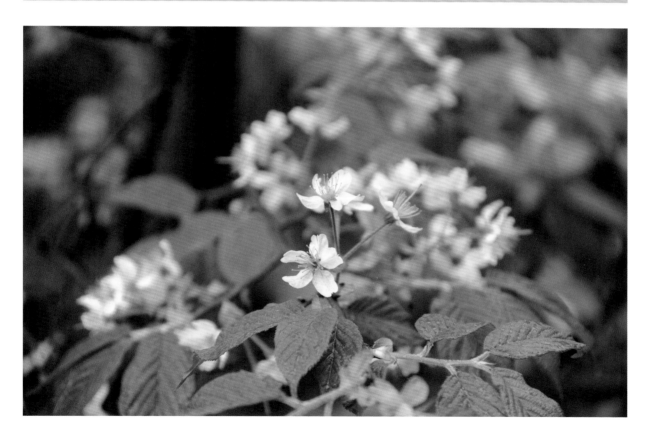

【别　　　名】山樱桃（《名医别录》），梅桃（《中国树木分类学》），山豆子（河北），樱桃（东北）。

【形态特征】灌木，通常高0.3~1 m，稀呈小乔木状，高达2~3 m。小枝紫褐色或灰褐色，嫩枝密被绒毛或无毛；冬芽卵形，疏被短柔毛或无毛。叶片卵状椭圆形或倒卵状椭圆形，先端急尖或渐尖，基部楔形，边有急尖或粗锐锯齿，上面暗绿色或深绿色，被疏柔毛，下面灰绿色，密被灰色绒毛或以后变为稀疏，侧脉4~7对；叶柄被绒毛或脱落稀疏；托叶线形，被长柔毛。花单生或2朵簇生，花叶同开，近先叶开放或先叶开放；萼筒管状或杯状，外被短柔毛或无毛，萼片三角卵形，先端圆钝或急尖，内外两面内被短柔毛或无毛；花瓣白色或粉红色，倒卵形，先端圆钝。核果近球形，红色；核表面除棱脊两侧有纵沟外，无棱纹。花期4~5月，果期6~9月。

【分布与生境】梵净山地区资源分布的代表区域：苏家坡、护国寺等地。生于海拔850~1000 m的山林缘、路旁。

【中　药　名】郁李仁（种子），山樱桃（果实）。

【功效主治】■郁李仁　益气，祛风湿。主治瘫痪四肢不利，风湿腰腿痛，冻疮。

　　　　　　■山樱桃　健脾，益气，固精。主治食积泻痢，便秘，脚气，遗精滑泄。

【采收加工】■郁李仁、山樱桃　7~8月果实成熟时采收，去除果核，将果肉晒干，即得山樱桃；破核壳，取出种子，晒干，即得郁李仁。

【用法用量】■郁李仁　内服：煎汤，100~300 g。

　　　　　　■山樱桃　内服：煎汤，适量。

【用药经验】①蛇咬伤：郁李仁适量，捣烂敷患处。②冻疮：郁李仁适量，泡酒，捣烂敷患处。③脚气水肿：郁李仁、薏苡仁、赤茯苓、滑石，水煎服。④四肢麻木，风湿腰腿痛：郁李仁，泡酒服。

# 全缘火棘　*Pyracantha atalantioides* (Hance) Stapf

【别　　　名】救军粮（贵州），木瓜刺（四川）。

【形态特征】常绿灌木，高1~2.5 m。通常有枝刺，嫩枝柔毛。叶片椭圆形或长圆形，稀长圆状倒卵形，先端微尖或圆钝，有时具刺尖头，基部宽楔形或圆形，叶边通常全缘，幼时有黄褐色柔毛叶脉明显，下面微带白霜，中脉明显凸起。复伞房花序，花梗和花萼外被黄褐色柔毛；萼筒钟状，外被柔毛；萼片浅裂，宽卵形；花瓣白色，卵形，先端微尖，基部具短爪；雄蕊20，花药黄色；花柱5，与雄蕊等长。梨果扁球形，亮红色。花期4~5月，果期9~11月。

【分布与生境】梵净山地区资源分布的代表区域：坝溪、大河边、金厂等地。生于海拔950 m以下的山谷林缘、路旁或灌丛中。

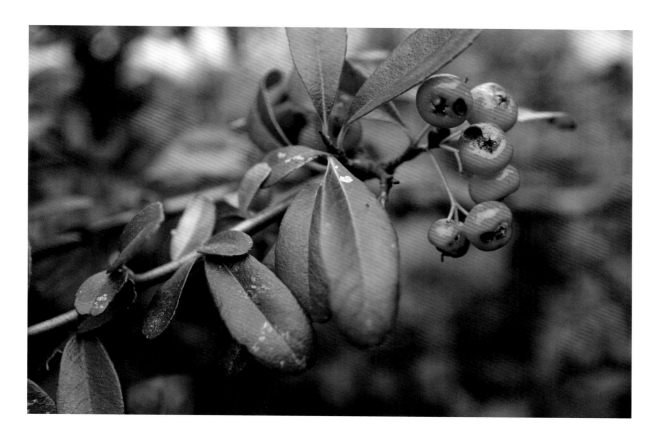

【中 药 名】全缘火棘（根、叶）。

【功效主治】清热解毒，凉血活血，消肿止痛，止血止泻。主治腹泻，各种出血，骨髓炎。

【采收加工】全年均可采挖其根，洗净，切片，晒干；叶夏、秋季采收，鲜用或晒干。

【用法用量】内服：煎汤，10～30 g。外用：鲜叶，适量，捣敷。

# 火 棘 *Pyracantha fortuneana* (Maxim.) Li

【别　　　名】救军粮（贵州、四川、湖北、陕西），红子（贵州、湖北），火把果、救兵粮（云南）。

【形态特征】常绿灌木，高1～4 m。侧枝短，先端成刺状，枝条暗褐色，枝拱形下垂，幼枝有锈色短柔毛，短侧枝常成刺状。单叶互生，叶片倒卵状矩圆形，先端钝圆或微凹，有时有短尖头，基部楔形，边缘有钝锯齿；叶柄短，无毛或嫩时有柔毛。复伞房花序，白色花；萼筒钟状；萼片三角卵形，先端钝；花瓣白色，近圆形。梨果近形，橘红色。花期4～5月，果期8～11月。

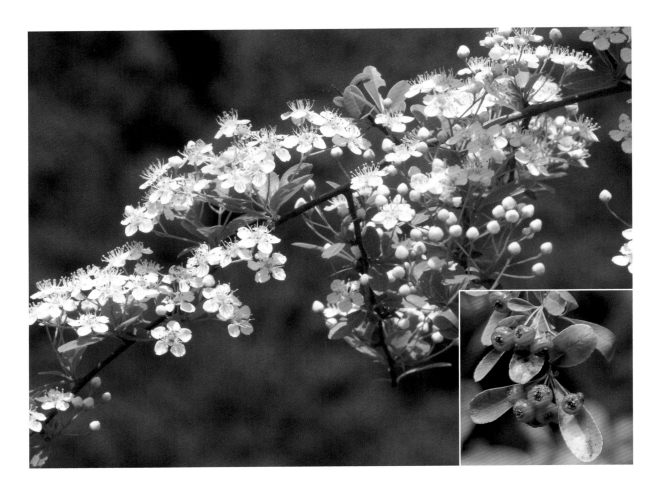

【分布与生境】梵净山地区资源分布的代表区域：龙门坳、盘溪、两岔河、密麻树、大罗河等地。生于海拔700～1200 m的疏林、路旁或灌丛中。

【中　药　名】红子根（根），赤阳子（果实），救军粮叶（叶）。

【功效主治】■红子根　清热凉血，化瘀止痛。主治潮热盗汗，肠风下血，崩漏，疔疮疖痈，目赤肿痛，风火牙痛，跌打损伤，劳伤腰痛，外伤出血。

　　　　　　■赤阳子　健脾消食，收涩止痢，止痛。主治食积停滞，脘腹胀满，痢疾，泄泻，崩漏，带下，跌打损伤。

　　　　　　■救军粮叶　清热解毒，止血。主治疮疡肿痛，目赤，痢疾，便血，外伤出血。

【采收加工】■红子根　冬末春初挖取，晒干或鲜用。

　　　　　　■赤阳子　秋季采收。

　　　　　　■救军粮叶　随用随采。

【用法用量】■红子根　内服：煎汤，10～30 g。

　　　　　　■赤阳子　内服：煎汤，12～30 g。

　　　　　　■救军粮叶　内服：煎汤，10～30 g。外用：适量，捣敷。

【用药经验】①泄泻：赤阳子30 g，水煎服。②食积：赤阳子、鸡屎藤、莱菔子各10 g，水煎服。③痢疾：赤阳子、地榆各10 g，水煎服。④崩漏：赤阳子、朱砂莲各30 g，水煎服。⑤带下：赤阳子、土茯苓各30 g，水煎服。⑥肠风下血：赤阳子30 g，草血竭15 g，水煎服。

# 沙　梨　*Pyrus pyrifolia* (Burm. F.) Nakai

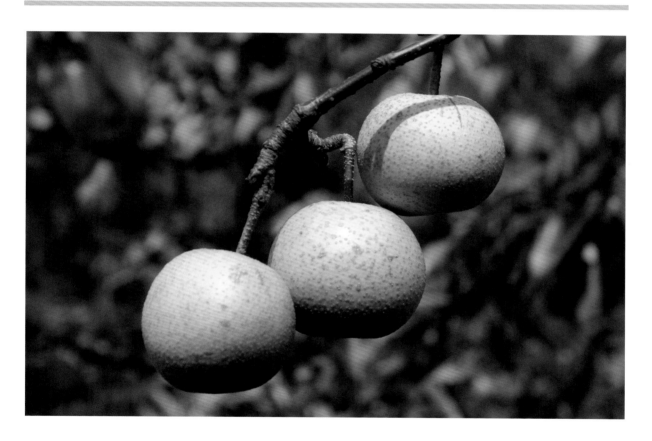

【别　　　名】麻安梨、野梨子（贵州）。

【形态特征】落叶乔木，高7～15 m。小枝嫩时具柔毛，冬芽长卵形，先端圆钝。叶片卵状椭圆形，先端长尖，基部圆形或近心形，边缘有刺芒锯齿；叶柄嫩时被绒毛；托叶膜质，线状披针形，早落。伞形总状花序，具花6～9朵；总花梗和花梗幼时微具柔毛，花梗长3.5～5 cm；萼片三角卵形；花瓣卵形，先端啮齿状，白色。梨果近球形，褐色，有斑点，先端微向下陷。花期4月，果期8月。

【分布与生境】梵净山地区资源分布的代表区域：白沙凉水井、木耳坪、狮子头等地。生于海拔

950～1300 m的疏林中或路旁。

【中药名】梨（果实），梨皮（果皮），梨枝（嫩枝），梨叶（叶），梨树根（根）。

【功效主治】■梨 清肺化痰，生津止渴。主治肺燥咳嗽，热病烦躁，津少口干，消渴，目赤，疮疡，烫火伤。

■梨皮 清心润肺，降火生津，解疮毒。主治暑热烦渴，咳嗽，吐血，痢疾，疔疮，疥癣。

■梨枝 行气和中，止痛。主治霍乱吐泻，腹痛。

■梨叶 疏肝和胃，利水解毒。主治霍乱吐泻腹痛，水肿，小便不利，小儿疝气，菌菇中毒。

■梨树根 润肺止咳，理气止痛。主治肺虚咳嗽，疝气腹痛。

【采收加工】■梨、梨皮 8～9月采收成熟果实，即为梨；剥取果皮，即为梨皮，鲜用或晒干。

■梨枝 全年均可采收枝条，切段，晒干；

■梨叶 夏、秋季采收，鲜用或晒干。

■梨树根 全年可采收，挖侧根，洗净，切片，晒干。

【用法用量】■梨 内服：煎汤，15～30 g；或生食1～2枚；或捣汁；或蒸服；或熬膏。

■梨皮 内服：煎汤，9～15 g；鲜品30～60 g；

■梨叶 内服：煎汤，9～15 g；鲜品捣汁服。

■梨枝 内服：煎汤，9～15 g。

■梨树根 内服：煎汤，10～30 g。外用：适量，捣敷；捣汁点眼。

【用药经验】①食梨过伤：梨叶煎汁解之。②痢疾久不止：梨皮、石榴果壳，水煎服。③水肿病之消化不良：梨皮、五加皮、陈皮、桑白皮、茯苓皮，水煎或炖肉服。

# 石斑木 *Rhaphiolepis indica* (Linnaeus) Lindley

【别　　名】车轮梅（《植物学大辞典》），山花木、石棠木（广西）。

【形态特征】常绿灌木，高2.5～4 m。幼枝初被褐色绒毛，以后逐渐脱落近于无毛。叶互生；托叶钻形，脱落；叶片集生于枝顶，卵形或长圆形，长2～8 cm，宽1.5～4 cm，先端圆钝，急尖、渐尖或长尾尖，基部渐窄连与叶柄，边缘具细锯齿，上面光亮，无毛，下面色淡。花两性；顶生圆锥花序或总状花序，总花梗和花梗被锈色绒毛；苞

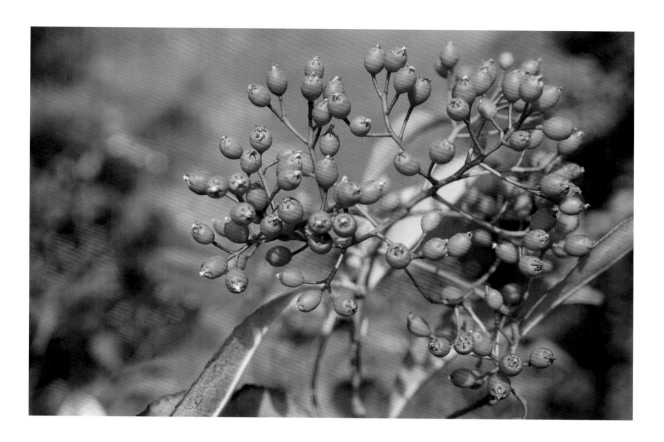

片和小苞片狭披针形；萼筒筒状，萼片5，三角状披针形至线形；花瓣5，白色或淡红色，倒卵形或披针形，先端圆钝，基部具柔毛；雄蕊15；花柱2～3，基部合生。果实椭圆形，紫红色。花期4月，果期7～8月。

【分 布 与 生 境】梵净山地区资源分布的代表区域：鱼坳、柏枝坪、护国寺、艾家坝、木耳坪等地。生于海拔600～1000 m的林缘、路旁或疏灌丛中。

【中　药　名】石斑木根（根），石斑木叶（叶）。

【功 效 主 治】■石斑木根　活血消肿，解毒。主治跌打损伤，骨髓炎，关节炎。

■石斑木叶　活血消肿，凉血解毒。主治跌打损伤，创伤出血，无名肿毒，骨髓炎，烫伤，毒蛇咬伤。

【采 收 加 工】■石斑木根　全年均可采挖，鲜用或切片，晒干。

■石斑木叶　全年均可采摘，鲜用或晒干。

【用 法 用 量】■石斑木根　内服：煎汤，15～30 g；或浸酒。

■石斑木叶　外用：适量，煎水洗；或鲜品捣敷；或干品研末外敷。

【用 药 经 验】①跌打损伤：石斑木干根9 g。水煎服。②足踝关节陈伤作痛：石斑木根1.5 kg，切片，川牛膝120 g，用烧酒2 kg，浸1月后淀渣取酒，每日早、晚餐前按酒量服。忌食酸辣及芥菜、萝卜菜。

# 月季花 *Rosa chinensis* Jacq.

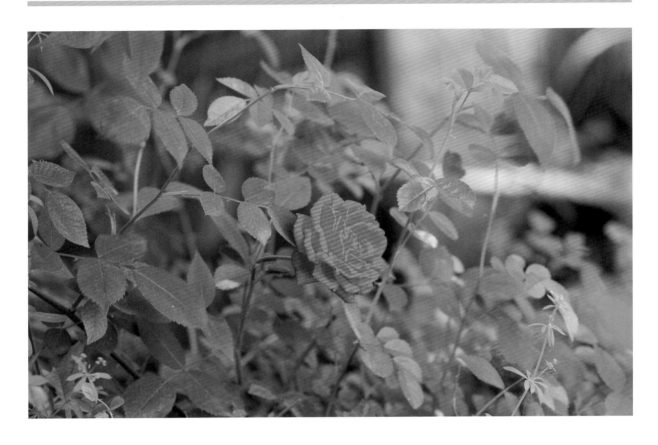

【别　　名】月月红（梵净山），月月花（四川）。

【形态特征】直立灌木，高1~2 m。小枝有短粗的钩状皮刺。小叶3~5，稀7，连叶柄长5~11 cm，小叶片宽卵形至卵状长圆形，先端渐尖，基部近圆形或宽楔形，边缘有锐锯齿；顶生小叶片有柄，侧生小叶片近无柄；托叶大部贴生于叶柄，仅顶端分离部分成耳状，边缘常有腺毛。花几朵集生，稀单生，直径4~5 cm；萼片卵形，先端尾状渐尖，边缘常有羽状裂片；花瓣重瓣至半重瓣，红色、粉红色至白色，倒卵形，先端有凹缺，基部楔形。果卵球形或梨形，红色。花期4~9月，果期6~11月。

【分布与生境】梵净山周边均有分布。生于海拔800 m以下的村寨中。

【中　药　名】月季花（花）。

【功效主治】活血调经，解毒消肿，疏肝解郁。主治气滞血瘀，月经不调，痛经，闭经，胸胁胀痛。

【采收加工】夏、秋季花半开时采收，晾干或微火烘干。

【用法用量】内服：煎汤，3~6 g，不可久煎；或泡茶。

【用药经验】①月经不调：月季花、益母草各15 g，状元红、白牡丹各30 g，小血藤6 g，水煎服或炖肉吃。②跌打损伤，瘀血肿痛：月季花适量，土鳖虫3 g，捣烂外敷伤处。③淋巴结结核，肿痛未溃：月季花鲜适量，夏枯草、生牡蛎各6 g，混合捣烂，局部外敷。④肝阳上亢眩晕、烦躁：月季花9～15 g，沸水泡服，每日1次。

# 小果蔷薇 *Rosa cymosa* Tratt.

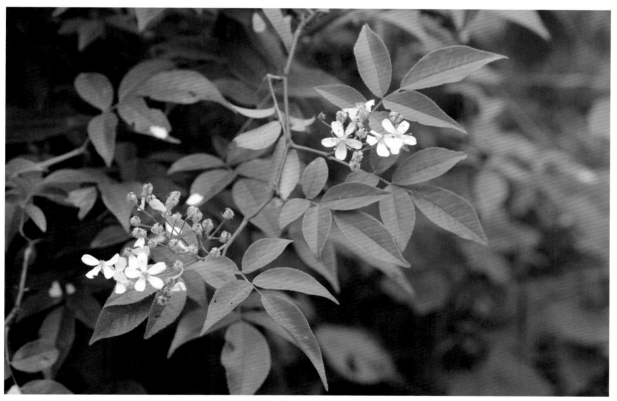

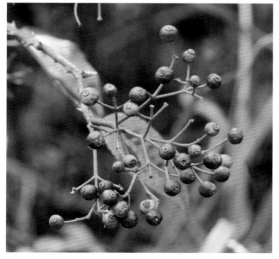

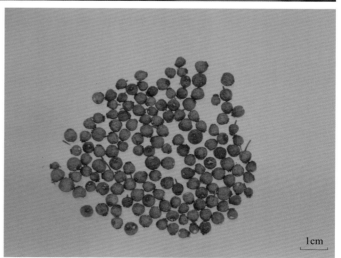

1cm

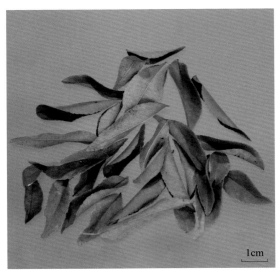
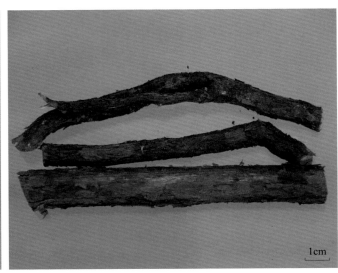

【别　　　名】山木香（《中国树木分类学》），倒钩笋（广东），红荆藤（四川）。

【形 态 特 征】落叶蔓生灌木，高2～5 m。小枝具有散生钩状皮刺。单数羽状复叶互生；小叶3～5
（7）枚；小叶片卵状披针形或椭圆形，先端渐尖，基部近圆形或宽楔形，叶边有
内弯锐锯齿；小叶柄和叶轴散生皮刺，有时有腺毛；托叶线形，离生，早落。花多
朵，呈复伞房花序；花轴与花梗幼时被长柔毛，花白色；萼筒近球形，被稀疏柔
毛；萼片三角状披针形，边缘羽状分裂，常有刺毛；花瓣长倒卵形，白色。果实近
球形，红色。花期5～6月，果期7～11月。

【分布与生境】梵净山地区资源分布的代表区域：芭蕉湾、艾家坝、火烧岩、郭家沟、清水江、洼
溪河等地。生于海拔500～950 m的山谷沟旁、林缘或灌丛中。

【中　药　名】和尚头（根及叶），小金樱子（果实）。

【功 效 主 治】■和尚头　散瘀，止血，消肿解毒。主治月经不调，子宫脱垂，痔疮，脱肛，外伤
性出血，风湿疼痛，腹泻，痢疾；叶外用治痈疖疮疡，烧烫伤。

■小金樱子　主治风痰咳嗽，跌打损伤。

【采 收 加 工】■和尚头　全年可采收根，洗净，晒干；春、夏采收叶，晒干。

■小金樱子　9～11月采收果实，晾干。

【用 法 用 量】■和尚头　内服：煎汤，15～60 g；或泡酒服。外用：适量，叶捣敷。

■小金樱子　内服：煎汤，60～90 g。

【用 药 经 验】①跌打损伤：小金樱子15 g，水煎服。②血栓性脉管炎：小金樱子15 g，岩蜈蚣
20 g，泡酒服。③痢疾：小金樱子20 g，水煎服。④刀伤出血：和尚头适量，捣烂
外敷。

# 软条七蔷薇 *Rosa henryi* Bouleng.

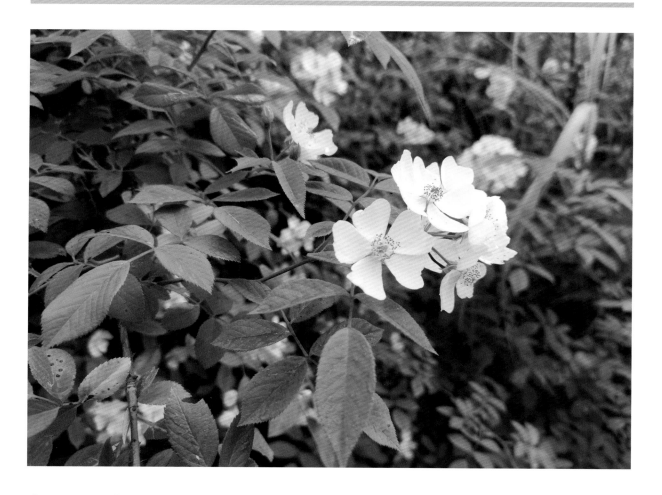

【别　　　名】亨氏蔷薇（《广州植物志》），湖北蔷薇（《秦岭植物志》）。

【形 态 特 征】灌木，茎蔓生，长3～5 m。小枝有短扁、弯曲皮刺或无刺。小叶通常5，近花序小叶片常为3；小叶片长圆形、卵形、椭圆形或椭圆状卵形，先端长渐尖或尾尖，基部近圆形或宽楔形，边缘有锐锯齿；小叶柄有散生皮刺；托叶大部贴生于叶柄，披针形。有花5～15朵，呈伞形伞房状花序；花梗和萼筒无毛，有时具腺毛，萼片披针形，全缘；花瓣白色，宽倒卵形，先端微凹，基部宽楔形。果近球形，成熟后褐红色，有光泽，果梗有稀疏腺点；萼片脱落。花期5～6月，果期9～10月。

【分布与生境】梵净山地区资源分布的代表区域：马槽河、张家坝、小罗河沟等地。生于海拔700～1000 m的山谷林缘或灌丛中。

【中　药　名】软条七蔷薇（根）。

【功 效 主 治】消肿止痛，祛风除湿，止血解毒，补脾固涩。主治月经不调，带下，妇女不孕，跌打损伤，风湿痹痛，尿频，遗尿，慢性腹泻，外伤出血。

【采 收 加 工】全年均可采收根，洗净，切片，晒干。

【用 法 用 量】内服：煎汤，10～15 g；研末1.5～3 g；或鲜品捣汁。外用：适量，捣敷；或水煎洗。

# 金樱子 *Rosa laevigata* Michx.

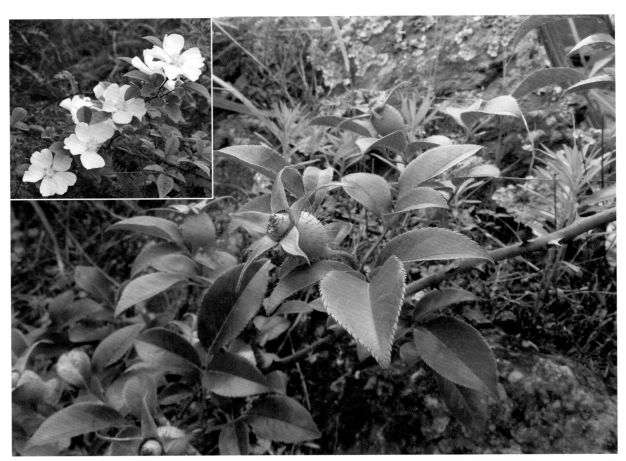

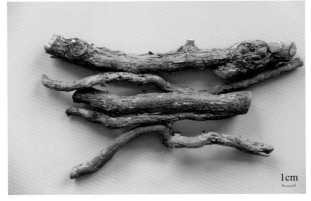

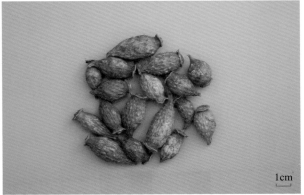

【别　　　名】金罂子、糠罐罐、蜂糠罐（梵净山），和尚头（四川），唐樱笳（广东），油饼果子（安徽）。

【形态特征】攀缘灌木，高2～4 m。小枝粗壮，散生扁弯皮刺。羽状复叶，小叶3，稀5，叶片革质，椭圆状卵形或倒卵形，长2.5～7 cm，宽1.5～4.5 cm，先端急尖，基部宽楔形，边缘具细齿状锯齿，下面幼时中肋有腺毛，叶轴、总叶柄和小叶柄均有皮刺和腺毛；托叶离生或基部连生，披针形，边缘有腺齿，早落。花单生于侧枝顶端或叶腋，花梗和萼筒外面均密被刺毛；萼片5，卵状披针形，边缘羽状分裂；花瓣5，宽倒卵形，先端微凹，白色，直径5～9 cm。果实倒卵形，紫红色或紫褐色，外面密被刺状刚毛，顶端具宿存萼片。花期4～6月，果期7～11月。

【分布与生境】梵净山地区资源分布的代表区域：聂耳坪、黎家坝、雀子坳、青冈坪、烂泥坳等地。生于海拔500～950 m的林缘、路旁或灌丛中。

【中　药　名】金樱子（果实），金樱根（根或根皮），金樱叶（叶），金樱花（花）。

【功效主治】■金樱子　固精涩肠，缩尿止泻。主治滑精，遗尿，小便频数，脾虚泻痢，肺虚喘咳，自汗盗汗，崩漏带下。

■金樱根　固精涩肠。主治滑精，遗尿，痢疾泄泻，崩漏带下，子宫脱垂，痔疮，烫伤。

■金樱叶　清热解毒，活血止血，止带。主治痈肿疔疮，烫伤，痢疾，闭经，崩漏，带下，创伤出血。

■金樱花　涩肠，固精，缩尿，止带，杀虫。主治久泻久痢，遗精，尿频，带下，绦虫、蛔虫、蛲虫病，须发早白。

【采收加工】■金樱子　秋季采摘成熟果实，晾晒后放入桶内搅拌，擦去毛刺，再晒至全干。

■金樱根　秋季采挖根，洗净，切片，晒干。

■金樱叶　春、夏季采摘叶，鲜用或晒干。

■金樱花　4～6月采收将开放的花蕾，晒干。

【用法用量】■金樱子　内服：煎汤，4.5～9 g；或入丸、散或熬膏。

■金樱根　内服：煎汤，15～60 g。外用：适量，捣敷；或煎水洗。

■金樱叶　内服：煎汤，适量。外用：捣敷；调敷；研末撒。

■金樱花　内服：煎汤，3～9 g。外用：适量，捣敷；调敷。

【用药经验】①肾虚遗精：金樱子30 g，水煎服。②遗精滑精：金樱子、淫羊藿各30 g，水煎服。③崩漏：金樱子、仙鹤草、檵木各30 g，水煎服。④久泻久利：金樱子、朱砂莲各30 g，地榆15 g，水煎服。⑤白带异常：金樱子、土茯苓各30 g，水煎服。

# 缫丝花 *Rosa roxburghii* Tratt.

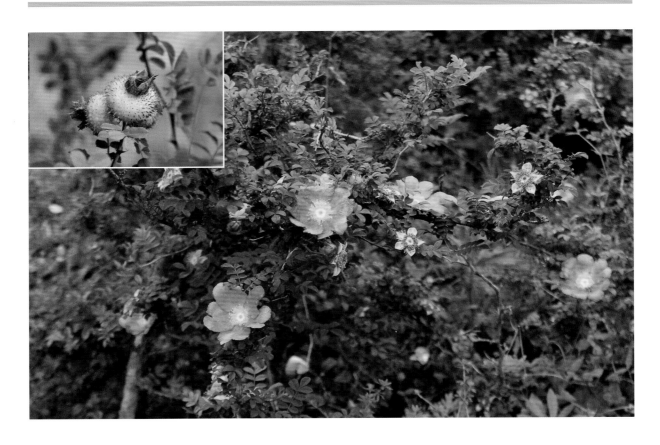

【别　　　名】茨梨、刺梨树（梵净山）。

【形 态 特 征】灌木，高0.5～1.5 m。树皮灰褐色，枝上皮刺呈对生状。叶互生，单数羽状复叶，小叶7～13枚，对生，小叶片椭圆形至长圆形，先端急尖或圆钝，基部宽楔形，边缘有细锯齿，叶轴与叶柄有皮刺；托叶线形，大部分与叶柄贴生，边缘具长尖齿及腺毛。花两性，单生，稀2～3朵生于小枝顶端，淡红色；花萼5，基部连合成筒状，围包雌蕊，上端膨大面成花盘，表面密被细针刺；萼片宽卵形；花瓣5，广倒卵形，顶端凹入；雄蕊多数，着生于花盘外围。果实偏球形，被密刺，成熟时黄色。花期3～7月，果期8～10月。

【分布与生境】梵净山地区资源分布的代表区域：艾家坝、雀子坳、大河边、烂泥坳等地。生于海拔500～1000 m的山谷林缘、路旁或灌丛中。

【中　药　名】刺梨（果实），刺梨根（根）。

【功 效 主 治】■刺梨　健胃消食。主治食积饱胀，维生素C缺乏症。

　　　　　　　■刺梨根　健胃消食，止泻，涩精。主治胃痛，泄泻，痢疾，遗精，带下，久咳。

【采收加工】■刺梨 夏、秋季采果实，除去种子，晒干。

　　　　　■刺梨根 全年可采挖根，洗净，切片，晒干。

【用法用量】■刺梨 内服：煎汤，3~5个刺梨；或生食。

　　　　　■刺梨根 内服：煎汤，15~60 g。

【用药经验】①食欲不振：刺梨30 g，水煎服。②腹泻：刺梨根、大夜门关各30 g，水煎服。③口腔溃疡：刺梨30 g，水煎服。

# 悬钩子蔷薇 *Rosa rubus* Lévl. et Vant.

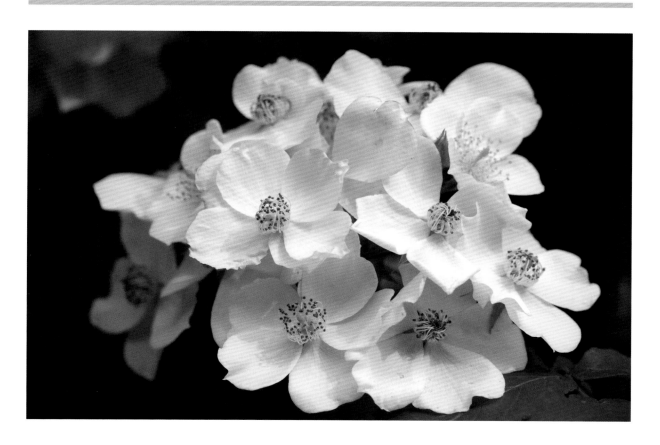

【形态特征】匍匐状灌木，长5~7 m。小枝圆柱形，幼时被柔毛，散生粗短下弯皮刺。羽状复叶，小叶5~7枚，近花序时常3枚；小叶片卵状椭圆形至倒卵形，先端渐尖或急尖，基部近圆或宽楔形，边缘有锐锯齿，上面常无毛，背面被柔毛；叶柄、叶轴被柔毛并散生皮刺，托叶大部分与叶柄贴生，全缘，常有腺体。伞房花序，花梗被柔毛和腺毛；花白色；萼片披针形，全缘；花瓣倒卵形，先端微凹，白色。果近球形，深红色。花期4~6月，果期7~10月。

【分布与生境】梵净山地区资源分布的代表区域：观音阁、苦竹坝、红石溪、打磨沟、张家坝、郭家沟等地。生于海拔500~1000 m的山谷林缘、路旁或灌丛中。

【中　药　名】山刺莓（叶）。

【功效主治】止血活血，解郁调经。主治吐血，肋间神经痛，月经不调。

【采收加工】夏、秋季采收叶，晒干。

【用法用量】内服：煎汤，15~30 g。

# 山　莓　*Rubus corchorifolius* L. f.

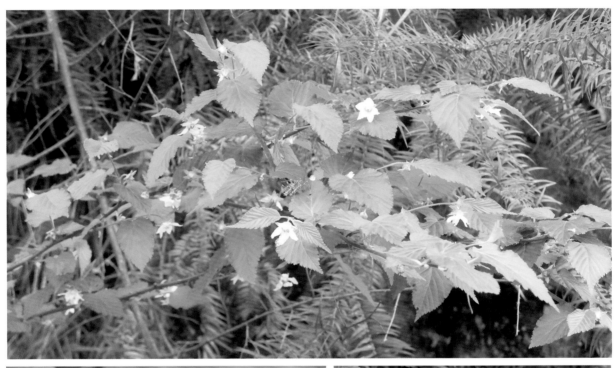

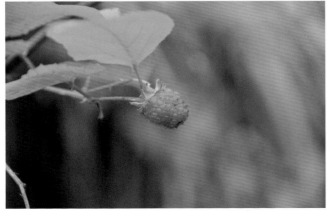

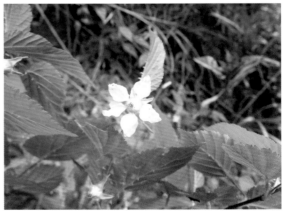

【别　　　名】山抛子、牛奶泡、撒秧泡、三月泡、沿钩子（贵州）。

【形态特征】落叶直立灌木，高1～2 m。小枝有皮刺，幼枝具柔毛。叶卵形或卵状披针形，长
3.5～9 cm，宽2～4.5 cm，顶端渐尖，基部圆形或略带心形，有时为3浅裂，边缘有
不整齐的重锯齿，两面脉上有柔毛，背面脉上有细钩刺；叶柄有柔毛及细刺；托叶
条形，贴生于叶柄。花白色，通常单生在短枝上；萼片卵状披针形，先端急尖，有
柔毛，宿存；花瓣椭圆形，略长于萼片；子房有柔毛。聚合果球形，成熟时红色。
花期2～4月，果期4～6月。

【分布与生境】梵净山地区资源分布的代表区域：杨家坳、木耳坪、黎家坝、坝梅寺、大园子等
地。生于海拔500～1400 m的林缘、路旁或灌丛中。

【中　药　名】山莓（未成熟果实），山莓根（根），山莓叶（叶）。

【功效主治】■山莓　醒酒止渴，化痰解毒，收涩。主治醉酒，痛风，丹毒，烫火伤，遗精，
腰痛。

■山莓根　活血，止血，祛风利湿。主治吐血，便血，肠炎，痢疾，风湿关节痛，
跌打损伤，月经不调，白带异常。

■山莓叶　外用治痈疖肿毒。

【采收加工】■山莓　果实已饱满而尚绿色时采摘，除去梗叶，用沸水浸1～2 min后，置烈日下
晒干。

■山莓根　秋季挖根，洗净，切片晒干。

■山莓叶　春、秋季可采叶，洗净，切碎晒干。

【用法用量】■山莓　内服：煎汤，9～15 g；或生食。

■山莓根　内服：煎汤，15～30 g。

■山莓叶　外用：适量，鲜品捣烂敷患处。

【用药经验】①遗精：山莓20 g，水煎服。②水火烫伤：山莓鲜果适量，捣烂取汁涂患处。

# 插田泡　*Rubus coreanus* Miq.

【形态特征】攀缘性灌木。枝条有粉霜，散生扁平皮刺。奇数羽状复叶，小叶3～5，稀为7，顶
端小叶较大，近菱形，3浅裂或缺刻状，侧生小叶卵形，边缘具不整齐大锯齿，下
面灰色；叶柄长2～5 cm，侧生小叶几无柄；托叶条形，贴生于叶柄，宿存。伞房

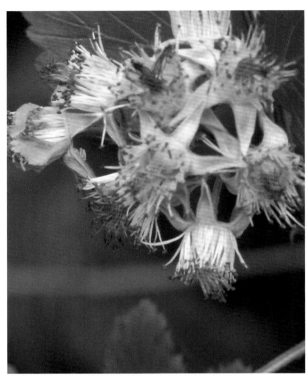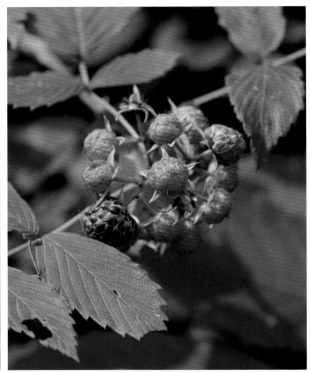

花序或圆锥花序顶生；花粉红色；萼裂片卵状披针形；花瓣近圆形或宽卵形；雄蕊的花丝粉红色。聚合果近球形，紫红色。花期4～6月，果期6～8月。

【分布与生境】梵净山地区资源分布的代表区域：盘溪试验场、冷家坝、清水江、艾家坝等地。生于海拔500～1000 m的山谷林缘、路旁或灌丛中。

【中　药　名】倒生根（根和茎及藤着地所生的不定根），插泡果（果实）。

【功效主治】■倒生根　活血止血，祛风除湿。主治跌打损伤，骨折，月经不调，吐血，衄血，风湿痹痛，水肿，小便不利，瘰疬。

■插泡果　补肾固精，平肝明目。主治阳痿，遗精，遗尿，白带异常，不孕症，胎动不安，风眼流泪，目生翳障。

【采收加工】■倒生根　随时可采，鲜用或晒干。

■插泡果　果近于成熟时采收，晒干。

【用法用量】■倒生根　内服：煎汤，6～15 g；或泡酒。外用：适量，鲜品捣敷。

■插泡果　内服：煎汤，9～15 g。

【用药经验】①感寒腹痛：倒生根15 g，水煎服。②小便不利：倒生根15 g，车前草9 g，水灯心6 g，水煎服。③吐泻：倒生根9 g，铁马鞭、毛芥菜各30 g，斋粑树15 g，水煎服。④风眼流泪：鲜插泡果30 g，水煎用热气熏眼。

# 大红泡 *Rubus eustephanos* Focke

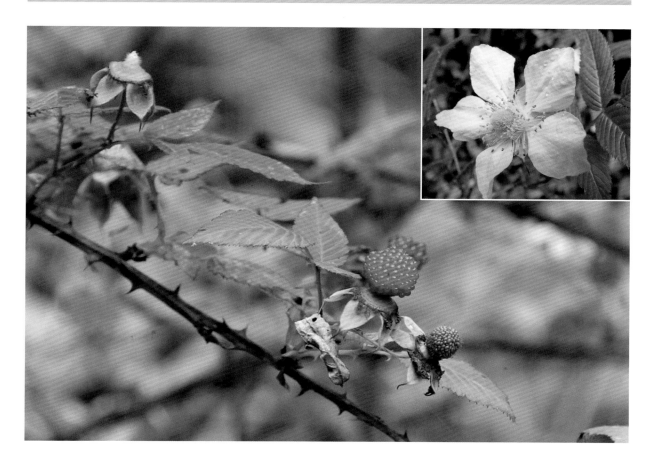

【形态特征】灌木，高0.5～1.5 m。小枝常有棱角，疏生皮刺。小叶3～5，卵形或卵状披针形，顶端渐尖至长渐尖，基部圆形，幼时两面疏生柔毛，沿中脉有小皮刺，边缘具缺刻状尖锐重锯齿；叶柄有小皮刺；托叶披针形，顶端尾尖。花常单生，稀2～3朵，常生于侧生小枝顶端；花梗疏生小皮刺；苞片和托叶相似；花大；萼片长圆披针形，顶端钻状长渐尖，果时常反折；花瓣椭圆形或宽卵形，白色，长于萼片。果实近球形，红色。花期4～5月，果期6～7月。

【分布与生境】梵净山地区资源分布的代表区域：万宝岩、铜矿厂、漆树坪、马槽河等地。生于海拔650～2200 m的山谷林缘、路旁或灌丛中。

【中 药 名】大红泡（根及根茎）。

【功效主治】消肿，止痛，收敛。主治百日咳。

【采收加工】全年可采收根及根茎，洗净，鲜用或晒干。

【用法用量】内服：煎汤，9～15 g。

# 戟叶悬钩子 *Rubus hastifolius* Lévl. et Vant.

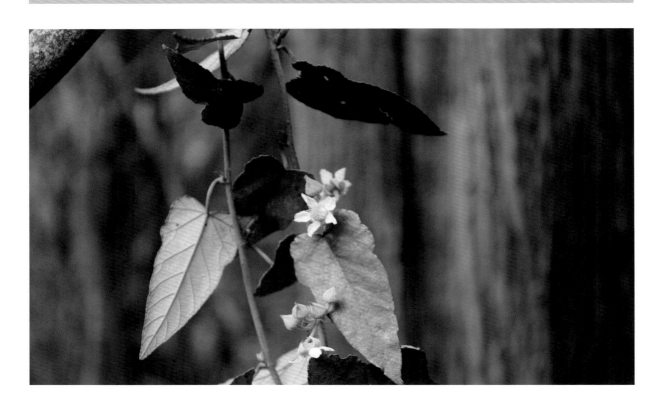

【别　　名】红绵藤（《中山大学科技通讯》）。

【形态特征】常绿攀缘灌木，长达12 m，主干直径4～6 cm。枝圆柱形，灰褐色，长鞭状，枝顶端落地常生不定根，小枝密被灰白色绒毛。单叶，近革质，长圆状披针形或卵状披针形，长6～12 cm，宽2.5～4 cm，顶端急尖至短渐尖，基部深心形，深绿色，边缘不分裂或近基部有2浅裂片，裂片圆钝或急尖，有细小锯齿，侧脉5～8对；托叶离生，长圆状，掌状分裂几达基部，裂片线状披针形，被柔毛，早落。伞房花序，顶生或腋生；苞片与托叶相似；花萼外内面紫红色；萼片卵状披针形，顶端短渐尖或急尖，不分裂或外萼片顶端浅条裂；花瓣倒卵形，白色，无毛，具短爪。果实近球形，稍压扁，红色，熟透时变紫黑色；核具浅皱纹。花期3～5月，果期4～6月。

【分布与生境】梵净山地区资源分布的代表区域：陈家沟、大土、二道拐等地。生于海拔600～1200 m的山的林缘、路旁或灌丛中。

【中　药　名】戟叶悬钩子（叶）。

【功效主治】收敛止血。主治吐血，咯血，血尿，崩漏，外伤出血。

【采收加工】夏、秋季采收叶子，鲜用或晒干。

# 宜昌悬钩子 *Rubus ichangensis* Hemsl. et Ktze.

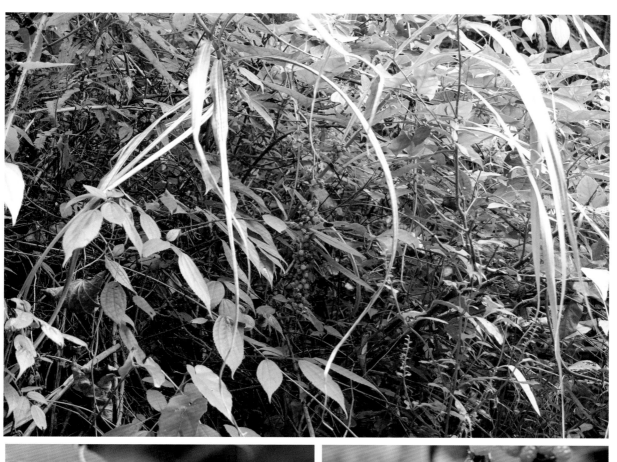

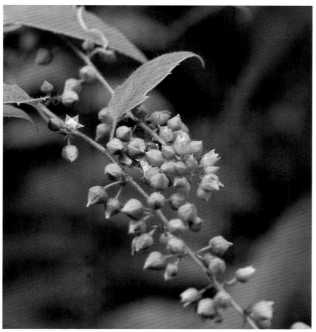

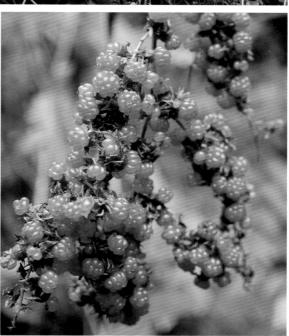

【别　　　名】黄蘑子、黄泡子（《中国树木分类学》），红五泡（四川）。

【形 态 特 征】半常绿攀缘灌木，高2～3 m。枝近无毛，幼时具腺毛，疏生小皮刺。单叶，近革质，卵状披针形，顶端渐尖，基部深心形，下面沿中脉疏生小皮刺，边缘浅波状或近基部有小裂；叶柄无毛，常疏生腺毛和短小皮刺；托叶钻形或线状披针形，全缘，脱落。顶生圆锥花序狭窄；总花梗、花梗和花萼有稀疏柔毛和腺毛、小皮刺；萼片卵形，顶端急尖；花瓣直立，椭圆形，白色，短于或几与萼片等长；雄蕊多数。果实近球形，红色。花期7～8月，果期10月。

【分布与生境】梵净山地区资源分布的代表区域：菌子客桥、背子岩等地。生于海拔650～850 m的山谷林缘、路旁、灌丛中。

【中　药　名】牛尾泡（根、叶）。

【功 效 主 治】收敛止血，通经利尿，解毒敛疮。主治吐血、衄血、痔血、尿血、便血、血崩、血滞痛经、黄水疮、湿热疮毒。

【采 收 加 工】夏季采收叶，晒干，秋、冬季采收根，洗净，切段，晒干。

【用 法 用 量】内服：煎汤，6～15 g。外用：适量，研末撒；或调敷。

【用 药 经 验】①吐血，尿血：牛尾泡、白茅根各30 g，水煎服。②风湿痹痛：牛尾泡、山冬青各20 g，水煎服。③小便不利：牛尾泡30 g，水煎服。④黄水疮：牛尾泡（叶）适量，研末调茶油搽。

# 白叶莓 *Rubus innominatus* S. Moore

【别　　　名】早谷薦、天青地白扭、酸母子（《天目山药用植物志》），刺泡（陕西）。

【形 态 特 征】落叶灌木，高1～3 m。小枝密被绒毛状柔毛，疏生钩状皮刺。小叶常3枚，不孕枝上具5小叶；顶生小叶卵形或近圆形，基部圆形至浅心形，边缘常3裂，侧生小叶斜卵状披针形或斜椭圆形，长4～10 cm，宽2.5～5 cm，顶端急尖至短渐尖，下面密被灰白色绒毛，边缘具不整齐粗锯齿或缺刻状粗重锯齿；侧生小叶近无柄。总状或圆锥状花序，顶生或腋生，总花梗和花梗均密被柔毛或腺毛；萼片卵形，顶端急尖，边缘具灰白色绒毛，果时均直立；花瓣倒卵形或近圆形，紫红色；子房稍具柔毛。果实近球形，橘红色。花期5～6月，果期7～8月。

【分布与生境】梵净山地区资源分布的代表区域：中灵寺、胜利坳、白沙等地。生于海拔

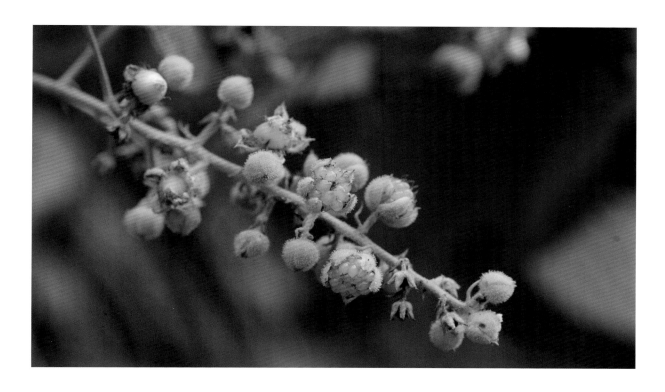

750～1100 m的疏林或灌丛中。

【中　药　名】白叶莓（根）。

【功效主治】祛风散寒，止咳平喘。主治风寒咳喘。

【采收加工】秋、冬季采挖其根，洗净，鲜用，或切片晒干。

【用法用量】内服：煎汤，6～12 g；鲜品15～30 g。

【用药经验】小儿风寒咳逆，气喘：白叶莓（鲜根）30 g，芫荽菜、紫苏、前胡各9 g，水煎，冲红糖，早、晚餐前各服1次。

# 无腺白叶莓　*Rubus innominatus* S. Moore var. *kuntzeanus* (Hemsl.) Bailey

【别　　　名】酸母子、天青地白扭（《天目山药用植物志》）。

【形态特征】灌木，高1～3 m。小枝密被柔毛，疏生钩状皮刺。小叶3，顶生小叶斜卵状披针形或斜椭圆形，长4～10 cm，基部楔形或圆，下面密被灰白绒毛，边缘有不整齐粗锯齿或缺该状粗重锯齿；托叶线形。总状或圆锥状花，花序梗密被黄灰色绒毛及腺毛；萼片卵形；花瓣倒卵形或近圆形，紫红色，边啮蚀状；雄蕊稍短于花瓣。果近球形，直径约1 cm，成熟时橘红色，初被疏柔毛。本变种枝、叶柄、叶片下面、总

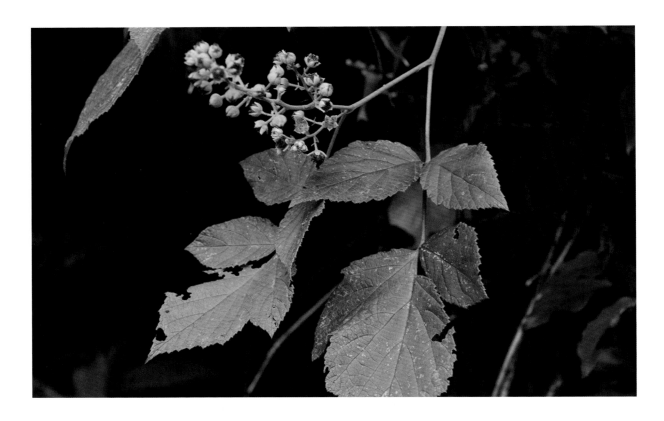

花梗、花梗和花萼外面均无腺毛。花期5~6月，果期7~8月。

【分布与生境】梵净山地区资源分布的代表区域：木耳坪、银厂坪、洼溪河等地。生于海拔
850~1400 m的林缘或疏林中。

【中　药　名】白叶莓（根）。

【功效主治】祛风散寒，止咳平喘。主治风寒咳喘。

【采收加工】秋、冬季采挖，洗净，鲜用，或切片晒干。

【用法用量】内服：煎汤，6~12 g；鲜品15~30 g。

【用药经验】小儿风寒咳逆，气喘：白叶莓（鲜根）30 g，芫荽菜、紫苏、前胡各9 g，水煎，冲
红糖，早、晚餐前各服1次。

# 灰毛泡 *Rubus irenaeus* Focke

【别　　　名】地五泡藤、家正牛（《贵州草药》）。

【形态特征】常绿灌木，高0.5~2 m。枝密被灰色绒毛状柔毛，疏生或无小皮刺。单叶，近革
质，近圆形，先端钝圆或急尖，基部心形，下面密被灰黄色绒毛，掌状5出脉，边

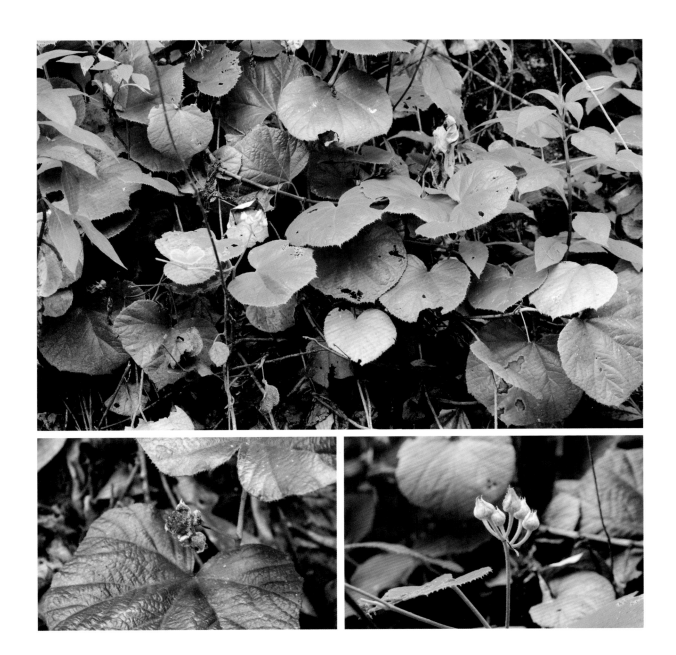

缘波状或不明显浅裂，裂片钝圆或急尖，具不整齐粗锐锯齿；叶柄密被灰色绒毛。
顶生伞房状或近总状花序，常单花或数朵生于叶腋；萼片宽卵形，果期反折；花瓣
近圆形，白色；雄蕊多数。果球形，成熟时红色。花期5～6月，果期8～9月。

【分布与生境】梵净山地区资源分布的代表区域：六股坪、丁家坪、桃树岭、金盏坪、泡木坝等
地。生于海拔500～900 m的林缘。

【中 药 名】地乌泡（全株）。

【功效主治】理气止痛，散毒生肌。主治气瘕腹痛，口角生疮。

【采收加工】全年均可采收，除去杂质，切段，晒干。

【用法用量】内服：煎汤，6～12 g。外用：适量，调敷患处。

【用 药 经 验】①肺结核：地乌泡、白龙须、野杨柳、桐子树根、刺梨根、木通、茜草、野臭橙、倒竹伞、牛奶泡各适量，水煎服。②气瘕腹痛：地乌泡15 g，红饭豆根15 g，泡白酒服。

# 高粱泡 *Rubus lambertianus* Ser.

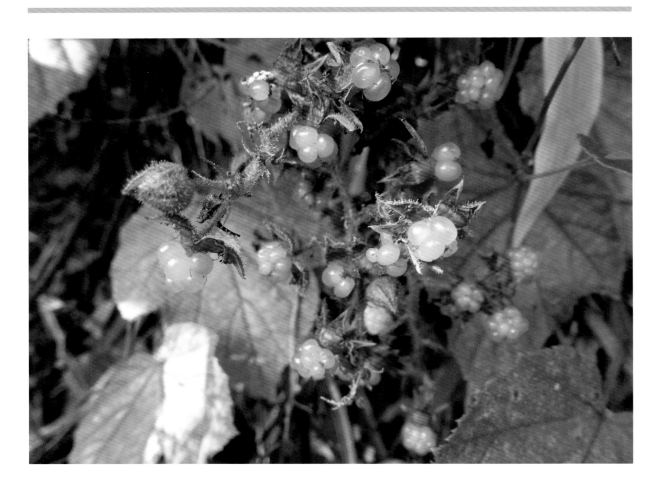

【别　　　　名】秧泡子、倒水莲、红娘藤（贵州），冬牛（浙江）。

【形 态 特 征】半落叶灌木。枝蔓生，密被淡黄色短柔毛，老时脱落，无刺。单叶，互生，纸质，近圆形，先端突尖或钝，基部心形，边缘5～7浅裂，裂片常成缺刻状再裂，有不整齐钝细锯齿，上面略粗糙，无毛，下面密被灰白色绒毛，基生掌状5出脉；叶柄被绒毛；托叶近圆形或卵形，掌状条裂，离生，早落。狭圆锥花序顶生或近顶端腋生；苞片和托叶相似面较小；花梗、花萼外面密被淡黄色短柔毛；花白色，花萼裂片披针形，先端常3齿裂；花瓣椭圆状倒卵形。聚合果近球形，黑色。花期7～8

月，果期9~10月。

【分布与生境】梵净山地区资源分布的代表区域：黎家坝、洼溪河口、金盏坪、郭家沟等地。生于海拔500~850 m的山谷林缘、路旁或灌丛中。

【中 药 名】高粱泡（根），高粱泡叶（叶）。

【功效主治】■高粱泡　祛风清热，凉血止血，活血祛瘀。主治风热感冒，风湿痹痛，半身不遂，咳血，衄血，便血，崩漏，经闭，痛经，产后腹痛，疮疡。

■高粱泡叶　清热凉血，疗疮。主治感冒发热，咳血，便血，崩漏，创伤出血，瘰疬溃烂，黄水疮。

【采收加工】■高粱泡　全年均可采收根，除茎叶，洗净，切段，鲜用或晒干。

■高粱泡叶　夏、秋季采收叶，晒干。

【用法用量】■高粱泡　内服：煎汤，10~30 g。

■高粱泡叶　内服：煎汤，9~15 g。外用：适量，研末撒；或水煎洗。

【用药经验】①黄水疮：高粱泡叶，研末，调麻油或菜油搽，或用鲜叶捣烂兑米醋搽。②小口角周围腐烂流黄水：高粱泡叶，适量，捣烂敷患处。③肺病咳血：高粱泡叶15 g，冰糖30 g，水煎，早、晚餐前服。④风湿痹痛：高粱泡、水麻柳各20 g，水煎服。⑤崩漏：高粱泡、扶芳藤各30 g，水煎服。

# 川　莓　*Rubus setchuenensis* Bureau et Franch.

【别　　名】泡刺、黄水泡、无刺乌泡、马莓叶、倒生根（贵州）。

【形态特征】落叶灌木，高2~3 m；小枝圆柱形，密被淡黄色绒毛状柔毛，老时脱落，无刺。单叶，近圆形或宽卵形，直径7~15 cm，顶端圆钝或近截形，基部心形，叶脉突起，基部具掌状5出脉，侧脉2~3对，边缘5~7浅裂，裂片圆钝或急尖并再浅裂，有不整齐浅钝锯齿；叶柄长5~7 cm，具浅黄色绒毛状柔毛，常无刺；托叶离生，卵状披针形，顶端条裂，早落。花成狭圆锥花序，顶生或腋生或花少数簇生于叶腋；苞片与托叶相似；萼片卵状披针形，顶端尾尖，全缘或外萼片顶端浅条裂；花瓣倒卵形或近圆形，紫红色，基部具爪；雄蕊较短，花丝线形。果实半球形，黑色；核较光滑。花期7~8月，果期9~10月。

【分布与生境】梵净山地区资源分布的代表区域：铜矿厂、火烧岩等地。生于海拔1000 m以下的林缘、路旁或灌丛中。

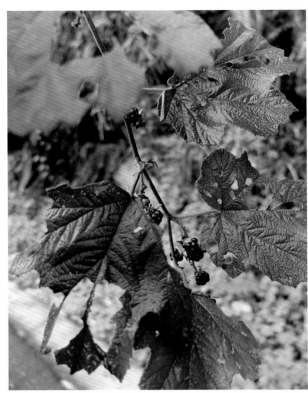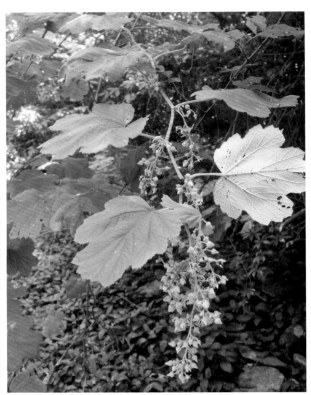

【中　药　名】川莓（根）。

【功效主治】祛风除湿，止呕，活血。主治劳伤吐血，月经不调，口有腥气，瘰疬，痘后目翳，狂犬咬伤等症。叶治黄水疮。

【采收加工】全年均可采收根，除去茎叶，洗净，切段，鲜用或晒干。

【用法用量】内服：煎汤，25 ~ 50 g；或泡酒。

# 红腺悬钩子 *Rubus sumatranus* Miq.

【别　　　名】牛奶莓（《中华本草》），马泡、红刺苔（贵州）。

【形态特征】攀缘灌木。小枝、叶轴、叶柄、花梗和花序等均被紫红色腺毛、柔毛和皮刺；腺毛长短不等。小叶5 ~ 7，稀3枚，卵状披针形至披针形，顶端渐尖，基部圆形，两面疏生柔毛，边缘具不整齐的尖锐锯齿；叶柄长3 ~ 5 cm；托叶披针形或线状披针形。伞房状花序有花数朵，稀单生；萼片披针形，顶端长尾尖，在果期反折；花瓣长倒卵形或匙状，白色，基部具爪；花丝线形；雌蕊数可达400。果实长圆形，橘红色。花期4 ~ 6月，果期7 ~ 8月。

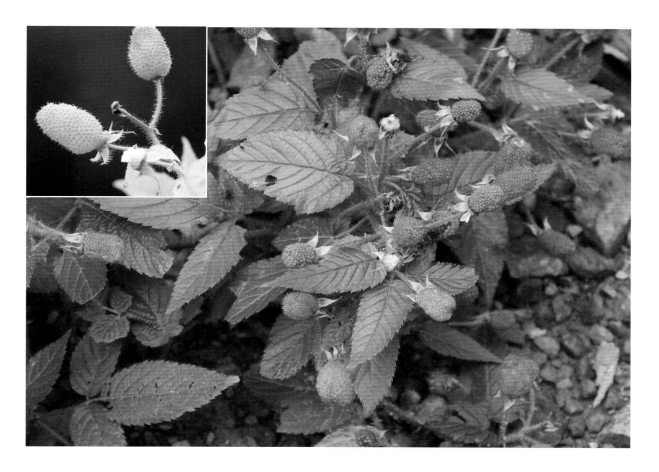

【分布与生境】梵净山地区资源分布的代表区域：詹家岭、朝阳山、坝梅寺等地。生于海拔700~950 m的林缘或灌丛中。

【中 药 名】牛奶莓（根）。

【功效主治】清热解毒，开胃，利水。主治产后寒热腹痛，食欲不振，水肿，中耳炎。

【采收加工】秋、冬季采收根，洗净，切片，鲜用或晒干。

【用法用量】内服：煎汤，9~15 g。

【用药经验】①产后腹痛：牛奶莓、益母草、干姜各10 g，水煎服。②食欲不振：牛奶莓、刺梨、鸡屎藤各10 g，水煎服。③水肿：牛奶莓15 g，四季红、土茯苓各10 g，水煎服。

# 木 莓 *Rubus swinhoei* Hance

【别 名】高脚老虎扭、斯氏悬钩子（《台湾植物志》）。

【形态特征】落叶或半常绿灌木，高1~4 m。茎幼时具灰白色短绒毛，疏生小皮刺。单叶，叶形

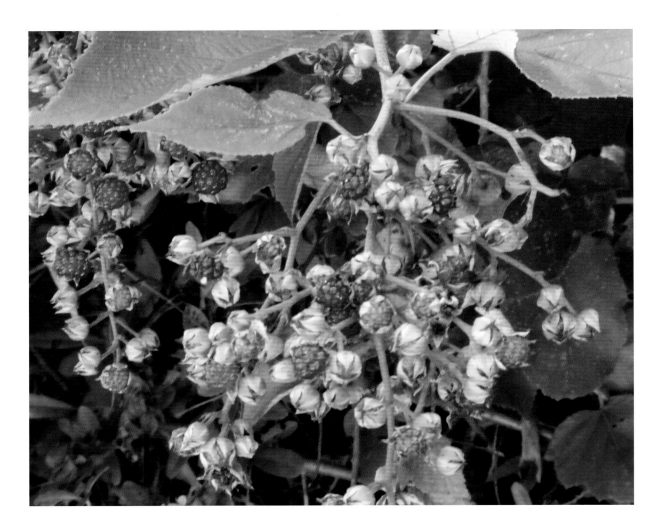

变化较大，宽卵形至长圆状披针形，先端渐尖，基部截形至浅心形，下面密被灰色绒毛，主脉上疏生小皮刺，边缘有不整齐粗锐锯齿，稀缺刻状；叶柄具小皮刺；托叶卵状披针形，全缘或顶端有齿，早落。总状花序有花3~5；总花梗、花梗和花萼均被腺毛和稀疏针刺；花梗被绒毛状柔毛；花萼片卵形或三角状卵形，在果期反折；花瓣白色，宽卵形或近圆形。果实球形，成熟时由绿紫红色转变为黑紫色。花期5~6月，果期7~8月。

【分布与生境】梵净山地区资源分布的代表区域：月亮坝、艾家坝、六股坪等地。生于海拔600~950 m的林缘、路旁。

【中　药　名】木莓（全草）。

【功效主治】凉血止血，活血调经，收敛解毒，消食积，止泻。主治牙痛，疮漏，疔疮疖肿，月经不调。

【采收加工】夏、秋季采收，洗净，晒干。

【用法用量】内服：煎汤，6~16 g。外用：适量，捣敷；或水煎洗。

# 灰白毛莓 *Rubus tephrodes* Hance

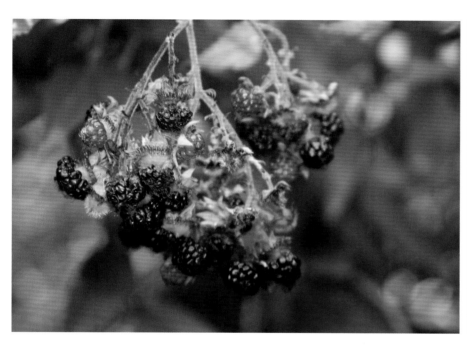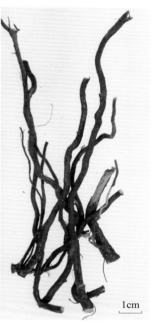

1cm

【别　　　名】乌龙摆尾、倒水莲、蛇乌苞、黑乌苞、乌泡（梵净山）。

【形 态 特 征】攀缘状落叶灌木，高3～4 m。枝条、叶柄、花序密被灰白色绒毛，杂生腺毛、刺毛和稀疏皮刺。单叶，纸质，近圆形或宽卵形，先端急尖或圆钝，基部心形，边缘常5～7浅裂及细锯齿，下面密被灰白色绒毛，脉上有毛腺和少量皮刺；托叶掌状深裂，离生，早落。圆锥花序顶生；苞片与托叶相似；花白色；花萼外面密被绒毛，萼裂片三角状披针形；花瓣倒卵形。聚合果近球形，紫黑色。花期6～8月，果期8～10月。

【分布与生境】梵净山地区资源分布的代表区域：鱼坳、鸡窝坨、亚盘岭、中间沟等地。生于海拔800 m以下的林缘、路旁或沟边灌丛中。

【中　药　名】乌龙摆尾（根、叶），蓬蘽（果实）。

【功 效 主 治】■乌龙摆尾　清热解毒，通经，舒筋活血。主治经闭，产后感冒，腰腹痛，筋骨疼痛，麻木不仁，跌打损伤，痢疾。

　　　　　　　■蓬蘽　补肝肾，缩小便。主治多尿，头目眩晕。

【采 收 加 工】■乌龙摆尾　7～8月采收根、叶，除去杂质，洗净，切段，晒干。

　　　　　　　■蓬蘽　秋季采收成熟果实，晒干。

【用 法 用 量】■乌龙摆尾　内服：煎汤，根15～30 g；叶10～20 g，或捣烂兑酒。

　　　　　　　■蓬蘽　内服：煎汤，4.5～9 g。外用：适量，捣敷。

【用 药 经 验】①经闭：乌龙摆尾（根）15～30 g，水煎服。②腰腹痛：乌龙摆尾（根）30 g，水煎服。③产后感冒：乌龙摆尾（根）适量，水煎服。

# 三花悬钩子 *Rubus trianthus* Focke

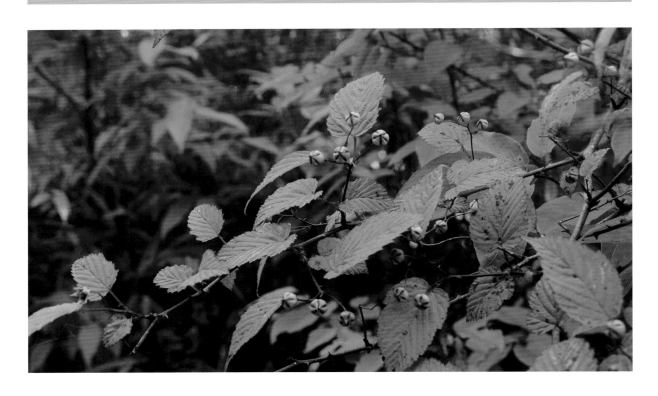

【别　　　　名】三花莓（《经济植物手册》），苦悬钩子（《台湾木本植物志》）。

【形 态 特 征】落叶直立小灌木，高0.5～2 m。枝疏生皮刺，有时具白粉。单叶，卵状披针形或长圆状披针形，顶端渐尖，基部心形，稀近截形，3裂或不裂，通常不育枝上的叶为较大3裂，顶生裂片卵状披针形，边缘有不规则或缺刻状锯齿；叶柄疏生小皮刺；托叶披针形。花常3朵，有时超过而成短总状花序，常顶生；苞片披针形或线形；花萼裂片三角形，顶端长尾尖；花瓣长圆形或椭圆形，白色，与萼片等长。果实近球形，红色。花期4～5月，果期5～6月。

【分布与生境】梵净山地区资源分布的代表区域：龙门坳、牛风包、烂茶顶、燕子阡、三张碑、滴水岩等地。生于海拔950～2300 m的林缘或灌丛中。

【中 药 名】三花悬钩子（根）。

【功效主治】凉血止血，活血散瘀，调经，收敛，解毒。主治瘀血肿痛，吐血，痔出血，赤白带
下，崩漏，月经不调，遗精，痢疾，小儿感冒风寒，咳嗽气急，牙痛，跌打损伤，
毒蛇咬伤，疮疖痈肿。

【采收加工】全年可采收根，洗净，鲜用或晒干；夏、秋季采收叶，晒干。

【用法用量】内服：煎汤，6～15 g；或泡酒。外用：适量，鲜品捣敷。

# 红毛悬钩子 *Rubus wallichianus* Wight & Arnott

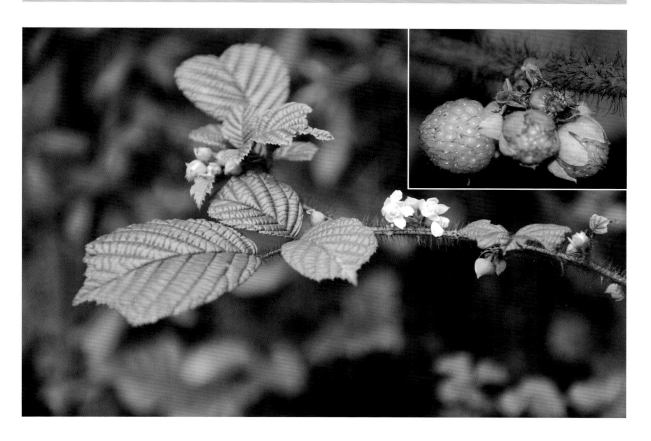

【别　　　名】鬼悬钩子（《台湾木本植物志》），黄刺泡（贵州）。

【形态特征】落叶蔓生性小灌木。小枝、叶柄、叶轴以及叶背的脉上均密被红褐色刚毛及疏生
皮刺。羽状三出复叶；中央小叶比侧生小叶大，近圆形至倒卵形，先端突尖，基部
圆形，边缘有不整齐的锯齿，下面散生柔毛；侧生小叶基部偏斜，具短柄；托叶线
形，下部与叶柄愈合。花白色，几朵簇生于叶腋，稀单生，柄极短，苞片和托叶相

似；萼密被绒毛状柔毛，萼裂片卵圆形，顶端具短尖头，果期常直立；花瓣倒披针状卵形。聚合果近球形，金红色。花期3～4月，果期5～6月。

【分布与生境】梵净山地区资源分布的代表区域：小黑湾、郭家沟、洼溪河、小罗河沟等。生于海拔650～900 m的林缘、沟边或灌丛中。

【中药名】老虎泡（根）。

【功效主治】祛风除湿，清热解毒。主治风湿关节痛，颈淋巴结结核，月经不调，杀虫，止痒。

【采收加工】秋季采挖，洗净，晒干。

【用法用量】内服：煎汤，15～30 g；或浸泡酒。外用：适量，捣敷；或煎水洗。

【用药经验】①便血：老虎泡120 g，水煎服。②尿血：老虎泡、小蓟、过路黄各15 g，水煎服。③风湿关节痛：老虎泡、大风藤各15 g，水煎服。④带下：老虎泡、土茯苓各15 g，海金沙草10 g，水煎服。

# 黄脉莓 *Rubus xanthoneurus* Focke ex Diels

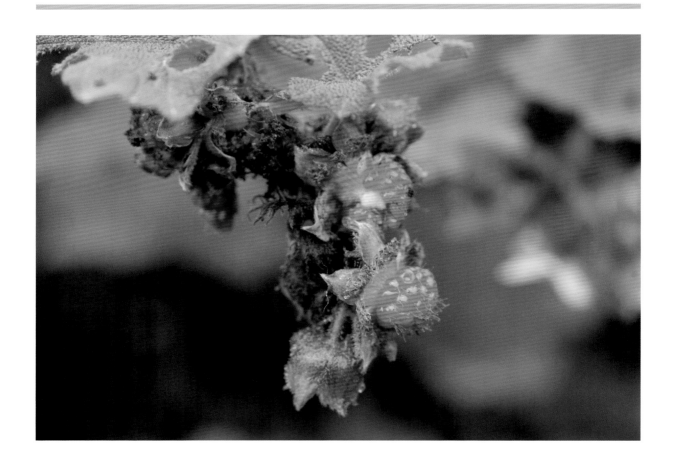

【形态特征】攀缘灌木，高2～3.5 m。小枝具灰白色或黄灰色绒毛，老时脱落，疏生小皮刺。单叶，长卵形至卵状披针形，长7～12 cm，宽4～7 cm，顶端渐尖，基部浅心形或截形，下面密被灰白色或黄白色绒毛，侧脉7～8对，边缘常浅裂，有不整齐粗锐锯齿；叶柄有绒毛，疏生小皮刺；托叶离生。圆锥花序顶生或腋生；总花梗和花梗被短柔毛；苞片与托叶相似；萼筒外被绒毛状短柔毛；萼片卵形，顶端渐尖，边缘干膜质而绒毛不脱落；花瓣小，白色，倒卵圆形，比萼片短得多；雄蕊多数，短于萼片；雌蕊10～35。果实近球形，暗红色；核具细皱纹。花期6～7月，果期8～9月。

【分布与生境】梵净山地区资源分布的代表区域：漆树坪等地。生于海拔1200 m左右的山谷阔叶林中。

【中 药 名】黄脉莓（根）。

【功效主治】清热解毒，止血消肿。主治跌打损伤，外伤出血。

【采收加工】全年均可采挖，除去泥土，洗净，鲜用或切片晒干。

【用法用量】外用：适量，捣敷；或100 g浸酒，涂抹。

# 江南花楸 *Sorbus hemsleyi* (Schneid.) Rehd.

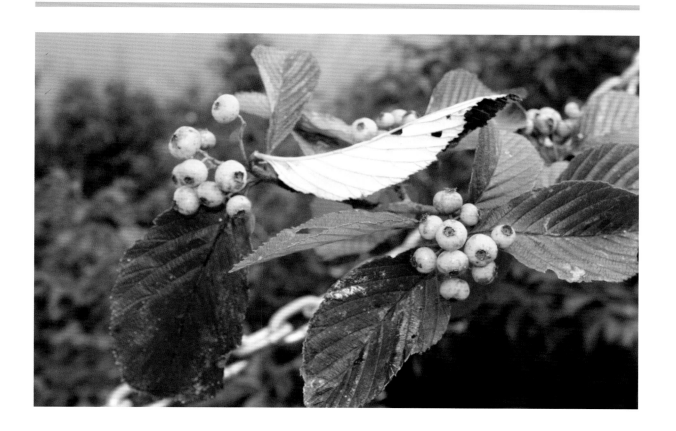

【别　　　名】黄脉花楸（《中国植物志》）。

【形 态 特 征】乔木或灌木，高7～12 m。小枝圆柱形，暗红褐色，有显明皮孔，无毛，棕褐色；冬芽卵形，先端急尖，外被数枚暗红色鳞片，无毛。叶片卵形至长椭卵形，稀长椭圆状倒卵形，先端急尖或短渐尖，基部楔形，稀圆形，边缘有细锯齿，上面深绿色，下面密被灰白色绒毛，侧脉12～14对，直达叶边齿端；叶柄长1～2 cm。复伞房花序有花20～30朵；花梗被白色绒毛；萼筒钟状，被白色绒毛；萼片三角卵形，先端急尖，被白色绒毛；花瓣宽卵形，先端圆钝，白色。果实近球形，有少数斑点，先端萼片脱落后留有圆斑。花期5～6月，果期7～9月。

【分布与生境】梵净山地区资源分布的代表区域：九龙池、十二湾、金竹坪、骄子岩、万宝岩等地。生于海拔1600～2200 m的阔叶林中。

【中　药　名】江南花楸（树皮、果实）。

【功 效 主 治】镇咳，祛痰，健胃利水。主治咳嗽痰多，脾虚，小便不利，水肿。

【采 收 加 工】全年均可采树皮，割开树干皮，切段，晒干；9～10月采收成熟果实，晒干。

【用 法 用 量】内服：煎汤，10～20 g。

# 湖北花楸 *Sorbus hupehensis* Schneid.

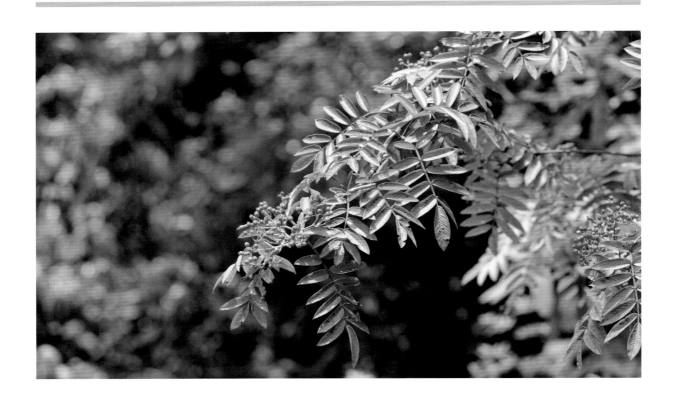

【别　　　名】山梨子（《土家族药用植物志》）。

【形 态 特 征】乔木，高5~10 m。小枝圆柱形，幼时微被白色绒毛；冬芽长卵形。奇数羽状复叶，连叶柄长10~15 cm；小叶片4~8对，长圆披针形或卵状披针形，先端急尖或圆钝，边缘有尖锐锯齿，近基部1/3或1/2几为全缘；下面沿中脉有白色绒毛，逐渐脱落无毛，侧脉7~16对，直达齿端。复伞房花序；萼筒钟状，萼片三角形；花瓣卵形，白色；雄蕊20，长约为花瓣的1/3；花柱4~5，基部有灰白色柔毛。果实球形，白色，有时带粉红晕，先端具宿存闭合萼片。花期5~7月，果期8~9月。

【分布与生境】梵净山地区资源分布的代表区域：牛风包、上牛塘、凤凰山、滴水岩等地。生于海拔1800~2200 m的疏林中。

【中　药　名】湖北花楸皮（树皮），湖北花楸果（果实）。

【功 效 主 治】■湖北花楸皮　止咳，平喘。主治咳嗽，痰多气喘。
　　　　　　　　■湖北花楸果　消积食，健胃。主治肢体疲乏。

【采 收 加 工】■湖北花楸皮　全年均可采，割取树皮，切段晒干。
　　　　　　　　■湖北花楸果　8~9月果实成熟时采摘，晒干。

【用 法 用 量】■湖北花楸皮　内服：煎汤，9~15 g。
　　　　　　　　■湖北花楸果　内服：煎汤，15~30 g。

# 大果花楸 *Sorbus megalocarpa* Rehd.

【别　　　名】沙糖果、酸梨子（梵净山）。

【形 态 特 征】灌木或小乔木，高5~8 m。幼时微被短柔毛；冬芽膨大，卵形，先端稍钝。叶片倒卵形或倒卵状长椭圆形，先端渐尖，基部楔形或近圆形，边缘有浅裂片和圆钝细锯齿，下面脉腋间有少数柔毛，侧脉14~20对，直达齿端。复伞房花序具多花，总花梗和花梗被短柔毛；萼筒钟状，被柔毛；萼片宽三角形，先端急尖，外面具短柔毛；花瓣宽卵形至近圆形，先端圆钝。果实卵球形或扁圆形，密被锈色斑点，萼片残存在果实先端呈短筒状。花期4月，果期7~8月。

【分布与生境】梵净山地区资源分布的代表区域：跑马场、肖家河、牛风包、长坂坡、燕子阡等地。生于海拔950~1900 m的疏林中或林缘岩石上。

【中　药　名】大果花楸（枝、叶）。

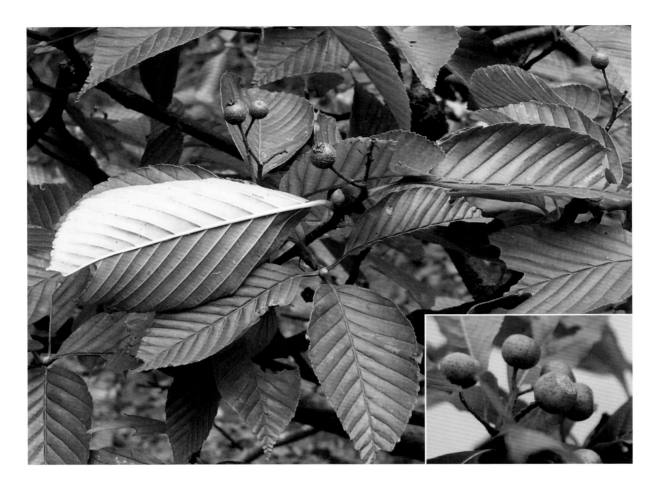

【功 效 主 治】清热解毒，化瘀消肿。主治无名肿毒，刀伤出血，乳腺炎。

【采 收 加 工】春、夏季当叶生长茂盛时，采取当年生枝及叶，鲜用，或切段晒干。

【用 法 用 量】外用：适量，捣烂，或水煎洗。

# 红毛花楸 *Sorbus rufopilosa* Schneid.

【形 态 特 征】灌木或小乔木，高2.7~5 m。小枝幼时有锈红色柔毛，老时无毛；冬芽卵形，先端
急尖，具带红色短柔毛。奇数羽状复叶，连叶柄长6~10 cm；小叶片8~14 对，椭
圆形或长椭圆形，先端急尖或圆钝，基部宽楔形，边缘有内弯的细锐锯齿，近基部
或中部以下全缘，老时近无毛；叶轴两侧具窄翅，上面有沟。花序伞房状，具花
3~8朵；萼筒钟状，萼片三角形，先端圆钝；花瓣宽卵形，粉红色。果实卵球形，
红色，先端具直立宿存萼片。花期5~6月，果期8~9月。

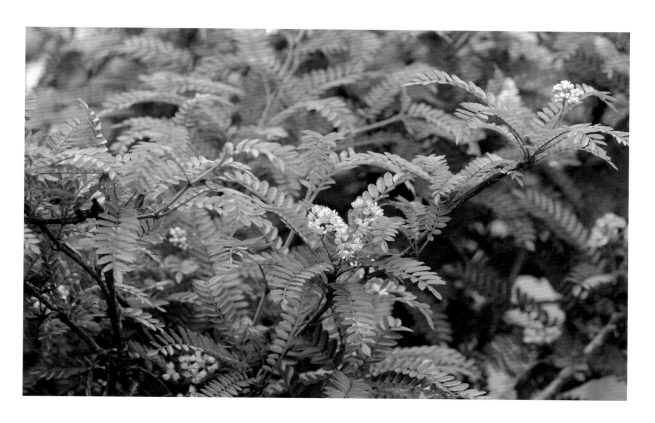

【分布与生境】梵净山地区资源分布的代表区域：烂茶顶、凤凰山、上牛塘等地。生于2100～2300 m的灌丛或矮林中。

【中　药　名】红毛花楸（果实）。

【功效主治】镇咳，祛痰，健胃利水。主治咳嗽痰多，脾虚，小便不利，水肿。

【采收加工】8～9月采收成熟果实，除去果柄等杂质，晒干。

【用法用量】内服：煎汤，30～60 g。

# 中华绣线菊 *Spiraea chinensis* Maxim.

【别　　　名】华绣线菊（《经济植物手册》），铁黑汉条（湖北）。

【形态特征】灌木，高1.5～3 m。小枝呈拱形弯曲，幼时被绒毛。叶片菱状卵形至倒卵形，先端急尖或圆钝，基部宽楔形，边缘有缺刻状粗锯齿，或具不显明3裂，上面被短柔毛，脉纹深陷，下面密被黄色绒毛，脉纹凸起。伞形花序具花16～25朵；花梗具短绒毛；萼筒钟状，外面有柔毛；萼片卵状披针形；花瓣近圆形，先端微凹或圆钝，白色。蓇葖果开张，被短柔毛。花期3～6月，果期6～10月。

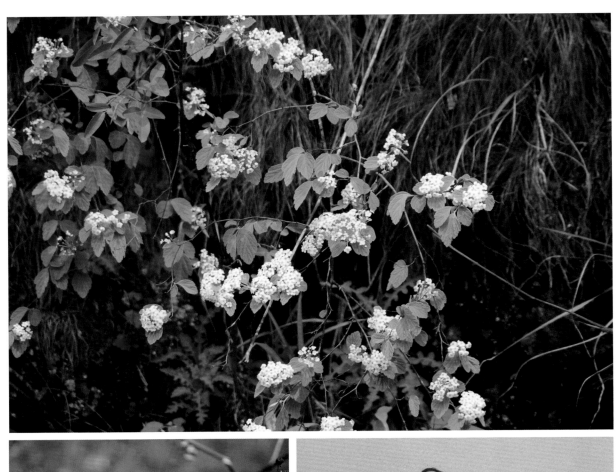

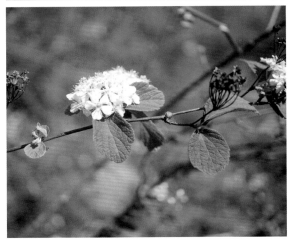
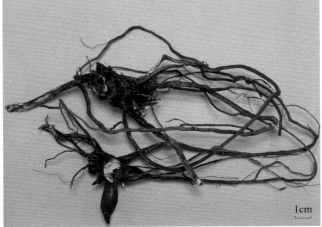

1cm

【分布与生境】梵净山地区资源分布的代表区域：天庆寺、护国寺、木耳坪等地。生于海拔
900～1100 m的林缘或灌丛中。

【中 药 名】中华绣线菊（根）。

【功 效 主 治】祛风，止痛，截疟。主治风湿，咽喉肿痛，疟疾，带下。

【采 收 加 工】全年可采收根，洗净，切片，晒干。

【用 法 用 量】内服：煎汤，15～30 g。

# 翠兰绣线菊 *Spiraea henryi* Hemsl.

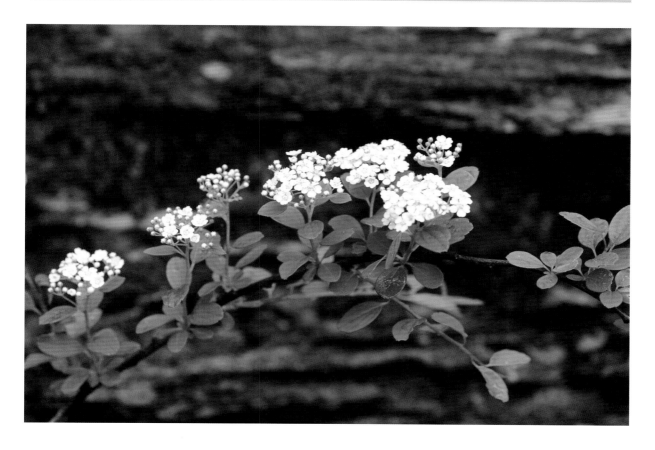

【别　　　名】翠蓝茶（《亨利氏中国植物名录》），亨利绣线菊（《经济植物手册》）。

【形 态 特 征】灌木，高1.5～2.5 m。小枝呈拱形弯曲，幼时被绒毛；冬芽卵形，外被柔毛。叶片菱状卵形至倒卵形，先端急尖或圆钝，基部宽楔形，边缘有缺刻状粗锯齿，或具不显明3裂，两面被短柔毛，脉纹深陷；叶柄被绒毛。伞形花序具花16～25朵；萼筒钟状，两面被柔毛；萼片卵状披针形；花瓣近圆形，先端微凹或圆钝，白色。蓇葖果开张，全体被短柔毛，花柱顶生，直立或稍倾斜，具直立、稀反折萼片。花期4～5月，果期7～8月。

【分布与生境】梵净山地区资源分布的代表区域：月亮坝、胜利坳、护国寺、黑泥坨等地。生于海拔900～1300 m的灌丛中。

【中 药 名】翠蓝绣线菊根（根），翠蓝绣线菊（花蕾）。

【功 效 主 治】■翠蓝绣线菊根　清热利湿，祛瘀止痛。主治跌打损伤，胸胀气痛，咽喉肿痛。

　　　　　　　　■翠蓝绣线菊　活血调经，消肿止痛。

【采收加工】■翠蓝绣线菊根　全年均可采收根，洗净，切片，晒干。

　　　　　　■翠蓝绣线菊　4～5月采收未开放的花蕾，晒干。

【用法用量】内服：煎汤，15～30 g；或泡酒。外用：适量，捣敷。

# 光叶粉花绣线菊 *Spiraea japonica* L. f. var. *fortunei* (Planchon) Rehd.

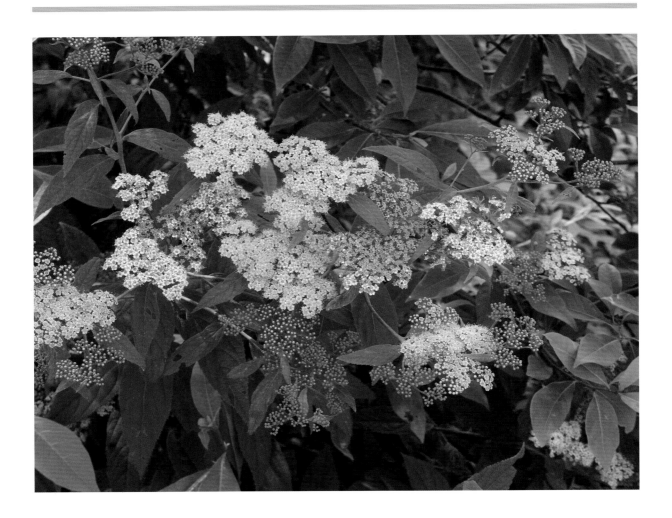

【别　　　名】强盗九杆子。

【形态特征】灌木，高1～1.5 m；小枝细长，幼时或有短柔毛。叶互生，长圆状披针形，长5～10 cm，先端短渐尖，基部楔形，边缘具尖锐重锯齿，两面无毛，下面有白霜。复伞房花序，花序直径4～8 cm，花淡红或深粉红色，有时白色；萼片5；花瓣5，卵形至圆形，先端圆钝。蓇葖果无毛；花柱顶生稍倾斜，萼片直立。花期6～7月，果期8～9月。

【分布与生境】梵净山地区资源分布的代表区域：大河边、郭家沟、芙蓉坝、铜矿厂等地。生于海拔500~900 m的林缘、路旁或灌丛中。

【中　药　名】光叶粉花绣线菊（根）。

【功效主治】清热解毒，祛风利湿。主治痢疾，风热感冒，劳伤疼痛，无名肿毒，跌打损伤等。

【采收加工】夏、秋季采挖根，洗净，除去杂质，晒干。

【用法用量】内服：煎汤，20~40 g；或泡酒服。外用：适量，煎水熏洗；或捣烂敷。

【用药经验】①外伤：光叶粉花绣线菊适量，捣烂加白酒外敷伤处和内服。②内伤：光叶粉花绣线菊、马兰各适量，泡酒服。

# 华空木 *Stephanandra chinensis* Hance

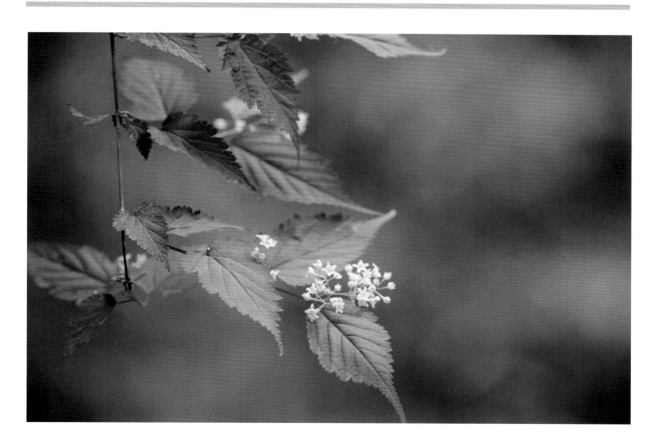

【别　　　名】中国小米空木（《江苏植物名录》），野珠兰（浙江）。

【形态特征】灌木，高1.5~2.5 m。小枝细弱，红褐色；冬芽小，卵形。叶片卵形至长椭卵形，先端渐尖，稀尾尖，基部近心形、圆形，边缘常浅裂并有重锯齿，侧脉7~10对；

托叶线状披针形，全缘或有锯齿。顶生疏松的圆锥花序；苞片小，披针形至线状披针形；萼筒杯状；萼片三角卵形，先端有短尖；花瓣倒卵形，稀长圆形，先端钝，白色。蓇葖果近球形，被稀疏柔毛，具宿存直立的萼片。种子1粒，卵球形。花期5月，果期7~8月。

【分布与生境】梵净山地区资源分布的代表区域：鱼坳、马槽河、乌坡岭、金厂的水晶洞等地。生于海拔700~1000 m的疏林下、林缘或路旁等。

【中　药　名】野珠兰（根）。

【功效主治】解毒利咽，止血调经。主治咽喉肿痛，血崩，月经不调。

【采收加工】全年可采收根，洗净，切片，晒干。

【用法用量】内服：煎汤，15~30 g。

# 红果树 *Stranvaesia davidiana* Dcne.

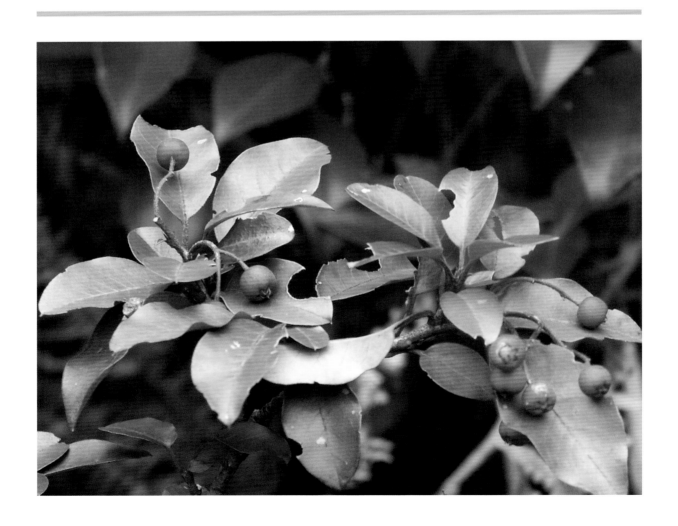

【别　　　名】斯脱兰威木（《经济植物手册》）。

【形 态 特 征】灌木或小乔木，高达1～10 m。枝条密集；小枝粗壮，当年生被柔毛。叶片长圆形、长圆状披针形或倒披针形，先端急尖，基部楔形，两面沿中脉被柔毛，下面中脉凸起，侧脉8～16对；叶柄被柔毛。复伞房花序；总花梗和花梗均被柔毛，花梗短；萼筒外面具柔毛；萼片三角卵形，先端急尖，长不及萼筒之半；花瓣近圆形，基部有短爪，白色。果实近球形，橘红色；萼片宿存，直立。种子长椭圆形。花期5～6月，果期9～10月。

【分布与生境】梵净山地区资源分布的代表区域：木耳坪、下牛塘、六股坪、洼溪河等地。生于海拔700～1450 m的林缘、路旁或灌丛中。

【中　药　名】红果树（根、叶）。

【功 效 主 治】清热化湿，化瘀止痛。主治风湿，跌打，痢疾，消化不良。

【采 收 加 工】夏、秋季采收，洗净，切碎，晒干。

【用 法 用 量】内服：煎汤，9～15 g。

# 豆 科

## 合 欢 *Albizia julibrissin* Durazz.

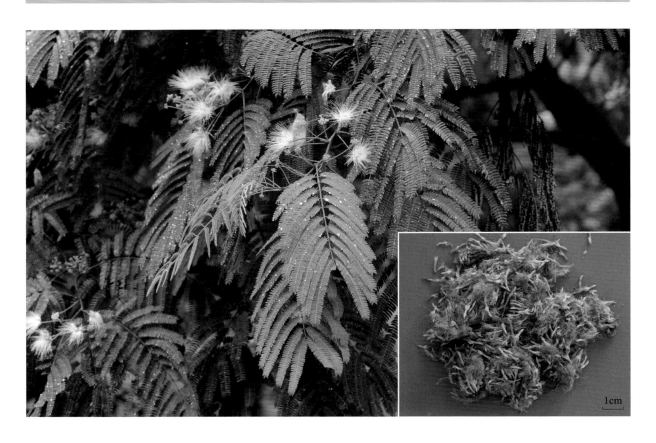

【别　　　名】马缨花（《辅通志》），绒花树（徐州）。

【形 态 特 征】落叶乔木，高10～15 m。树冠开展。小枝有棱角，嫩枝、叶柄、叶轴、花序均被短柔毛。二回偶数羽状复叶，总叶柄基部及最顶一对羽片着生处各有1枚腺体；叶互生；羽片4～12对，总叶柄长3～5 cm，每一羽片有小叶10～30对，小叶镰状长圆形至条形，先端斜急尖，基部圆楔形，两面被平伏短柔毛，小叶夜间闭合。头状花序着生在枝顶排成圆锥花序；花粉红色；花萼管状，萼齿5；花冠漏斗状，先端有5个披针形齿片。荚果带状，幼时有柔毛，后无毛。花期5～7月，果期8～10月。

【分布与生境】梵净山地区资源分布的代表区域：铜矿厂、丁家坪、中间沟、洼溪河、刘家湾等地。生于海拔500～950 m的山谷阔叶林中。

【中 药 名】合欢皮（树皮），合欢花（花蕾）。

【功 效 主 治】■合欢皮　安神解郁，活血消肿。主治心神不安，忧郁失眠，肺痈，疮肿，跌扑
　　　　　　　　伤痛。

　　　　　　　■合欢花　解郁安神。主治心神不安，忧郁失眠。

【采 收 加 工】■合欢皮　夏季采收树皮，剥取树皮，晒干。

　　　　　　　■合欢花　夏季花开时择晴天采收或花蕾形成时采收，及时晒干。

【用 法 用 量】■合欢皮　内服：煎汤，6～12 g。外用适量，研末调敷。

　　　　　　　■合欢花　内服：煎汤，5～10 g。

【用 药 经 验】①失眠：合欢皮20 g，泡水当茶喝。②夜梦、失眠：合欢花10 g，远志5 g，水煎
　　　　　　　服。③骨折：合欢花、糯米藤、夏枯草、仙桃草各适量，捣敷患处。

# 山　槐 *Albizia kalkora* (Roxb.) Prain

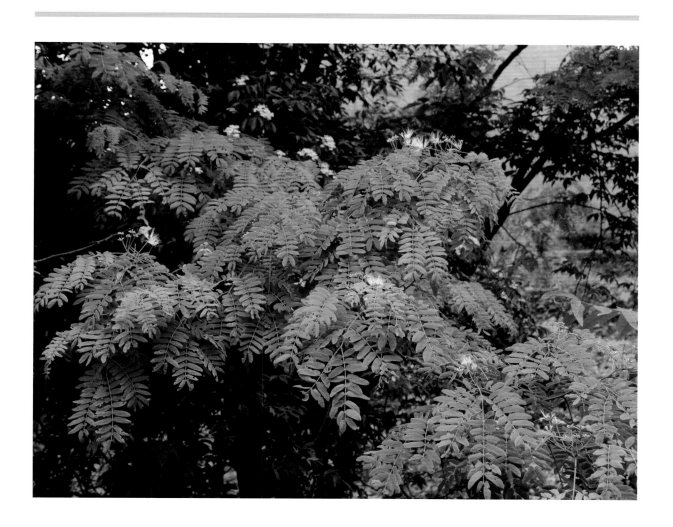

【别　　　名】山合欢（《中国高等植物图鉴》），白夜合（江西），马缨花（湖南）。

【形态特征】落叶小乔木或灌木，高5～12 m。枝被短柔毛，有显著皮孔。二回羽状复叶；羽片2～4对；小叶5～14对，长圆形或长圆状卵形，先端圆钝而有细尖头，基部不等称，两面被短柔毛。头状花序2～7枚生于叶腋，或于枝顶排成圆锥花序；花初白色，后变黄，具明显的小花梗；花萼管状，5齿裂；花冠中部以下连合呈管状，裂片披针形。荚果带状，长7～17 cm，宽1.5～3 cm，深棕色，嫩荚密被短柔毛，老时无毛。种子4～12颗，倒卵形。花期5～6月，果期8～10月。

【分布与生境】梵净山地区资源分布的代表区域：六股坪、密麻树、郭家沟、小罗河沟、清水江等地。生于海拔500～1000 m的山谷阔叶林中或沟边。

【中　药　名】山槐（根及树皮），山合欢花（花）。

【功效主治】■山槐　补气活血，消肿止痛。主治跌打损伤。

　　　　　　■山合欢花　活血安神。主治失眠多梦。

【采收加工】■山槐　全年可采根及茎皮，除去泥土，洗净，剥其皮，切片，鲜用或晒干。

　　　　　　■山合欢花　7～8月花初开时采收其花，阴干。

【用法用量】■山槐　内服：煎汤，10～15 g；或入丸、散。

　　　　　　■山合欢花　内服：煎汤，3～9 g。外用：适量，捣敷。

【用药经验】①骨折：山合欢花、半边山、四块瓦各等量，捣烂外包并固定。②肺痈：山合欢花、山黄花菜根各10 g，水煎服。

# 土圞儿　*Apios fortunei* Maxim.

【别　　　名】九子羊（《植物名实图考》）。

【形态特征】多年生缠绕草本。有球状块根，外皮黄褐色。茎有稀疏短毛。单数羽状复叶，互生，小叶3～7，卵形或长卵形，先端急尖，有短尖头，基部圆形，全缘，上面疏生短毛，下面近于无毛；叶柄有毛；托叶线状，早落。总状花序，有短毛；苞片和小苞片条形，被毛；花黄绿色；萼齿三角形；花冠蝶形，绿白色，龙骨瓣最长，狭矩形，旗瓣圆形，翼瓣最短，矩形。荚果条形扁平。花期6～8月，果期9～10月。

【分布与生境】梵净山地区资源分布的代表区域：田家坝、金盏坪、快场等地。生于海拔500～850 m的林缘、路旁或沟边。

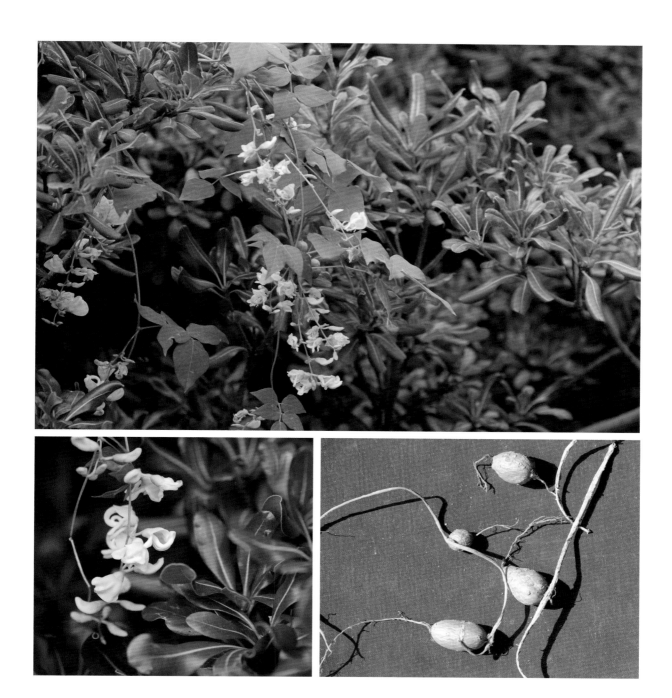

【中 药 名】土圞儿（块根）。

【功效主治】消肿解毒，强健筋骨。主治百日咳，疝气疼痛，痛经，无名肿毒，疔疮。

【采收加工】秋后采收块根，洗净，切片，晒干。

【用法用量】内服：煎汤，9～15 g；鲜品30～60 g。外用：捣敷；或酒、醋磨汁涂。

【用药经验】①疝气：土圞儿15 g，水煎服。②无名肿毒：土圞儿磨水，搽患处。③脾胃虚弱：
土圞儿150～200 g，炖肉吃。④疔疮：土圞儿、蛇莓适量，捣烂外敷。⑤佝偻病：
土圞儿1个，刺五加20 g，煮鸡蛋吃。

# 紫云英 *Astragalus sinicus* L.

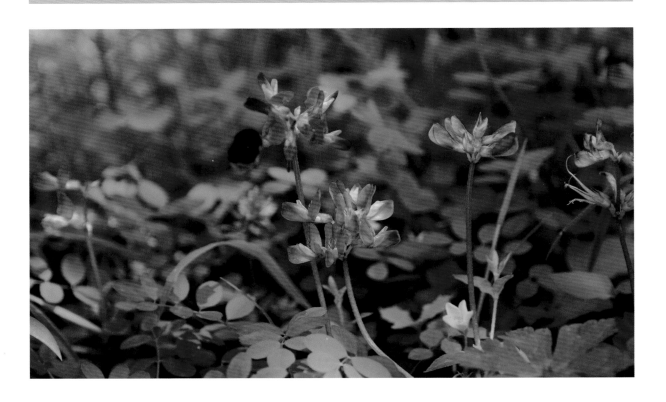

【别　　　名】斑鸠花（《贵州草药》），米布袋（《救荒本草》），碎米荠（《野菜谱》）。

【形 态 特 征】一年生草本。茎直立或匍匐，高10～40 cm。奇数羽状复叶；托叶卵形，上面有毛；小叶7～13枚，倒卵形，先端微凹或圆形，基部楔形，两面被长硬毛。总状花序近伞形，花5～9朵；花冠紫色或白色；花萼外被长毛，萼齿三角形，旗瓣长圆形，先端圆微缺，翼瓣短和龙骨瓣稍短，有爪和耳；花柱无毛。荚果线状长圆形，稍弯，黑色，无毛。花期2～6月，果期3～7月。

【分布与生境】梵净山地区资源分布的代表区域：护国寺、桃树岭等地。生于海拔900 m以下间的林缘、田间或路边。

【中　药　名】紫云英（全草）。

【功 效 主 治】清热解毒，祛风明目，凉血止血。主治咽喉痛，风痰咳嗽，目赤肿痛，疔疮，带状疱疹，疥癣，痔疮，齿衄，外伤出血，月经不调，带下，血小板减少性紫癜。

【采 收 加 工】春、夏季采收，除去杂质，洗净，鲜用或晒干。

【用 法 用 量】内服：煎汤，15～30 g；或鲜用捣汁。外用：适量，捣敷；或研末调敷。

【用 药 经 验】①疔毒，外伤出血：紫云英鲜草适量，捣烂敷患处。②喉痛：紫云英、白果叶，研成细末；用时取出等分加冰片少许，用纸筒吹入喉内，吐出唾涎。③痔疮：紫云英适量捣汁，外痔敷；内痔用3 g，水煎服。④风痰咳嗽：紫云英30 g，白马骨15 g，蓬蔂12 g，水煎服。⑤小儿支气管炎：鲜紫云英30～60 g，捣烂绞汁，加冰糖适量，分2～3次服。

# 粉叶羊蹄甲 *Bauhinia glauca* (Wall.ex Benth.) Benth.

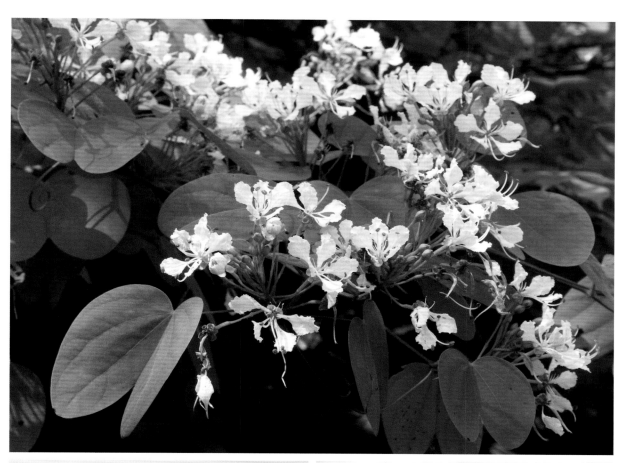

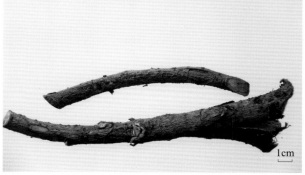

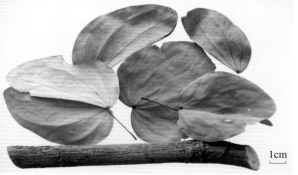

【别　　名】鹰爪风、缺风藤（《湖南药物志》），燕尾藤（《广西药用植物名录》），夜关门（贵州）。

【形态特征】木质藤本，长4～7 m。小枝纤细，卷须1或2支，对生，被红褐色柔毛。单叶，互生，顶端2裂，肾形或圆形，基部心形或圆形，裂片顶端圆形，裂至1/4～1/3，叶脉掌状，7～9条；叶柄细，被疏柔毛。伞房花序顶生，花序轴、花梗密被红褐色短柔毛；萼管状，有红棕色毛，裂片2个；花冠粉红色，花瓣5，匙形，两面除边缘外，均被红褐色长柔毛，边缘皱边状，基部楔形。荚果带形，扁平，有明显的网脉，紫褐色。花期4～6月，果期8～9月。

【分布与生境】梵净山地区资源分布的代表区域：清水江、艾家坝、聂耳坪、大河边、坝溪等地。生于海拔950 m以下的林缘、路旁或灌丛中。

【中　药　名】粉叶羊蹄甲（根、茎叶）。

【功效主治】收敛固精，解毒除湿。主治咳嗽咯血、吐血、便血、遗尿、尿频、子宫脱垂、痹痛、疝气、睾丸肿痛、湿疹、疮疖肿痛。

【采收加工】夏、秋季采收茎叶，鲜用或晒干；秋季采收根，洗净，晒干。

【用法用量】内服：煎汤，10～30 g；大剂量可用至60 g。外用：适量，水煎洗；或捣敷。

【用药经验】①咳嗽咯血、吐血：粉叶羊蹄甲30～60 g，炖猪肺服。②大肠下血：粉叶羊蹄甲30 g，芭蕉根30 g，苎麻根、皂角、黄精各15 g，将药放入猪大肠内，或煨甜酒糟服。③崩漏：粉叶羊蹄甲15 g，朱红纸1张烧灰，陈棕9 g烧灰，煎甜酒糟服；痊愈后，用白芍15 g，牡丹根6 g，蒸鸡1只服。

# 华南云实 *Caesalpinia crista* L.

【别　　名】假老虎簕（《海南植物志》）。

【形态特征】木质藤本，长4～10 m；树皮黑色，有少数倒钩刺。二回羽状复叶，长20～30 cm；叶轴有倒钩刺；羽片2～3对；小叶4～6对，对生，具短柄，革质，卵形或椭圆形，长3～6 cm，宽1.5～3 cm，先端圆钝，基部阔楔形，上面有光泽。总状花序长10～20 cm，排列成顶生、疏松的大型圆锥花序；花梗纤细；萼片5，披针形；花瓣5，不相等，其中4片黄色，卵形，瓣柄短，上面一片具红色斑纹；雄蕊略伸出，花丝基部膨大。荚果斜阔卵形，革质，肿胀，具网脉，先端有喙。种子1颗，扁平。花期4～7月，果期7～12月。

【分布与生境】梵净山地区资源分布的代表区域：江口民兴铺、牛岩洞等地。生于海拔600 m以下的石灰岩山上。

【中 药 名】华南云实（根、叶）。

【功效主治】清热解毒，利尿通淋。根主治跌打，骨痛，利尿；叶主治痈疮疖肿，胃溃疡，急、慢性胃炎。

【采收加工】夏季采收叶，晒干；秋季采收根，洗净，晒干。

【用法用量】内服：煎汤，根6～9 g；叶2～3 g。外用：适量，捣敷。

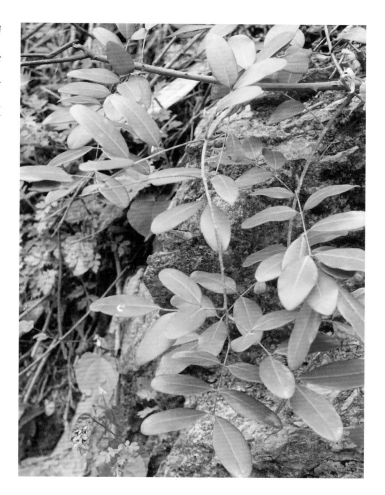

# 云 实 *Caesalpinia decapetala* (Roth) Alston

【别　　名】药王子、阎王刺、倒钩刺、粘猫刺（梵净山），铁场豆（福建）。

【形态特征】攀缘灌木，长3～4 m。幼枝密被棕色短柔毛，刺多，倒钩状，淡棕红色。二回羽状复叶互生，长达30 cm，有3～10对羽片，叶轴具钩刺；小叶片6～12对，膜质，矩圆形，顶端钝或微缺，基部浑圆，常稍偏斜，下面有白粉。总状花序侧生，长15～30 cm，有花20余朵；花梗末端有关节；花冠黄色，有光泽；萼片5，被短柔毛；花瓣5，膜质，圆形或倒卵形。荚果近木质，长椭圆形，偏斜，长6～12 cm，有喙，沿腹缝有窄翅。种子6～9粒，矩形，黑棕色。花、果期4～10月。

【分布与生境】梵净山地区资源分布的代表区域：郭家沟、小罗河沟、金厂、核桃湾等地。生于海拔850 m以下的灌丛中、林缘、路旁或溪边。

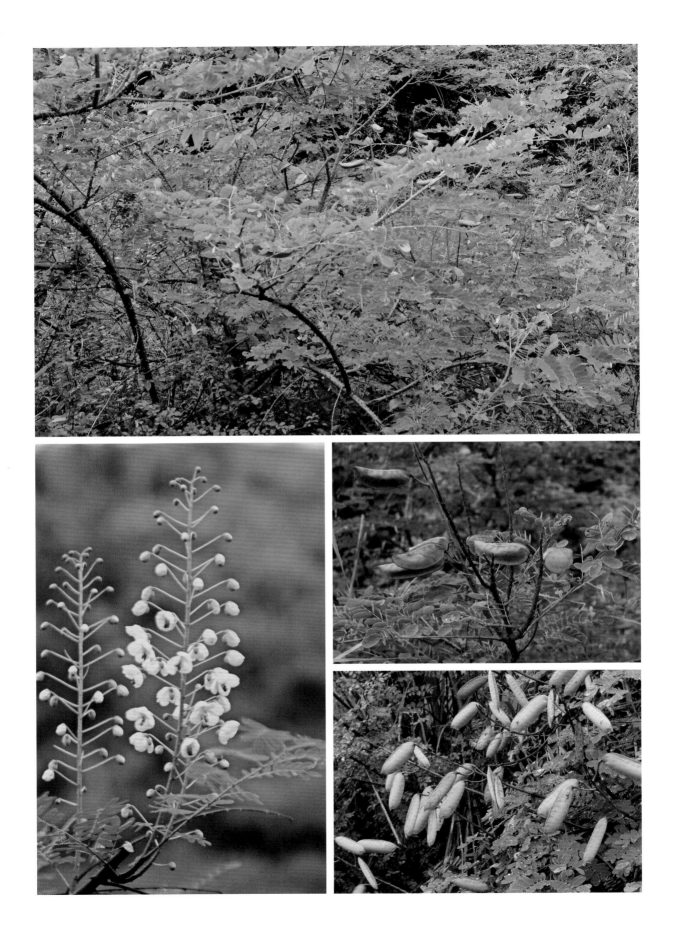

【中 药 名】云实（种子），云实根（根），四时青（叶）。

【功 效 主 治】■云实 解毒除湿，止咳化痰，杀虫。主治痢疾，疟疾，慢性支气管炎，小儿疳积，虫积。

■云实根 发表散寒，祛风活络。主治风寒感冒，咳嗽，咽喉肿痛，牙痛，风湿疼痛，肝炎，痢疾，皮肤瘙痒，跌打损伤，蛇咬伤。

■四时青 除湿解毒，活血消肿。主治皮肤瘙痒，口疮，痢疾，跌打损伤，产后恶露不尽。

【采 收 加 工】■云实 秋季采收果实，除去果皮，取种子晒干。

■云实根 秋冬季挖根，洗净切成斜片，晒干。

■四时青 春、夏季采收叶，鲜用或晒干。

【用 法 用 量】■云实 内服：煎汤，9～15 g；或入丸。

■云实根 内服：煎汤，9～15 g。外用：适量，捣敷。

■四时青 内服：煎汤，15～30 g。外用：适量，水煎洗；或研末撒。

【用 药 经 验】①痢疾：云实9 g，炒焦，红糖10 g，煨水服。②冷经引起的受凉感冒，头痛咳嗽，身寒肢冷：云实根5 g，蓝布正7 g，马鞭草5 g，生姜10 g，水煎服。③冷骨风：云实根、透骨香各9 g，木姜子15 g，泡酒服。④过敏性皮炎：鲜云实根20～200 g，水煎服并外擦。

# 小花香槐 *Cladrastis delavayi* (Franchet) Prain

【形 态 特 征】落叶乔木，高12～20 m。幼枝、叶轴、小叶柄被灰褐色或锈色柔毛。奇数羽状复叶，长达20 cm；小叶4～7对，互生或近对生，卵状披针形或长圆状披针形，长6～10 cm，宽2～3.5 cm，先端渐尖，基部圆或微心形，下面苍白色，被灰白色柔毛。圆锥花序顶生，长15～30 cm；花多；花萼钟状，萼齿5，半圆形；花冠白色或淡黄色，旗瓣倒卵形或近圆形，翼瓣箭形，龙骨瓣比翼瓣稍大，椭圆形；雄蕊10，分离。荚果扁平，椭圆形或长椭圆形，两端渐狭，长3～8 cm，有种子1～3（～5）粒。种子卵形，压扁，褐色。花期6～8月，果期8～10月。

【分布与生境】梵净山地区资源分布的代表区域：鱼泉沟、漆树坪、鱼坳、余家沟、细沙河等地。生于海拔900～1700 m的山谷疏林中或沟旁。

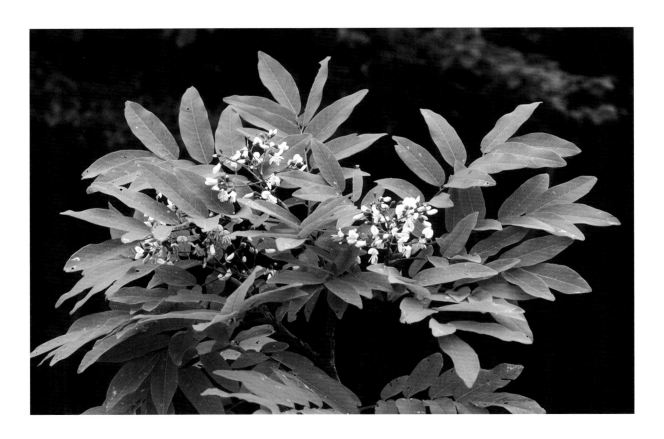

【中　药　名】小花香槐（根）。

【功效主治】消肿，止痛。主治痈疮肿毒，跌打损伤。

【采收加工】全年均可采挖，洗净，晒干。

【用法用量】内服：煎汤，5~15 g。外用：适量，捣烂，敷患处。

# 翅荚香槐 *Cladrastis platycarpa* (Maxim.) Makino

【别　　　名】山荆（《中国高等植物图鉴》），香近豆、四季豆（浙江）。

【形态特征】乔木，高12~20 m。小枝被褐色柔毛。小叶7~9，互生，长椭圆形或卵状长圆形，顶生叶最大，长4~10 cm，先端渐尖，基部宽楔形，侧脉6~8对，上面被疏毛。圆锥花序长10~30 cm；花萼宽钟形，密被棕色绢毛，萼齿5，三角形；花冠白色，基部有黄色小点，旗瓣长圆形，翼瓣稍长于旗瓣，龙骨瓣与翼瓣等长。荚果扁平，长椭圆形，长4~8 cm，两侧有窄翅，不裂，具1~4种子。种子长圆形，压扁状，种皮深褐色或黑色。花期4~6月，果期7~10月。

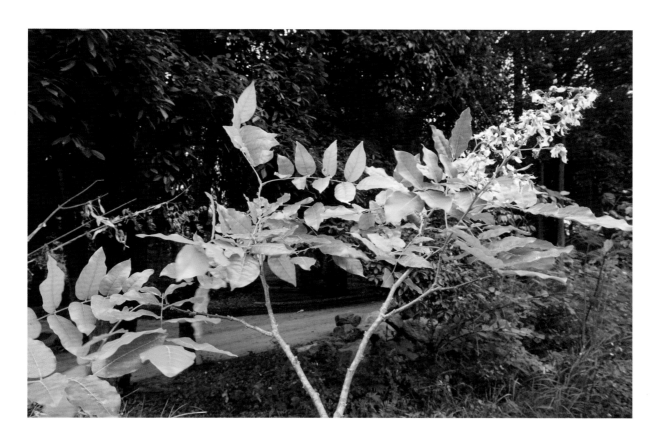

【分布与生境】梵净山地区资源分布的代表区域：郎溪、江口民兴铺等地。生于海拔600 m以下的村旁或林缘。

【中　药　名】香槐（根、果实）。

【功 效 主 治】祛风止痛。主治关节疼痛。

【采 收 加 工】根全年均可采挖，洗净，切片鲜用。9～10月采收成熟的果实，晒干。

【用 法 用 量】内服：煎汤，15～30 g；鲜根30～60 g。

【用 药 经 验】①关节疼痛：香槐60 g，五加皮、钻地风各60 g，水煎，冲黄酒、红糖，早、晚餐前服1次。②肠道寄生虫病及饮食不洁腹痛：香槐（果实）炒熟食之，催吐。

# 亮叶崖豆藤 *Callerya nitida* (Bentham) R. Geesink

【别　　　名】贵州崖豆藤（《贵州药用植物目录》）。

【形 态 特 征】木质藤本，长2～6 m。茎皮锈褐色，枝被锈色柔毛。羽状复叶长15～20 cm；小叶5，卵状披针形或长圆形，长5～9 cm，宽3～4 cm，先端钝尖，基部圆，上面光亮

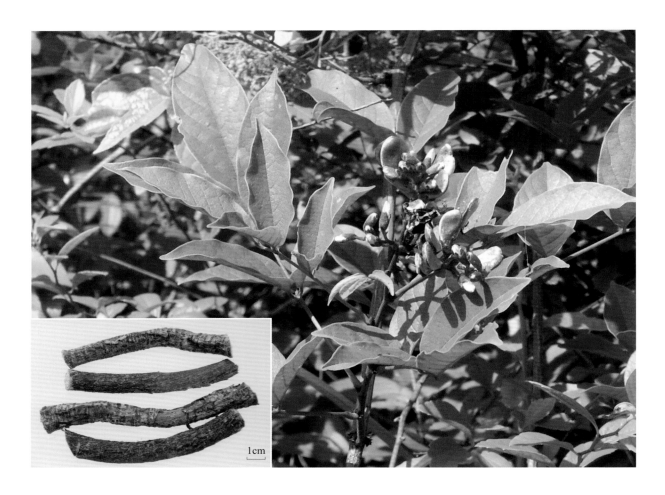

无毛，侧脉5~6对，网脉两面均隆起。圆锥花序顶生，长10~20 cm；花单生；花萼钟状，萼齿短于萼筒；花冠紫色，旗瓣密被绢毛，长圆形，翼瓣短而直，基部戟形，龙骨瓣镰形。荚果线状长圆形，长10~14 cm，宽1.5~2 cm，密被黄褐色绒毛，顶端具尖喙，基部具短柄，瓣裂；有种子4~5粒。种子光亮，斜长圆形。花期5~9月，果期7~11月。

【分布与生境】梵净山地区资源分布的代表区域：金盏坪、郭家沟、江口民兴铺等地。生于海拔700 m以下的林缘或灌丛中。

【中 药 名】亮叶崖豆藤（藤茎）。

【功效主治】活血补血，舒筋活络。主治贫血，产后虚弱，头晕目眩，月经不调，风湿痹痛，四肢麻木，血虚闭经，乳痈。

【采收加工】夏、秋季采收藤茎，切片晒干。

【用法用量】内服：煎汤，15~30 g。外用：适量，煎水洗。

【用药经验】①红白痢：亮叶崖豆藤15 g，煎水服。②贫血：亮叶崖豆藤30 g，五血血藤15 g，泡酒喝或炖肉吃。③虚弱症：亮叶崖豆藤15 g，臭牡丹15 g，夜寒苏20 g，炖猪脚内服。

# 杭子梢 *Campylotropis macrocarpa* (Bge.) Rehd.

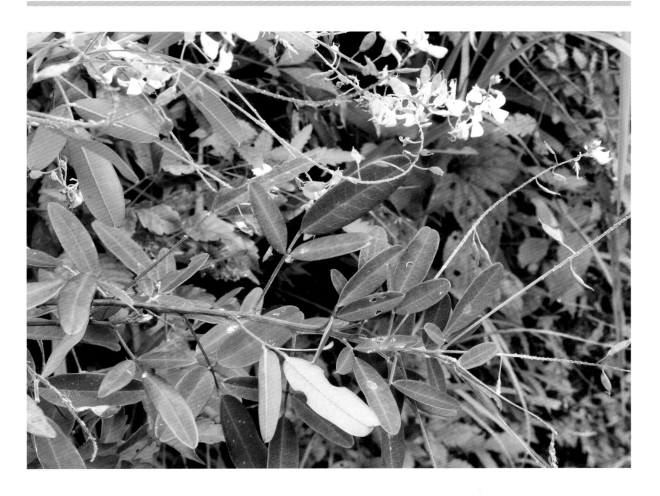

【别　　　名】多花杭子梢、披针叶杭子梢（《中国植物志》）。

【形态特征】灌木，高达1.5～2.5 m。幼枝密被白色短柔毛。三出复叶，互生；顶端小叶矩圆形或椭圆形，先端圆或微凹，有短尖，基部圆形，上面网脉明显，下面被柔毛，侧生小叶较小；小叶柄极短，密被锈色毛；叶柄被毛。总状或圆锥花序，顶生或腋生；花密生，蝶形，苞片卵状披针形；花梗细长；花萼宽钟形，萼齿4，长三角形；花冠红色或紫红色，旗瓣与龙骨瓣等长。荚果斜椭圆形，被短柔毛。花期6～8月，果期9～11月。

【分布与生境】梵净山地区资源分布的代表区域：郭家沟、下月亮坝、江口黄股山等地。生于海拔500～900 m的灌丛中或林缘。

【中　药　名】壮筋草（根或枝叶）。

【功效主治】疏风解表，活血通络。主治风寒感冒，痧症，肾炎水肿，肢体麻木，半身不遂。

【采收加工】夏、秋季采收根或枝叶，洗净，切片或切段，晒干。

【用法用量】内服：煎汤，9 ~ 15 g；或泡酒。

【用药经验】①感冒头晕，发热：壮筋草、紫苏各30 g，白茅根12 g，生姜（煨熟去皮）3 g，水煎，早、晚服。②水肿：壮筋草1把，猪瘦肉250 g，炖熟，吃肉喝汤。

# 小雀花 *Campylotropis polyantha* (Franch.) Schindl.

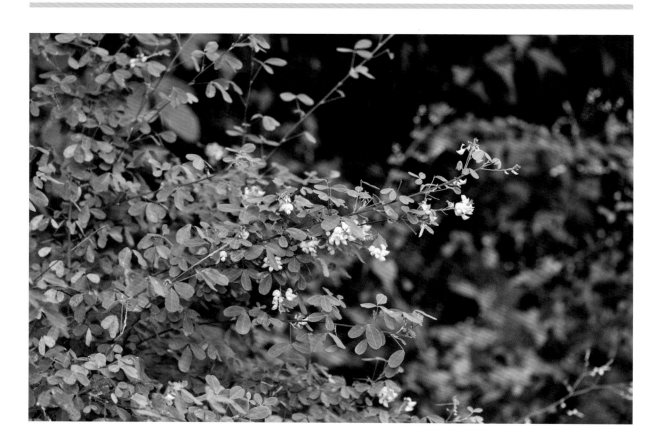

【别　　名】多花杭子梢、多花胡枝子、绒柄杭子梢、大叶杭子梢、密毛小雀花（《中国植物志》）。

【形态特征】灌木，多分枝，高（0.5 ~ ）1 ~ 2（ ~ 3）m。嫩枝有棱，老枝暗褐色或黑褐色。羽状复叶具3小叶；托叶狭三角形至披针形；小叶椭圆形至长圆形、椭圆状倒卵形至长圆状倒卵形或楔状倒卵形。总状花序腋生并常顶生形成圆锥花序，通常总状花序连同总花梗长2 ~ 13 cm，总花梗长0.2 ~ 5 cm，有时总状花序短缩并密集，形如花序分枝或类似簇生形状；苞片广卵形渐尖至披针形长渐尖；花萼钟形或狭钟形，中裂或有时微深裂或微浅裂，裂片近等长；花冠粉红色、淡红紫色或近白色，龙骨瓣呈直角或钝角内弯。荚果椭圆形或斜卵形，向两端渐狭，顶端渐尖。花、果期3～11（12）月。

【分布与生境】梵净山地区资源分布的代表区域：张家坝、坝溪等地。生于海拔500～950 m的灌丛中或林缘。

【中　药　名】多花杭子梢（根）。

【功效主治】活血调经，止血敛疮。主治月经不调，痛经，胃、十二指肠溃疡，烧烫伤。

【采收加工】夏、秋季采收根，晒干。

# 锦鸡儿 *Caragana sinica* (Buc' hoz) Rehd.

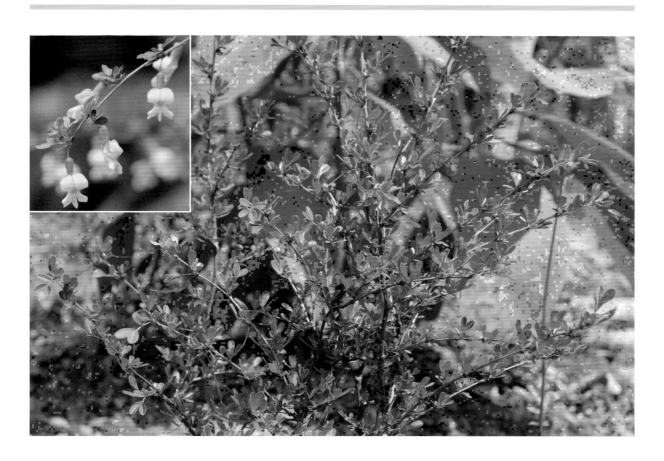

【别　　　名】坝齿花、阳雀花、龙虾花、龙船花（梵净山）。

【形态特征】灌木，高1.5～2 m。小枝细长有棱，无毛。托叶2枚，狭锥形，常硬化而成针刺。双数羽状复叶，小叶4，倒卵形，先端圆或凹，具小短尖或无小尖，上部一对小叶常较下方一对为大，两面具细脉，上面深绿色而有光泽，下面较淡。花单生，黄色而带红，凋谢时褐红色；花枝中部有关节，上部具极细小苞片；花萼钟状，萼齿阔三角形；花冠蝶形，旗瓣狭倒卵形，基部带红色，翼瓣先端圆，下具长爪，龙骨瓣阔而钝。荚果，两侧稍压扁，无毛，内含种子数粒。花期4~5月，果期7月。

【分布与生境】梵净山地区资源分布的代表区域：月亮坝、艾家坝、雀子坳、张家坝等地。生于海拔500~900 m的林缘、灌丛中或路旁。

【中 药 名】金雀儿（花），金雀儿根（根）。

【功 效 主 治】■金雀儿 祛风活血，止咳化痰。主治头晕耳鸣，肺虚咳嗽，小儿消化不良。

■金雀儿根 滋补强壮，活血调经，祛风利湿。主治高血压，头昏头晕，耳鸣眼花，体弱乏力，月经不调，白带异常，乳汁不足，风湿关节痛，跌打损伤。

【采 收 加 工】■金雀儿 4月中旬花初开时采收，鲜用或晒干。

■金雀儿根 全年可采收根，挖取后，洗净，除去须根及黑褐色栓皮；或敲破根皮，抽去木心，鲜用或晒干。

【用 法 用 量】■金雀儿 内服：煎汤，3~15 g。

■金雀儿根 内服：煎汤，15~30 g；或研末。外用：适量，捣敷。

【用 药 经 验】①头痛：金雀儿20 g，切碎与鸡蛋搅拌后，炒或蒸食。②虚劳咳嗽：锦鸡儿根（蜜炙）30 g，枇杷花9 g，水煎服。③妇女白带异常：锦鸡儿根、红糖各适量，水煎服。

# 紫 荆 *Cercis chinensis* Bunge

【别　　　名】裸枝树（《中国主要植物图说·豆科》），紫珠（《本草拾遗》），紫花树、清明花（湖南）。

【形 态 特 征】落叶灌木或小乔木，高2~5 m，通常为灌木状。小枝灰色，无毛，有多数皮孔。单叶互生；叶片近于圆形，长6~13 cm，宽5~12 cm，先端渐尖，基部心形，两面无毛，全缘；托叶矩形，早落。花先叶开放，4~10朵簇生于老枝上；花萼钟状，萼筒5齿裂；花冠蝶形，紫红色，花瓣5，大小不一；雄蕊10，分离，基部被短毛。荚果条形，长5~14 cm，红紫色，顶端稍稍收缩而带短喙，沿腹逢线的边上有翅。种子圆而扁，深褐色，有光泽。花期3~4月，果期8~10月。

【分布与生境】梵净山周边村寨旁栽培，多植于庭园、屋旁、寺街边。

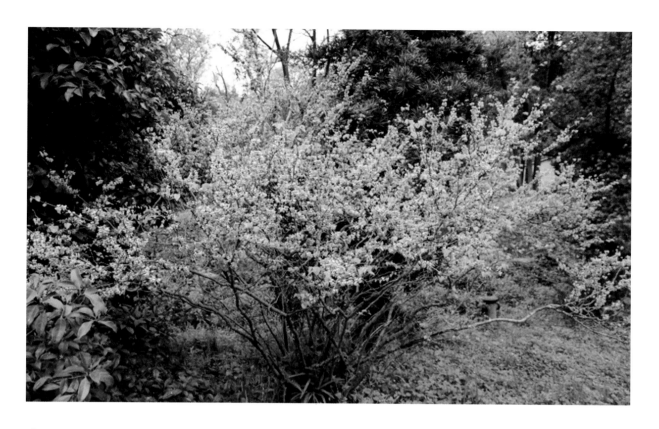

【中　药　名】紫荆皮（树皮），紫荆木（木部），紫荆根（根），紫荆花（花），紫荆果（果实）。

【功 效 主 治】■紫荆皮　活血通经，消肿解毒。主治风寒湿痹，妇女经闭，血气疼痛，喉痹，淋疾，痈肿，疥癣，跌打损伤，蛇虫咬伤。

　　　　　　　　■紫荆木　活血，通淋。主治妇女月经不调，瘀滞腹痛，小便淋沥涩痛。

　　　　　　　　■紫荆根　破瘀活血，消痈解毒。主治妇女月经不调，瘀滞腹痛，痈肿疮毒，疰腮，狂犬咬伤。

　　　　　　　　■紫荆花　清热凉血，通淋解毒。主治热淋，血淋，疮疡，风湿筋骨痛。

　　　　　　　　■紫荆果　止咳平喘，行气止痛。主治咳嗽多痰，哮喘，心口痛。

【采 收 加 工】■紫荆皮　7~8月采收树皮，晒干。

　　　　　　　　■紫荆木　全年可采收，切片晒干。

　　　　　　　　■紫荆根　全年可采收，挖根，洗净，剥皮鲜用，或切片晒干。

　　　　　　　　■紫荆花　4~5月采花，晒干。

　　　　　　　　■紫荆果　5~7月采收荚果，晒干。

【用 法 用 量】■紫荆皮　内服：煎汤，6~12 g；浸酒或入丸、散。外用：适量，研末调敷。

　　　　　　　　■紫荆木　内服：煎汤，9~15 g。

　　　　　　　　■紫荆根　内服：煎汤，6~12 g。外用：适量，研末调敷。

■ 紫荆花　内服：煎汤，3～6 g。外用：适量，研末调敷。

■ 紫荆果　内服：煎汤，6～12 g。

【用 药 经 验】①产后腹痛：紫荆果15 g，水煎服。②喉痹：紫荆皮研末，含入口中。

# 管萼山豆根 *Euchresta tubulosa* Dunn

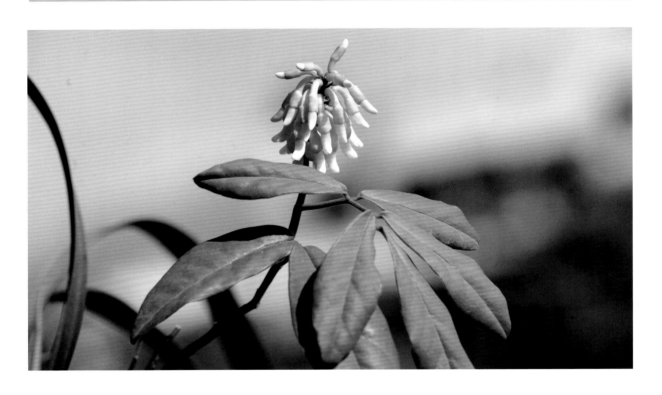

【别　　　　名】鄂豆根（《全国中草药汇编》）。

【形 态 特 征】常绿小灌木，高20～70 cm。根粗长，灰褐色。叶互生；奇数羽状复叶，小叶3～5枚，小叶片椭圆形或卵形，下面被柔毛，顶生小叶和侧生小叶近等大，长5～11 cm，侧脉5～6对，不明显。总状花序顶生，长4～8 cm；花萼管状，被黄褐色柔毛，先端5齿裂，裂片钝三角形；花冠白色，旗瓣向背后弯曲，先端钝而微凹，翼瓣瓣片长圆形，先端钝圆，龙骨瓣长圆形，瓣片基部有小耳。荚果椭圆形，两端尖，棕褐色。花期5～6（7）月，果期7～9月。

【分布与生境】梵净山地区资源分布的代表区域：三角桩、上月亮坝、洼溪河、马槽河、陈家沟等地。生于海拔650～950 m的阔叶林中。

【中　药　名】鄂豆根（根）。

【功效主治】清热解毒，行气止痛。主治咽喉肿痛，痢疾，胃痛，胁痛，牙痛，疮疖肿毒等。

【采收加工】夏、秋季挖，除去泥杂，切段，晒干。

【用法用量】内服：煎汤，3～60 g；或研末。外用：适量，捣敷。

【用药经验】①痢疾：鄂豆根磨水喝。②肝硬化：鄂豆根2 g，煎汤服。③咽喉肿痛：鄂豆根研末，每次1.5 g，水吞服。

# 大叶千斤拔 *Flemingia macrophylla* (Willd.) Prain

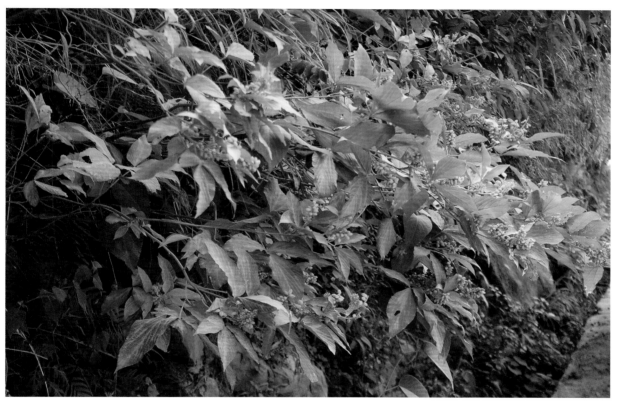

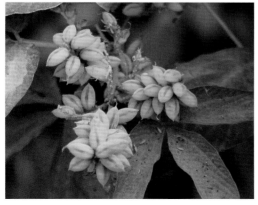

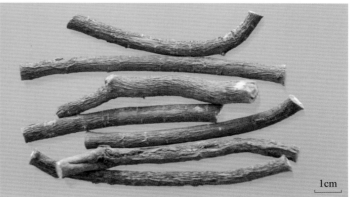

1cm

【别　　　名】大猪尾、千斤力（《广西药用植物名录》），千金红（《云南药用植物名录》），红药头、白马屎（《台湾药用植物志》）。

【形 态 特 征】直立灌木，高0.8~2.5 m。幼枝密被丝质柔毛。叶具指状3小叶：托叶披针形，长可达2 cm，早落；叶柄长3~6 cm，具狭翅；小叶纸质或薄革质，顶生小叶宽披针形至椭圆形，长8~15 cm，宽4~7 cm，先端渐尖，基部楔形；基出脉3，侧生小叶稍小，偏斜；基出脉2~3。总状花序数个聚生于叶腋，长3~8 cm；花多而密集；花萼钟状，裂齿线状披针形，较萼管长1倍，花序轴、苞片、花梗均密被灰色至灰褐色柔毛；花冠紫红色，稍长于萼，旗瓣长椭圆形，翼瓣狭椭圆形，龙骨瓣长椭圆形。荚果椭圆形。种子1~2颗。花期6~9月，果期10~12月。

【分布与生境】梵净山地区资源分布的代表区域：青冈坪、烂泥坳、马槽河、中灵寺、蓝家寨等地。生于海拔500~1400 m的灌丛中、林缘或路旁。

【中　药　名】大叶千斤拔（根）。

【功 效 主 治】舒筋活络，祛风止痛，散瘀消肿，生津止渴。主治胃脘痛，哮喘，咽喉肿痛，风湿骨痛；外用治跌打损伤，骨折，狂犬咬伤，外伤出血，疮疖。

【采 收 加 工】全年均可采挖，除去泥土，洗净，切片晒干或鲜用。

【用 法 用 量】内服：煎汤，5~15 g。外用：适量，研末撒；或捣烂敷患处。

【用 药 经 验】①阳痿：大叶千斤拔15 g，泡酒服。②骨折：鲜大叶千斤拔，捣烂敷患处。③跌打损伤：大叶千斤拔、大罗伞、九节茶各30 g，水煎服。④外伤出血：大叶千斤拔，研末撒布患处。

# 马　棘
*Indigofera pseudotinctoria* Matsum.

【别　　　名】狼牙草、野蓝枝子、山皂角、铁皂角（四川）。

【形 态 特 征】小灌木或半灌木，高60~90 cm。茎直立，分枝多，被白色丁字毛。单数羽状复叶，互生；叶柄被毛；小叶7~11片，小叶片矩状倒卵形，先端微凹，基部宽楔形，全缘，幼时稍被毛，老时秃净，小叶柄甚短，小托叶锥状。夏季开花，总状花序，花后较叶为长，可达10 cm，花约40朵，着生紧密，几无梗；花萼钟状，5裂，蝶形花冠红紫色，旗瓣大，椭圆状圆形，被白色短柔毛；二体雄蕊。荚果圆柱形，幼时密生丁字毛，熟后暗紫色，内有肾状种子数粒。花期7~8月，果期9~10月。

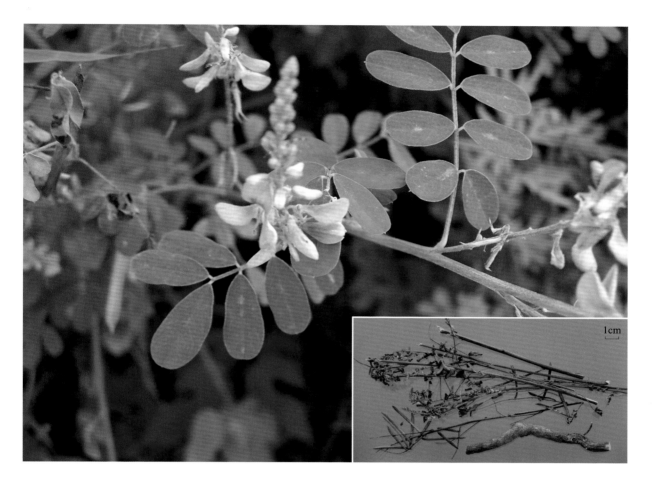

【分布与生境】梵净山地区资源分布的代表区域：大河边等地。生于海拔500～950 m的林缘或灌木丛中。

【中　药　名】马棘（全草）。

【功效主治】清热解表，散瘀消积。主治风热感冒，肺热咳嗽，烧烫伤，疔疮，毒蛇咬伤，瘰疬，跌打损伤，食积腹胀。

【采收加工】秋季采收根或全株，洗净，切片，晒干；或去外皮，切片，晒干；或鲜用。

【用法用量】内服：煎汤，20～30 g。外用：适量，捣敷。

【用药经验】感冒咳嗽，扁桃体炎，颈淋巴结结核，痔疮，食积饱胀：马棘15～30 g，水煎服。


# 鸡眼草　*Kummerowia striata* (Thunb.) Schindl.

【别　　　名】掐不齐（东北），细花草（《贵州民间药物》），人字草（《本草求原》）。

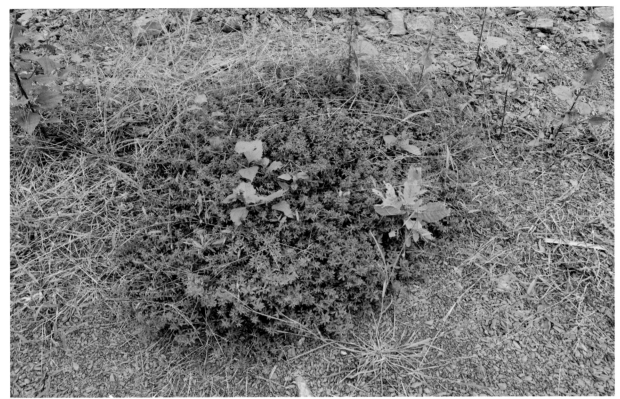

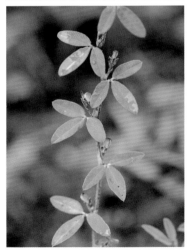
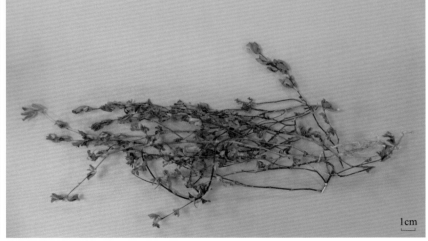

1cm

【形态特征】一年生草本。茎平卧或直立，长10～30 cm，茎和分枝上有白色向下的毛。叶互
生；三出复叶，小叶片倒卵形或长椭圆形，先端圆形，有时凹入，基部宽楔形，
两面中脉及边缘有白色长硬毛，侧脉密集平行。花通常1～3朵腋生；小苞片4，1个
生于花梗的关节下，另3个生于萼下；花萼钟状，深紫色，萼齿5，宽卵形；花冠淡
红紫色，旗瓣椭圆形，先端微凹，翼瓣长圆形，基部有耳，龙骨瓣半卵形，有短爪
和耳。荚果卵状椭圆形，稍扁，顶端锐尖，表面有细短毛。种子1粒，黑色。花期
7～9月，果期8～10月。

【分布与生境】梵净山地区资源分布的代表区域：下月亮坝、苦竹坝、芙蓉坝、大河边、金厂等地。生于海拔500～1100 m的林缘、路旁或田边。

【中　药　名】鸡眼草（全草）。

【功效主治】清热利湿，健脾消积，利尿通淋。主治感冒发热，暑湿吐泻，疟疾，痢疾，病毒性肝炎，赤白带下，跌打损伤。

【采收加工】夏、秋季月采收，洗净，鲜用或晒干。

【用法用量】内服：煎汤，9～15 g；捣汁或研末。外用：适量捣敷；或捣汁涂。

【用药经验】①突然吐泻腹痛：鲜鸡眼草（嫩叶）适量，捣烂取汁服。②指甲倒刺：鲜鸡眼草（叶）捣烂，取汁搽。③发热兼吐泻：鸡眼草、土藿香、紫苏叶各9 g，水煎服，一日3次。④夜盲症：鸡眼草9 g，研粉，与猪肝30～60 g蒸食。

# 截叶铁扫帚 *Lespedeza cuneata* (Dum.-Cours.) G. Don

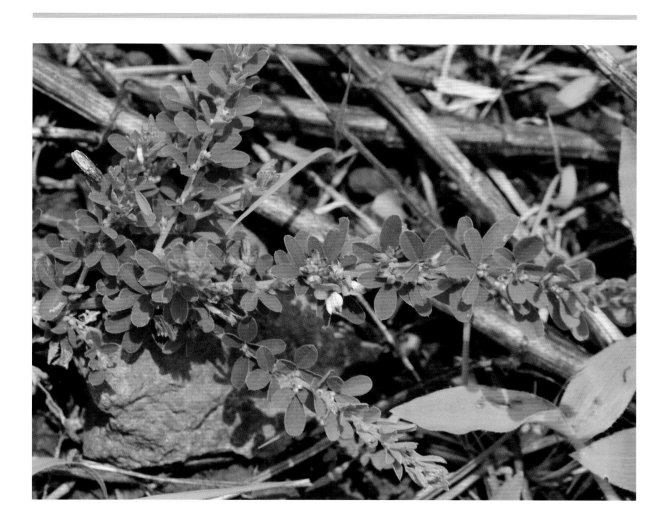

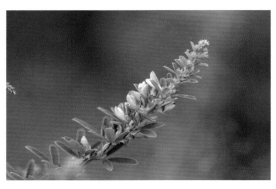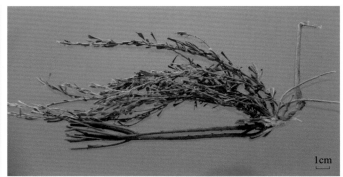

1cm

【别　　　名】夜关门、贴扫把（《贵州民族常用天然药物》）。

【形态特征】小灌木，高0.4～1 m。茎直立；分枝斜上举。叶密集，柄短；小叶楔形或线状楔形，先端截形成近截形，具小刺尖，基部楔形，上面近无毛，下面密被伏毛。总状花序腋生，具2～4花；总花梗极短；小苞片卵形或狭卵形，先端渐尖，背面被白色伏毛，边具缘毛；花萼狭钟形，密被伏毛，5深裂，裂片披针形；花冠淡黄色或白色，旗瓣基部有紫斑，有时龙骨瓣先端带紫色，翼瓣与旗瓣近等长，龙骨瓣稍长；闭锁花簇生于叶腋。荚果宽卵形或近球形，被伏毛。花期7～8月，果期9～10月。

【分布与生境】梵净山地区资源分布的代表区域：艾家坝、郭家沟、刘家湾、雀子坳等地。生于海拔500～950 m的林缘、路旁或灌丛中。

【中　药　名】截叶铁扫帚（全草）。

【功效主治】固肾涩精，健脾利湿，祛痰止咳，清热解毒。主治肾虚，遗精，遗尿，尿频，白浊，带下，泄泻，痢疾，水肿，小儿疳积，咳嗽气喘，跌打损伤，目赤肿痛，痈疮肿毒，毒虫咬伤。

【采收加工】夏、秋季采收全草，除去杂质，晒干。

【用法用量】内服：煎汤，15～30 g；鲜品30～100 g；或炖肉。外用：适量，煎水熏洗；或捣敷。

【用药经验】①脱肛：截叶铁扫帚100 g，猪膀胱1个，炖服，早、晚各1次。②遗精：截叶铁扫帚30 g，炖猪肉服，早、晚1次。③小儿夜尿：截叶铁扫帚适量，炖猪脚内服。

# 大叶胡枝子 *Lespedeza davidii* Franch.

【别　　　名】粗箭胡枝子、翅茎胡枝子（《浙汇药用植物志》）。

【形态特征】落叶灌木，高1～2 m。茎枝具棱及翅，密被白色绒毛。三出复叶；总叶柄长

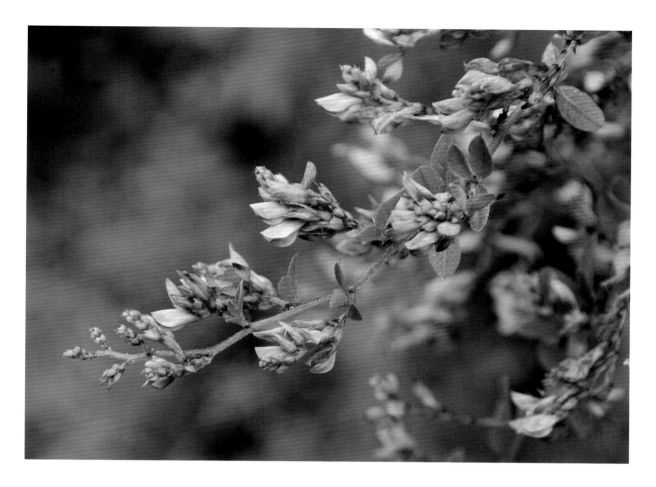

2～8 cm；小叶片广倒卵形或卵圆形，长4.5～7 cm，宽3～5 cm，侧生小叶较小，先端圆或微缺，基部圆形，全缘，两面及叶柄初时均密被绢状毛，后渐脱落。总状花序，在枝端呈圆锥花序，均被绢状毛；小苞片线状披针形；花萼5深裂，裂片线状披针形；花冠淡青紫色，旗瓣与龙骨瓣等长，翼瓣较短；雄蕊10；雌蕊1。荚果倒卵状椭圆形。花期7～9月，果期9～11月。

【分布与生境】梵净山地区资源分布的代表区域：月亮坝、艾家坝、郭家沟、刘家湾、护国寺、雀子坳等地。生于海拔500～1200 m的林缘、路旁或灌丛中。

【中 药 名】和血丹（全草）。

【功 效 主 治】清热解表，止咳止血，通经活络。主治外感头痛，发热，痧疹不透，痢疾，咳嗽咯血，尿血，便血，崩漏，腰痛。

【采 收 加 工】夏、秋季采收，切段，晒干。

【用 法 用 量】内服：煎汤，15～30 g。

【用 药 经 验】①外感头痛：和血丹（叶或根）30 g，紫苏9 g，檟木、白茅根各15 g，煨熟姜3片，水煎，加红糖服。②痢疾：和血丹（根）30～60 g，水煎服。

# 铁马鞭 *Lespedeza pilosa* (Thunb.) Sieb. et Zucc.

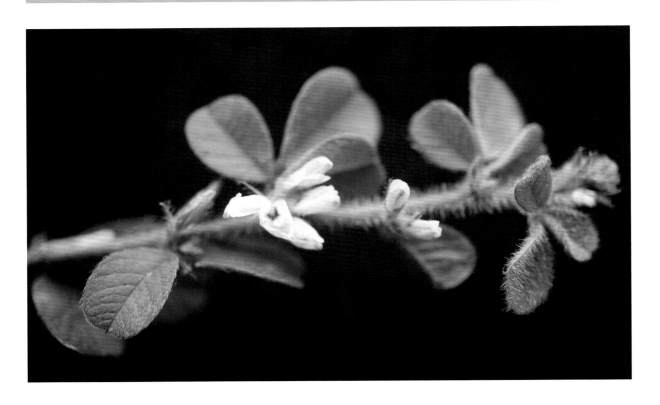

【别　　　名】落花生（《江西中草药》），假山豆（《广西药用植物名录》），土黄芪（《湖南药物志》）。

【形 态 特 征】多年生草本。茎平卧，长60～100 cm，全株被长柔毛。叶具3小叶；小叶宽倒卵形，先端圆，近平截或微凹，基部圆，两面密被长柔毛。总状花序比叶短；花萼5深裂；花冠黄白色或白色，旗瓣椭圆形，具瓣柄，翼瓣较旗瓣、龙骨瓣短；闭锁花常1～3集生于茎上部分叶腋，无梗，结实。荚果宽卵形，先端尖喙，密被长柔毛。花期7～9月，果期9～10月。

【分布与生境】梵净山地区资源分布的代表区域：大土、艾家坝等地。生于海拔500～850 m的疏林或灌丛中。

【中　药　名】铁马鞭（全草）。

【功 效 主 治】益气安神，活血止痛，行水消肿，解毒散结。主治气虚发热，失眠，痧症腹痛，风湿痹痛，水肿，瘰疬，痈疽肿毒。

【采 收 加 工】夏、秋季采收，鲜用或切段晒干。

【用 法 用 量】内服：煎汤，15～18 g；或炖肉。外用：适量，捣敷。

【用 药 经 验】①体虚久热不退：铁马鞭30 g，加寒扭根、金腰带、仙鹤草、天青地白草各15~18 g，水煎，早、晚餐前各服1次。②气虚头痛：铁马鞭30~60 g，炖鸡肉吃。③失眠：铁马鞭15~ 60 g，水煎服。④四肢酸痛，痧症腹痛：铁马鞭30 g，水煎服。⑤筋骨痛，腰痛：铁马鞭120 g，石老鼠根15 g，焙干研末，每次6 g，早、晚各服1次，黄酒或白酒送服。⑥水肿：铁马鞭30 g，山楂根15 g，白茅根60 g，水煎服。

# 野苜蓿 *Medicago falcata* L.

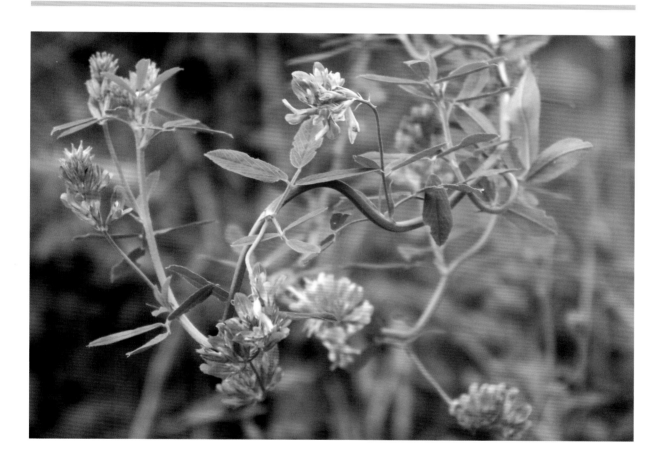

【别　　　名】苜蓿（《植物名实图考》）。

【形 态 特 征】多年生草本，高30~100 cm。茎直立，丛生或平卧。羽状三出复叶；小叶卵形或倒长卵形，或顶生上叶稍大，边缘1/3以上具锯齿，侧脉8~10对；顶生小叶柄比侧生小叶柄长。总状或头状花序，具5~10花；花萼钟形，萼齿比萼筒长；花冠淡黄、深蓝或暗紫色，旗瓣长圆形，明显长于翼瓣和龙骨瓣，龙骨瓣稍长于翼瓣。荚果螺旋状，紧卷2~6圈，有种子10~20枚。种子卵圆形，平滑。花期6~8月，果期

7～9月。

【分布与生境】梵净山地区资源分布的代表区域：木耳坪、胜利坳、棉絮岭、岩高坪、青冈坪等地。生于海拔1300～1800 m的疏林或沟谷潮湿处。

【中 药 名】苜蓿（全草），苜蓿根（根）。

【功效主治】■苜蓿　清热凉血，利湿退黄，通淋排石。主治热病烦满，黄疸，肠炎，痢疾，浮肿，尿路结石，痔疮出血。

　　　　　　■苜蓿根　清热利湿，通淋排石。主治热病烦满，黄疸，尿路结石。

【采收加工】■苜蓿　夏、秋间收割全草，鲜用或切段晒干。

　　　　　　■苜蓿根　夏季采挖，洗净，鲜用或晒干。

【用法用量】■苜蓿　内服：煎汤，15～30 g；或捣汁；鲜品90～150 g；或研末，3～9 g。

　　　　　　■苜蓿根　内服：煎汤，适量。

【用药经验】①热病烦满，目黄赤，小便黄，酒疸：苜蓿捣汁，服1 L，令人吐利即愈。②各种黄疸：苜蓿、茵陈、车前草、萹蓄各15 g，大枣10个，水煎服。③肠炎：苜蓿15～30 g，水煎服；或鲜苜蓿60～90 g，捣汁服。④尿路结石：苜蓿、金钱草、穿山甲、木通、五灵脂各9 g，水煎服。

# 天蓝苜蓿 *Medicago lupulina* L.

【别　　　名】天蓝（《苏州府志》），黑荚苜蓿、杂花苜蓿（《中国高等植物图鉴》）。

【形态特征】一年生草本，茎匍匐或斜向上，高15～60 cm，全株被柔毛。羽状3小叶；小叶倒卵形或阔倒卵形，先端钝圆，微缺，基部宽楔形，上部具细齿；顶生小叶有白色柔毛；托叶斜卵形，先端渐尖，有缺刻，被疏毛。头状花序，腋生，具花10～15朵；花蝶形，萼筒短，萼齿较长于萼筒；花冠黄色；花柱针形。荚果弯呈肾形，成熟时黑色，被疏毛。种子1粒，黄褐色，肾形。花期4～9月，果期6～10月。

【分布与生境】梵净山地区资源分布的代表区域：青冈坪、护国寺、张家坝、下月亮坝、大河边等地。生于海拔500～1100 m的林缘、土（田）埂或路旁。

【中 药 名】老蜗生（全草）。

【功效主治】清热利湿，舒筋活络，止咳平喘，凉血解毒。主治湿热黄疸，石淋，坐骨神经痛，风湿筋骨痛，喘咳，痔血，指头疔，毒蛇咬伤。

【采收加工】夏季采收，鲜用或切碎晒干。

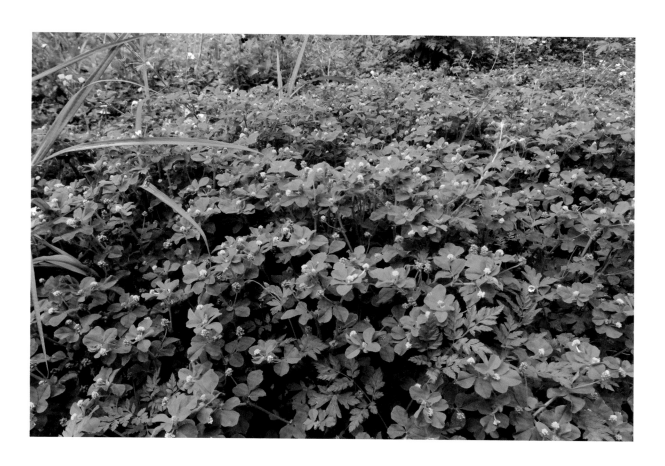

【用法用量】内服：煎汤，9~30 g。外用：适量，捣敷。

【用药经验】①喘咳：老蜗生50 g，煎水煮鸡蛋吃。②黄疸：老蜗生100 g，煎水服。

# 草木樨 *Melilotus officinalis* (L.) Pall.

【别　　　名】草木犀（《释草小记》），辟汗草（《植物名实图考》），黄香草木犀（《江苏植物名录》）。

【形态特征】二年生草本，高40~100 cm。茎直立，粗壮，多分枝，具纵棱。羽状三出复叶；托叶镰状线形，中央有1条脉纹，全缘或基部有1尖齿；叶柄细长；小叶倒卵形、阔卵形、倒披针形至线形，先端钝圆或截形，基部阔楔形，边缘具不整齐疏浅齿，侧脉8~12对，平行直达齿尖，两面均不隆起，顶生小叶稍大，具较长的小叶柄。总状花序具花30~70朵，花序轴在花期中显著伸展；苞片刺毛状；花梗与苞片等长或稍长；萼钟形，脉纹5条，萼齿三角状披针形，比萼筒短；花冠黄色，旗瓣倒卵形，与翼瓣近等长，龙骨瓣稍短或三者均近等长；雄蕊筒在花后常宿存，包于果外。荚果卵形，棕黑色，有种子1~2粒。花期5~9月，果期6~10月。

【分布与生境】梵净山地区资源分布的代表区域：下月亮坝等地。生长在海拔500 m左右的土边荒草中。

【中 药 名】草木犀（全草）。

【功效主治】清暑化湿，健胃和中。主治暑湿胸闷，头胀头痛，痢疾，疟疾，淋证，带下，口疮，疮疡，湿疮，疥癣，淋巴结结核。

【采收加工】夏季采收，鲜用或切碎晒干。

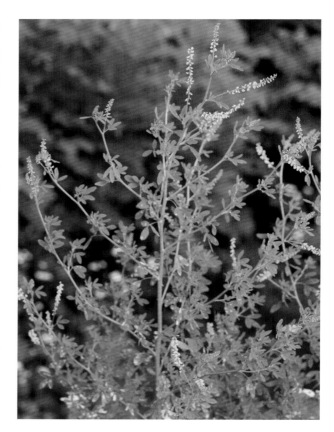

# 香花崖豆藤 *Millettia dielsiana* Harms

【别　　　名】昆明鸡血藤（《中华本草》），山鸡血藤（《湖北中草药志》），崖豆藤（四川、贵州）。

【形态特征】木质藤本，长4~10 m。茎皮灰褐色，剥裂。羽状复叶长15~30 cm；叶轴被柔毛，小叶5，纸质，披针形或长圆形，长5~10 cm，宽1.5~3 cm，先端钝渐尖，基部钝圆，偶近心形，侧脉6~9对。圆锥花序顶生，长达40 cm，花序轴被黄褐色柔毛；花单生；苞片线形，宿存，小苞早落；花萼阔钟状，萼齿短于萼筒；花冠紫红色，旗瓣阔卵形至倒阔卵形，密被银色绢毛，无胼胝体，翼瓣甚短，约为旗瓣的1/2，龙骨瓣镰形。荚果长圆形，长7~12 cm，扁平，密被灰色绒毛，果瓣木质，有种子3~5粒。种子长圆状凸镜形，长约8 cm。花期5~7月，果期7~11月。

【分布与生境】梵净山地区资源分布的代表区域：火烧岩、打磨沟、刘家湾、黄家坝、上月亮坝等地。生于海拔650~1000 m的灌丛中、路旁或疏林中。

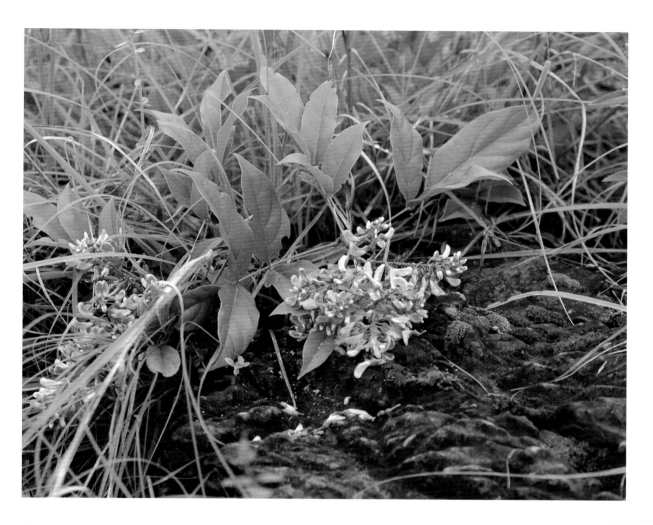

【中　药　名】昆明鸡血藤（藤茎），岩豆藤花（花）。

【功效主治】■昆明鸡血藤　补血止血，通经活络。主治血虚体弱，劳伤筋骨，月经不调，闭
　　　　　　　经，产后腹痛，各种出血，风湿痹痛，腰腿酸痛。

　　　　　　　■岩豆藤花　补血活血，祛风活络。主治气血虚弱，贫血，四肢无力，痢疾，风湿
　　　　　　　痹痛，跌打损伤，外伤出血。

【采收加工】■昆明鸡血藤　夏、秋季采收，切片晒干。

　　　　　　　■岩豆藤花　5～8月花开时采收，晒干。

【用法用量】■昆明鸡血藤　内服：9～30 g，煎汤；或浸酒；或熬膏。外用：适量，煎水洗；或
　　　　　　　鲜茎、叶捣烂敷。

　　　　　　　■岩豆藤花　内服：9～30 g，煎汤；或浸酒。外用：适量，捣敷。

【用药经验】①红白痢：昆明鸡血藤15 g，煎水服。②贫血：昆明鸡血藤、土党参、黄花
　　　　　　　稔各30 g，水煎服。③虚弱症：昆明鸡血藤15 g，臭牡丹15 g，夜寒苏20 g，炖猪脚
　　　　　　　内服。

# 厚果崖豆藤 *Millettia pachycarpa* Benth.

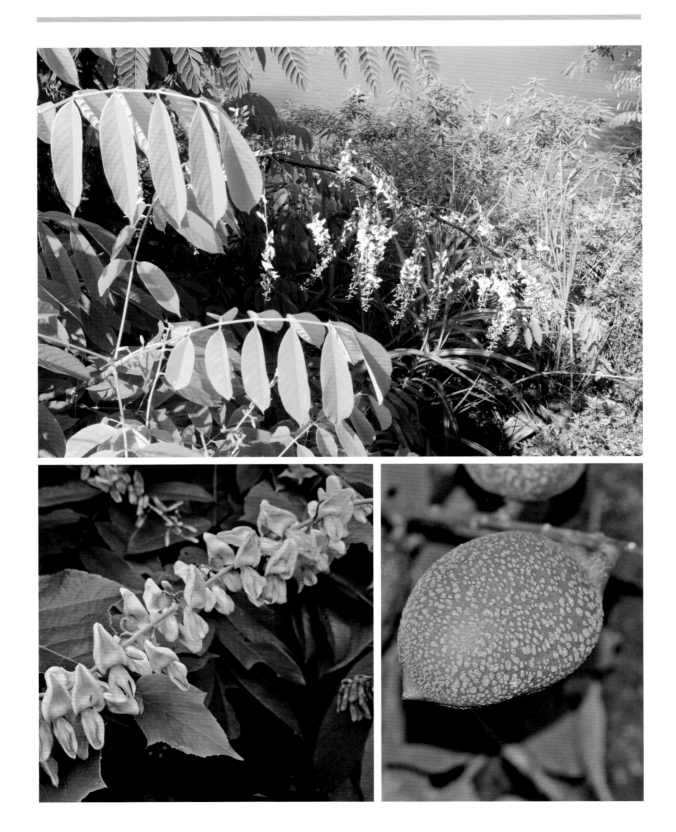

【别　　　名】苦楝子（《草木便方》），冲天子（广东、云南）。

【形 态 特 征】多年生灌木，长可达5 m。幼枝被白色绒毛。单数羽状复叶互生，长30～50 cm；小叶11～17对，对生，矩圆状披针形，长10～15 cm，宽3～6 cm，先端急尖，基部圆形至宽楔形，全缘，下面有平贴绢状毛。圆锥花序腋生，长15～25 cm；花多数，2～5朵簇生于花序轴的节上；花淡紫红色；萼筒钟形，外被短柔毛，萼齿5裂；花冠蝶形，花瓣5，旗瓣长圆形，先端微凹；雄蕊10，合生为单体。荚果肿胀，木质，卵球形或矩圆形，长6～15 cm，宽约5 cm，厚约3 cm，有斑点。种子1～5枚，肾形。花期4～6月，果期7～11月。

【分布与生境】梵净山地区资源分布的代表区域：桃树岭、坝溪、郭家沟、太平、平南等地。生于海拔700 m以下的林缘、路旁或灌丛中。

【中　药　名】苦楝子（种子），苦楝叶（叶），苦楝根（根）。

【功 效 主 治】■苦楝子　杀虫，攻毒，止痛。主治疔疮、癣，疝气腹痛，小儿疳积。

　　　　　　　■苦楝叶　祛风杀虫，活血消肿。主治皮肤麻木，疥癣，脓肿。

　　　　　　　■苦楝根　散瘀消肿。主治跌打损伤，骨折。

【采 收 加 工】■苦楝子　果实成熟后采收，除去果皮，将种子晒干。

　　　　　　　■苦楝叶　夏季采收，洗净，鲜用。

　　　　　　　■苦楝根　夏、秋季采挖，洗净，鲜用或切片晒干。

【用 法 用 量】■苦楝子　内服：研末或煅存性研末，0.9～1.5 g。外用：适量，研末调敷。

　　　　　　　■苦楝叶　外用：适量，煎水洗或捣敷。

　　　　　　　■苦楝根　外用：适量，捣敷。

【用 药 经 验】①癣疥：苦楝叶适量，熬水洗患处；或将叶捣烂，包敷癣疥处。②疔疮：苦楝子、苦参、花椒各适量，捣烂，与菜油调敷患处。③虫疮疥癣：苦楝叶、花椒、苦参、藜芦、黄连、独角莲各适量，研末，调香油搽。

# 越南槐 *Sophora tonkinensis* Gagnep.

【别　　　名】山豆根（《开宝本草》），柔枝槐（《植物分类学报》），广豆根（《中药志》）。

【形 态 特 征】小灌木，直立或平卧，高1～2 m。根圆柱状，少分枝，根皮黄褐色。茎分支较少，

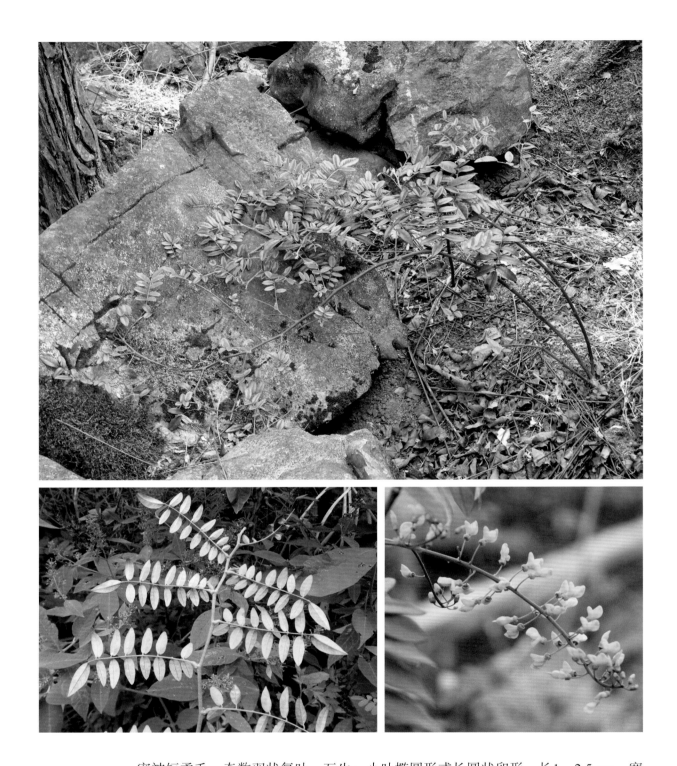

密被短柔毛。奇数羽状复叶，互生；小叶椭圆形或长圆状卵形，长 1 ~ 2.5 cm，宽
0.5 ~ 1.5 cm，顶端小叶较大，先端急尖或短尖，基部圆形，上面疏被短柔毛，叶
背密被灰棕色短柔毛。总状花序或基部分枝近圆锥状，顶生，长 10 ~ 30 cm；总花
梗和花序轴被短而紧贴的丝质柔毛，花梗长约 5 mm；苞片小，钻状，被毛；花长
10 ~ 12 mm；花萼杯状，基部有脐状花托，萼齿小，尖齿状，被灰褐色丝质毛；花

冠黄色，旗瓣近圆形，长6 mm，宽5 mm，先端凹缺，基部圆形或微凹，具短柄，翼瓣比旗瓣稍长，长圆形或卵状长圆形，基部具一三角形尖耳，柄内弯，与耳等长，无皱褶，龙骨瓣最大，常呈斜倒卵形或半月形，背部明显呈龙骨状，基部具一斜展的三角形耳；雄蕊10，基部稍连合；子房被丝质柔毛，胚珠4粒，花柱直，无毛，柱头被画笔状绢质疏长毛。荚果串珠状，稍扭曲，长3～5 cm，直径约8 mm，疏被短柔毛，沿缝线开裂成2瓣，有种子3～5粒。种子卵形，黑色。花期5～7月，果期8～12月。

【分布与生境】梵净山地区资源分布的代表区域：坝溪、江口县等地。生于海拔900～1100 m的林缘或疏林中。

【中　药　名】山豆根（根及根茎）。

【功效主治】清热解毒，消肿利咽。主治火毒蕴结，乳蛾喉痹，咽喉肿痛，齿龈肿痛，口舌生疮。

【采收加工】秋季采挖，除去杂质，洗净，晒干。

【用法用量】内服：煎汤，6～12 g；或磨汁；或研末；或入丸、散。外用：适量，含漱或捣敷。

【用药经验】①积热咽喉闭塞肿痛：山豆根50 g，北大黄、川升麻、朴硝各25 g，为末，炼蜜为丸，如皂子大，每一丸以薄棉包，少痛便含，咽液。②喉风急症，牙关紧闭，水谷不下：山豆根、白药等分，水煎噙之，咽下。③牙龈肿痛：山豆根、白头翁各12 g，白石膏15 g，水煎服。④齿痛：山豆根一片，含于痛处。

# 槐

*Styphnolobium japonicum* (L.) Schott

【别　　　名】槐树（《神农本草经》），守宫槐（《群芳谱》），豆槐、金药树（《中国主要植物图说·豆科》）。

【形态特征】乔木，高12～25 m。羽状复叶长25 cm；叶柄基部膨大，包裹芽；小叶7～15，对生或近互生，卵状披针形或卵状长圆形，长2.5～6 cm，宽1.5～3 cm，先端渐尖，具小尖头，基部宽楔；小托叶2枚，钻状。圆锥花序顶生；花萼浅钟状，萼齿5；花冠白色或淡黄色，旗瓣近圆形，有紫色脉纹，先端凹缺，翼瓣卵状长圆形，先端浑圆，龙骨瓣阔卵状长圆形，与翼瓣等长；雄蕊近分离，宿存。荚果串珠状，长2.5～5 cm或更长，果皮肉质，成熟后不开裂。花期7～8月，果期8～10月。

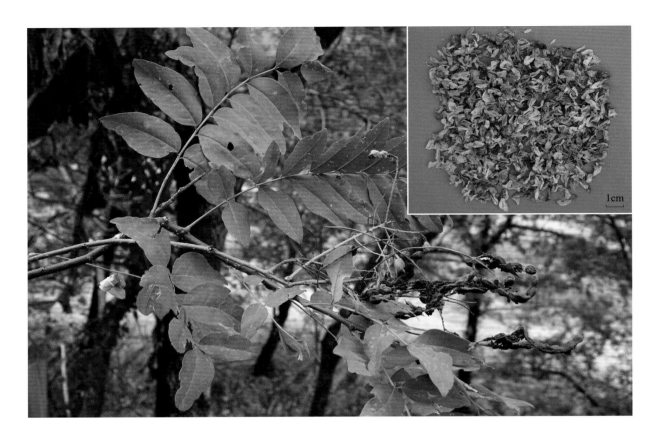

【分布与生境】梵净山地区资源分布的代表区域：太平、平南等地。生于海拔500 m以下的村寨子中。

【中　药　名】槐花（花及花蕾），槐角（果实），槐叶（叶），槐枝（嫩枝），槐白皮（根皮及树皮），槐胶（树脂），槐根（根）。

【功效主治】■槐花　凉血止血，清肝泻火。主治便血，痔血，血痢，崩漏，吐血，衄血，肝热目赤，头痛眩晕。

　　　　　　■槐角　清热泻火，凉血止血。主治肠热便血，痔肿出血，肝热头痛，眩晕目赤。

　　　　　　■槐叶　清肝泻火，凉血解毒，燥湿杀虫。主治小儿惊痫，壮热，肠风，尿血，痔疮，湿疹，疥癣，痈疮疔肿。

　　　　　　■槐枝　散瘀止血，清热燥湿，祛风杀虫。主治崩漏，赤白带下，痔疮，阴囊湿痒，心痛，目赤，疥癣。

　　　　　　■槐白皮　祛风除湿，敛疮生肌，消肿解毒。主治风邪外中，身体强直，肌肤不仁，热病口疮，牙疳，喉痹，肠风下血，痈疽疮疡，阴部痒痛，水火烫伤。

　　　　　　■槐胶　平肝，息风，化痰。主治中风口噤，筋脉抽掣拘挛或四肢不收，破伤风，顽痹，风热耳聋，耳闭。

　　　　　　■槐根　散瘀消肿，杀虫。主治痔疮，喉痹，蛔虫病。

【采收加工】■槐花 夏季花蕾形成未开放时采收，除去杂质，及时晒干。

■槐角 11～12月果实成熟时采收，除去杂质及果柄，晒干，或用沸水稍烫后，取出晒干。

■槐叶 春、夏季采收叶，晒干或鲜用。

■槐枝 春季采收嫩枝，切段，晒干。

■槐白皮 全年均可采割树皮，除去表面栓皮；根皮：秋、冬季挖根，洗净，剥取皮，除去外层栓皮，切段，晒干或鲜用。

■槐胶 夏、秋季采收树脂，放阴凉处，备用。

■槐根 全年均可采挖，挖取根，洗净，切片，晒干。

【用法用量】■槐花 内服：煎汤，5～10 g；或入丸、散，5～10 g。外用：适量，煎水洗；或研末撒。

■槐角 内服：煎汤，5～15 g；或入丸、散；或嫩角捣汁。外用：适量，水煎洗，研末掺油调敷。

■槐叶 内服：煎汤，10～15 g；或研末。外用：适量，煎水熏洗；捣汁涂、捣敷。

■槐枝 内服：煎汤，15～30 g；或浸酒；研末。外用：适量，煎水熏洗；或烧沥涂。

■槐白皮 内服：煎汤，6～15 g。外用：适量，煎水含漱；熏洗；研末撒。

■槐胶 入丸、散，0.3～1.5 g。

■槐根 内服：煎汤，30～60 g。外用：适量，煎水洗或含漱。

【用药经验】烫伤、火伤：槐花5 g，炕干研末，加冰片0.5 g，调麻油或菜油搽患处。

# 白车轴草 *Trifolium repens* L.

【别　　名】白三叶（《长白山植物药志》），白花苜蓿（《中国主要植物图说·豆科》）。

【形态特征】短期多年生草本，生长期达5年，高10～30 cm。主根短，侧根和须根发达。茎匍匐蔓生，上部稍上升，节上生根，全株无毛。掌状三出复叶；托叶卵状披针形，膜质，基部抱茎成鞘状，离生部分锐尖；叶柄较长，长10～30 cm；小叶倒卵形至近圆形，先端凹头至钝圆，基部楔形渐窄至小叶柄，中脉在下面隆起，侧脉约13对，两面均隆起。花序球形，顶生；具花20～50朵，密集；苞片披针形，膜质，锥尖，

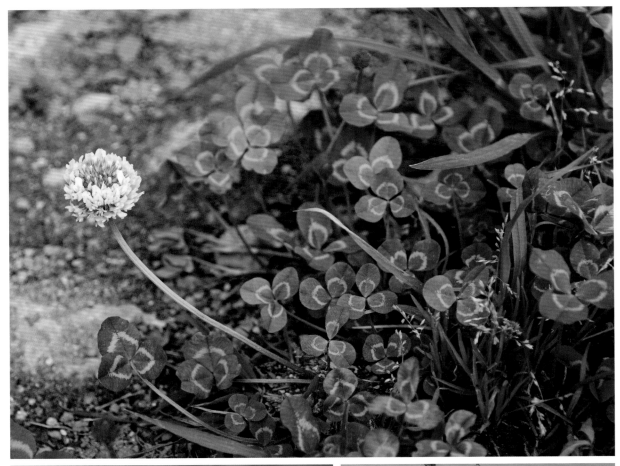

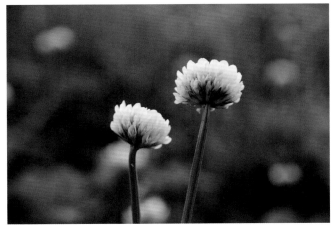
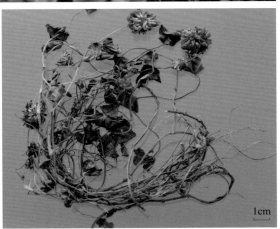

开花立即下垂；花冠白色、乳黄色或淡红色，具香气；旗瓣椭圆形，比翼瓣和龙骨瓣长近1倍，龙骨瓣比翼瓣稍短。荚果长圆形。种子通常3粒，种子阔卵形。花、果期5～10月。

【分布与生境】梵净山地区资源分布的代表区域：护国寺、棉絮岭、青冈坪、铜矿厂、张家坝、坝溪等地。生于海拔500～1200 m的林缘、路旁或田间。

【中 药 名】三消草（全草）。

【功 效 主 治】清热，凉血。主治癫痫，痔疮出血，硬结肿块。

【采 收 加 工】夏、秋季花盛期采收，洗净，晒干。

【用 法 用 量】内服：煎汤，15～30 g。外用：适量，捣敷。

【用 药 经 验】①癫病：三消草30 g，水煎服，并用15 g三消草捣烂包患者额上，使病人清醒。

②痔疮出血：三消草30 g，酒、水各半煎服。

# 小巢菜 *Vicia hirsuta* (L.) S. F. Gray

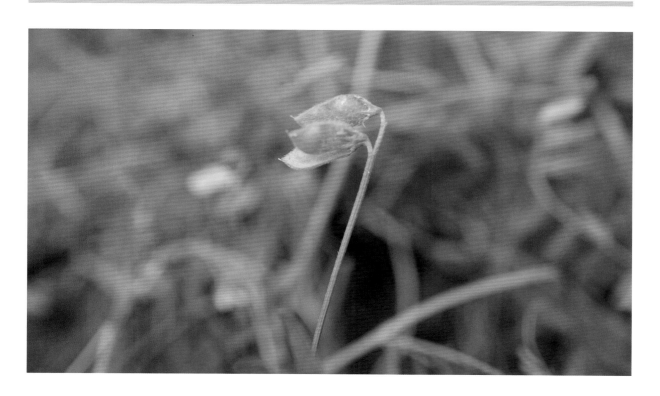

【别　　　　名】雀野豆、翘摇（《本草纲目拾遗》），薇（《植物名实图考》），苕（《诗经》）。

【形 态 特 征】一年生草本，高15～20 cm，攀缘或蔓生。茎细柔有棱，近无毛。偶数羽状复叶，末端卷须分支；托叶线形，基部有2～3裂齿；小叶4～8对，先端平截，具短尖头，基部渐狭，无毛。总状花序明显短于叶；花萼钟形，萼齿披针形；花2～7密集于花序轴顶端，花甚小；花冠白色、淡蓝青色或紫白色，稀粉红色，旗瓣椭圆形，先端平截有凹，翼瓣近勺形，与旗瓣近等长，龙骨瓣较短。荚果长圆菱形，表皮密被棕褐色长硬毛。种子2，扁圆形，两面凸出，种脐长相当于种子圆周的1/3。花、果期

　　　　　　　　　2～7月。

【分布与生境】梵净山地区资源分布的代表区域：芙蓉坝、坝溪等地。生于海拔600 m以下的路旁
　　　　　　　　灌丛中。

【中　药　名】小巢菜（全草）。

【功效主治】解表利湿，活血止血。主治黄病，疟疾，鼻衄，白带异常。

【采收加工】春、夏季采收，除去杂质，洗净，鲜用或晒干。

【用法用量】内服：煎汤，15～60 g；或绞汁服。外用：适量，鲜品捣敷。

【用药经验】①黄疸：小巢菜生捣汁，服1 L，每日2次。②鼻衄不止：小巢菜研末，煮醪糟服。

# 救荒野豌豆 *Vicia sativa* L.

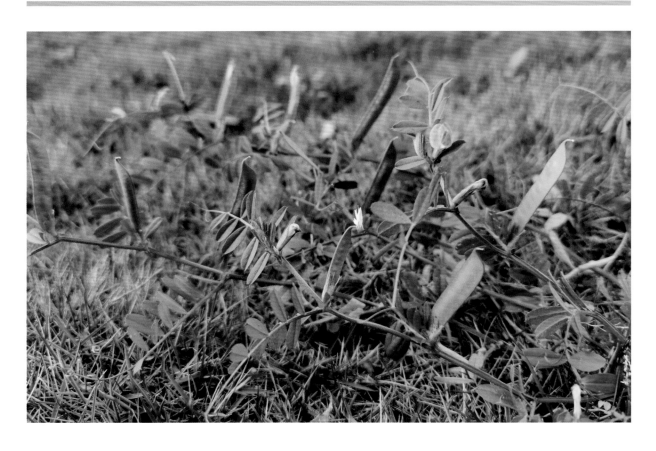

【别　　　名】大巢菜、野绿豆、野毛豆、野麻碗（重庆），马豆草（云南）。

【形态特征】一年生或二年生草本，高15～90 cm。茎斜升或攀缘，单一或多分枝，具棱，被微
　　　　　　　柔毛。偶数羽状复叶长2～10 cm，叶轴顶端卷须有2～3分支；小叶4～14枚，长椭

圆形或近心形，先端圆或平截有凹，基部楔形，两面被贴伏黄柔毛。花1～2朵腋生，近无梗；萼钟形，外面被柔毛，萼齿披针形或锥形；花冠紫红色，旗瓣长倒卵圆形，先端圆，微凹，翼瓣短于旗瓣，长于龙骨瓣。荚果线长圆形，长4～6 cm，表皮土黄色，种间缢缩，有毛，果瓣扭曲。种子4～8，圆球形。花期4～7月，果期7～9月。

【分布与生境】梵净山地区资源分布的代表区域：木耳坪、青冈坪等地。生于海拔950～1300 m的路旁或灌丛中。

【中　药　名】野豌豆（全草）。

【功效主治】补肾调经，祛痰止咳。主治肾虚腰痛，遗精，月经不调，咳嗽痰多；外用治疔疮。

【采收加工】夏季采收，除去杂质，洗净，鲜用或晒干。

【用法用量】内服：煎汤，15～30 g；或浸酒。外用：适量，鲜草捣烂敷或煎水洗患处。

【用药经验】①月经不调：野豌豆50 g，浸酒服。②咳嗽痰多：野豌豆15 g，煨水服。

# 四籽野豌豆 *Vicia tetrasperma* (L.) Schreber

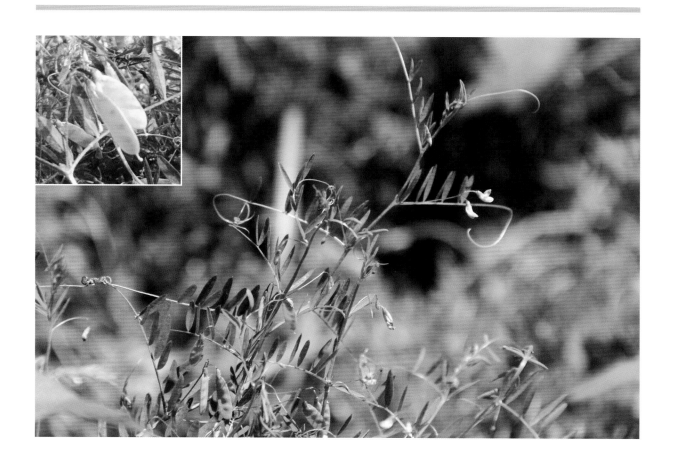

【别　　　名】丝翘翘（《云南种子植物名录》），四籽草藤（《秦岭植物志》），苕子、野扁豆、野苕子（陕西），乔乔子、小乔莱（浙江）。

【形 态 特 征】一年生缠绕草本，高20～60 cm。茎纤细柔软有棱，多分支，被微柔毛。偶数羽状复叶；顶端为卷须，托叶箭头形或半三角形；小叶2～6对，长圆形或线形，先端圆，具短尖头，基部楔形。总状花序，花1～2朵着生于花序轴先端，花甚小；花萼斜钟状，萼齿圆三角形；花冠淡蓝色或带蓝紫白色，旗瓣长圆倒卵形，翼瓣与龙骨瓣近等长。荚果长圆形，表皮棕黄色，近革质，具网纹。种子4，扁圆形，种皮褐色，种脐白色，长相当于种子周长1/4。花期3～6月，果期6～8月。

【分布与生境】梵净山地区资源分布的代表区域：张家坝、芙蓉坝等地。生于海拔500～850 m的田边或路旁荒草中。

【中　药　名】四籽野豌豆（全草）。

【功 效 主 治】解毒疗疮，活血调经，明目定眩。主治疗疮，痔疮，月经不调，眼目昏花，眩晕，耳鸣等。

【采 收 加 工】春、夏季采收，除去杂质，洗净，鲜用或晒干。

【用 法 用 量】内服：适量，煎汤。

# 野豇豆 *Vigna vexillata* (L.) Rich.

【别　　　名】山土瓜（《植物名实图考》），山马豆根、云南野豇豆（云南），山米豆（福建）。

【形 态 特 征】多年生攀缘或蔓生草本。茎被开展的棕色刚毛，老时渐变为无毛。羽状复叶具3小叶；小叶膜质，卵形至披针形，先端急尖，基部圆形或楔形，通常全缘；叶柄长1～11 cm。近伞形花序腋生，有2～4朵；总花梗长5～20 cm；花萼被棕色或白色刚毛，萼管长5～7 cm，裂片线形或线状披针形，上方的2枚基部合生；旗瓣黄色、粉红或紫色，顶端凹缺，翼瓣紫色，龙骨瓣白色或淡紫，镰状，左侧具明显的袋状附属物。荚果直立，线状圆柱形，被刚毛。种子10～18颗，长圆形或长圆状肾形。花期7～9月。

【分布与生境】梵净山地区资源分布的代表区域：团龙、清水江、朝阳山等地。生于海拔700～950 m的林缘、路旁或土（田）埂上。

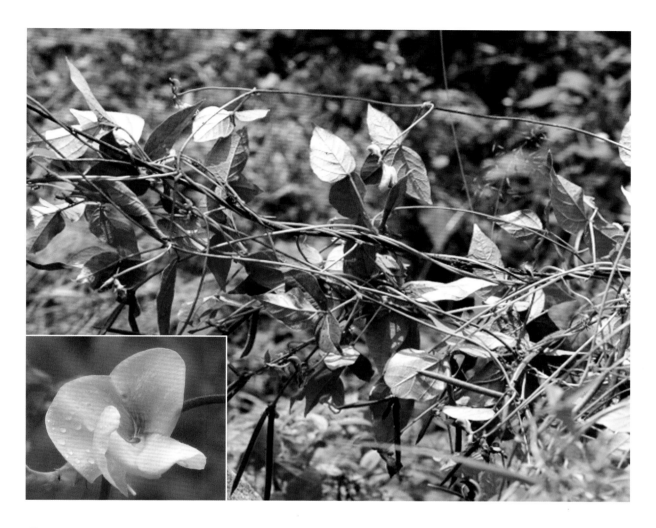

【中　药　名】山土瓜（根）。

【功效主治】益气，生津，利咽，解毒。主治头昏乏力，失眠，脱肛，乳少，暑热烦渴，风火牙
　　　　　　 痛，咽喉肿痛，瘰疬，疮疖，毒蛇咬伤。

【采收加工】秋季采收根，除去茎基、须根，洗净，晒干。

【用法用量】内服：煎汤，9～60g。外用：适量，捣敷。

# 酢浆草科

## 酢浆草 *Oxalis corniculata* L.

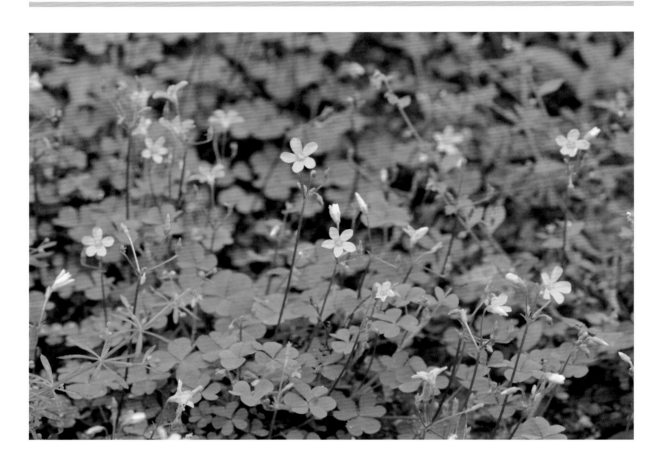

【别　　　名】鸠酸（《新修本草》），酸味草（广州）、酸醋酱（河南）。

【形 态 特 征】草本，高10~35 cm，全株被柔毛。根茎稍肥厚，茎细弱，多分枝，直立或匍匐，匍匐茎节上生根。叶基生，茎生叶互生；托叶小，基部与叶柄合生；小叶3，无柄，倒心形，先端凹入，基部宽楔形，两面被柔毛或表面无毛，边缘具贴伏缘毛。花单生或数朵集为伞形花序状，花梗与叶近等长；萼片5，披针形或长圆状披针形，背面和边缘被柔毛；花瓣5，黄色，长圆状倒卵形。蒴果长圆柱形，5棱。花、果期2~10月。

【分布与生境】梵净山地区资源分布的代表区域：大河边、张家坝、二坝、长岗岭、蓝家寨等地。生于海拔1300 m以下的路旁、土埂或田野上。

【中 药 名】酢浆草（全草）。

【功效主治】清热利湿，解毒消肿。主治感冒发热，肠炎，肝炎，尿路感染，尿路结石，神经衰弱，跌打损伤，毒蛇咬伤，痈肿疮疖，脚癣，湿疹，烧烫伤。

【采收加工】全年均可采收，尤以夏、秋季为宜，洗净，鲜用或晒干。

【用法用量】内服：煎汤，9～15 g；鲜品30～60 g；或研末；或鲜品绞成汁。外用：适量，煎水洗；捣烂敷；捣汁涂或煎水漱口。

【用药经验】①跌打损伤：酢浆草适量，捣烂，敷患处。②烫伤，烧伤：酢浆草适量，捣绒，取汁搽患处。③湿热泄泻：酢浆草30 g，水煎服。④黄疸：酢浆草30 g，田基黄15 g，小龙胆草10 g，水煎服。⑤尿血：酢浆草、凤尾草各15 g，水煎服。

# 红花酢浆草 *Oxalis corymbosa* DC.

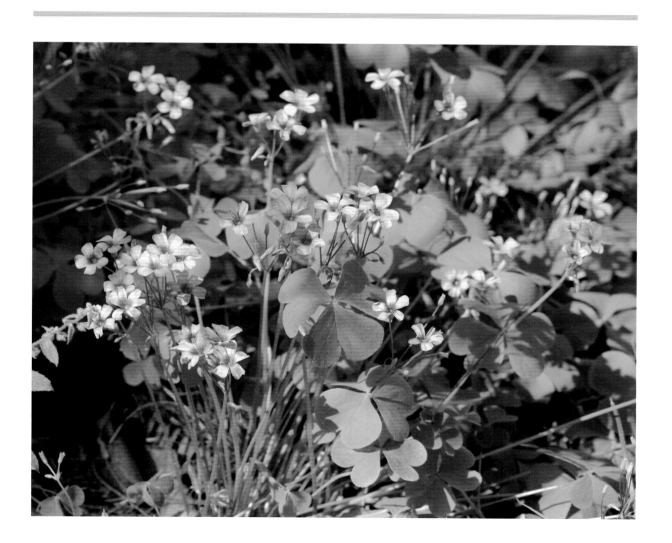

【别　　　名】大酸味草、铜锤草（《湖北植物志》），紫花酢浆草（《台湾植物志》），大老鸦酸、地麦子（贵州），多花酢浆草（西安）。

【形 态 特 征】多年生直立草本。无地上茎，地下部分有球状鳞茎，外层鳞片膜质，褐色，背具3条肋状纵脉，被长缘毛，内层鳞片呈三角形，无毛。叶基生；叶柄长5～30 cm或更长，被毛；小叶3，扁圆状倒心形，顶端凹入，两侧角圆形，基部宽楔形，表面绿色，被毛或近无毛；背面浅绿色；托叶长圆形，顶部狭尖，与叶柄基部合生。总花梗基生，二歧聚伞花序，通常排列成伞形花序式，总花梗长10～40 cm或更长，被毛；花梗、苞片、萼片均被毛；每花梗有披针形干膜质苞片2枚；萼片5，披针形，先端有暗红色长圆形的小腺体2枚，顶部腹面被疏柔毛；花瓣5，倒心形，淡紫色至紫红色，基部颜色较深。花、果期3～12月。

【分布与生境】梵净山地区资源分布的代表区域：盘溪、黑湾河、大河边、寨沙、石板寨等地。生于海拔700 m以下的路边或庭院旁。

【中　药　名】红花酢浆草（全草）。

【功 效 主 治】清热解毒，散瘀消肿，调经。主治肾盂肾炎，痢疾，咽炎，牙痛，月经不调，白带异常；外用治毒蛇咬伤，跌打损伤，烧烫伤。

【采 收 加 工】夏、秋季采收，鲜用或晒干。

【用 法 用 量】内服：煎汤，9～15 g；或泡酒、炖肉。外用：适量，捣烂敷。

【用 药 经 验】①跌打损伤（未破皮者）：红花酢浆草30 g，小锯锯藤15 g，拌酒精，包敷患处。②月经不调：红花酢浆草30 g，泡酒服。③赤白痢：红花酢浆草13 g，水煎服。④小儿惊风：红花酢浆草（根）15 g，鱼鳅串、铁灯草各9 g，水煎服。

# 山酢浆草 *Oxalis griffithii* Edgeworth & J. D. Hooker

【别　　　名】三叶铜钱草（《贵州民间药物》），白花酢浆草（《中华本草》）。

【形 态 特 征】多年生草本。根茎斜卧，有残留的鳞片状叶柄基。叶基生，少数；掌状复叶，小叶3枚，倒三角形，先端凹缺，两角钝圆，全缘，基部楔形，两面及叶柄疏生长柔毛；叶柄被柔毛。花梗长12～16 cm，中部有1苞片；花单生，白色或淡黄色；花萼5深裂，绿色，裂片长椭圆形；花瓣5裂，长约2 cm，裂片倒卵形，膜质。蒴果，成熟时背开裂，将种子弹出。花期4～5月，果期6～8月。

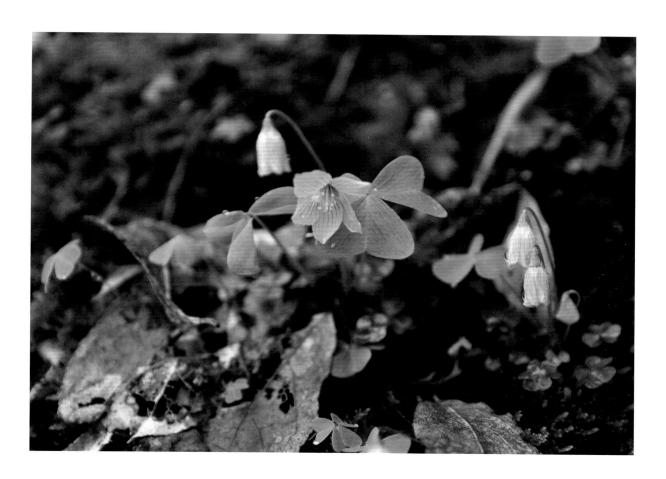

【分布与生境】梵净山地区资源分布的代表区域：中灵寺、青龙洞、小黑湾、十二湾、淘金坳、三角岩等地。生于海拔800～1800 m的山谷林中或沟旁潮湿处。

【中 药 名】三块瓦（全草）。

【功效主治】清热利湿，凉血散瘀，解毒消肿。主治肾炎血尿，疖肿，鹅口疮，跌打损伤，无名肿毒，疥癣，小儿口疮，烫火伤，淋浊，尿闭。

【采收加工】夏、秋季采收，洗净，鲜用或晒干。

【用法用量】内服：煎汤，9～15 g；鲜品30～60 g；或研末服；或鲜品绞汁饮。外用：适量，水煎洗或漱口；或捣烂敷；或研末菜油调搽。

【用药经验】①劳伤疼痛：鲜三块瓦100 g，水煎服。②肾炎和尿出血：三块瓦、包谷须、酸浆草，同煎服。③贫血：三块瓦9 g，当归9 g，水煎服。④跌打损伤：鲜三块瓦9～15 g，水煎服；或用鲜三块瓦蘸热酒揉搽患处。

# 牻牛儿苗科

## 尼泊尔老鹳草 *Geranium nepalense* Sweet

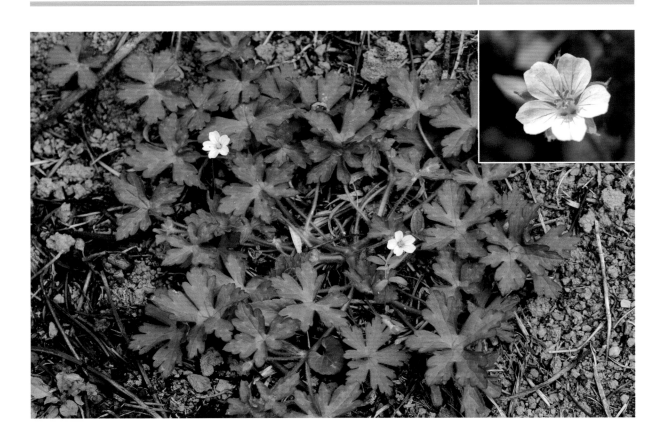

【别　　名】五叶草（《滇南本草》）。

【形态特征】多年生草本，高30～50 cm。根纤维状。茎多分枝，仰卧，被倒生柔毛。叶对生或互生；叶片五角状肾形，掌状5深裂，裂片菱形或菱状卵形，先端锐尖或钝圆，基部楔形，中部以上边缘齿状浅裂或缺刻状，两面被疏伏毛；上部叶具短柄，叶片较小，通常3裂。总花梗腋生，长于叶，每梗2花，少有1花；萼片卵状披针形，被疏柔毛；花瓣紫红色或淡紫红色，倒卵形，等于或稍长于萼片，先端截平或圆形，基部楔形。蒴果，果瓣被长柔毛，喙被短柔毛。花期4～9月，果期5～10月。

【分布与生境】梵净山地区资源分布的代表区域：改板坪、马槽河、洼溪河、岑哨、铧口尖等地。生于海拔500～950 m的林缘或路旁。

【中 药 名】老鹳草（全草）。

【功 效 主 治】祛风通络，活血，清热利湿。主治风湿痹痛，肌肤麻木，筋骨酸痛，跌打损伤，泄泻，痢疾，疮毒。

【采 收 加 工】果实成熟时采收，除去杂质，洗净，切段，晒干。

【用 法 用 量】内服：煎汤，9～15 g；或泡酒；或熬膏。外用：适量，捣烂加酒炒热外敷；或制成膏涂抹。

【用 药 经 验】①刀伤及伤口久不合：老鹳草适量，捣烂包伤口周围。②水火烫伤：老鹳草（根）、猪尾巴根（琉璃草），两药鲜品各适量，捣碎，加入适量冰片，外敷患处。③风湿骨痛：老鹳草、指甲花根、鬼箭羽（卫矛）、香附（莎草）、四块瓦各适量，泡白酒或水煎服。④跌打损伤：老鹳草30 g，泡酒服，早、晚各1次。

# 湖北老鹳草 *Geranium rosthornii* R. Knuth

【别　　　名】破骨风、掌裂老鹳草、金佛山老鹳草（《中国植物志》）。

【形 态 特 征】多年生草本，高30～50 cm。根茎粗壮，具多数纤维状根和纺锤形块根。茎多分枝，仰卧，被倒生柔毛。叶对生或偶为互生；叶片五角状圆形，掌状5深裂，裂片菱形，长2～4 cm，宽3～5 cm，先端锐尖或钝圆，基部楔形，中部以上边缘齿状浅裂或缺刻状，两面被疏伏毛。花序梗腋生，长于叶，每梗2花；萼片卵状披针形，被疏柔毛；花瓣紫红色或淡紫红

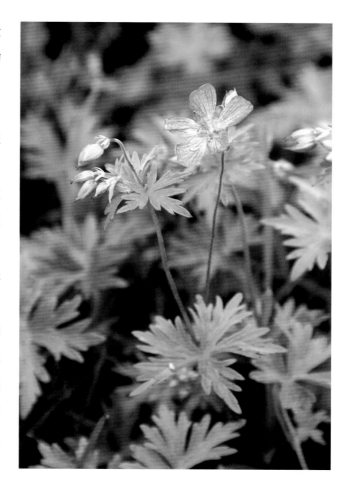

色，倒卵形，等于或稍长于萼片，先端圆形，基部楔形，雄蕊下部扩大成披针形，具缘毛；花柱不明显。蒴果，果瓣被长柔毛，喙被短柔毛。花期6～7月，果期8～9月。

【分布与生境】梵净山地区资源分布的代表区域：木耳坪、护国寺等地。生于海拔1000～1300 m的林缘或灌丛中。

【中 药 名】湖北老鹳草（全草）。

【功效主治】祛风除湿，清热解毒，活血止血。主治咽喉肿痛，疮疔痈肿，风湿痹痛，四肢麻木，筋骨酸痛，外伤出血。

【采收加工】果实成熟时采收全草，除去杂质，洗净，鲜用或晒干。

【用法用量】内服：煎汤，3～9 g。外用：鲜品，适量，捣敷。

# 鼠掌老鹳草 *Geranium sibiricum* L.

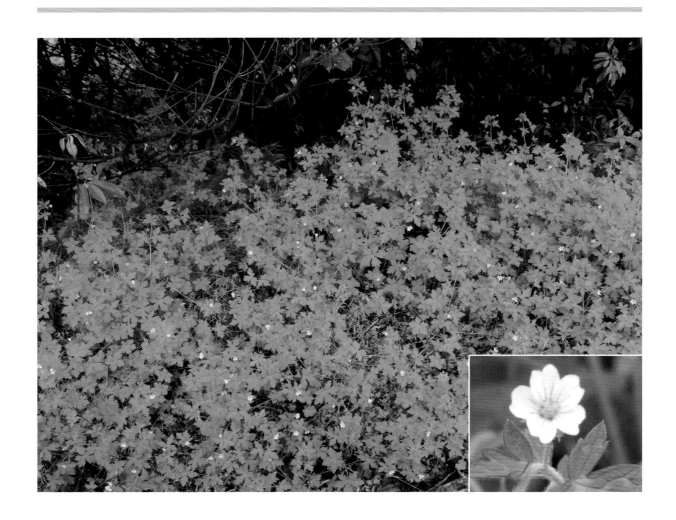

【别　　　名】五叶联、生扯拢、破铜钱（《贵州民间方药集》），五叶草、老官草（《滇南本草》）。

【形 态 特 征】多年生草本，高30～70 cm。根为直根。茎纤细，仰卧或近直立，具棱槽，被倒向疏柔毛。叶对生，肾状五角形，先端锐尖，基部宽心形，掌状5深裂；裂片倒卵形，先端锐尖，下部楔形，两面被伏毛。总花梗丝状，单生于叶腋，长于叶，具1花或偶具2花；萼片卵状椭圆形或卵状披针形，背面沿脉被疏柔毛；花瓣倒卵形，淡紫色或白色，等于或稍长于萼片，先端微凹或缺刻状，基部具短爪。蒴果，被疏柔毛，果梗下垂。种子肾状椭圆形，黑色。花期6～7月，果期8～9月。

【分布与生境】梵净山地区资源分布的代表区域：万宝岩、棉絮岭、四方岩、骄子岩等地。生于海拔900～2300 m的林缘、路旁或沟边。

【中　药　名】老鹳草（全草）。

【功 效 主 治】祛风通络，活血，清热利湿。主治风湿痹痛，肌肤麻木，筋骨酸痛，跌打损伤，泄泻，痢疾，疮毒。

【采 收 加 工】夏、秋季果实将成熟时，割取地上部分，或连根拔起，除去杂质，洗净，晒干。

【用 法 用 量】内服：煎汤，6～15 g；泡酒或熬膏。外用：适量，捣烂加酒炒热外敷；或制成软膏涂敷。

【用 药 经 验】①久咳不止或喘：老颧草5 g，研末，调鸡蛋蒸吃。②风湿：老鹳草（根）50 g，泡酒服。③腰扭伤：老鹳草（根）30 g，苏木15 g，煎汤，血余炭9 g冲服，每日1剂，日服2次。④妇人经行受寒，月经不调，经行发热，腹胀腰痛，不能受胎：老鹳草15 g，川芎、大蓟、白芷各6 g，水酒各一盅，合煎，临卧服，服后避风。

# 中日老鹳草 *Geranium thunbergii* Siebold ex Lindley & Paxton

【形 态 特 征】其为尼泊尔老鹳草变种，主要区别在于花瓣长为萼片的1.5倍；叶裂片倒卵形。

【分布与生境】梵净山地区资源分布的代表区域：张家坝、甘沟、老爷坡、艾家坝、泡木坝等地。生于海拔600～950 m的田间或路旁。

【中　药　名】东亚老鹳草（全草）。

【功 效 主 治】祛风除湿，通络止痛。主治风湿痹痛，麻木拘挛，筋骨酸痛，泄泻，痢疾。

【采 收 加 工】果实成熟时采收，除去杂质，洗净，切段，晒干。

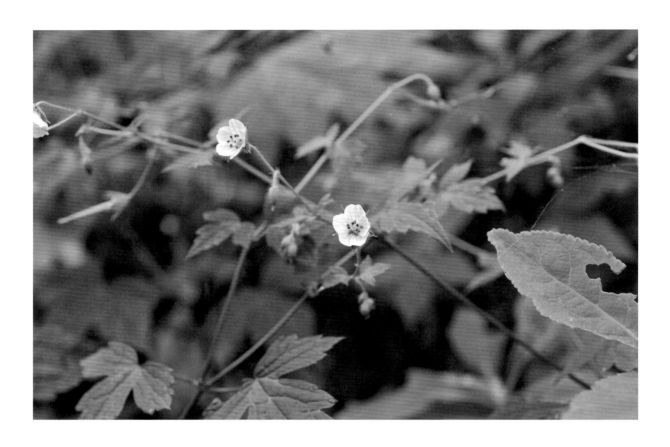

【用 法 用 量】内服：煎汤，9～15 g；或泡酒；或熬膏。外用：适量，捣烂加酒炒热外敷；或制成膏涂抹。

## 芸香科

# 臭节草

*Boenninghausenia albiflora* (Hook.) Reichb. ex Meisn.

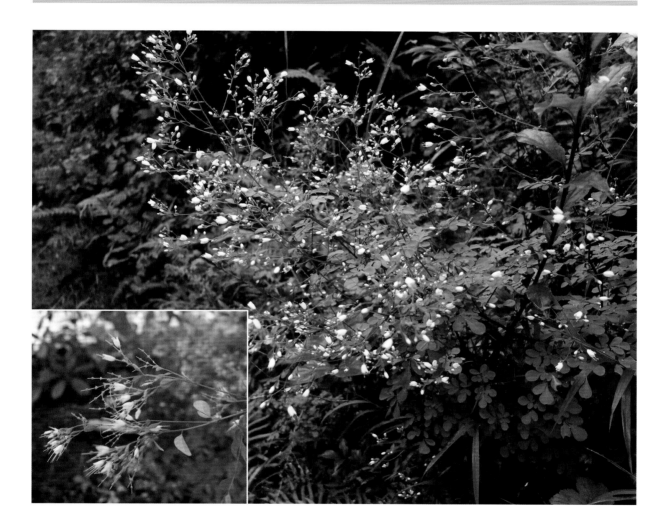

【别　　名】石椒草（《滇南本草》），石胡椒（《四川中药志》）、蛇皮草（《台湾药用植物志》）、苦黄草（《中国药用植物志》）。

【形态特征】常绿草本。分枝甚多，枝、叶灰绿色，稀紫红色，嫩枝的髓部大而空心，小枝多。叶薄纸质，小裂片倒卵形、菱形或椭圆形，背面灰绿色，老叶常变褐红色。花序有花甚多，花枝纤细，基部有小叶；萼片长约1 mm；花瓣白色，有时顶部桃红色，长圆形或倒卵状长圆形，有透明油点；8枚雄蕊长短相间，花丝白色，花药红褐色；子房绿色，基部有细柄。每分果瓣有种子4粒，稀3或5粒；种子肾形，褐黑色，表面有细瘤状凸起。花、果期5～11月。

【分布与生境】梵净山地区资源分布的代表区域：鱼坳、漆树坪桥、黄家坝等地。生于海拔500～900 m的林缘或路旁。

【中　药　名】臭节草（全草）。

【功效主治】解表，截疟，活血，解毒，消肿。主治感冒发热，支气管炎，疟疾，胃肠炎，跌打损伤，痈疽疮肿，烫伤。

【采收加工】夏、秋季采收，除去杂质，切碎，鲜用或晒干。

【用法用量】内服：煎汤，9～15 g；或泡酒。外用：适量，捣敷。

【用药经验】①跌打损伤：臭节草15 g，泡酒服。②疮毒：臭节草适量，水煎洗。③疟疾：臭节草、柴胡、青蒿、艾叶各9 g，水煎，于发作前4 h服。或鲜臭节草于发作前2 h，捣烂敷大椎穴。

# 宜昌橙 *Citrus cavaleriei* H. Lévl. ex Cavalier

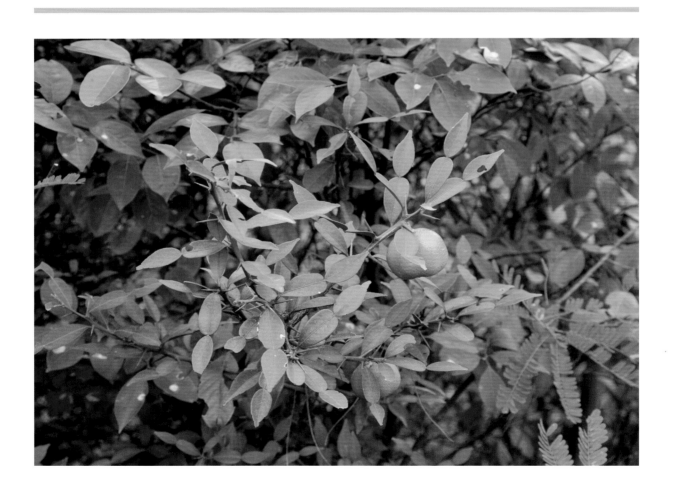

【别　　　名】野柑子、酸柑子（湖南）。

【形 态 特 征】小乔木或灌木，高2～4 m。枝干多劲直锐刺，刺长1～2.5 cm，花枝上的刺通常退化。叶身卵状披针形，大小差异很大，顶部渐狭尖，全缘或叶缘有甚细小的钝裂齿；翼叶比叶身略短小或稍较长。花通常单生于叶腋；花蕾阔椭圆形；萼5浅裂；花瓣淡紫红色或白色。果扁圆形、圆球形或梨形，顶部短乳头状凸起或圆浑，通常纵径3～5 cm，横径4～6 cm，梨形的纵径9～10 cm，横径7～8 cm，淡黄色，粗糙，油胞大，明显凸起，果心实，瓤囊7～10瓣，果肉淡黄白色，甚酸，兼有苦及麻舌味。种子30粒以上，近圆形而稍长，或不规则的四面体，2或3面近于平坦，一面浑圆，种皮乳黄白色，合点大，几占种皮面积的一半，深茶褐色。花期3～6月，果期10～12月。

【分布与生境】梵净山地区资源分布的代表区域：马槽河、洼溪河等地。生于海拔500～700 m的林缘、疏林中。

【中　药　名】宜昌橙（果实），宜昌橙根（根）。

【功 效 主 治】■宜昌橙　止咳化痰，生津健胃。主治百日咳，食欲不振，中暑烦渴。

　　　　　　　　■宜昌橙根　行气，止痛，止咳平喘。主治胃痛，疝气痛，咳喘。

【采 收 加 工】采收成熟果实，晒干或阴干；全年可采收根，洗净，切片，晒干。

【用 法 用 量】■宜昌橙　内服：煎汤，9～15 g。

　　　　　　　　■宜昌橙根　内服：煎汤，9～15 g。

# 枳  *Citrus trifoliata* L.

【别　　　名】枸橘（《本草纲目》），臭橘（《本草图经》），铁篱笆（《植物名实图考》），铁篱寨、绿角刺（河南）。

【形 态 特 征】灌木或小乔木，高1～5 m。枝绿色，嫩枝扁，密生长刺。叶柄有狭长的翼叶，指状3小复出叶，稀4～5小叶，长2～5 cm，宽1～3 cm，先端钝圆，微凹缺，具细钝裂齿或全缘。花单生或成对腋生，先叶开放；有完全花及不完全花，后者雄蕊发育，雌蕊萎缩；有大、小二型花，花直径3.5～8 cm；花瓣白色，匙形；雄蕊通常20枚，花丝不等长。果近圆球形或梨形，果顶微凹，有环圈，黄色，果皮平滑或粗糙，油胞小而密，有香气。种子20～50粒，阔卵形。花期5～6月，果期10～11月。

【分布与生境】梵净山周边均有分布。生于海拔约900 m的山地林中。

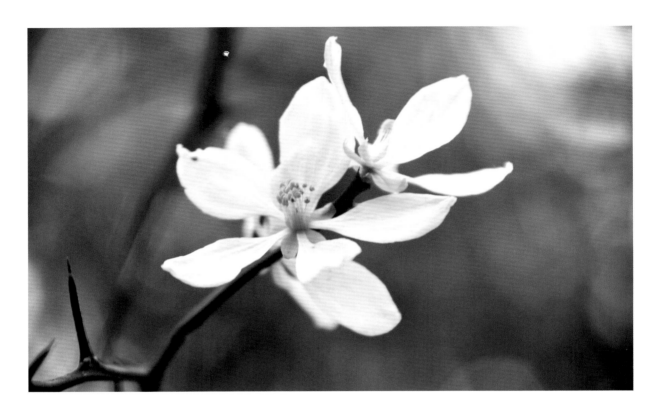

【中 药 名】枸橘（未成熟果实），枸橘核（成熟种子），枳茹（未成熟果实皮屑或树皮屑），枸橘叶（叶），枳根皮（根皮），枸橘刺（枝刺）。

【功 效 主 治】■枸橘 疏肝和胃，理气止痛，消积化滞。主治胸肋胀满，脘腹疼痛，乳房结块，疝气疼痛，睾丸肿痛，跌打损伤，食积，便秘，子宫脱垂。

■枸橘核 止血。主治肠风下血。

■枳茹 息风止痉，化痰通络。主治中风身体强直，屈伸不利，口眼㖞斜。

■枸橘叶 理气止呕，消肿散结。主治噎膈，反胃，呕吐，疝气。

■枳根皮 敛血，止痛。主治痔疮，便血，齿痛。

■枸橘刺 止痛。主治龋齿疼痛。

【采 收 加 工】■枸橘 5～6月拾取自然脱落在地上的幼小果实，晒干，略大者自中部横切为两半，晒干者称绿衣枳壳；未成熟果实，横切为两半，晒干者称为绿衣枳壳。

■枸橘核 果实成熟时，剖开取出种子，洗净，晒干备用。

■枳茹 刮取树皮及未成熟果实的果皮晒干。

■枸橘叶 夏、秋季采叶，鲜用或晒干备用。

■枳根皮 全年均可采收，挖根，洗净，剥取根皮，切片，晒干。

■枸橘刺 全年均可采收，剪取枝刺，晒干。

【用 法 用 量】■枸橘 内服：煎汤，9～15 g；或煅研粉服。外用：适量，煎水洗；或熬膏涂。

    ■ 枸橘核　内服：煎汤，9～15 g；或研末，1.5～3 g，每日2次。

    ■ 枳茹　内服：煎汤，15～30 g；或浸酒。

    ■ 枸橘叶　内服：煎汤，6～15 g；鲜品30 g；或炒研末，每次3～6 g。

    ■ 枳根皮　内服：煎汤，4～9 g；或研末。

    ■ 枸橘刺　外用：适量，水煎，含漱。

【用药经验】①肠风下血：枸橘核15 g，大青根15 g，臭牡丹15 g，水煎服。②牙痛：枳根皮6 g，小茴香9 g，水煎服。③睾丸肿痛：枸橘研末，每次服3 g，每日服2次，用温开水或温酒送服。④疝气：枸橘6个，用250 g白酒泡7 d，每服药酒2盅，日服3次。⑤风虫牙痛：枸橘刺一合，煎汁，含之。

# 小花山小橘　*Glycosmis parviflora* (Sims) Kurz

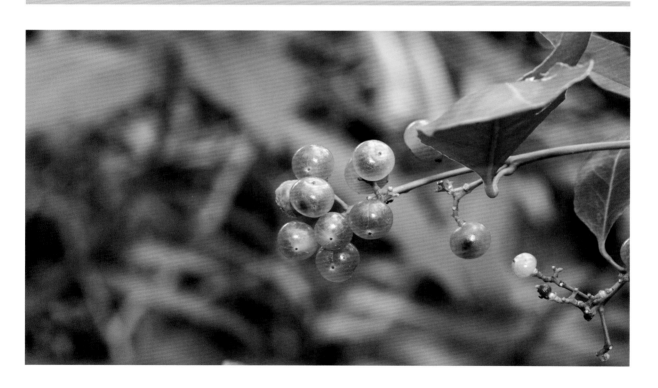

【别　　　名】山油柑（《植物分类学报》），小果（《海南植物志》），假油饼木、水禾木（《广西药用植物名录》），野沙柑（广西），降真香（广东）。

【形态特征】灌木，高1～3 m。当年生枝常呈两侧压扁状。羽状复叶，纸质，小叶3～5；小叶片长圆形，稀卵状椭圆形，长10～14 cm，宽3～5 cm，先端钝尖或短渐尖，基部楔形，叶缘具锯齿状裂齿，两面无毛，具透明腺点。聚伞圆锥花序腋生及顶生，多花，花蕾圆球形；萼裂片阔卵形；花瓣早落，白或淡黄色，油点多，花蕾期在背面被锈色微柔毛；雄蕊10枚，近等长，花丝上部最宽；子房圆球形或有时阔卵形，花柱极短，柱头稍增粗。果近圆球形，果皮多油点，淡红色。花期3～5月，果期7～9月。

【分布与生境】梵净山地区资源分布的代表区域：茶园等地。生于海拔600～1200 m的山坡或山沟杂木林中。

【中　药　名】山小橘（根、叶）。

【功效主治】祛风解痉，化痰止咳，理气消积，散瘀消肿。主治感冒咳嗽，食滞纳呆，食积腹痛，疝气痛，跌打肿痛。

【采收加工】根全年均可采，洗净，切片晒干；叶鲜用。

【用法用量】内服：煎汤，9～15 g。外用：适量，煎水洗；或鲜叶捣敷。

【用药经验】①黄疸性肝炎：山小橘（根）12 g，水煎服。②跌打肿痛：山小橘（鲜叶）捣烂，调酒外敷。

# 臭常山 *Orixa japonica* Thunb.

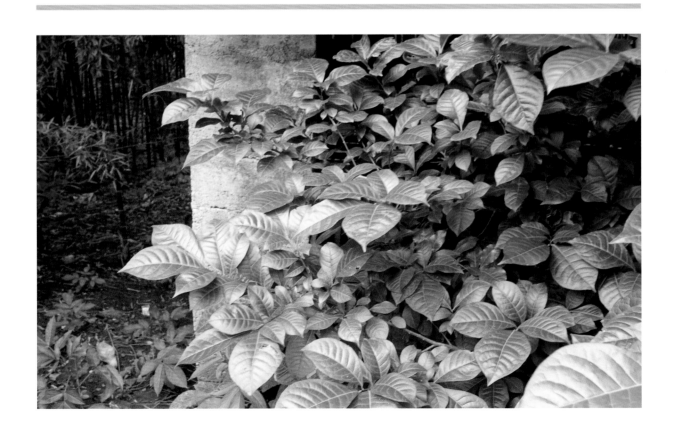

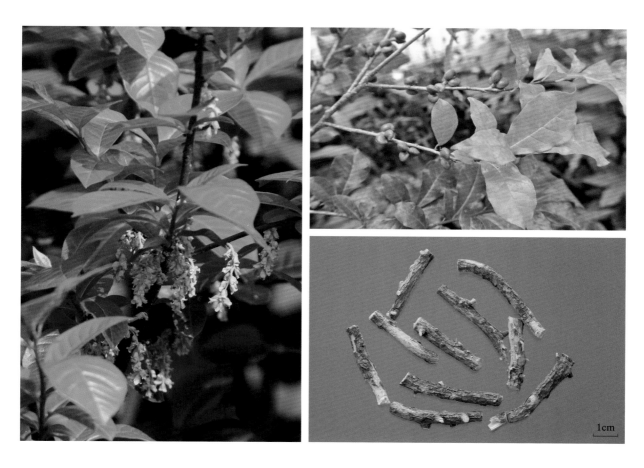

【别　　　名】大山羊、大素药、拔马瘟、臭药、白胡椒（梵净山）。

【形 态 特 征】落叶灌木，高1~3 m。幼枝常被短柔毛。叶薄纸质，倒卵形或椭圆形，大小差异较大，先端急尖，基部楔形，全缘或具细齿，叶面中脉及侧脉被短毛。花单性，雄花序总状，腋生，长2~5 cm；萼片甚细小；花瓣比苞片小，狭长圆形；雄蕊比花瓣短，插生于明显的花盘基部四周；雌花的萼片及花瓣形状与大小均与雄花近似，4个靠合的心皮圆球形，花柱短，柱头头状。成熟分果瓣阔椭圆形，每分果瓣由顶端起沿腹及背缝线开裂。种子近圆形。花期4~5月，果期9~11月。

【分布与生境】梵净山地区资源分布的代表区域：艾家坝、郭家沟、金盏坪、中间沟等地。生于海拔900 m以下的疏林或灌丛中。

【中 药 名】臭常山（根、茎、叶）。

【功 效 主 治】疏风清热，行气活血，解毒除湿，截疟。主治风热感冒，咳嗽，喉痛，脘腹胀痛，风湿关节痛，跌打伤痛，湿热痢疾，疟疾，无名肿毒。

【采 收 加 工】全年可采收根、茎，晒干；夏、秋采收叶，鲜用。

【用 法 用 量】内服：煎汤，9~15 g；或研末；或浸酒。外用：适量，研末调敷。

【用 药 经 验】①浮肿：臭常山研末15 g，冲豆浆喝。②风湿关节痛：臭常山研末5 g，用酒吞服。

# 秃叶黄檗 *Phellodendron chinense* Schneid. var. *glabriusculum* Schneid.

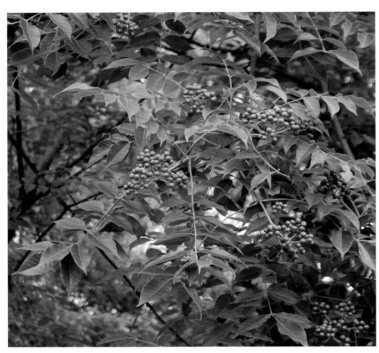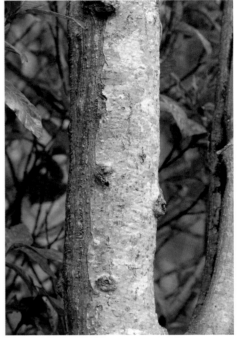

【别　　　名】黄皮、黄柏（贵州、湖北、湖南、广东、广西），黄檗皮（云南），峨眉黄皮树，云南黄皮树。

【形 态 特 征】树高达15 m。成年树有厚、纵裂的木栓层，内皮黄色，小枝粗壮，暗紫红色，无毛。叶轴及叶柄粗壮，有小叶7～15片，小叶纸质，长圆状披针形或卵状椭圆形，顶部短尖至渐尖，基部阔楔形至圆形，两侧通常略不对称，边全缘或浅波浪状；有时嫩叶叶面有疏短毛，叶背沿中脉两侧被疏少柔毛，有时几为无毛但有棕色甚细小的鳞片状体。花序顶生，花通常密集，花序轴粗壮，密被短柔毛。果序上的果通常较疏散；果的顶部略狭窄的椭圆形或近圆球形，蓝黑色。种子一端微尖，有细网纹。花期5～6月，果期9～11月。

【分布与生境】梵净山地区资源分布的代表区域：冷家坝、岑上坡、铧口尖、平锁等地。生于海拔500～900 m的地区。

【中　药　名】黄柏（树皮）。

【功 效 主 治】清热燥湿，泻火解毒。主治湿热泻痢，黄疸尿赤，带下阴痒，热淋涩痛，脚气痿躄，骨蒸劳热，盗汗，遗精，疮疡肿毒，湿疹湿疮。盐黄柏滋阴降火。用于阴虚火旺，盗汗骨蒸。

【采收加工】选10年以上树龄的秃叶黄檗，3～6月间剥取树皮，刮去粗皮至显黄色为度，晒至半干，压平，放置干燥通风处，防霉变色。

【用法用量】内服：煎汤，3～9 g；或入丸、散。外用：适量，研末调敷；或水煎洗。

【用药经验】①痢疾：黄柏300 g，翻白草450 g，秦皮300 g，将翻白草、秦皮全部及黄柏200 g，共水煎2次，合并煎液，用文火浓缩成膏状，将剩余100 g黄柏研细粉加入膏中，搅匀，低温烘干，研细粉，每次服1～2 g，每日3次。②痈疽肿毒；黄柏皮（炒）、川乌头（炮）等分，为末调涂之，留头，频以米泔水润湿。③小儿脐疮不合：黄柏末涂之。

# 茵　芋　*Skimmia reevesiana* Fort.

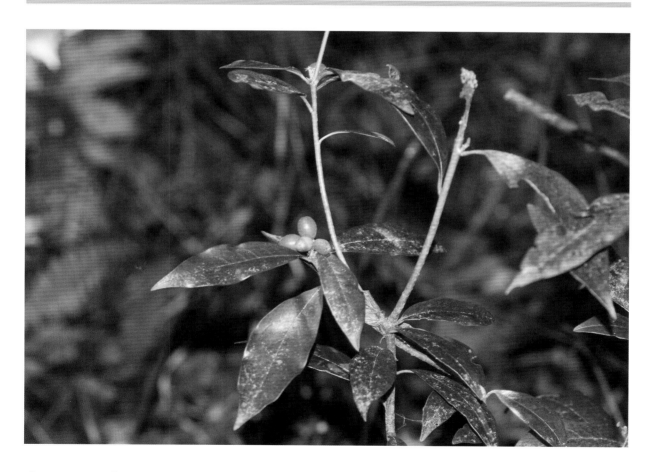

【别　　名】卑山共（《吴普本草》），莞草、卑共（《名医别录》），山桂花（《中国植物志》）。

【形态特征】灌木，高1～2 m。小枝常中空，皮淡灰绿色，光滑，干后常有浅纵皱纹。叶有柑橘叶的香气，革质，集生于枝上部，叶片椭圆形、披针形、卵形或倒披针形，顶部短尖或钝，基部阔楔形，叶面中脉稍凸起，干后较显著，有细毛。花序轴及花梗均被短细毛，花芳香，淡黄白色，顶生圆锥花序，花密集，花梗甚短；萼片及花瓣均5片，很少4片或3片；萼片半圆形，边缘被短毛；花瓣黄白色，花蕾时各瓣大小稍不相等。果圆形或椭圆形或倒卵形，红色，有种子2~4粒。种子扁卵形，顶部尖，基部圆，有极细小的窝点。花期3~5月，果期9~11月。

【分布与生境】梵净山地区资源分布的代表区域：青龙洞、十二湾、回香坪等地。生于海拔750~1750 m的林缘或疏林中。

【中 药 名】茵芋（茎、叶）。

【功 效 主 治】祛风胜湿。主治风湿痹痛，四肢挛急，两足软弱。

【采 收 加 工】全年均可采收茎叶，切段，晒干。

【用 法 用 量】内服：煎汤，3~9 g；或泡酒；或入丸剂，生药一日量0.9~1.8 g。本品有毒，内服宜慎。阴虚而无风湿实邪者禁用。

【用 药 经 验】①贼风，手足枯痹，四肢拘挛：茵芋、附子、天雄、乌头、秦艽、女萎、防风、防己、踯躅、石楠、细辛、桂心各30 g，切，以绢袋盛，清酒一斗渍之，冬七日，夏三日，春、秋五日，药成初服一合，日三，渐增之，以微痹为度。②风气积滞成脚气，常觉微肿，发则或痛：茵芋叶（锉，炒）、薏苡仁各15 g，郁李仁（去皮、尖，微炒）30 g，牵牛子90 g（生取末45 g），上研细末，炼蜜丸，如梧子大，每服二十丸，五更姜枣汤下，未利加至三十丸，日三，快利为度，白粥补。

# 吴茱萸 *Tetradium ruticarpum* (A. Jussieu) T. G. Hartley

【别 名】野茶辣、野吴萸（《中国植物志》）。

【形 态 特 征】落叶灌木，高2.5~5 m。小枝被褐色毛；幼枝、叶轴及花轴均被锈色绒毛。奇数羽状复叶对生，连叶柄长20~40 cm，小叶片5~9枚，长圆形至卵状披针形，先端急尖，基部楔形，全缘或为不明显的浅波状，两面均有油点。雌雄异株，聚伞圆锥花序，顶生；花白色，5基数，萼片宽卵形；花瓣长椭圆形。果实扁球形，呈蓇葖果状，紫红色，表面有粗大油腺点。每分果瓣有种子1个，黑色，有光泽。花期6~8月，果期9~10月。

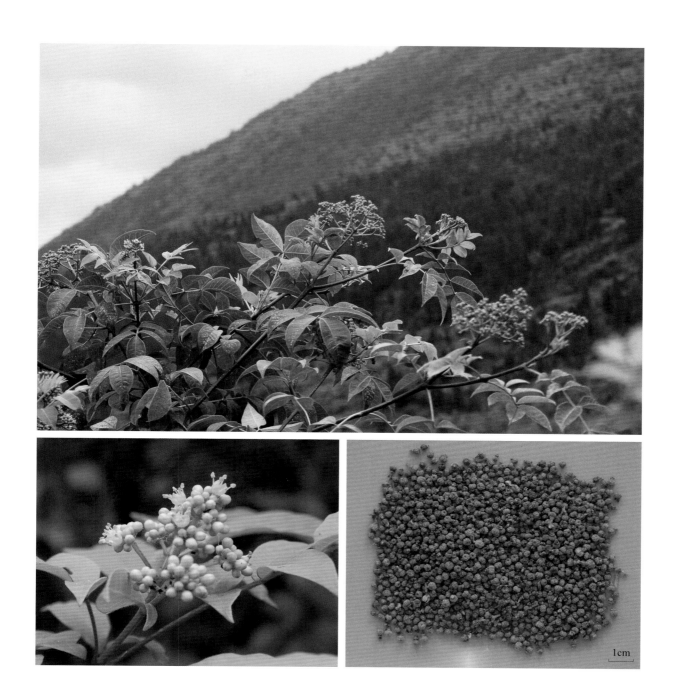

【分布与生境】梵净山地区资源分布的代表区域：坝梅寺、芙蓉坝等地。生于海拔900 m以下的
　　　　　　　地区。

【中　药　名】吴茱萸（果实），吴茱萸根（根），吴茱萸叶（叶）。

【功 效 主 治】■ 吴茱萸　散寒止痛，降逆止呕，助阳止泻。主治厥阴头痛，寒疝腹痛，寒湿脚
　　　　　　　气，经行腹痛，脘腹胀痛，呕吐吞酸，五更泄泻。

　　　　　　　■ 吴茱萸根　行气温中，杀虫。主治脘腹冷痛，泄泻，下痢，风寒头痛，腰痛，疝
　　　　　　　气，经闭腹痛，蛲虫病。

■吴茱萸叶　散寒，止痛，敛疮。主治霍乱转筋，心腹冷痛，头痛，疮疡肿毒。

【采收加工】■吴茱萸　8～10月，果实呈茶绿色而心皮尚未分离时采收，晒干，除去果柄和杂质。

■吴茱萸根　9～10月采收根，洗净，切片，鲜用或晒干。

■吴茱萸叶　夏季采收叶，鲜用或晒干。

【用法用量】■吴茱萸　内服：煎汤，1.5～6 g；或入丸、散。

■吴茱萸根　内服：煎汤，15～30 g；或入丸、散。

■吴茱萸叶　适量，加热外敷。

【用药经验】①积冷引起的小儿腹泻：吴茱萸适量，捣绒加酒润湿，炒温热，用布包贴肚脐。②阴囊湿疹：吴茱萸、苦楝皮、花椒、冰片、硫磺各适量，研细末撒于患处。③胃脘寒痛：吴茱萸、生姜等量，每次约10 g，米汤和服。④中寒呃逆：吴茱萸、苍耳子各20 g，肉桂5 g，研磨，每次10 g，醋调外敷双足涌泉穴。

# 飞龙掌血 *Toddalia asiatica* (L.) Lam.

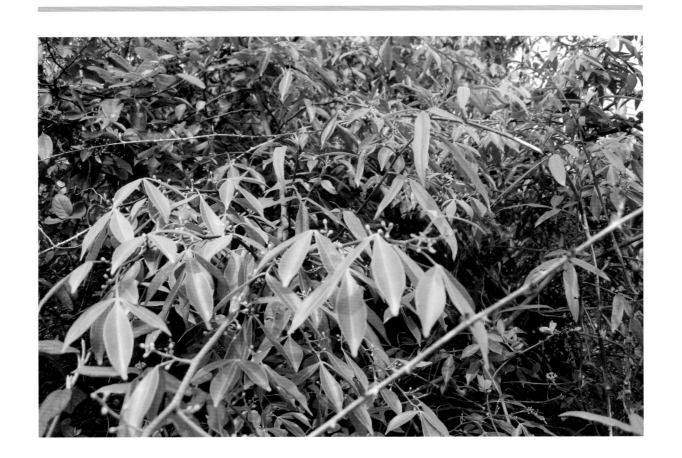

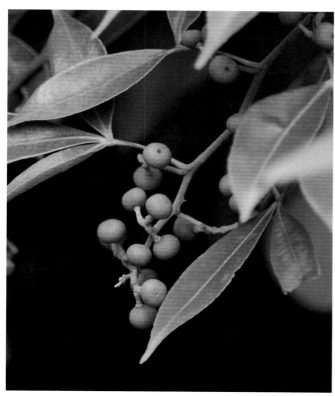
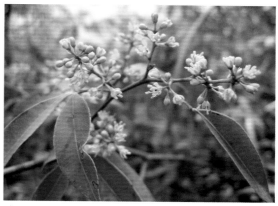
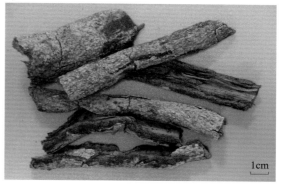

1cm

【别　　　名】见血飞、阿散青（贵州），黄椒根、溪椒（四川），刺米通（云南）。

【形态特征】木质藤本。枝干、叶轴具倒钩刺。3小复叶，具柄，革质；小叶无柄，基部具关
　　　　　　节，倒卵形、长圆形或倒披针形，先端急尖或钝尖，基部楔形，边缘具不明显的
　　　　　　浅圆锯齿。花单性，白色或黄色，有细小的苞片；萼片4～5枚，卵形，边缘有短茸
　　　　　　毛；花瓣4～5，长圆形，外面被疏短柔毛；雄花常排列成腋生的伞房状圆锥花序。
　　　　　　核果近圆形，橙黄色至朱红色，有深色腺点，果皮肉质。种子肾形，黑色。花期
　　　　　　10～12月，果期12月至翌年3月。

【分布与生境】梵净山地区资源分布的代表区域：艾家坝、张家坝、郭家沟等地。生于海拔
　　　　　　500～1000 m的山谷林缘、路旁或沟边灌丛中。

【中　药　名】飞龙掌血（根皮或叶）。

【功效主治】散瘀止血，祛风除湿，消肿解毒。根皮主治跌打损伤，风湿性关节炎，肋间神经
　　　　　　痛，胃痛，月经不调，痛经，闭经；外用治骨折，外伤出血。叶外用治痈疖肿毒，
　　　　　　毒蛇咬伤。

【采收加工】夏、秋采收叶，全年可采收根，洗净，晒干。

【用法用量】内服：煎汤，根皮9～15 g；或浸酒服。外用：适量，捣烂或研末敷患处；鲜叶适
　　　　　　量，捣烂外敷。

【用 药 经 验】①伤风咳嗽：飞龙掌血（根皮）15 g，水煎服。②腹绞痛：飞龙掌血30 g，水煎服。③跌打损伤：飞龙掌血、铁筷子（腊梅）、党参、大血藤、鸡血藤各15 g，樟树根10 g，八角枫根皮8 g，泡白酒适量，内服。④刀伤出血：飞龙掌血适量，捣烂外敷。

# 椿叶花椒 *Zanthoxylum ailanthoides* Sied. et. Zucc.

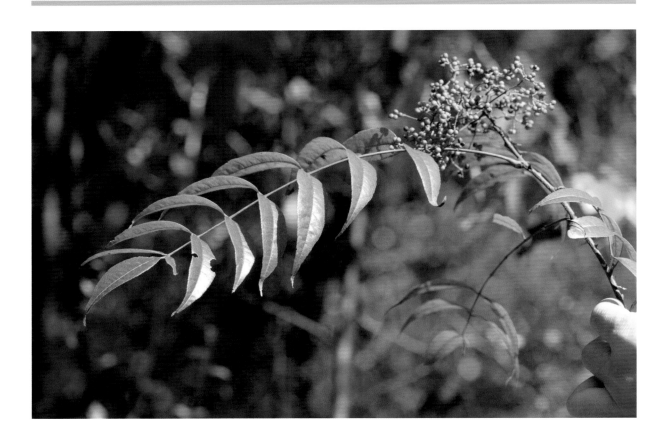

【别　　　名】食茱萸（《台湾植物志》），樗叶花椒、满天星（江西），刺椒（四川）。

【形 态 特 征】落叶乔木，高6～10 m。树干上具凸出的锐刺。单数羽状复叶；小叶11～21枚，对生，纸质或厚纸质，卵状长椭圆形或长椭圆形，先端渐尖或尾尖，基部圆，略偏斜，边缘具浅圆锯齿，齿缝处有透明腺点，背面密布油腺点，侧脉15～22对。花单性，伞房状圆锥花序顶生，长10～20 cm，花小而多，淡青或白色；花萼5，广卵形；花瓣5，长椭圆形。蓇葖果，顶端具极短的喙，果皮红色。种子棕黑色，有光泽。花期8～9月，果期10～12月。

【分布与生境】梵净山地区资源分布的代表区域：三角桩、漆树坪、秦芒坡等地。生于海拔600～1000 m的阔叶林中。

【中　药　名】食茱萸（果实），樗叶花椒根（根），浙桐皮（树皮），樗叶花椒叶（叶）。

【功效主治】■食茱萸　温中，除湿，止痛，杀虫。主治中暑腹脘冷痛吐泻，驱蛔虫。

　　　　　　■樗叶花椒根　祛风通络，活血散瘀，解蛇毒。主治跌打肿痛，风湿关节痛。

　　　　　　■浙桐皮　祛风湿，通经络。主治腰膝疼痛，顽痹，疥癣。

　　　　　　■樗叶花椒叶　主治毒蛇咬伤肿痛及外伤出血。

【采收加工】■食茱萸　10～11月采收果实，阴干。

　　　　　　■樗叶花椒根　春、秋采收根，除去杂质，洗净，晒干。

　　　　　　■浙桐皮　5月采收树皮，晒干。

　　　　　　■樗叶花椒叶　夏、秋季采收叶，晒干。

【用法用量】■食茱萸　内服：煎汤，1.5～4.5 g；或入丸、散。

　　　　　　■樗叶花椒根　内服：煎汤，9～15 g。外用：适量，捣敷，研末调敷，或点水洗。

【用药经验】①跌打肿痛，风湿关节痛：樗叶花椒根适量，捣烂外敷。②疥癣：浙桐皮4.5～9 g，水煎服。③中暑，脘腹冷痛，吐泻：食茱萸1.5～4.5 g，水煎服。

# 竹叶花椒 *Zanthoxylum armatum* DC.

【别　　　名】崖椒、秦椒、蜀椒（《植物名实图考》），狗椒、野花椒（河南、贵州、云南），万花针、白总管、竹叶总管（江西、湖南）。

【形态特征】高3～5 m的落叶小乔木。茎枝多锐刺，刺基部宽而扁，红褐色，小枝上的刺劲直，水平抽出，小叶背面中脉上常有小刺，仅叶背基部中脉两侧有丛状柔毛，或嫩枝梢及花序轴均被褐锈色短柔毛。叶有小叶3～9、稀11片，翼叶明显，稀仅有痕迹；小叶对生，通常披针形，或为椭圆形，有时为卵形；小叶柄甚短或无柄。花序近腋生或同时生于侧枝之顶，有花约30朵以内；花被片6～8片，形状与大小几相同。果紫红色，有微凸起少数油点。种子褐黑色。花期4～5月，果期8～10月。

【分布与生境】梵净山地区资源分布的代表区域：小黑湾、艾家坝、洼溪河、大河堰等地。生于海拔600～1000 m的山谷林缘、沟旁或路边。

【中　药　名】竹叶椒叶（叶），竹叶椒子（成熟种子），竹叶椒根（根或根皮），竹叶椒（果实）。

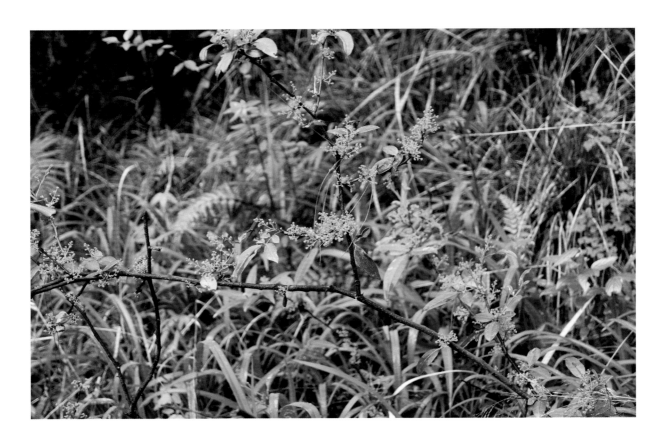

【功效主治】■竹叶椒叶　理气止痛，活血消肿，解毒止痒。主治脘腹胀痛，跌打损伤，痈疮肿毒，毒蛇咬伤，皮肤瘙痒。

■竹叶椒子　平喘利水，散瘀止痛。主治痰饮喘息，水肿胀满，小便不利，脘腹胀痛，关节疼痛，跌打肿痛。

■竹叶椒根　祛风散寒，温中理气，活血止痛。主治风湿痹痛，胃脘冷痛，泄泻，痢疾，感冒头痛，牙痛，跌打损伤，痛经，刀伤出血，毒蛇咬伤。

■竹叶椒　温中燥湿，散寒止痛，驱虫止痒。主治脘腹冷痛，寒湿吐泻，蛔厥腹痛，龋齿牙痛，湿疹，疥癣痒疮。

【采收加工】■竹叶椒叶　全年均可采收，鲜用或晒干。

■竹叶椒子　6~8月果实成熟时采收，晒干，除去果皮，留取种子备用。

■竹叶椒根　全年均可采收，洗净，根皮鲜用或连根切片晒干备用。

■竹叶椒　6~8月果实成熟时采收，将果皮晒干，除去种子备用。

【用法用量】■竹叶椒叶　内服：煎汤，9~15g。外用：适量，煎水洗；或研粉敷；或鲜品捣敷。

■竹叶椒子　内服：煎汤，3~5g；研末，1g。外用：适量，煎水洗。

■竹叶椒根　内服：煎汤，9~30g，鲜品60~90g；研末，3g；或浸酒。外用：适量，煎水洗或含漱；或浸酒搽；或研末调敷；或鲜品捣敷。

■ 竹叶椒  内服：煎汤，6~9g；研末，1~3g。外用：适量，煎水洗或含漱；或酒精
　　　　浸泡外搽；或研粉塞入龋齿洞中，或鲜品捣敷。

【用药经验】①胃痛，牙痛：竹叶椒3~6 g，山姜根9 g，研末，温开水送服。②疝症腹痛：竹叶
　　　　　　椒9~15 g，水煎服；或研末，每次1.5~3 g，黄酒送服。

# 花 椒 *Zanthoxylum bungeanum* Maxim.

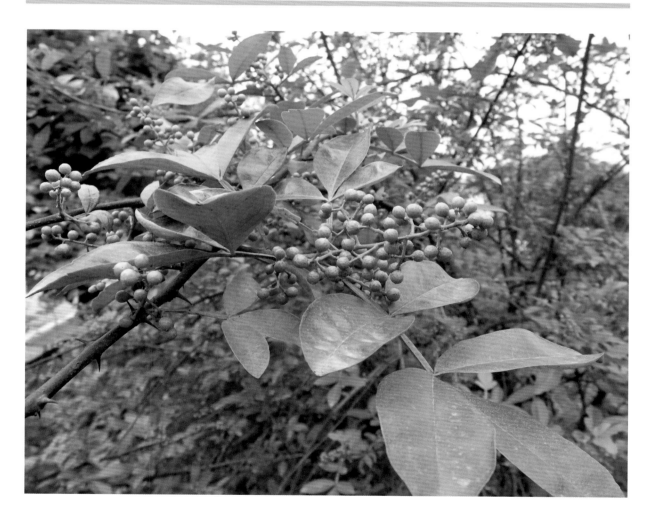

【别　　　名】椒（《诗经》），秦椒、蜀椒（《神农本草经》），檓、大椒（《尔雅》）。
【形态特征】灌木或小乔木，高2~4 m。枝上具基部扁平的皮刺。奇数羽状复叶，叶轴具窄翅；
　　　　　　小叶5~11片，对生，纸质，卵圆形或椭圆状卵形，先端短渐尖，基部圆形或钝，
　　　　　　两侧略不对称，边缘有锯齿，齿间具油腺点，下面基部中脉两侧有丛生柔毛。聚
　　　　　　伞圆锥花序顶生，花轴被短柔毛。花单性，雌雄异株；花被片4~8；成熟心皮通常

2～3，红色至紫红色，密生凸出的腺点。种子1，黑色，有光泽。花期4～5月，果期8～10月。

【分布与生境】梵净山周边均有分布。生于山坡灌木丛或路旁，栽培于庭园。

【中 药 名】花椒（果实）。

【功效主治】温中止痛，杀虫止痒。主治脘腹冷痛，呕吐泄泻，虫积腹痛；外治湿疹，阴痒。

【采收加工】秋季采收果实，晒干，除种子及杂质，生用或炒用。

【用法用量】内服：煎汤，2～6 g。外用：适量，研末调敷或煎水浸洗。阴虚火旺者忌服，孕妇慎用。不可多食，久食，避免耗气过甚。不宜与款冬、瓜蒌、雄黄、附子、防风等同用。

【用药经验】①皮肤瘙痒：花椒适量，外洗患处。②脘腹冷痛、泄泻：花椒3 g，白术10 g，水煎服。③咳喘，痰白清稀：花椒5 g，干姜、五味子各10 g，细辛3 g，水煎服。④带下：花椒5 g，土茯苓20 g，银花藤10 g，水煎服。⑤齿痛：花椒6 g，醋煎含漱。

# 异叶花椒 *Zanthoxylum dimorphophyllum* Hemsl.

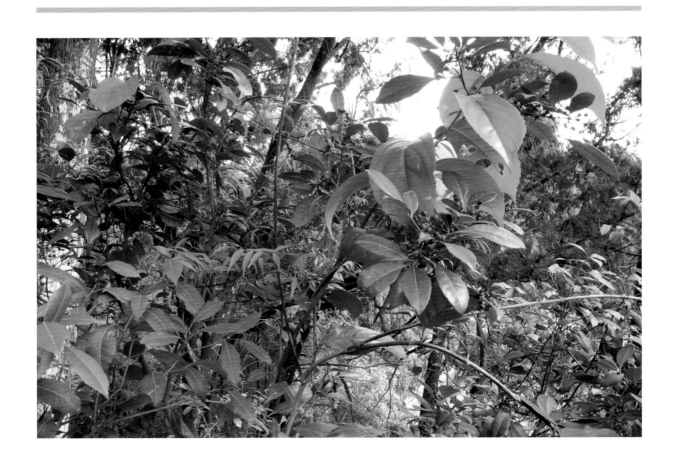

【别　　　名】羊山刺（贵州、广西），苍椒、刺三加（陕西）。

【形态特征】落叶乔木，高达10 m。枝灰黑色，嫩枝及芽常有红锈色短柔毛，枝很少有刺。单小叶，指状3小叶，2～5片小叶或7～11片小叶；小叶卵形或椭圆形，有时倒卵形，通常长4～9 cm，宽2～3.5 cm，大的长达20 cm，宽7 cm，小的长约2 cm，宽1 cm，顶部钝、圆或短尖至渐尖，常有浅凹缺，两侧对称，叶缘有明显的钝裂齿，或有针状小刺，油点多，在放大镜下可见，叶背的最清晰，网状叶脉明显，干后微凸起，叶面中脉平坦或微凸起，被微柔毛。花序顶生；花被片6～8，稀5片，大小不相等，形状略不相同，上宽下窄，顶端圆。分果瓣紫红色，幼嫩时常被疏短毛；基部有甚短的狭柄，油点稀少，顶侧有短芒尖。花期4～6月，果期9～11月。

【分布与生境】梵净山地区资源分布的代表区域：杨家场、栗子园、二坝、庙沟等地。生于海拔500～900 m的灌丛或疏林中。

【中　药　名】见血飞（根、根皮），见血飞叶（叶），见血飞果（果实）。

【功效主治】■见血飞　祛风散寒，散瘀定痛，止血生肌。主治风寒湿痹，风湿咳嗽，跌打损伤，瘀血肿痛，刀伤出血。

　　　　　　　■见血飞叶　活血消肿。主治跌打损伤，骨折，瘀血肿痛。

　　　　　　　■见血飞果　行气消肿积，活血止痛。主治食积腹胀，跌打损伤，骨折。

【采收加工】■见血飞、见血飞叶　夏、秋季采收根、叶，洗净，鲜用，或切片晒干。

　　　　　　　■见血飞果　7～8月采收成熟果实，除去杂质，晒干。

【用法用量】■见血飞　内服：煎汤，9～30 g；或研末；或浸酒。

　　　　　　　■见血飞叶　内服：煎汤，6～15 g；或研末冲服。

　　　　　　　■见血飞果　内服：研粉，1.5 g；或泡酒。外用：适量，捣敷，或研粉撒。

# 刺异叶花椒　*Zanthoxylum dimorphophyllum* Hemsl. var. *spinifolium* Rehder et E. H. Wilson

【别　　　名】散血飞（贵州），刺叶花椒（陕西）。

【形态特征】其为异叶花椒变种，区别在于小叶的叶缘有针状锐刺。

【分布与生境】梵净山地区资源分布的代表区域：栗子园、郭家沟、长岗岭、大土等地。生于海拔500～950 m的林缘、灌丛或疏林中。

【中　药　名】刺异叶花椒（根及根皮）。

【功效主治】祛风散寒，散瘀定痛，止血生肌。主治风寒湿痹，风寒咳嗽，跌打损伤，瘀血肿

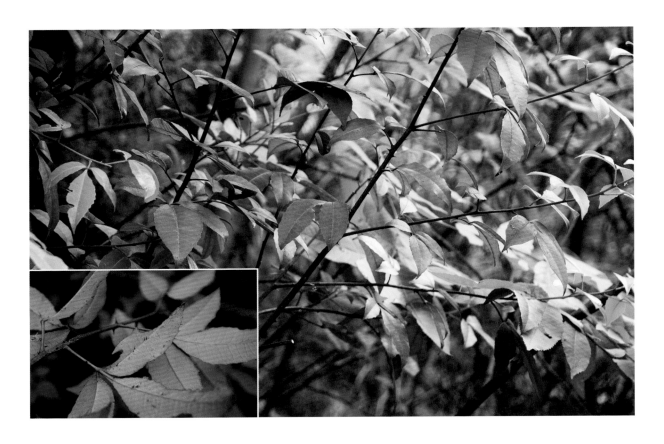

痛，外伤出血。

【采收加工】夏、秋季采收根洗净，鲜用，或切片晒干。

# 蚬壳花椒 *Zanthoxylum dissitum* Hemsl.

【别　　　名】山枇杷、铁杆椒、岩花椒（《贵州草药》），见血飞（《湖南药物志》），蚌壳花椒（《四川常用中草药》）。

【形态特征】木质藤状灌木，高1～3 m。茎、枝着生略下弯的皮刺。奇数羽状复叶互生，坚纸质至革质；叶轴、总叶柄及有时叶下面中肋上生小而下曲的锐皮刺；小叶片5～9，长圆状披针形或卵状披外形，先端渐尖，基部楔形，两侧略不等，全缘，两面光滑。聚伞状圆锥花序，腋生，较叶短；萼片4，广卵形；花瓣4，卵状长圆形。蓇葖果成熟时淡褐色，外形似蚌壳状，密集成簇。种子球形，黑色，光亮。花期3～5月，果期5～9月。

【分布与生境】梵净山地区资源分布的代表区域：盘溪、两岔河、大园子、清水江、芭蕉湾等地。

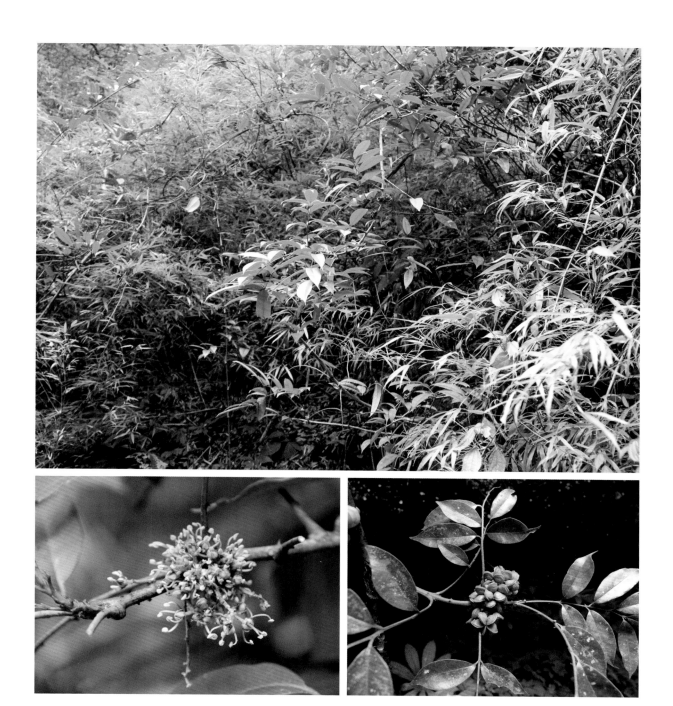

生于海拔500～1000 m的山谷疏林中、沟旁或路边。

【中 药 名】大叶花椒（果实），大叶花椒根（根），大叶花椒茎叶（茎枝或叶）

【功 效 主 治】■大叶花椒　散寒止痛，调经。主治疝气痛，月经过多。

　　　　　　　■大叶花椒根　活血散瘀，续筋接骨。主治跌打损伤，骨折。

　　　　　　　■大叶花椒茎叶　祛风散寒，活血止痛。主治风寒湿痹，胃痛，疝气痛，腰痛，跌打损伤。

【采收加工】■大叶花椒　8~9月果实成熟时采摘，晒干。

　　　　　　■大叶花椒根　全年均可采收根，洗净，晒干。

　　　　　　■大叶花椒茎叶　夏、秋季采收茎枝或叶，鲜用或晒干。

【用法用量】■大叶花椒　内服：煎汤，3~9 g。

　　　　　　■大叶花椒根　内服：煎汤，9~12 g。

　　　　　　■大叶花椒茎叶　内服：煎汤，9~15 g。

【用药经验】①各种疼痛：大叶花椒30 g，水煎服。②风湿骨痛：大叶花椒根15 g，见血飞、黑骨藤各10 g，水煎服。③胃痛：大叶花椒茎叶15 g，黄山药、苦荞头各10 g，水煎服。④跌打损伤：大叶花椒茎叶15 g，见血飞10 g，血当归15 g，水煎服。⑤月经过多：大叶花椒、过路黄各15 g，水煎服。

# 刺壳花椒　*Zanthoxylum echinocarpum* Hemsl.

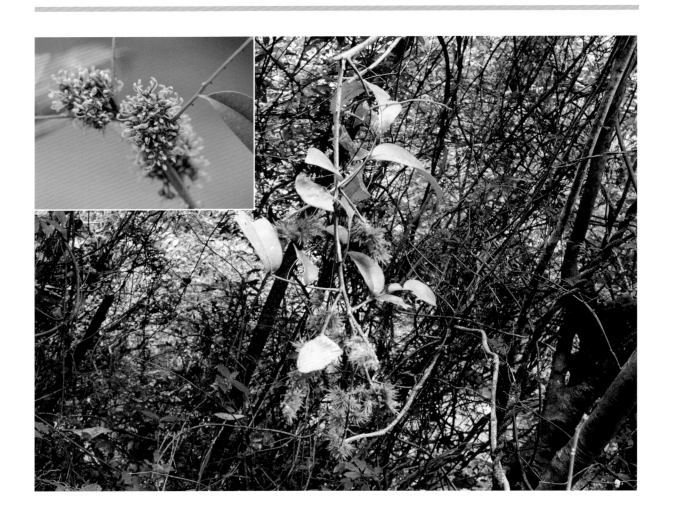

【别　　　名】刺壳椒、土花椒（《湖南药物志》），三百棒（《新华本草纲要》）。

【形 态 特 征】攀缘藤本，高2～4 m。嫩枝的髓部大，枝、叶有刺，叶轴上的刺较多，花序轴上的刺长短不均但劲直，嫩枝、叶轴、小叶柄及小叶叶面中脉均密被短柔毛。叶有小叶5～11片，稀3片；小叶厚纸质，互生，或有部分为对生，卵形、卵状椭圆形或长椭圆形，基部圆，有时略呈心形，全缘或近全缘，在叶缘附近有干后变褐黑色细油点，在放大镜下可见，有时在叶背沿中脉被短柔毛。花序腋生，有时兼有顶生；萼片及花瓣均4片，萼片淡紫绿色；花后不久长出短小的芒刺；分果瓣密生长短不等且有分枝的刺。花期4～5月，果期10～12月。

【分布与生境】梵净山地区资源分布的代表区域：大园子、苗王坡、艾家坝、张家坝等地。生于海拔500～1100 m的山谷林缘或灌丛中。

【中 　 药　 名】单面针（根、根皮及茎皮、叶）。

【功 效 主 治】消食助运，行气止痛。主治脾运不健，厌食腹胀，脘腹气滞作痛。

【采 收 加 工】全年均可采收根、根皮、茎皮，切片，晒干；叶鲜用或晒干。

【用 法 用 量】内服：煎汤，9～15 g；或研末，1～1.5 g。

# 花椒簕 *Zanthoxylum scandens* Bl.

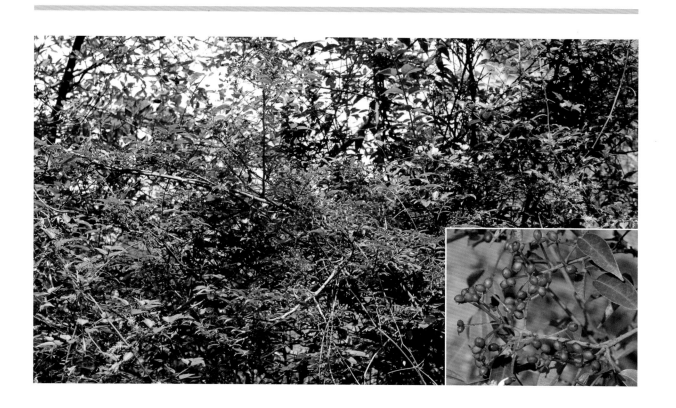

【别　　　名】藤花椒（台湾）。

【形 态 特 征】幼龄植株呈直立灌木状，其小枝细长而披垂，成龄植株攀缘于他树上，枝干有短沟刺，叶轴上的刺较多。叶有小叶5～25片，近花序的叶有小叶较少，萌发枝上的叶有小叶较多；小叶互生或位于叶轴上部的对生，卵形、卵状椭圆形或斜长圆形，顶部短尖至长尾状尖，顶端常钝头且微凹缺，中脉至少下半段凹陷且无毛，或有灰色粉末状微柔毛，则中脉近于平坦，且叶有小叶较少，质地也较厚而稍硬。花序腋生或兼有顶生；萼片及花瓣均4片；萼片淡紫绿色，宽卵形；花瓣淡黄绿色；雄花的雄蕊4枚；退化雌蕊半圆形垫状凸起；退化雄蕊鳞片状。分果瓣紫红色，干后灰褐色或乌黑色，顶端有短芒尖，油点通常不甚明显，平或稍凸起，有时凹陷。种子近圆球形，两端微尖。花期3～5月，果期7～8月。

【分布与生境】梵净山地区资源分布的代表区域：甘沟坳、铧口尖、野猪庙、黄泥沟等地。生于海拔550～1000 m的路旁、灌丛或疏林中。

【中　药　名】花椒簕（枝、叶、根）。

【功 效 主 治】活血，散瘀，止痛。主治胃脘疼痛，跌打损伤。

# 野花椒 *Zanthoxylum simulans* Hance

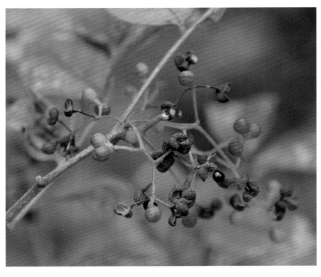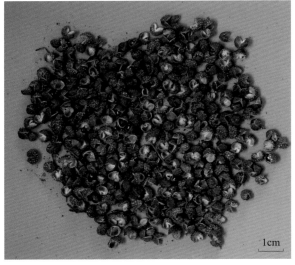

【别　　　名】岩椒、蔓椒、野川椒（《昆明民间常用草药》），刺椒（山东），黄椒（山西），大花椒（江苏），天角椒、黄总管、香椒（江西）。

【形态特征】灌木或小乔木。枝干散生基部宽而扁的锐刺，幼枝及小叶背面被短柔毛。奇数羽状复叶，叶有小叶5～15片；叶轴有狭窄；小叶对生，无柄，卵形、卵状椭圆形或披针形，长2.5～7 cm， 宽1.5～4 cm，先端急尖或短尖，基部宽楔形或近圆形，密被油腺点，上面疏被刚毛状倒伏细刺，疏生浅钝齿。聚伞状圆锥花序顶生，长1～5 cm；花被片5～8片，淡黄绿色；雄花的雄蕊5～8枚；雌花的花被片为狭长披针形；心皮2～3个，花柱斜向背弯。果红褐色，分果瓣基部变狭长成柄状，油点多，微凸起。花期3～5月，果期7～9月。

【分布与生境】梵净山地区资源分布的代表区域：六股坪、蓝家寨、小塝、艾家坝等地。生于海拔700 m左右的山谷林缘、路旁或灌丛中。

【中　药　名】野花椒皮（根皮或茎皮），野花椒叶（叶），野花椒（果实）。

【功效主治】■野花椒皮　祛风除湿，散寒止痛，解毒。主治风寒湿痹，筋骨麻木，脘腹冷痛，吐泻，牙痛，皮肤疮疡，毒蛇咬伤。

　　　　　　■野花椒叶　祛风散寒，健胃驱虫，除湿止泻，活血通络。主治跌打损伤，风寒湿痹，闭经，咯血，吐血，关节痛风。

　　　　　　■野花椒　温中止痛，杀虫止痒。主治脾胃虚寒，呕吐，泄泻，蛔虫腹痛，湿疹，皮肤瘙痒，阴痒。

【采收加工】■野花椒皮　春、夏、秋季剥皮，鲜用或晒干。

　　　　　　■野花椒叶　7～9月采收带有叶片的小枝，晒干。

　　　　　　■野花椒　7～8月果实成熟时采收，晒干，除去种子。

【用法用量】■野花椒皮　内服：煎汤，100～150 g。

　　　　　　■野花椒叶　内服：煎汤，9～15 g；或泡酒。外用：野花椒叶，适量，鲜叶捣敷。

　　　　　　■野花椒　内服：煎汤，0.5～5 g。

【用药经验】①湿疹，皮肤瘙痒：野花椒、明矾各9 g，苦参30 g，地肤子15 g，水煎后熏洗患处。②胃痛，腹痛：野花椒1～3 g，研末，沸水冲服。③蛔虫腹痛：野花椒、苦楝子、南鹤虱、乌梅各9～12 g，水煎服。④牙痛：野花椒2～3 g，研末放痛处。

# 苦木科

# 臭椿 *Ailanthus altissima* (Mill.) Swingle

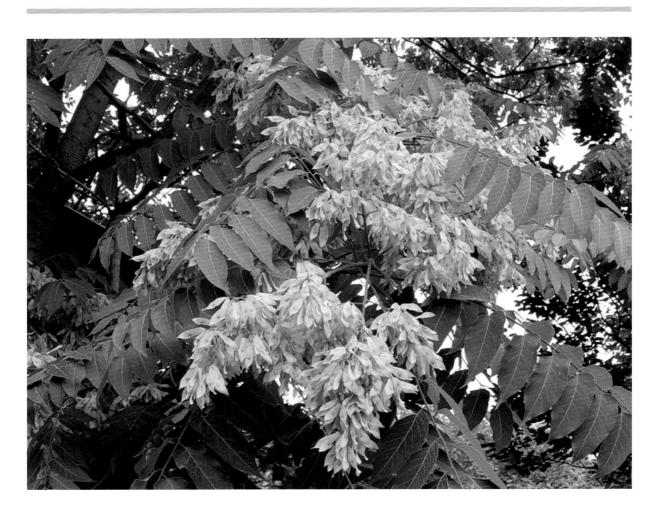

【别　　名】樗、皮黑樗、南方椿树、椿树（《中国植物志》）。

【形态特征】落叶乔木，高可达20余米，树皮平滑而有直纹；嫩枝有髓，幼时被黄色或黄褐色柔毛，后脱落。叶为奇数羽状复叶，长40～60 cm，叶柄长7～13 cm，有小叶13～27；小叶对生或近对生，纸质，卵状披针形，长7～13 cm，宽2.5～4 cm，先端长渐尖，基部偏斜，截形或稍圆，两侧各具1或2个粗锯齿，齿背有腺体1个，叶面深绿色，背面灰绿色，揉碎后具臭味。圆锥花序长10～30 cm；花淡绿色；萼片5，覆瓦状排列；花瓣5，基部两侧被硬粗毛；雄蕊10，花丝基部密被硬粗毛，雄花中的花丝长于花瓣，雌花中的花丝短于花瓣；花药长圆形。翅果长椭圆形。种子位于翅的中间，扁圆形。花期4～5月，果期8～10月。

【分布与生境】梵净山地区资源分布的代表区域：六股坪、上月亮坝、芋头岽、马槽河等地。生于海拔500～900 m的阔叶林中。

【中　药　名】臭椿（根皮）。

【功效主治】除热，燥湿，涩肠，止血，杀虫。主治久痢，久泻，肠风便血，崩漏，带下，遗精，白浊，蛔虫病。

# 苦　树　*Picrasma quassioides* (D. Don) Benn.

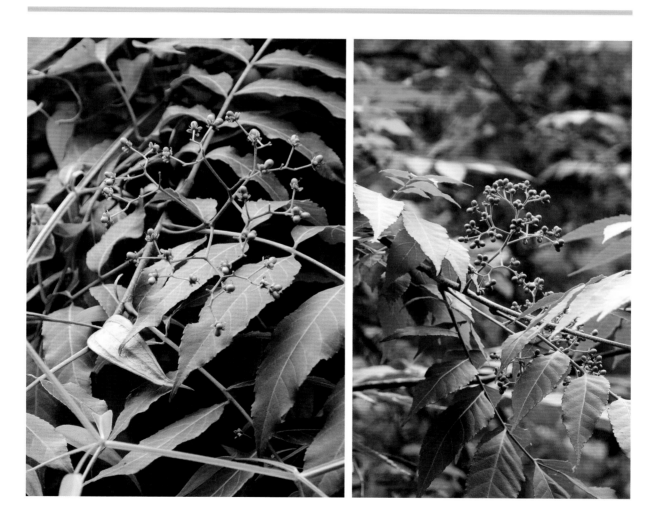

【别　　　名】熊胆树（《云南中草药》），苦皮树（《湖南药物志》），土苦楝（贵州）。

【形态特征】落叶乔木，高达10余米；树皮紫褐色，平滑，有灰色斑纹，全株有苦味。叶互生，奇数羽状复叶，长15～30 cm；小叶9～15，卵状披针形或广卵形，边缘具不整齐的粗锯齿，先端渐尖，基部楔形，除顶生叶外，其余小叶基部均不对称，背面仅幼时沿中脉和侧脉有柔毛，后变无毛；落叶后留有明显的半圆形或圆形叶痕；托叶披针形，早落。花雌雄异株，组成腋生复聚伞花序，花序轴密被黄褐色微柔毛；萼片小，通常5，偶4，卵形或长卵形，外面被黄褐色微柔毛，覆瓦状排列；花瓣与萼片同数，卵形或阔卵形，两面中脉附近有微柔毛；雄花中雄蕊长为花瓣的2倍，与萼片对生，雌花中雄蕊短于花瓣。核果成熟后蓝绿色，种皮薄，萼宿存。花期4～5月，果期6～9月。

【分布与生境】梵净山地区资源分布的代表区域：大河堰、郭家沟、黄家坝等地。生于海拔500～900 m的阔叶林中。

【中　药　名】苦木（树皮）。

【功 效 主 治】祛风，除湿，消炎，抗菌。主治细菌性痢疾，胃肠炎，蛔虫病，疥癣，烧伤。

# 楝　科

## 米仔兰 *Aglaia odorata* Lour.

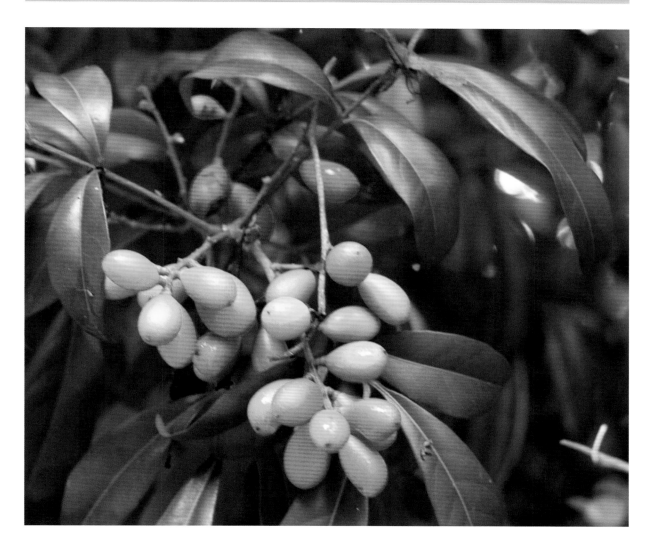

【别　　　名】米兰（《贵州中草药名录》），兰花米、珠兰、木珠兰（《四川中药志》），碎米兰（《广西本草选编》），鱼骨木（《广西药用植物名录》），千里香（《陆川本草》）。

【形 态 特 征】灌木或小乔木，高1.5～7 m。茎多小枝，幼枝被星状锈色的鳞片。奇数羽状复叶，羽片长5～12 cm，叶轴和叶柄具狭翅，小叶3～5片，对生，厚纸质，倒卵形，顶端1片最大，先端钝，基部楔形，侧脉每边约8条。圆锥花序腋生，长5～10 cm；花杂性，雌雄异株；雄花花梗纤细，两性花花梗短而粗；花萼5裂，裂片圆形；花瓣5，黄色，长圆形或近圆形，顶端圆而截平；雄蕊管略短于花瓣，花药5，卵形，内藏。浆果，卵形或近球形，幼时被散生星状鳞片。种子具肉质假种皮。花期5~12月，果期7月至翌年3月。

【分布与生境】梵净山周边海拔600 m以下的地区均有分布。生于低海拔山地疏林或灌木林中。

【中　药　名】米仔兰（叶）。

【功效主治】祛风湿，散瘀肿。主治风湿关节痛，跌打损伤，痈疽肿痛。

【采收加工】全年均可采收，洗净，鲜用或晒干。

【用法用量】内服：煎汤，6~12 g。外用：适量，捣敷，或熬膏涂。

【用药经验】跌打骨折，痈疮：米仔兰枝叶9~12 g，水煎服，并用鲜叶捣烂，调酒，炒热外敷。

# 楝 _Melia azedarach_ L.

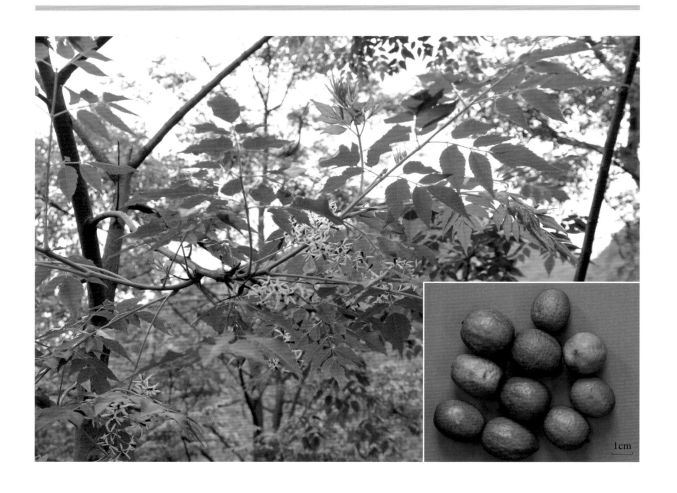

【别　　　名】楝树、紫花树（江苏），森树（广东）。

【形 态 特 征】落叶乔木，高10～15 m。树皮灰褐色，具皮孔；幼枝被星状柔毛。二至三回奇数羽状复叶，互生；小叶多数，对生或互生，椭圆形至披针形，顶生小叶较大，侧生小叶较小；先端渐尖，基部楔形或圆形，边缘具浅钝齿，幼时被星状毛，侧脉10～14对。圆锥花序腋生；花淡紫色，花萼5裂，裂片披针形，两面有毛；花瓣5，平展或反曲，倒披针形。核果球形或椭圆形，淡黄色，每室有种子1颗。种子椭圆形。花期4～5月，果期10～11月。

【分布与生境】梵净山地区资源分布的代表区域：大黑湾等地。生于海拔500～750 m的阔叶林中。

【中　药　名】苦楝皮（树皮或根皮），苦楝叶（叶），苦楝花（花），苦楝子（果实）。

【功 效 主 治】■苦楝皮　杀虫，疗癣。主治蛔虫病，钩虫病，滴虫性阴道炎，疥疮，头癣。

　　　　　　　■苦楝叶　清热燥湿，杀虫止痒，行气止痛。主治湿疹瘙痒，蛇虫咬伤，滴虫性阴道炎，跌打肿痛。

　　　　　　　■苦楝花　清热祛湿，杀虫，止痒。主治热痱，头癣。

　　　　　　　■苦楝子　行气止痛，杀虫。主治脘腹胁肋疼痛，疝痛，虫积腹痛，头癣，冻疮。

【采 收 加 工】■苦楝皮　全年均可采收，剥取干皮或根皮，除去泥沙，晒干。

　　　　　　　■苦楝叶　全年均可采收，鲜用或晒干。

　　　　　　　■苦楝花　4~5月采收，晒干、阴干或烘干。

　　　　　　　■苦楝子　秋、冬季果实成熟呈黄色时采收，或收集落下的果实，晒干、阴干或烘干。

【用 法 用 量】■苦楝皮　内服：煎汤，6~15g，鲜品15~30g，或入丸、散。外用：适量，煎水洗；或研末调敷。

　　　　　　　■苦楝叶　内服：煎汤，5~10g。外用：适量，煎水洗、捣敷或绞汁涂。

　　　　　　　■苦楝花　外用：适量，研末撒或调涂。

　　　　　　　■苦楝子　内服：煎汤，3~10g。外用：适量，研末调涂。行气止痛炒用，杀虫生用。

【用 药 经 验】①牛皮癣：苦楝子、核桃各适量，捣烂用冰水泡，取液搽患处，3 d起壳后，再以核桃仁捣烂包。②小儿蛔虫病：苦楝子焙干，研末吞服；或用树皮的第2层白皮适量，煎水服。③阑尾炎：苦楝子15 g，大血藤60 g，紫花地丁30 g，水煎服。

# 红 椿 *Toona ciliata* Roem.

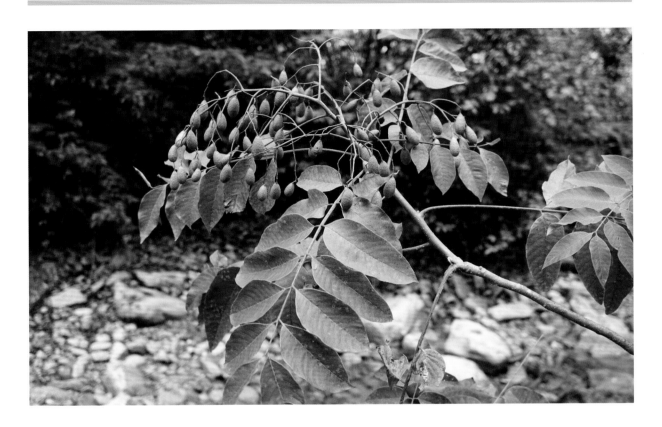

【别　　　名】双翅香椿（《武汉植物研究》），赤昨工（海南），红楝子（云南）。

【形 态 特 征】大乔木，高可达20余米。叶为偶数或奇数羽状复叶，长25～40 cm，通常有小叶
7～8对；叶柄长约为叶长的1/4，圆柱形；小叶对生或近对生，纸质，长圆状卵形
或披针形，先端尾状渐尖，基部一侧圆形，另一侧楔形，不等边，边全缘，两面均
无毛或仅于背面脉腋内有毛，侧脉每边12～18条，背面凸起。圆锥花序顶生，约与
叶等长或稍短，被短硬毛或近无毛；花具短花梗；花萼短，5裂，裂片钝，被微柔
毛及睫毛；花瓣5，白色，长圆形，先端钝或具短尖，无毛或被微柔毛，边缘具睫
毛；雄蕊5，约与花瓣等长，花药椭圆形。蒴果长椭圆形，木质，干后紫褐色，有
苍白色皮孔。种子两端具翅，翅扁平，膜质。花期4～6月，果期10～12月。

【分布与生境】梵净山地区资源分布的代表区域：鱼坳、漆树坪桥、聂耳坪、苔湾等地。生于海拔
650～950 m的阔叶林中。

【中 药 名】毛红椿皮（树皮或根皮），红椿（根皮）。

【功 效 主 治】祛风除湿，活血化瘀。主治月经过多，白带脓臭，痢疾，麻疹不透。

【采收加工】春季挖取根部，刮去外面栓皮，以木棰轻棰之，使皮部与木质部分离，再行剥取，并宜仰面晒干。

【用法用量】内服：煎汤，6~15 g；或入丸、散。外用：适量，煎水洗；或研末调敷。

# 香椿 *Toona sinensis* (A. Juss.) Roem.

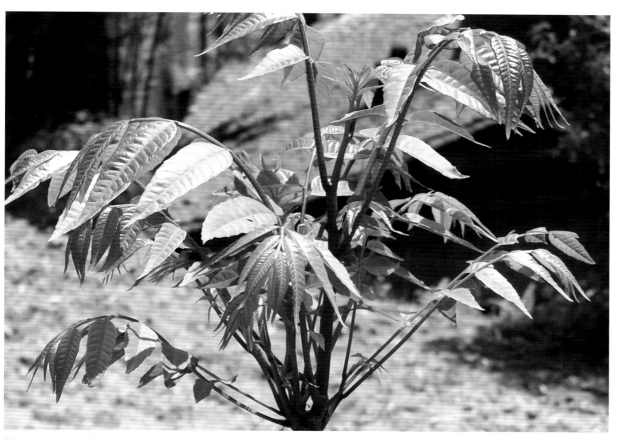

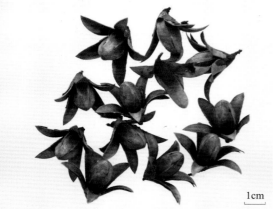

1cm

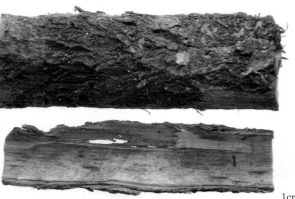

1cm

【别　　名】椿（《新修本草》），春阳树（四川），春甜树（湖北、四川），椿芽（广西），毛椿（云南）。

【形 态 特 征】落叶乔木，高12~18 m。树皮赤褐色，成片状剥落；小枝幼时具柔毛。偶数羽状复叶，互生，长25~50 cm，有特殊香气；小叶10~22，对生或近对生，纸质，长圆状披针形或卵状披针形，长8~15 cm，基部偏斜，一侧稍圆，另一侧楔形，先端尖，全缘或有稀疏锯齿，两面无毛，或仅下面叶脉或脉间有束毛；叶柄红色，基部肥大。圆锥花序顶生；花萼短小，5裂；花瓣5，白色，卵状椭圆形；退化雄蕊5，与5枚发育雄蕊互生。蒴果椭圆形，顶端开裂为5瓣。种子椭圆形有翅。花期5~6月，果期8月至次年1月。

【分布与生境】梵净山地区资源分布的代表区域：盘溪、岑上坡、香炉岩、马槽河、护国寺等地。生于海拔500~1000 m的山谷阔叶林中。

【中　药　名】椿白皮（树皮或根皮），春尖油（汁液），椿叶（叶），香椿子（果实），椿树花（花）。

【功 效 主 治】■椿白皮　清热燥湿，涩肠，止血，止带，杀虫。主治泄泻，痢疾，肠风便血，崩漏，带下，蛔虫病，丝虫病，疮癣。

　　　　　　　■春尖油　润燥解毒，通窍。主治䘌病，手足皲裂，疔疮。

　　　　　　　■椿叶　祛暑化湿，解毒，杀虫。主治暑湿伤中，恶心呕吐，食欲不振，泄泻，痢疾，痈疽肿毒，疥疮，白秃疮。

　　　　　　　■香椿子　祛风，散寒，止痛。主治外感风寒，风湿痹痛，胃痛，疝气痛，痢疾。

　　　　　　　■椿树花　祛风除湿，行气止痛。主治风湿痹痛，久咳，痔疮。

【采 收 加 工】■椿白皮　全年可采剥树皮或根皮，刮去外面黑色皮，以木棍轻捶之，使皮部与木质部松离，再行剥去，并宜仰面晒干，否则易霉变黑。

　　　　　　　■春尖油　春、夏季切割树干，流出液汁，晒干。

　　　　　　　■椿叶　春秋采收，多鲜用。

　　　　　　　■香椿子　秋季果实成熟时采收，晒干。

　　　　　　　■香椿花　5~6月采花，晒干。

【用 法 用 量】■椿白皮　内服：煎汤，9~15 g；或入丸、散。外用：适量，煎水洗；或熬膏涂；或研末调敷。

　　　　　　　■春尖油　内服：烊化，6~9 g。外用：适量，溶化捣敷。

　　　　　　　■椿叶　内服：煎汤，鲜叶30~60 g。外用：适量，煎水洗；或捣敷。

　　　　　　　■香椿子　内服：煎汤，6~15 g；或研末。

　　　　　　　■香椿花　内服：煎汤，6~15 g。外用：适量，煎水洗。

【用药经验】①休息痢，昼夜无度，腥臭不可近，脐腹撮痛，诸药不效：诃子（去核梢）25 g，椿白皮50 g，母丁香30个，上为细末，醋面糊丸如梧桐子大，每服50丸，陈米饭汤入醋少许送下，三日三服。②手足皲裂：春尖油适量，加温融化后敷伤处，再用敷料包扎。③小儿头生白秃，发不生出：以椿、楸、桃叶心，取汁，敷之。④外感身痛：香椿子、鹿衔草各15 g，煎水服。⑤风湿疼痛：椿树花、种子各9 g，水煎或炖肉服。

# 远志科

## 荷包山桂花 *Polygala arillata* Buch.-Ham. ex D. Don

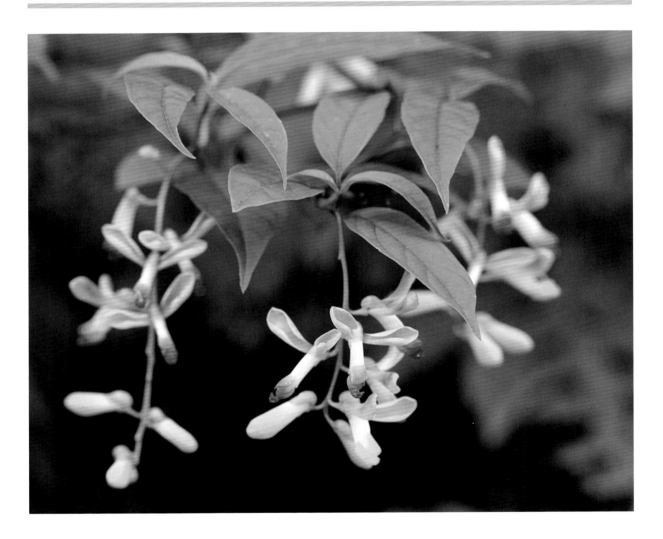

【别　　　名】黄花远志（《中国高等植物图鉴》），白糯消、小鸡花（云南），阳雀花（四川）。

【形态特征】灌木，高1.5～2.5 m。小枝密被柔毛。叶椭圆形或长圆状披针形，长6～12 cm，宽2～2.5 cm，先端渐尖，基部楔形或钝圆，两面幼时有毛，侧脉5～6对；叶柄被柔毛。总状花序与叶对生，长7～10 cm，密被柔毛；花梗基部具1苞片；萼片花后脱落，外层中央1枚兜状，内2枚花瓣状，红紫色，长圆状倒卵形；花瓣黄色，侧瓣短于龙骨瓣，龙骨瓣盔状，具鸡冠状附属物。蒴果宽肾形，具窄翅及缘毛。种子球形，被柔毛。花期5~6月，果期6~11月。

【分布与生境】梵净山地区资源分布的代表区域：马槽河、快场、金盏坪等地。生于海拔650~1100 m的疏林中、林缘或路边灌丛中。

【中　药　名】鸡根（根）。

【功效主治】祛痰除湿，补虚健脾，宁心活血。主治咳嗽痰多，风湿痹痛，小便淋痛，水肿，肝炎，肺痨，产后虚弱，食欲不振，小儿疳积，失眠多梦，月经不调，跌打损伤。

【采收加工】秋、冬季采收，除去泥土，洗净，鲜用或切片晒干。

【用法用量】内服：煎汤，10~15 g；鲜品，20~30 g。

【用药经验】①慢性支气管炎：鸡根、青叶胆、臭灵丹各5 g，水煎服。②肺结核：鲜鸡根60 g，猪肺120 g，水煎，服汤食肺。③黄肿：鲜鸡根60 g，红糖为引，水煎服。④营养不良，水肿：鸡根10~15 g，煎服或炖肉服。⑤乳汁缺乏：鲜鸡根30 g，水煎，日服3次，分2 d服完。

# 尾叶远志 *Polygala caudata* Rehd. et Wils.

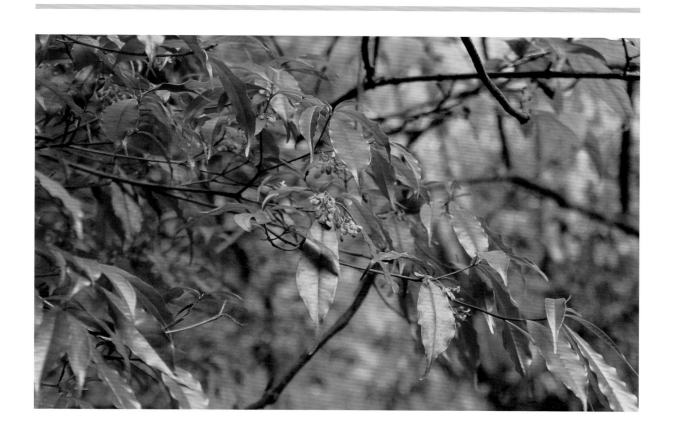

【别　　　名】毛籽红山桂（《云南种子植物名录》），乌棒子、水黄杨木、野桂花（广西）。

【形 态 特 征】灌木，高1 m以上。幼枝被柔毛。叶近革质，长圆形至倒披针形，先端具尾状渐尖，基部楔形，侧脉7～9对，全缘；叶柄具槽。总状花序密集呈伞状或圆锥花序，长2.5～5 cm；花小，白色、黄色至紫色，小苞片3枚，早落；萼片5枚，花后脱落，外萼片3枚，先端钝圆，内萼片2枚，呈花瓣状；花瓣3枚，龙骨瓣顶端具盾状附属物，两侧花瓣与龙骨瓣3/4以下合生，并短于龙骨瓣。蒴果椭圆状倒卵形，边缘具窄翅。种子2枚，广椭圆形，被红褐色长毛。花期11月至翌年5月，果期5～12月。

【分布与生境】梵净山地区资源分布的代表区域：标水岩、大岩屋等地。生于海拔750～1000 m的林缘。

【中　药　名】乌棒子（根）。

【功 效 主 治】止咳平喘，清热利湿。主治咽喉肿痛，咳嗽，哮喘，黄疸性肝炎，慢性支气管炎。

【采 收 加 工】全年可采收根，除去杂质，洗净，晒干。

【用 法 用 量】内服：煎汤，15～30 g。

【用 药 经 验】①感冒咳嗽：乌棒子30 g，水煎服。②咽喉肿痛：乌棒子15 g，矮地茶10 g，水煎服。③湿热黄疸：乌棒子、田基黄各15 g，水煎服。④咳嗽痰多：乌棒子、鱼鳅串各15 g，水煎服。⑤热淋：乌棒子30 g，臭草15 g，水煎服。

# 黄花倒水莲 *Polygala fallax* Hemsl.

【别　　　名】假黄花远志（《中国高等植物图鉴》），黄花远志（《中国经济植物志》），鸭仔兜（广西恭城瑶语），倒吊黄（福建），黄金印、念健（江西），黄花参、鸡仔树、吊吊黄（广东），白马胎、一身保暖（广西）。

【形 态 特 征】灌木或小乔木，高1～3 m。根粗壮，多分枝，表皮淡黄色。枝灰绿色。单叶互生，叶片膜质，披针形至椭圆状披针形，先端渐尖，基部楔形至钝圆，全缘，叶面深绿色，背面淡绿色。总状花序顶生或腋生，长10～15 cm，直立，花后延长达30 cm，下垂，被短柔毛；花梗基部具线状长圆形小苞片，早落；萼片5，早落，具缘毛，外面3枚小，上面1枚盔状，其余2枚卵形至椭圆形，里面2枚大，花瓣状；花瓣正黄色，3枚，侧生花瓣长圆形，2/3以上与龙骨瓣合生，先端几截形，基部向上盔状延长，龙骨瓣盔状，鸡冠状附属物具柄，流苏状。蒴果阔倒心形至圆形，绿黄色。花

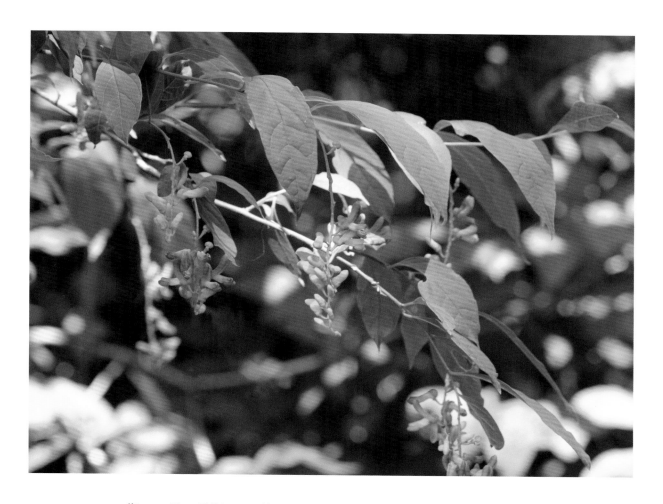

期5~8月，果期8~10月。

【分布与生境】梵净山地区资源分布的代表区域：中灵寺、刘家湾、田家山、上平锁等地。生于海拔800~1400 m的疏林中或水旁阴湿处。

【中药名】黄花倒水莲（根、茎、叶）。

【功效主治】补益，强壮，祛湿，散瘀。主治虚弱虚肿，急、慢性肝炎，腰腿酸疼，跌打损伤。

【采收加工】春、夏季采收茎、叶，切段，晒干；秋、冬季采收根，除去杂质，洗净，鲜用或切片晒干。

【用法用量】内服：煎汤，15~30 g。外用：适量，捣敷。

【用药经验】①急、慢性肝炎：黄花倒水莲（根）9~15 g；或鲜叶60~150 g，水煎服。②营养不良性水肿：黄花倒水莲、绵毛旋覆花根、何首乌、黄精、土党参，水煎服。③贫血：黄花倒水莲、土党参、鸡血藤各30 g，水煎服。④外伤出血：黄花倒水莲鲜叶，捣烂敷患处。

# 香港远志 *Polygala hongkongensis* Hemsl.

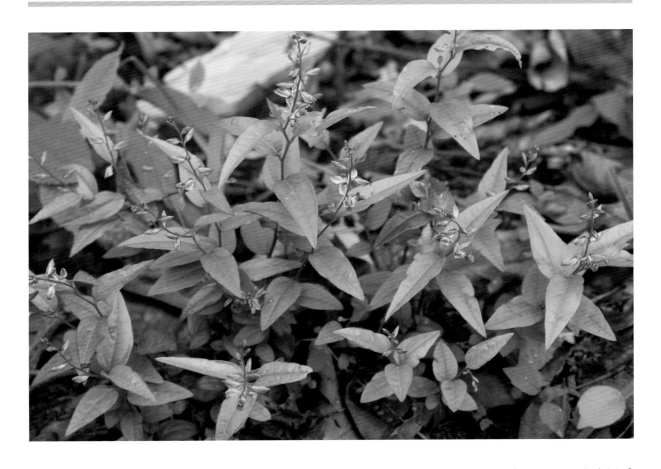

【形态特征】多年生草本或亚灌木，高15～50 cm。茎、枝被卷曲短柔毛。单叶互生，叶片纸质或膜质，茎下部叶小，卵形，上部叶披针形，先端渐尖，基部圆形，侧脉3对；叶柄被短柔毛。总状花序顶生，苞片钻形，花后脱落；萼片5，宿存，外3枚，内萼片花瓣状，斜卵形；花瓣3，白色或紫色，侧瓣2/5以下合生，先端圆形，基部内侧被短柔毛，龙骨瓣盔状，顶端具流苏状附属物。蒴果近圆形，具阔翅，先端具缺刻。种子被毛。花期5～6月，果期6～7月。

【分布与生境】梵净山地区资源分布的代表区域：黄家坝、艾家坝、坝梅寺等地。生于海拔600～900 m的林缘、路旁或灌丛下。

【中 药 名】香港远志（全草）。

【功效主治】活血，化瘀，解毒。主治跌打损伤，咳嗽，附骨疽，失眠，毒蛇咬伤。

【采收加工】春、夏季采收，切段，晒干。

【用法用量】内服：煎汤，9～15 g。外用：适量，捣敷。

# 瓜子金 *Polygala japonica* Houtt.

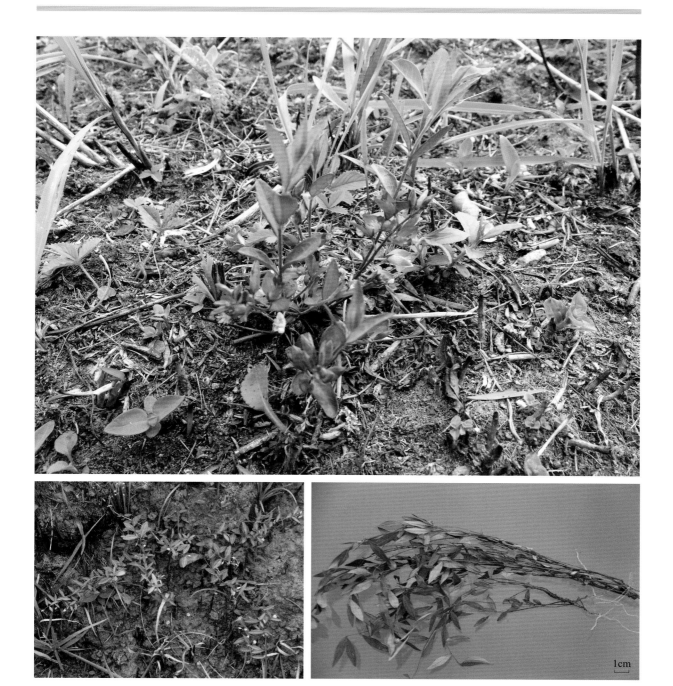

1cm

【别　　名】金锁匙、神砂草、地藤草（《植物名实图考》），远志草（《分类草药性》），日本远志（《东北植物检索表》），竹叶地丁、辰砂草（贵州）。

【形态特征】多年生草本，高15~20 cm。茎、枝被卷曲柔毛。叶厚纸质或亚革质；卵形或卵状披针形，先端钝，基部阔楔形至圆形，全缘，两面被短柔毛，侧脉3~5对；叶柄被短柔毛。总状花序与叶对生，或腋外生；花梗长约7 mm，被短柔毛，苞片1，早落；萼片5，宿存，外面3枚披针形，里面2枚花瓣状，卵形至长圆形；花瓣3，白色至紫色，基部合生，侧瓣长圆形，龙骨瓣舟状，具流苏状附属物。蒴果圆形，边缘具阔翅。花期4~5月，果期5~8月。

【分布与生境】梵净山地区资源分布的代表区域：黄家坝、艾家坝、坝梅寺等地。生于海拔600~900 m的林缘、路旁或灌丛下。

【中药名】瓜子金（全草）。

【功效主治】祛痰止咳，散瘀止血，宁心安神，解毒消肿。主治咳嗽痰多，跌打损伤，风湿痹痛，吐血，便血，心悸，失眠，咽喉肿痛，痈肿疮疡，毒蛇咬伤。

【采收加工】秋季采收，洗净，晒干。

【用法用量】内服：煎汤，6~15 g；鲜品30~60 g；或研末；或浸酒。外用：适量，捣敷或研末调敷。

【用药经验】①吐血：瓜子金15 g，水煎服。②骨折：瓜子金研末，或鲜品捣绒，拌酒包患处。③毒蛇咬伤：新鲜瓜子金30 g，捣烂，外敷于咬伤处，每日换药1次。④小儿疳积：取瓜子金30 g，猪肝100 g，蒸热去药渣，食肝及汁，连服3剂。

# 小花远志 *Polygala polifolia* C. Presl

【别名】金牛草（《中药志》），小兰青、细叶金不换、细金牛草（《岭南采药录》），小金牛草（《广东中药》），瓜子金、红丝线（《广西药用植物名录》），紫背金牛、紫花地丁（广东）。

【形态特征】一年生草本，高10~15 cm。主根木质；茎多分枝，铺散，密被卷曲短柔毛。叶互生，叶片厚纸质，倒卵形，先端钝，具刺毛状锐尖头，基部阔楔形至钝，全缘；叶柄极短，被短柔毛。总状花序腋生或腋外生，总花梗长不及叶，疏被柔毛，花少，但密集；萼片5，宿存，具缘毛；花瓣3，白色或紫色，侧瓣三角状菱形，边缘皱波状，基部与龙骨瓣合生。花、果期7~10月。

【分布与生境】梵净山地区资源分布的代表区域：小罗河沟等地。生于海拔950 m左右的路旁或灌丛中。

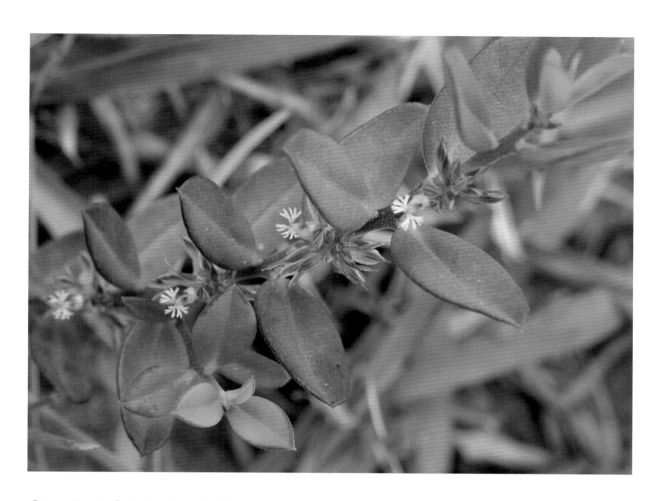

【中　药　名】小金牛草（全草）。

【功效主治】祛痰止咳，散瘀，解毒。主治咳嗽，跌打损伤，月经不调，痈肿疮毒，毒蛇咬伤。

【采收加工】春、夏季采收，洗净，切段，晒干。

【用法用量】内服：煎汤，15～30 g。外用：适量，捣敷。

【用药经验】麻风病神经反应：小金牛草30 g（鲜品60 g），两面针根9 g，加水2碗，煮成半碗，
　　　　　　　睡前加糖顿服，每晚1剂，一般服3～6剂即可见效。

# 西伯利亚远志 *Polygala sibirica* L.

【别　　　名】瓜子金（《东北植物检索表》），阔叶远志、青玉丹草、女儿红（《中药大辞
　　　　　　　典》）。

【形态特征】多年生草本，高10～30 cm；根直立或斜生，木质。茎丛生，通常直立。叶互生，

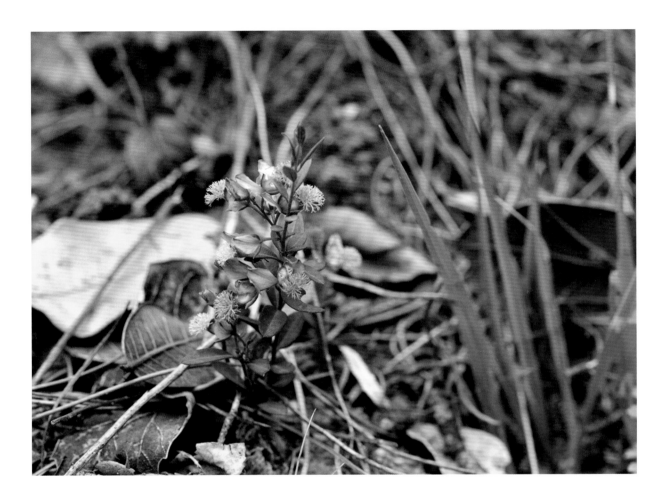

叶片纸质至亚革质，下部叶小卵形，先端钝，上部者大，披针形或椭圆状披针形，先端钝，具骨质短尖头，基部楔形，全缘，略反卷，绿色，脉上面凹陷，背面隆起，侧脉不明显，具短柄。总状花序腋外生或假顶生，通常高出茎顶，具少数花；花具3枚小苞片，钻状披针形；萼片5，宿存，外面3枚披针形，里面2枚花瓣状，近镰刀形，先端具突尖，基部具爪，淡绿色，边缘色浅；花瓣3，蓝紫色，侧瓣倒卵形，2/5以下与龙骨瓣合生，先端圆形，微凹，龙骨瓣较侧瓣长，具流苏状鸡冠状附属物；雄蕊8。蒴果近倒心形，顶端微缺。花期4~7月，果期5~8月。

【分布与生境】梵净山地区资源分布的代表区域：黑河湾、鱼坳、回香坪等地。生于海拔800~1600 m的林缘。

【中 药 名】卵叶远志（全草）。

【功 效 主 治】镇咳，化痰，活血，止血，安神，解毒。主治咳嗽痰多，吐血，便血，怔忡，失眠，咽喉肿痛，痈疽疮毒，蛇咬伤，跌打损伤。

【采 收 加 工】夏、秋季采集，洗净晒干。

【用 法 用 量】内服：煎汤，10~15 g；鲜品50~100 g；捣汁或研末。外用：捣敷。

# 小扁豆 *Polygala tatarinowii* Regel

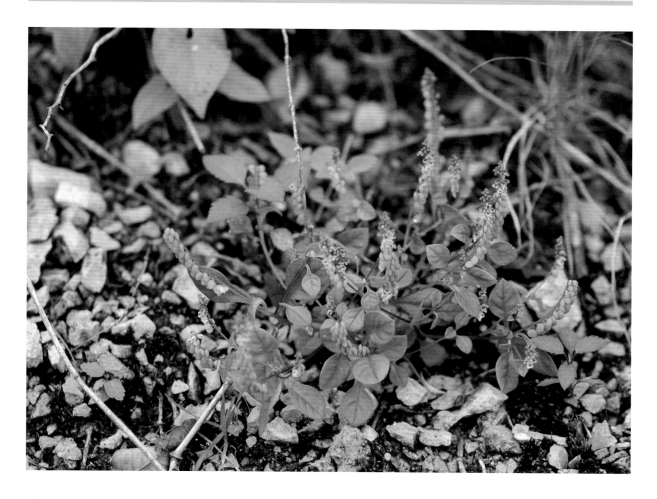

【别　　　名】小远志（《东北草本植物志》），天星吊红（《广东植物志》），野豌豆草（云南）。

【形 态 特 征】一年生草本，高5～15 cm；茎无毛。叶片纸质，卵形或椭圆形至阔椭圆形，先端急尖，基部楔形下延，全缘，具缘毛；叶柄稍具翅。总状花序顶生，花密；小苞片2枚，披针形，早落；萼片5，脱落，外面3枚小，卵形或椭圆形，内面2枚花瓣状，先端钝圆；花瓣3，红色至紫红色，龙骨瓣2/3以下合生；雄蕊8。蒴果扁圆形，具翅，疏被短柔毛。种子近长圆形，被柔毛，种阜小，盔形。花期8～9月，果期9～11月。

【分布与生境】梵净山地区资源分布的代表区域：小罗河沟、三角岩、密麻树、天庆寺、龙门坳、跑马场等地。生于海拔850～1300 m的路旁、林缘或疏林中。

【中 药 名】小扁豆。

【功 效 主 治】祛风，活血止痛。主治跌打损伤，风湿骨痛。

【采 收 加 工】夏、秋季采收全草，切段，晒干。

【用 法 用 量】内服：煎汤，9～15 g。外用：适量，捣敷；或研末调敷。

【用 药 经 验】①跌打损伤，骨折：小扁豆根、伸筋草、土三七、桔梗各10 g，灯盏细辛5 g，红血
藤15 g，胡椒5～10粒，红糖适量，水煎服。②风湿骨痛：小扁豆根适量，炖狗肉服。

# 长毛籽远志 *Polygala wattersii* Hance

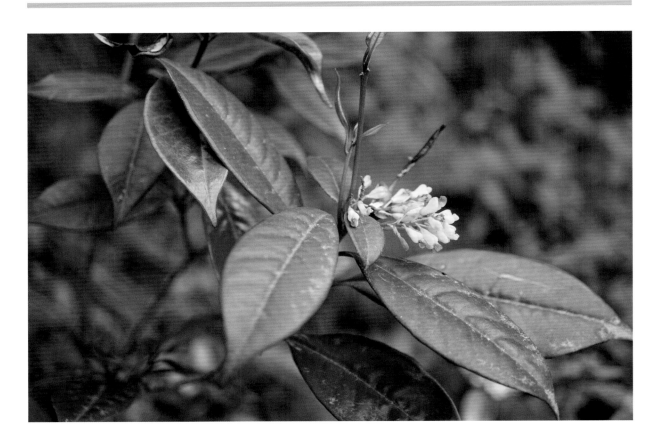

【别　　　名】大毛籽黄山桂（《云南种子植物名录》），细叶远志（《广东植物志》），山桂花
（四川），西南远志（广西）。

【形 态 特 征】常绿灌木，高1～4 m。小枝幼时被腺毛。叶密集于小枝顶部，叶片近革质，椭圆形
至椭圆状披针形，先端渐尖至尾状渐尖，基部楔形，全缘，侧脉8～9对。总状花序
2～5个成簇生于小枝顶端叶腋，基部具小苞片3枚；萼片5，早落，外面3枚卵形，

先端钝，具缘毛，内萼片花瓣状，斜倒卵形；花瓣3，黄色，稀白色，侧生花瓣略短于龙骨瓣，3/4以下与龙骨瓣合生，花盘高脚杯状。蒴果倒卵形，边缘具狭翅。花期4~6月，果期5~7月。

【分布与生境】梵净山地区资源分布的代表区域：秦芒坡、苗王坡等地。生于海拔900~1100 m的阔叶林或灌丛中。

【中　药　名】长毛籽远志（根、叶）。

【功效主治】解毒，散瘀。主治乳痈，无名肿毒，跌打损伤。

【采收加工】春、夏、秋季采收叶，鲜用或晒干；秋、冬季采收根，鲜用，或切片晒干。

【用法用量】内服：煎汤，6~12 g。外用：适量，捣敷。

# 大戟科

## 铁苋菜 *Acalypha australis* L.

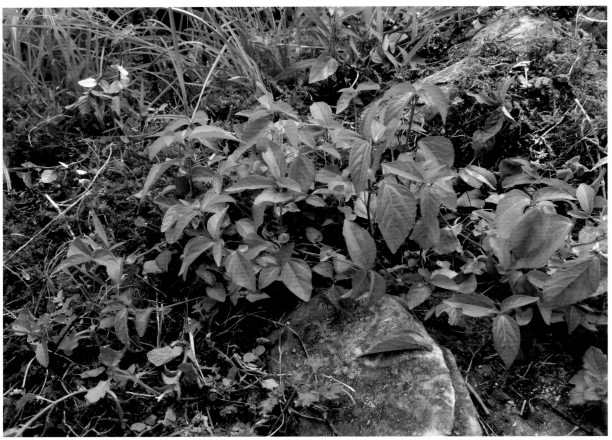

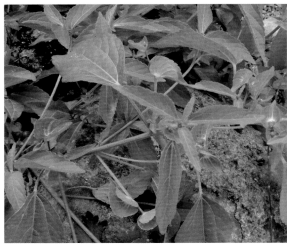

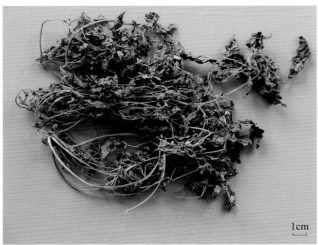

1cm

【别　　　名】海蚌含珠（广东），蚌壳草（四川）。

【形 态 特 征】一年生草本，高20～50 cm。茎直立或倾斜，多分枝，小枝细长，被短柔毛。叶互生，膜质，长卵形、近菱状卵形或阔披针形，先端短渐尖，基部楔形，稀圆钝，边缘具圆锯，上面无毛，下面沿中脉具柔毛；基出脉3条；叶柄具短柔毛。雌雄花同序，穗状花序腋生，有叶状苞片1～3，卵状心形；雌花1～3朵生于苞腋；雄花生于花序上部，花小，花萼裂片4枚，卵形。蒴果钝三棱状扁球形。种子卵形。花、果期5～9月。

【分布与生境】梵净山地区资源分布的代表区域：冷家坝、张家坝等地。生于海拔500～950 m的林缘、路旁、田间。

【中　药　名】铁苋菜（全草）。

【功 效 主 治】清热利湿，凉血解毒，消积。主治痢疾，泄泻，吐血，尿血，小儿疳积，痈疖疮疡，皮肤湿疹。

【采 收 加 工】夏季采收，除泥，晒干。

【用 法 用 量】内服：煎汤，9～15 g，鲜品30～60 g。外用：适量，捣烂外敷。

【用 药 经 验】①赤白痢疾：铁苋菜（鲜品）30 g，水煎服。②湿疹：铁苋菜（鲜品）适量，捣绒，取其汁外搽。③哮喘：铁苋菜15 g，水煎服。④腹泻：铁苋菜15 g，水煎服。⑤习惯性便秘：铁苋菜15 g，委陵菜5 g，乌梅5粒，水煎服。⑥小儿腹泻：铁苋菜、委陵菜、山楂各适量，水煎服。

# 山麻杆　*Alchornea davidii* Franch.

【别　　　名】桂圆树（《中国高等植物图鉴》），大叶泡（《秦岭植物志》）。

【形 态 特 征】落叶灌木，高2～3.5 m。嫩枝被灰白色短绒毛。叶阔卵形或近圆形，长8～15 cm，宽7～14 cm，顶端渐尖，基部心形、浅心形或近截平，边缘具锯齿，下面被短柔毛，基部具斑状腺体2或4个；基出脉3条；小托叶线状，具短毛；叶柄长2～10 cm，被短柔毛，托叶披针形，早落。雌雄异株；雄花序穗状，苞片卵形，雄蕊6～8；雌花序总状，顶生，具花4～7朵，苞片三角形，小苞片披针形；花梗短；萼片5，长三角形；花柱3，基部合生。蒴果近球形，密生柔毛。种子卵状三角形，具小瘤体。花期3～5月，果期6～7月。

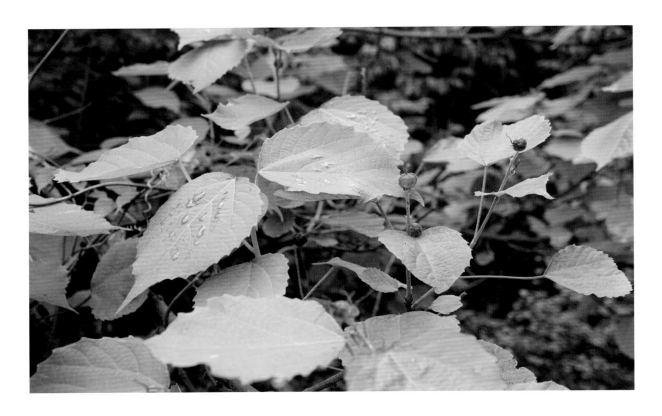

【分布与生境】梵净山地区资源分布的代表区域：苗王坡、木黄等地。生于海拔500～900 m的山坡灌丛中。

【中　药　名】山麻杆（茎皮、叶）。

【功效主治】驱虫，解毒，定痛。主治蛔虫病，狂犬、毒蛇咬伤，腰痛。

【采收加工】春、夏季采收，洗净，鲜用或晒干。

【用法用量】内服：煎汤，3～9 g。外用：适量，鲜品捣敷。

【用药经验】①蛔虫：山麻杆3 g，研粉，加入面粉中做馒头吃。②疯狗咬伤：山麻杆（叶）6 g，水煎服，服后有呕吐反应。③蛇咬伤：鲜山麻杆适量，捣烂敷患处。④劳伤腰部酸痛：山麻杆（茎皮）、草案根白皮各21～24 g，白节皮、牛人参各15～18 g，水煎，冲黄酒、红糖，早、晚餐前各服1次。

# 重阳木 *Bischofia polycarpa* (Lévl.) Airy Shaw

【别　　　名】乌杨（《亨利氏中国植物名录》），茄冬树（湖南），红桐（四川），水枧木（广西）。

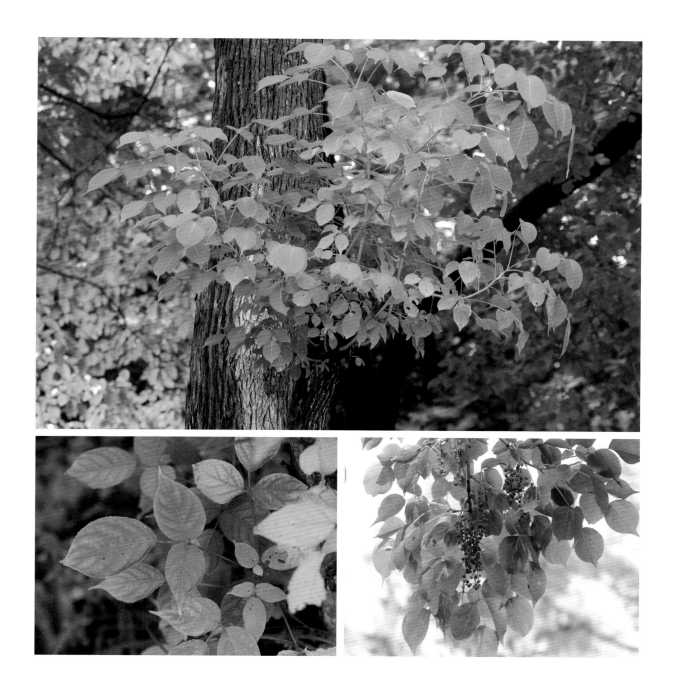

【形态特征】落叶高大乔木，高15～25 m，胸径50～100 cm。树皮褐色，纵裂；木材表面槽棱不显；树冠伞形状，大枝斜展，小枝无毛，当年生枝绿色，皮孔明显，灰白色，老枝变褐色，皮孔变锈褐色；芽小，顶端稍尖或钝，具有少数芽鳞；全株无毛。三出复叶；叶柄长9～13.5 cm；顶生小叶比侧生小叶大，小叶片卵形或椭圆状卵形，顶端突尖或短渐尖，基部圆或浅心形，边缘具钝细锯齿。花雌雄异株，花黄色；春季与叶同时开放，组成总状花序；通常着生于新枝的下部，花序轴纤细而下垂；雄花序长8～13 cm；雌花序长3～12 cm；雄花：萼片5枚，半圆形，膜质，向外张开；雌花：萼片与雄花的相同，有白色膜质的边缘。果实浆果状，圆球形，成熟时褐红色。花期4～5月，果期10～11月。

【分布与生境】梵净山地区资源分布的代表区域：江口县坝溪、过江等地。生于海拔450～750 m的村旁。

【中　药　名】重阳木（根及树皮）。

【功效主治】理气活血，解毒消肿。主治风湿痹痛，痢疾，无名肿毒，肠炎。

【采收加工】全年均可采收，洗净，切片，泡酒或晒干。

【用法用量】内服：煎汤，15～60 g。外用：适量，捣敷。

【用药经验】①风湿骨痛：重阳木9～15 g，泡酒服，并用药酒外搽。②黄疸：重阳木60 g，合欢皮、冰糖各15 g，积雪草30 g，水煎服。③咽喉肿痛：重阳木、荸荠各30 g，捣烂取汁内饮。④痈疮肿毒：重阳木适量，捣烂外敷患处。

# 假奓包叶 *Discocleidion rufescens* (Franch.) Pax et Hoffm.

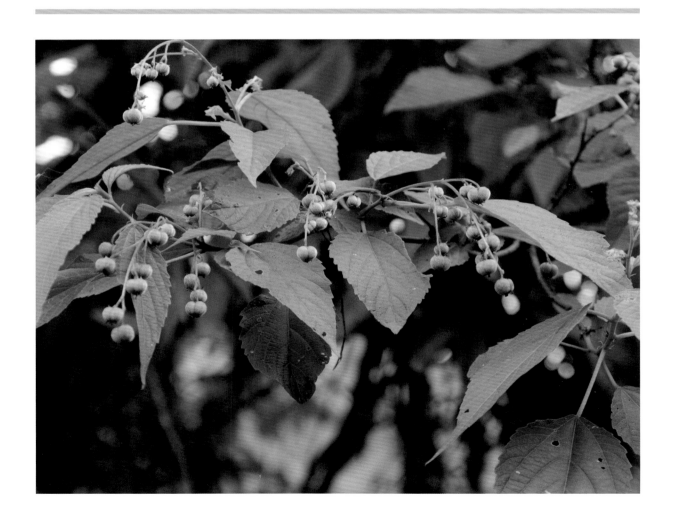

【别　　　名】艾桐（陕西），老虎麻（湖北）。

【形态特征】落叶灌木，高2~4 m。小枝、叶柄及花序密被淡黄色柔毛。叶纸质，卵形或卵状椭圆形，长7~14 cm，先端渐尖，基部圆或近平截，具锯齿，下面密被绒毛，基出脉3~5条，侧脉4~6对，近基部具2~4个斑点状腺体。圆锥花序，长15~20 cm；花雌雄异株，无花瓣；雄花3~5朵聚生于苞腋，花萼裂片3~5，卵形，雄蕊25~60，花丝离生；雌花1~2朵生于苞腋，花萼裂片5，花盘环状，具小圆齿。蒴果扁球形，被柔毛。花期4~8月，果期8~10月。

【分布与生境】梵净山地区资源分布的代表区域：马槽河、艾家坝、大罗河、坝溪、快场、苗王坡等地。生于海拔250~1100 m的林缘、灌丛中。

【中　药　名】假奓包叶（根）。

【功效主治】清热解毒，泻水消积。主治水肿，食积，毒疮。

【采收加工】夏、秋季采挖根，洗净，切片，晒干。

【用法用量】内服：煎汤，0.5~2 g；或入丸、散。外用：适量，鲜品捣敷。

# 湖北大戟 *Euphorbia hylonoma* Hand.-Mazz.

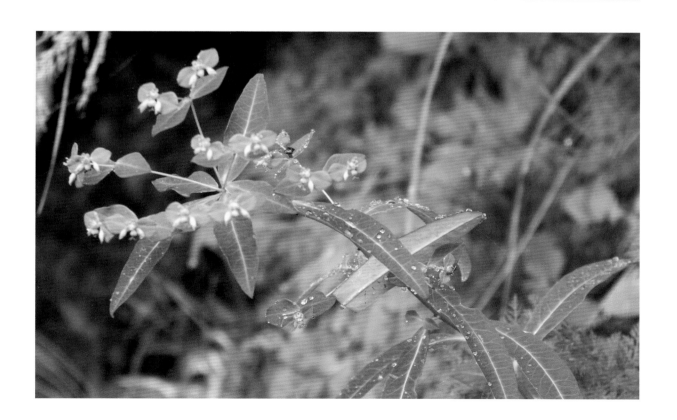

【别　　　名】九牛造（《土家族药物志》），五朵云、通大海、冷水七（湖北），震天雷（南川）。

【形 态 特 征】多年生草本。根锥形，长15～20 cm。茎单生，40～80 cm，光滑，被少许柔毛或无毛。叶互生，倒披针形至倒狭卵形，先端圆钝或微尖，基部楔形，边缘全缘，下面淡绿色；叶柄短。圆锥花序顶生及腋生，下部轮生叶3～5；苞片2～3，菱形或三角形；总苞片4裂，腺体4；雄花10～20朵，每朵雄蕊1枚；雌花1朵，生于中央。蒴果扁圆形，分果爿背部有2裂稀疏疣状突起。种子长球状，靠顶部有偏向一侧的种阜。花期5～8月，果期7～10月。

【分布与生境】梵净山地区资源分布的代表区域：下鱼坳、万宝岩、炕药洞等地。生于海拔850～2200 m的疏林中。

【中　药　名】筷子七（根）。

【功 效 主 治】消积除胀，泻下逐水，破瘀定痛。主治食积臌胀，二便不利，跌打损伤。

【采 收 加 工】秋季采挖，洗净，晒干。

【用 法 用 量】内服：煎汤，1.5～3 g。外用：适量，捣敷。反乌头、甘草。孕妇及体弱者禁服。

【用 药 经 验】①肝硬化腹水：筷子七0.6～1 g，研粉，调蜂蜜，开水冲服。②痈肿疮毒：筷子七捣烂外敷。③积聚腹胀，胸膈不利：筷子七、野棉花各3 g，朱砂七（制）6 g，红石耳12 g，水煎服。

# 续随子　*Euphorbia lathyris* Linnaeus

【别　　　名】菩萨豆、千两金（《日华子本草》）。

【形 态 特 征】二年生草本，高60～100 cm。全株微被白霜，内含乳汁。茎直立，多分枝。单叶交互对生，无柄；茎下部的叶较密，由下而上叶渐增大，线状披针形至阔披针形，基部心形而多少抱茎，先端锐尖，全缘。杯状聚伞花序顶生，通常4枚排成伞状，基部轮生叶状苞片4片，每枝再叉状分枝，分枝处苞叶2，三角状卵形。花单性，无花被；雄花多数和雌花1枚同生于萼状总苞内，总苞钟形，顶端4～5裂。蒴果近球形，表面有褐黑相间的斑纹。花期4～7月，果期7～8月。

【分布与生境】梵净山地区资源分布的代表区域：苕湾、寨沙等地。生于海拔500～750 m的村寨中。常有栽培。

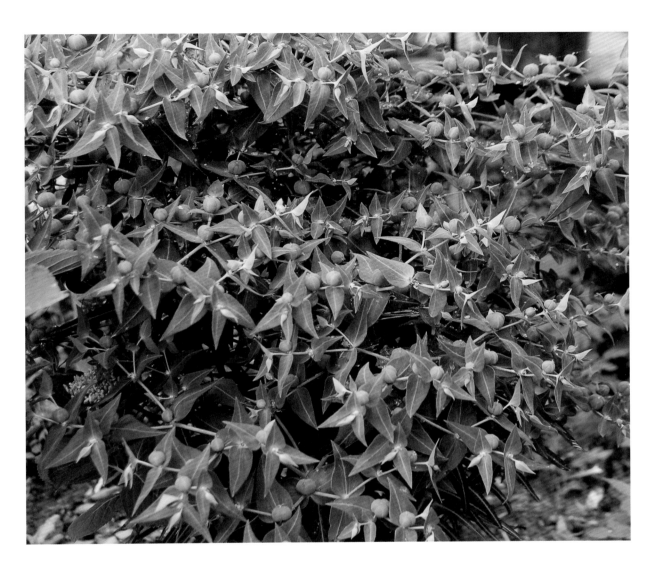

【中 药 名】千金子（种子），续随子（全草）。

【功 效 主 治】逐水消肿，破血消癥，解毒杀虫。主治水肿，积滞胀满，二便不通，血瘀经闭，顽
癣，痈肿，疣赘，毒蛇咬伤。

【采 收 加 工】■千金子　7月中、下旬果实变黑褐色时采收，晒干，取种子。

　　　　　　　■续随子　全草随用随采。

【用 法 用 量】■千金子　内服：1～2 g，制霜入丸、散。体虚便溏者及孕妇禁服。千金子大量口
服会产生头晕头痛、恶心流涎、心悸等。

　　　　　　　■续随子　外用：适量，捣敷或研末醋调涂。

【用 药 经 验】①扭伤或挫伤疼痛：千金子适量，压碎后，放患处搓揉。②水肿：千金子（炒，去
油）60 g，大黄30 g，研末，用酒或水调，做成绿豆大的丸，每次服50丸，用开水
送服。③皮肤结核：续随子适量，捣烂敷患处。

# 大 戟 *Euphorbia pekinensis* Rupr.

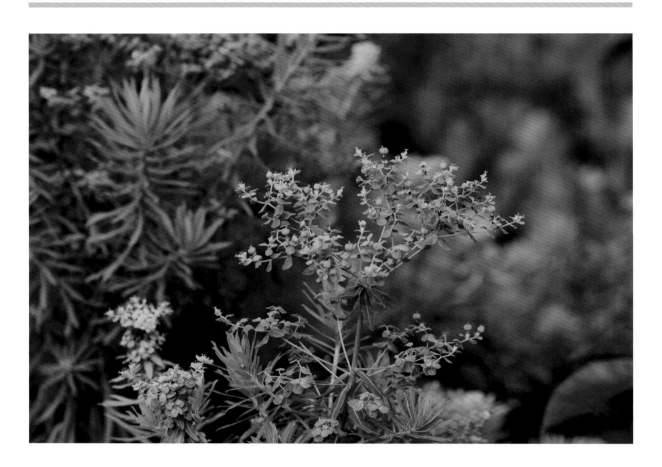

【别　　　名】京大戟（《北京植物志》《福建植物志》），湖北大戟（《湖北植物志》）。

【形 态 特 征】多年生草本。根圆柱状，长20～30 cm。茎单生或自基部多分枝，每个分枝上部又有4～5分枝。叶互生，常为椭圆形，少为披针形或披针状椭圆形，变异较大，先端尖或渐尖，基部渐狭或呈楔形或近圆形或近平截，边缘全缘；主脉明显，侧脉羽状，不明显；总苞叶4～7枚，长椭圆形，先端尖，基部近平截；伞幅4～7；苞叶2枚，近圆形，先端具短尖头，基部平截或近平截。花序单生于二歧分枝顶端，无柄；总苞杯状，边缘4裂，裂片半圆形；腺体4，半圆形或肾状圆形，淡褐色；雄花多数，伸出总苞之外；雌花1枚。蒴果球状。种子长球状，暗褐色或微光亮，腹面具浅色条纹；种阜近盾状，无柄。花期5～8月，果期6～9月。

【分布与生境】梵净山地区资源分布的代表区域：铜矿厂、洼溪河、上月亮坝等地。生于海拔500～950 m的山谷疏林中。

【中 药 名】大戟（根）。

【**功 效 主 治**】泻水逐饮，消肿散结。主治水肿胀满，胸腹积水，痰饮积聚，气逆咳喘，二便不
利，痈肿疮毒，瘰疬痰核。

【**采 收 加 工**】秋季地上部分枯萎后至早春萌芽前，挖根，切片，晒干或烘干。

【**用 法 用 量**】内服：煎汤，0.5～3 g；或入丸、散。外用：适量，研末或熬膏敷；或煎水熏洗。

# 钩腺大戟 *Euphorbia sieboldiana* Morr. et Decne.

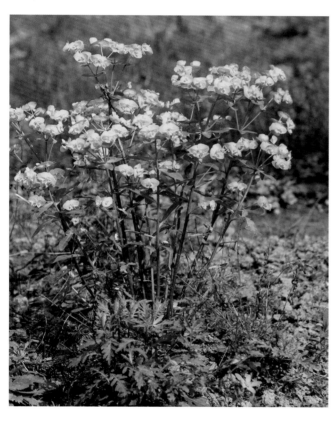
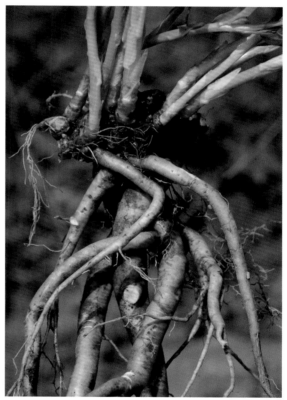

【**别 　 　 名**】粉柄大戟（《云南种子植物名录》），长圆叶大戟、土大戟（《湖北植物志》），
康定大戟（《云南植物研究》），乳浆草（梵净山）。

【**形 态 特 征**】多年生草本，高30～80 cm，全株含有白色乳汁。根细长，圆锥状。茎直立，上部
分枝，表面被白色短柔毛。单叶互生；几无柄；长圆形或披针形，全缘，下面稍被
白粉。杯状聚伞花序，通常5枝，排列成复伞形；基部有叶状苞片5；每枝再作二至
数回分枝，分枝处着生近圆形的苞叶4或2枚，对生；雌、雄花均无花被，花序基部
苞叶近肾形；萼状总苞内有雄花多数。蒴果三棱状球形，表面具疣状突起物。花期

4～5月，果期6～7月。

【分布与生境】梵净山地区资源分布的代表区域：小黑湾、青龙洞、回香坪、盘溪河、九龙池、中
岭寺、石棉厂、胜利坳、密麻树等地。生于海拔750～2000 m的林缘、沟旁、山谷
林下潮湿处。

【中 药 名】钩腺大戟（根茎）。

【功效主治】破积逐水，止呃逆，催吐，杀虫解毒，泻下，利尿。主治肠胃积滞，肺气上逆之呃
逆，水肿；外用治疥疮。

【采收加工】秋季地上部分枯萎后至早春萌芽前采挖根茎，除去残茎及须根，洗净，切片，晒干
或烘干。

【用法用量】内服：煎汤，0.5～3 g；或入丸、散。外用：适量，研末或熬膏敷；或煎水熏洗。
有毒，宜慎用。

【用药经验】痰饮积聚，水肿胀满，咳喘：钩腺大戟适量，煎汤灌服。

# 算盘子 *Glochidion puberum* (L.) Hutch.

【别　　　名】野南瓜、血木瓜、算盘珠、算盘木（梵净山）。

【形态特征】灌木，高1～3.5 m。多分枝；小枝灰褐色；小枝、叶片下面、萼片外面、子房和果
实均密被短柔毛。叶互生，长椭圆形至长圆状披针形，基部楔形，上面除中脉外
无毛，下面密被短柔毛，侧脉5～7条。花小，单性，雌雄同株或异株，1～5朵簇生
于叶腋，常下垂；下部叶腋生雄花，近顶部叶腋生雌花和雄花，或纯生雌花；萼
片6，2轮。蒴果扁球形，有8～10条明显的纵沟，成熟时带红色。种子近肾形，具3
棱，红褐色。花期6～9月，果期7～11月。

【分布与生境】梵净山地区资源分布的代表区域：护国寺、木耳坪、杨家坪等地。生于海拔
1200～1400 m的林缘、路旁、灌丛中。

【中 药 名】算盘子（果实），算盘子根（根），算盘子叶（叶）。

【功效主治】■算盘子 清热利湿。主治感冒发热，咽喉痛，疟疾，吐泻，消化不良，痢疾等。
■算盘子根、算盘子叶 清热利湿，活血解毒。主治痢疾，疟疾，黄疸，白浊，劳
伤咳嗽，风湿痹痛，崩漏，带下。

【采收加工】■算盘子 秋季采收果实，除去杂质，晒干。

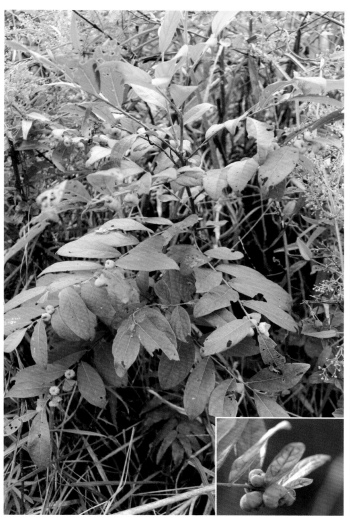

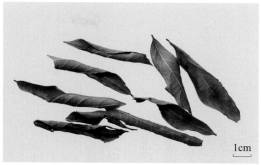

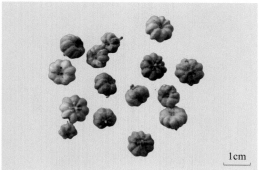

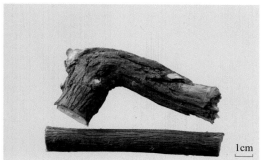

　　■算盘子根　全年均可采收根，洗净，晒干。

　　■算盘子叶　夏、秋季采收叶，晒干。

【用法用量】■算盘子　内服：煎汤，9～15 g。

　　　　　　■算盘子根　内服：煎汤，15～60 g。

　　　　　　■算盘子叶　内服：煎汤，15～30 g。外用：适量，煎水熏洗，或捣烂敷。

【用药经验】①痢疾：算盘子、红糖各30 g，水煎服。②细菌性痢疾：算盘子根或叶9 g，水煎服。③梦多：鲜算盘子50 g，水煎服。④小儿疳积：算盘子根、吊石苣苔、羊背各适量，水煎，将内衣用药水浸湿，待干，连穿7 d。⑤烂脚丫：鲜算盘子、乌桕、朱砂根各适量，水煎服。

# 湖北算盘子 *Glochidion wilsonii* Hutch.

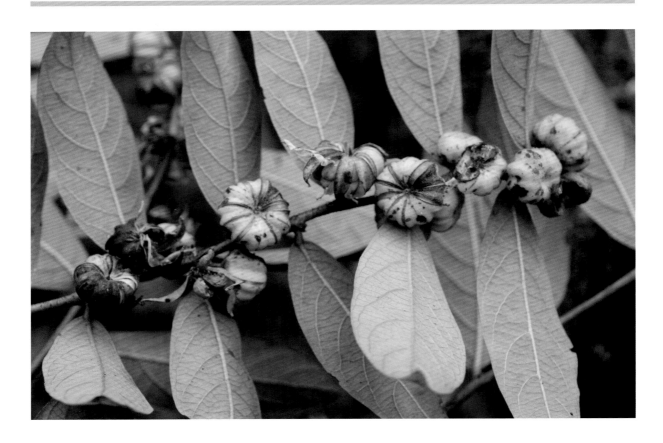

【形态特征】灌木，高1~4 m。枝条具棱，灰褐色；小枝直而开展；除叶柄外，全株均无毛。叶片纸质，披针形或斜披针形，长3~10 cm，宽1.5~4 cm；顶端短渐尖或急尖，基部钝或宽楔形，上面绿色，下面带灰白色；中脉两面凸起，侧脉每边5~6条，下面凸起；叶柄被极细柔毛或几无毛；托叶卵状披针形。花绿色，雌雄同株，簇生于叶腋内，雌花生于小枝上部，雄花生于小枝下部；雄蕊3枚。合生。蒴果扁球状，边缘有6~8条纵沟，基部常有宿存的萼片。种子近三棱形，红色，有光泽。花期4~7月，果期6~9月。

【分布与生境】梵净山地区资源分布的代表区域：护国寺等地。生于海拔1100 m左右的路旁、灌丛中。

【中 药 名】算盘子（果实）。

【功效主治】清热除湿，解毒利咽，行气活血。主治痢疾，泄泻，黄疸，咽喉肿痛，牙痛，淋浊，风湿痹痛等。

【采收加工】秋季采收，除去杂质，晒干。

【用 法 用 量】内服：煎汤，9～15 g。

【用 药 经 验】①细菌性痢疾：算盘子9 g，水煎服。②梦多：鲜算盘子50 g，水煎服。③小儿疳
积：算盘子、吊石苣苔、羊背各适量，水煎，将内衣用药水浸湿，待干，连穿
7 d。④烂脚丫：鲜算盘子、乌柏、朱砂根各适量，水煎服。

# 白背叶 *Mallotus apelta* (Lour.) Muell. Arg.

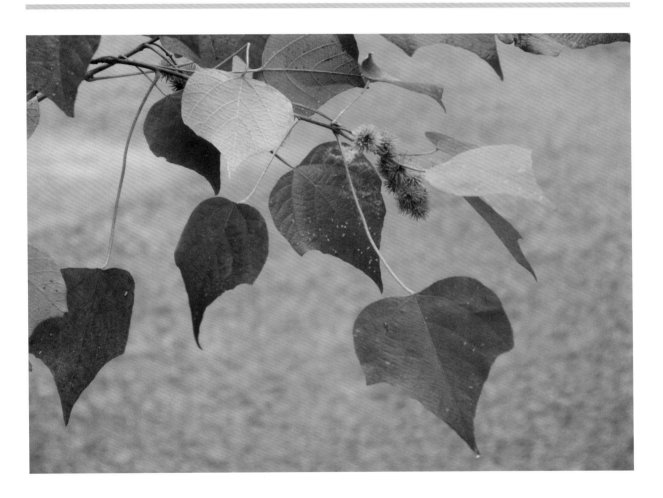

【别　　　名】酒药子树（《植物名实图考》），野桐（海南），白背桐、吊粟（广东）。

【形 态 特 征】落叶灌木或小乔木，高2～4 m。小枝、叶柄和花序均被白色星状绒毛。叶片阔卵
形，基部近截形或短截形，具2腺点，全缘或顶部3浅裂，有稀疏钝齿，上面绿色，
下面灰白色，密被星状柔毛及棕色腺体；掌状脉3条；叶柄长2～8 cm。花单性，雌
雄异株；圆锥花序顶生或腋生，长10～30 cm；萼片3～4，外被密毛，内面有红色
腺点，无花瓣，雄蕊多数，花丝分离；雌花单生，花萼钟状，3～5裂，外被星状柔

毛，无花瓣。果序圆柱状，蒴果近球形，密被羽状软刺和星状绒毛。种子近球形，黑色，光亮。花期4~7月，果期8~11月。

【分布与生境】梵净山地区资源分布的代表区域：龙门坳、大土、护国寺、洼溪河等地。生于海拔750~1200 m的山谷疏林中。

【中　药　名】白背叶（叶），白背叶根（根）。

【功　效　主　治】■白背叶　清热，解毒，祛湿，止血。主治疮疖，中耳炎，鹅口疮，湿疹，跌打损伤，外伤出血。

　　　　　　　　　■白背叶根　柔肝活血，健脾化湿，收敛固脱。主治慢性肝炎，肝脾肿大，子宫脱垂，脱肛，白带异常，妊娠水肿。

【采　收　加　工】■白背叶　多鲜用，或夏、秋季采集，晒干，研粉。

　　　　　　　　　■白背叶根　全年均可采，洗净，切片，晒干。

【用　法　用　量】■白背叶　内服：煎汤，4.5~9 g。外用：适量，鲜叶捣烂敷；或研末撒；或煎水洗；或干叶研粉敷患处。

　　　　　　　　　■白背叶根　内服：煎汤，15~30 g。

【用　药　经　验】①蜂窝组织炎：白背叶、橘叶、桉树叶、乌桕叶各适量，捣烂敷患处。②化脓性中耳炎：白背叶30 g，加水250 mL，煎1 h，滤取煎液，先以白醋冲洗患耳，擦干后滴入药液，每次3~4滴，每日3次。

# 毛　桐　*Mallotus barbatus* (Wall.) Muell. Arg.

【别　　　名】大毛桐子（四川），谷栗麻（广东），盾叶野桐（广西）。

【形　态　特　征】落叶灌木或小乔木，高3~6 m。幼枝密被棕黄色的茸毛。叶互生，盾状着生；叶片卵圆形，长12~20 cm，宽8~15 cm，先端渐尖，基部圆形，边缘有疏细齿，有时具不规则的波浪形，纸质，上面绿色，幼时被毛，后无毛，下面被棕色柔毛；叶柄长6~12 cm，密被茸毛。花单性，雌雄异株，总状花序腋生或顶生，花序柄被毛；雄花簇生，萼片3~5裂，无花瓣。蒴果圆球形，基部具苞片3，果柄所有部分均被星状毛。花期6月，果期7~9月。

【分布与生境】梵净山地区资源分布的代表区域：二道拐、张家坝、小罗河、亚盘岭、老爷坡、芭蕉湾等地。生于海拔500~1000 m的疏林、路旁、灌丛中。

【中　药　名】大毛桐子根（根）。

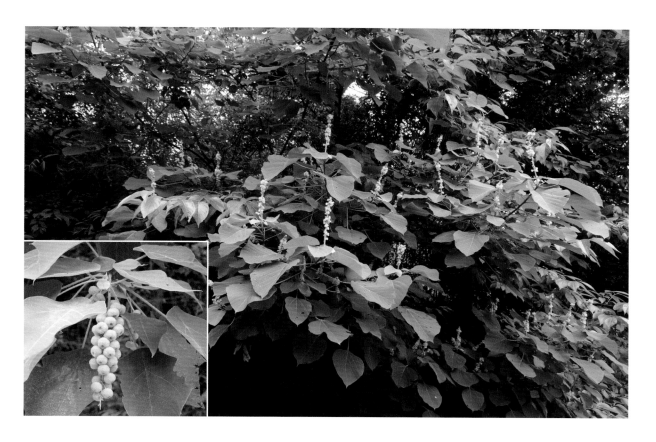

【功效主治】清热利湿，止痛，止血。主治肝硬化腹水，牙痛，腹痛，子宫脱垂，消化不良；外用治止血，疱疹，疮痈肿毒。

【采收加工】全年均可采挖，除去泥土，洗净，切片，晒干。

【用法用量】内服：煎汤，15～30 g。

【用药经验】①肺结核咳血：大毛桐子根60 g，子公鸡1只，炖服。②褥疮：大毛桐子根、毛漆公叶等量，晒干研末，清洁创面后，外敷。③湿疹：大毛桐子根晒干研末，外敷患处。

# 粗糠柴 *Mallotus philippensis* (Lamarck) Müller Argoviensis

【别　　名】香桂树（四川），香楸藤（江西）。

【形态特征】常绿小乔木，高2～18 m。小枝、幼叶和花序均被黄褐色星状毛。叶互生或近对生，叶片卵形、长椭圆形或卵状披针形，长5～16 cm，宽2～6 cm，先端渐尖，基部圆钝或宽楔形，基出脉3条，近叶柄处有2腺体，叶背被星状柔毛和红色腺体；叶柄长2～5 cm。花单性同株，总状花序顶生或生于上部叶腋，长3～8 cm；雄花：萼

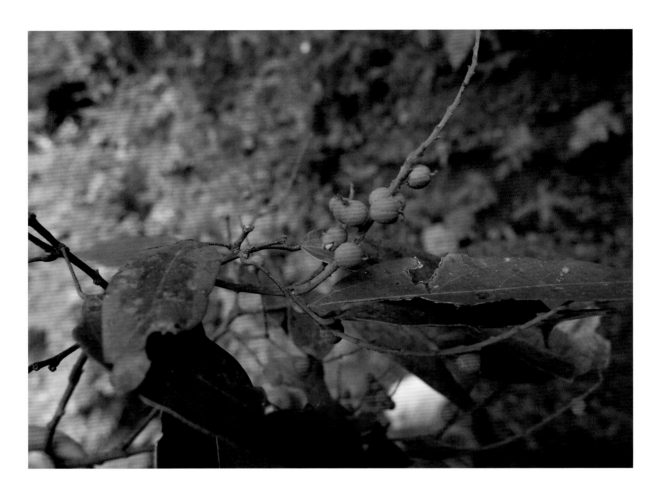

片3～4，卵形，外被星状柔毛及腺点，雄蕊18～32；雌花：花萼管状，3～5齿，被星状柔毛及腺点。蒴果扁球形，密被红色颗粒状腺体和粉末状毛。种子卵形或球形，黑色，具光泽。花期4～5月，果期5～8月。

【分布与生境】梵净山地区资源分布的代表区域：丁家坪、菌子客桥、大岩棚等地。生于海拔500～950 m的阔叶林中。

【中　药　名】吕宋楸毛（果实的腺毛及茸毛），粗糠柴根（根），粗糠柴叶（叶）。

【功效主治】■吕宋楸毛　驱虫缓泻。主治绦虫病，蛔虫病，蛲虫病。

　　　　　　■粗糠柴根　清热祛湿，解毒消肿。主治湿热痢疾，咽喉肿痛。

　　　　　　■粗糠柴叶　清热祛湿，止血，生肌。主治湿热吐泻，风湿痹痛，外伤出血，疮疡，水火烫伤。

【采收加工】■吕宋楸毛　腺毛及茸毛秋季采收，入布袋中，摩擦搓揉，擦落果实上的茸毛，除去果实，收集茸毛，阴干备用。

　　　　　　■粗糠柴根、粗糠柴叶　根洗净，切片，晒干；叶鲜用或晒干。

【用法用量】■吕宋楸毛　内服：煎汤，成人每次6～9 g；小儿1.5 g；或入胶囊、丸剂、锭剂等。

外用：适量，鲜品捣敷；或研末撒；或煎水洗或涂敷。

■ 粗糠柴根　内服：煎汤，15 ~ 30 g。

■ 粗糠柴叶　内服：煎汤，3 ~ 6 g。

【用药经验】①绦虫病：吕宋楸毛（腺体粉末）4.5 g，咖啡碱2.1 g，石榴皮碱0.9 g，蓖麻油4.5 g，混合装入胶囊，每服1 ~ 2 g。②疮疡溃烂久不收口：粗糠柴叶煎水洗或研粉撒敷患处。

# 石岩枫 *Mallotus repandus* (Willdenow) Müller Argoviensis

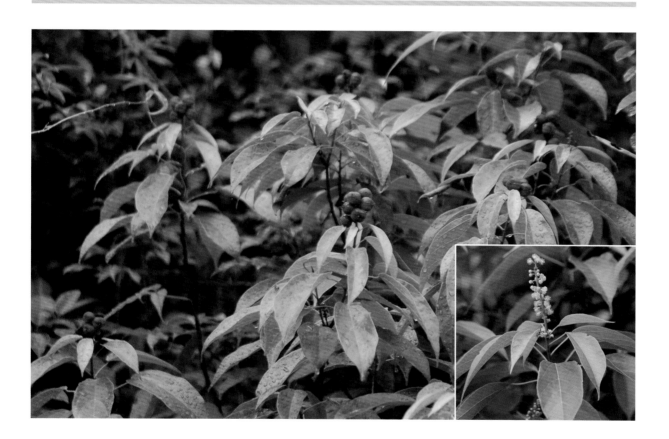

【别　　名】倒挂茶、倒挂金钩（《植物名实图考》）。

【形态特征】攀缘状灌木。幼枝常被锈色星状毛。叶互生，卵形或椭圆状卵形，长3.5 ~ 8 cm，宽2 ~ 5 cm，先端渐尖，基部近圆形，全缘或波状，老叶下面脉腋被毛及疏生黄色腺体，基出脉3条，侧脉3 ~ 4对；叶柄长2 ~ 6 cm。总状花序或下部分枝呈圆锥状；雄花序顶生，长5 ~ 15 cm，花萼3 ~ 4裂，卵状长圆形；雌花序长达10 cm，不分枝，苞片三角形，花萼裂片5，卵状披针形。蒴果密被锈色星状短茸毛。种子球形，黑色，有光泽。花期4～6月，果期7～11月。

【分布与生境】梵净山地区资源分布的代表区域：马槽河、徐家沟、大罗河沟、张家坝、大岩棚等地。生于海拔500～1750 m的沟谷林中。

【中　药　名】杠香藤（根、茎、叶）。

【功效主治】祛风除湿，活血通络，解毒消肿，驱虫止痒。主治风湿痹痛，腰腿疼痛，口眼歪斜，跌打损伤，痈肿，疮疡，绦虫病，蛇虫咬伤。

【采收加工】全年均可采收根、茎，洗净，切片，晒干；夏、秋季采收叶，鲜用或晒干。

【用法用量】内服：煎汤，9～30 g。外用：适量，干叶研末调敷；或鲜叶捣敷。

【用药经验】①风湿关节痛：杠香藤（根）、盐肤木根各60 g，猪蹄、酒少许炖服。②风中经络，口眼歪斜：杠香藤（根）20 g，甘草12 g，水煎服。③疖腮肿痛：杠香藤（根）15 g，雀不站、板蓝根、路路通各9 g，水煎服。

# 落萼叶下珠 *Phyllanthus flexuosus* (Sieb. et Zucc.) Muell. Arg.

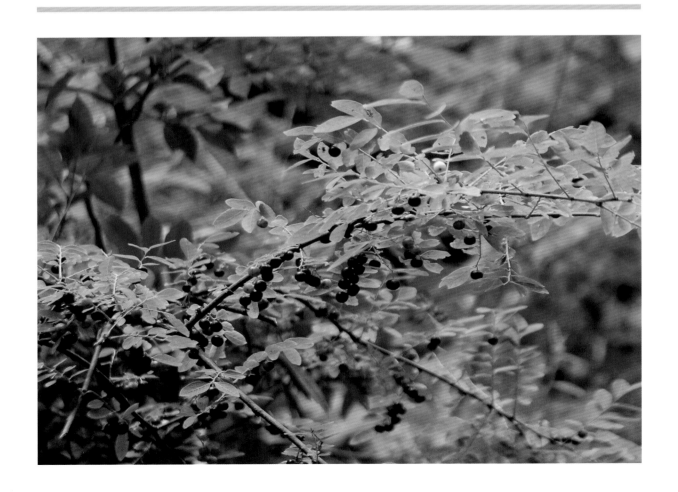

【别　　　名】弯曲叶下珠（《湖北植物志》），红五眼（广西），叶下果（梵净山）。

【形态特征】落叶灌木，高2～3 m，全株无毛。叶片纸质，椭圆形或卵形，顶端渐尖或钝，基部钝至圆形，下面稍带白绿色；侧脉每边5～7条；托叶卵状三角形，早落。雄花数朵和雌花1朵簇生于叶腋；雄花：花梗短；萼片5，宽卵形或近圆形，暗紫红色。蒴果浆果状，扁球形，3室，每室1颗种子，基部萼片脱落。种子近三棱形。花期4～5月，果期6～9月。

【分布与生境】梵净山地区资源分布的代表区域：铜矿厂、马槽河、上月亮坝等地。生于海拔750～1000 m的林缘、路旁。

【中　药　名】落萼叶下珠（全株）。

【功效主治】清热解毒，祛风除湿。主治过敏性皮疹，小儿夜啼，蛇咬伤，风湿病。

【采收加工】全年均可采，鲜用或晒干。

【用法用量】内服：煎汤，5～15 g。外用：适量，捣敷。

# 青灰叶下珠 *Phyllanthus glaucus* Wall. ex Muell. Arg.

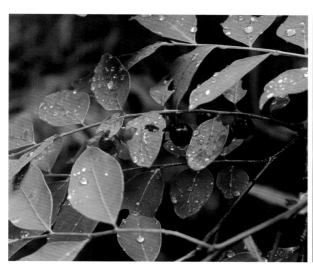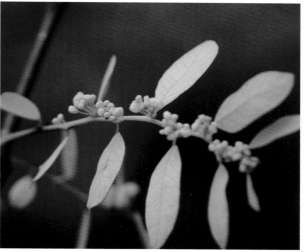

【形态特征】落叶灌木，高1.5～4 m。枝条圆柱形，细柔，无毛。叶片膜质，椭圆形或长圆形，长2.5～5 cm，宽1.5～2.5 cm，顶端具小尖头，基部宽楔形至圆形，下面稍苍白色；侧脉每边8～10条。花数朵簇生于叶腋；花梗丝状，顶端稍粗；雄花：萼片6，卵形；雄蕊5，花丝分离；雌花：通常1朵与数朵雄花同生于叶腋；萼片6，卵形；花盘环状。蒴果浆果状，紫黑色，基部有宿存的萼片。种子黄褐色。花期4～7月，果期7～10月。

【分布与生境】梵净山地区资源分布的代表区域：张家坝、坝溪等地。生于海拔600 m以下的林缘、沟边灌丛中。

【中 药 名】青灰叶下珠（根）。

【功效主治】祛风除湿，健脾消积。主治风湿痹痛，小儿疳积。

【采收加工】夏、秋季采挖，切片，晒干。

【用法用量】内服：煎汤，5～15 g。

# 叶下珠 *Phyllanthus urinaria* L.

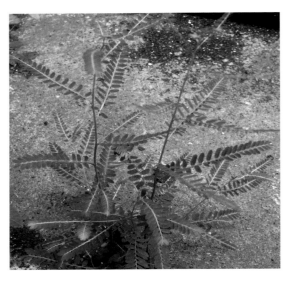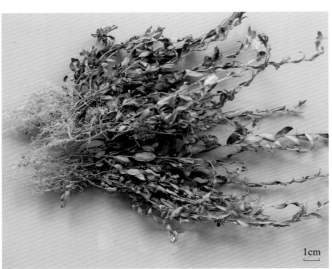

1cm

【别　　　名】阴阳草、假油树（《本草纲目拾遗》），珍珠草（广西），珠仔草（台湾），蓖其草（湖北）。

【形态特征】一年生草本，高10～40 cm。茎直立，多分枝，枝倾卧而后上升；枝具翅状纵棱，上部被1纵列疏短柔毛。叶互生，排成2列，形似复叶；叶片纸质，长椭圆形或倒卵形，先端尖或钝，有小尖头，基部圆形，下面灰绿色，边缘处有1～3列短粗毛；侧脉每边4～5条；叶柄短。花单性，雌雄同株，腋生；雄花：2～4朵簇生于叶腋，通常仅上面1朵开花，下面的很小；基部有苞片1～2枚；萼片6，倒卵形，顶端钝；雌花：单生于小枝中下部的叶腋内；萼片6，近相等，卵状披针形，边缘膜质，黄白色。蒴果圆球状，红色，表面具1小凸刺，有宿存的花柱和萼片，开裂后轴柱宿存。种子橙黄色。花期4～6月，果期7～11月。

【分 布 与 生 境】梵净山地区资源分布的代表区域：大河边、张家坝、芙蓉坝、上月亮坝、下月亮坝等地。生于海拔700 m以下路旁、田间。

【中 药 名】叶下珠（全草）。

【功 效 主 治】清热解毒，渗湿利水，明目，消积。主治痢疾，泄泻，黄疸，水肿，热淋，石淋，目赤，夜盲，疳积，痈肿，毒蛇咬伤。

【采 收 加 工】夏、秋季可采收，鲜用或晒干。

【用 法 用 量】内服：煎汤，15～30 g，鲜品30～60 g；或捣汁。外用：适量，捣敷。

【用 药 经 验】①病毒性肝炎：叶下珠30～60 g，水煎服，每日1剂。②痢疾，腹泻：鲜叶下珠60～90 g，或干品30～60 g，洗净，加水500 mL，煎至200 mL，每日1剂，早、晚分服。③肾炎水肿，尿路感染，尿路结石：叶下珠、白花蛇舌草各10 g，大叶紫珠、石韦各15 g，水煎服。④小儿疳积：叶下珠、天胡荽各50 g，水煎服。

# 蓖 麻 *Ricinus communis* L.

【别 名】萆麻（《新修本草》），牛蓖子草、红蓖麻、勒菜（《中药大辞典》）。

【形 态 特 征】一年生高大草本，高2～5 m。小枝、叶和花序通常被白霜。叶轮廓近圆形，长和宽达40 cm，掌状7～11裂，裂片卵状长圆形或披针形，顶端急尖或渐尖，边缘具锯齿；掌状脉7～11条；叶柄长可达40 cm，顶端具2枚盘状腺体，基部具盘状腺体；托叶早落。圆锥花序，长15～30 cm，下部生雄花，上部生雌花；雄花花萼裂片卵状三角形；雄蕊束众多；雌花萼片卵状披针形。蒴果近球形，具软刺。种子椭圆形，微扁平，平滑有斑纹。花期几全年或6～9月（栽培）。

【分 布 与 生 境】梵净山周边地区均有分布。生于海拔700 m以下的村旁或栽培。

【中 药 名】蓖麻子（种子），蓖麻叶（叶），蓖麻根（根），蓖麻油（种子油）。

【功 效 主 治】■蓖麻子 消肿拔毒，泻下通滞，通络利窍。主治痈疽肿毒，喉痹，瘰疬，大便燥结，疥癞癣疮，烫伤，水肿胀痛，口眼歪斜，跌打损伤。

■蓖麻叶 消肿拔毒，祛风除湿，止痒。主治脚气病，疮痈肿毒，湿疹瘙痒，风湿痹痛，脱肛，咳嗽痰喘。

■蓖麻根 祛风活血，止痛镇静。主治风湿关节痛，跌打损伤，破伤风，癫痫，精神分裂症，痈肿瘰疬。

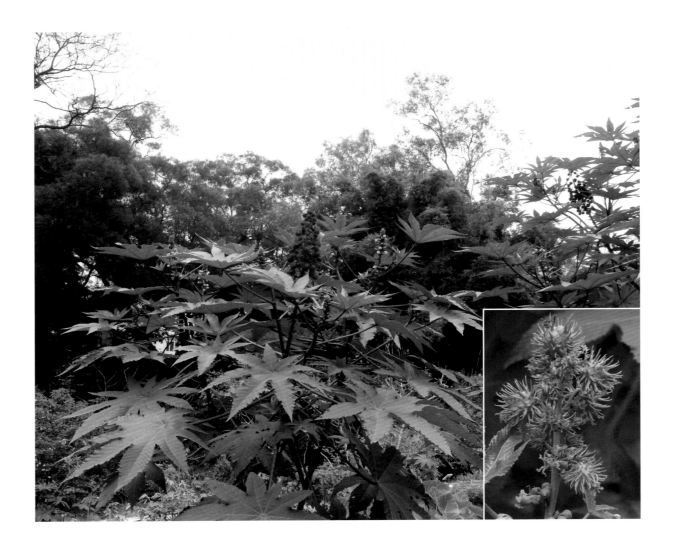

　　　　　　　■ 蓖麻油　滑肠，润肤。主治肠内积滞，腹胀，便秘，疥癣，烫伤。

【采 收 加 工】■ 蓖麻子　8～10月果实呈现棕色，未开裂时，采收果序，摊晒，脱粒，除去杂质。

　　　　　　　■ 蓖麻叶　夏、秋季节采摘叶，鲜用或晒干。

　　　　　　　■ 蓖麻根　秋后采挖根，洗净，切段，鲜用或晒干。

　　　　　　　■ 蓖麻油　成熟种子榨油。

【用 法 用 量】■ 蓖麻子　内服：入丸剂，1～5 g；生研或炒食。外用：适量，捣敷；或调敷。

　　　　　　　■ 蓖麻叶　内服：煎汤，5～10 g；或入丸、散。外用：适量，捣敷；或煎水洗；或热熨。

　　　　　　　■ 蓖麻根　内服：煎汤，3～9 g；或捣汁。

　　　　　　　■ 蓖麻油　内服：10～20 mL。外用：涂敷。

【用 药 经 验】①痈疮：蓖麻叶适量捣烂，敷疮头。②烫伤，火伤：蓖麻油30 g，冰片5 g，研末与油调匀，搽伤处。

# 山乌桕 *Triadica cochinchinensis* Loureiro

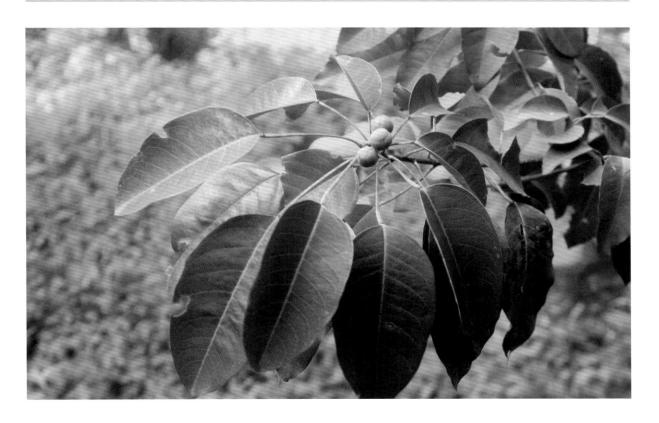

【别　　　名】红乌桕、红叶乌桕（《全国中草药汇编》），红心乌桕（广东），野卷子树（梵净山）。

【形 态 特 征】落叶小乔木，高7~12 m。各部无毛，小枝灰褐色，有皮孔。叶互生，纸质，秋季红色，叶片椭圆状卵形，长3~10 cm，宽2~5 cm，先端短尖或钝，基部钝形，全缘，上面绿色，下面粉绿色；叶柄长2~7 cm，顶端有2腺体。花单性，雌雄同株；总状花序顶生，密生黄色小花；雌雄花同在一花序上，但有时仅具雌花，无花瓣及花盘；雄花7朵聚生于苞腋内，苞片卵形，先端锐尖，每侧各有腺体1，萼筒杯状，雄蕊2；雌花生于花序的近基部，萼片3，柱头3裂，向外反卷。蒴果室背开裂。种子近球形，外被蜡层。花期4~6月，果期7~8月。

【分布与生境】梵净山地区资源分布的代表区域：二道拐、艾家坝、盘溪、两岔河、杨家场等地。生于海拔500~1000 m的山谷阔叶林中。

【中 药 名】山乌桕根（根及根皮），山乌桕叶（叶）。

【功 效 主 治】■ 山乌桕根　利水通便，去瘀消肿，解蛇虫毒。主治大便秘结，水肿，腹水，白浊，疮痈，湿疹，跌打损伤，毒蛇咬伤。

■山乌桕叶　活血，解毒，利湿。主治跌打损伤，毒蛇咬伤，湿疹，过敏性皮炎，缠腰火丹，乳痈。

【采收加工】■山乌桕根　秋后挖根，洗净，鲜用或晒干。

　　　　　　■山乌桕叶　夏、秋季采收叶，鲜用或晒干。

【用法用量】■山乌桕根　内服：煎汤，3～6 g；鲜品30～60 g。外用：适量，鲜品捣碎敷；或煎水洗。

　　　　　　■山乌桕叶　外用：鲜品捣烂外敷；或煎水洗。

【用药经验】①便秘：山乌桕根30 g，水煎温服。②肾炎水肿，肝硬化腹水，痈疮，跌打肿痛：鲜山乌桕根（根皮）9～15 g，干用3～9 g，米炒，水煎服。③小便淋沥：山乌桕根60 g，金砂蕨藤18 g，车前草30 g，水煎，白糖60 g冲服。④尿路结石：山乌桕根15 g，柘树根、鲜石韦、鲜海金砂各30 g，每日1剂，水煎服。⑤白浊：山乌桕根15 g，猪肉60 g，水煎服。

# 乌　桕　*Triadica sebifera* (Linnaeus) Small

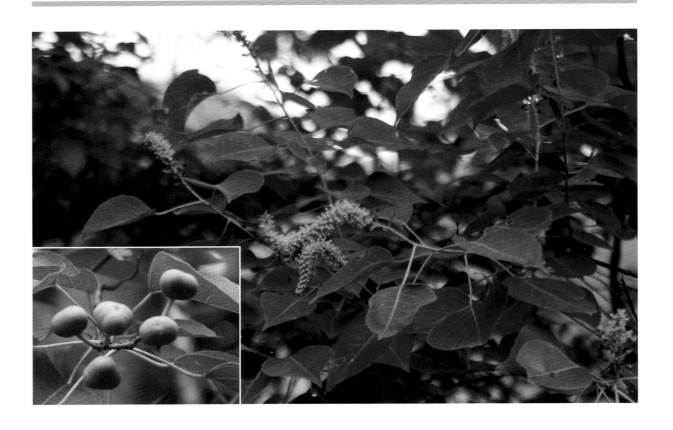

【别　　　名】腊子树（浙江温州），柏子树（四川），木子树（湖北兴山、江西武宁）。

【形 态 特 征】落叶乔木，高可达15 m，无毛，具乳状汁液。树皮暗灰色，有纵裂纹。叶互生，纸质，菱形、菱状卵形或稀有菱状倒卵形，下面初时粉白色，后渐成黄绿色，秋季变红色。花单性，雌雄同株，聚集成顶生总状花序；雄花：苞片阔卵形，每一苞片内具10～15朵花；小苞片3，不等大，边缘撕裂状；花萼杯状，3浅裂，裂片钝，具不规则的细齿；雌花：花梗粗壮；苞片深3裂，裂片渐尖，基部两侧的腺体与雄花的相同，每一苞片内仅1朵雌花，间有1朵雌花和数朵雄花同聚生于苞腋内；花萼3深裂，裂片卵形至卵头披针形，顶端短尖至渐尖。蒴果梨状球形，成熟时黑色，具3种子。种子扁球形，黑色，外被白色、蜡质的假种皮。花期4～8月，果期8～10月。

【分布与生境】梵净山地区资源分布的代表区域：杨家场、马槽河等地。生于海拔800 m以下的山谷疏林、村旁。常有栽培。

【中 药 名】乌桕木皮（根及根茎的皮），乌桕叶（叶），乌桕子（种子）。

【功 效 主 治】■乌桕木皮、乌桕叶　消肿解毒，除湿，止血，泻下逐水，消肿散结，解蛇虫毒。主治水肿，臌胀，二便不通，疔毒痈肿，湿疹，疥癣，毒蛇咬伤。

　　　　　　　■乌桕子　利尿通便，解毒消肿，杀虫，止痒。主治湿疹，癣疮，皮肤皲裂，水肿，便秘。

【采 收 加 工】■乌桕木皮　全年均可采收皮，洗净，切片，晒干。

　　　　　　　■乌桕叶　夏、秋季采收叶，鲜用。

　　　　　　　■乌桕子　秋季成熟时采收种子，除去果皮等杂质，晒干。

【用 法 用 量】■乌桕木皮、乌桕叶　内服：煎汤，6～12 g。外用：适量，鲜品捣烂敷患处，或煎水熏洗患处。体虚及溃疡病患者禁服。

【用 药 经 验】①毒蛇咬伤：乌桕叶30 g，加食盐少许，捣烂敷伤口。②血吸虫病：乌桕木皮10～15 g，水煎服。③便秘：乌桕子3～6粒，捣烂服。④脚气湿疮或风疹块：乌桕木皮适量，水煎洗。⑤腰痛水肿：乌桕子、八爪金龙（朱砂根）、算盘子各适量，水煎洗。

# 油　桐　*Vernicia fordii* (Hemsl.) Airy Shaw

【别　　　名】桐油树、桐子树、罂子桐（《本草拾遗》），荏桐（《本草衍义》）。

【形 态 特 征】落叶乔木，高3～12 m，粗壮，无毛。叶互生，卵状心形，先端渐尖，基部心形或

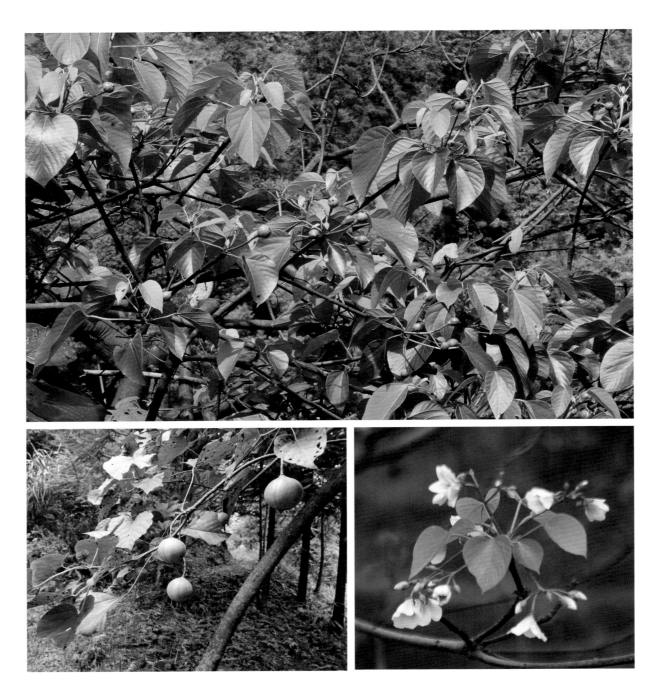

截形，全缘，有时3浅裂，下面具疏毛或后变无毛，绿色有光泽；顶端有红紫色2腺体。花先叶开放；圆锥状复聚伞花序，顶生；萼片2裂，绿色，具细毛；花瓣5，白色，覆瓦状排列，基部具橙红色的斑点与条纹；雄花具雄蕊8～10，或12枚，排列2轮。核果近球形，顶端急尖，平滑，内具种子3～5颗。种子阔卵圆形，背圆拱，腹部平。花期4～5月，果期10月。

【分布与生境】梵净山地区资源分布的代表区域：丁家坪、刘家湾、盘溪试验场等地。生于海拔750 m以下的山谷疏林中或栽培。

【中　药　名】油桐子（种子），桐油（果油），气桐子（未成熟果实），桐子花（花），油桐叶（叶），油桐根（根）。

【功效主治】■油桐子　吐风痰，消肿毒，利二便。主治风痰喉痹，痰火瘰疬，食积腹胀，二便不通，丹毒，疥癣，烫伤，急性软组织炎症。

　　　　　　■桐油　涌吐痰涎，清热解毒，收湿杀虫，润肤生肌。主治喉痹，痈疡，疥癣，臁疮，烫伤，冻伤，皲裂。

　　　　　　■气桐子　行气消食，清热解毒。主治疝气，食积，月经不调，疔疮疖肿。

　　　　　　■桐子花　清热解毒，生肌。主治新生儿湿疹，秃疮，热毒疮，天疱疮，烧烫伤；外用治烧烫伤。

　　　　　　■油桐叶　消肿解毒。主治痈肿，丹毒，冻疮，疥癣，烫伤，痢疾。

　　　　　　■油桐根　消食，利水，化痰，杀虫。主治食积痞满，水肿，哮喘，蛔虫病。

【采收加工】■油桐子　秋季果实成熟时采收，将其果实堆积于潮湿处，泼水，经10 d左右，外壳腐烂，除去外皮，收集种子，晒干。

　　　　　　■桐油　种子晒干后榨取的油。

　　　　　　■气桐子　收集未成熟而早落的果实，除去杂质，鲜用或晒干。

　　　　　　■桐子花　4～5月收集凋落的花，晒干。

　　　　　　■油桐叶　随采随用，或秋季采收，晒干备用。

　　　　　　■油桐根　9～10月采挖，洗净，切段，晒干或鲜用。

【用法用量】■油桐子　内服：煎汤，1～2枚；或磨水；或捣烂冲。外用：适量，研末散；或捣敷；或磨水涂。

　　　　　　■桐油：外用：桐油涂敷或探吐。

　　　　　　■气桐子　内服：煎汤，1～3个。外用：捣敷或取汁搽。

　　　　　　■桐子花　外用：煎水洗。

　　　　　　■油桐叶　内服：煎汤，15～30 g。外用：捣敷；或烧灰研末撒。

　　　　　　■油桐根　内服：煎汤，12～18 g，鲜品30～60 g；或研末、炖肉、浸酒。外用：捣敷。

【用药经验】①大便不通，食积腹胀：油桐子1粒，磨水服。②烧伤：油桐叶适量，炕干研末，调菜油搽患处。③小儿疳积：油桐根30 g，炖猪肉250 g，早、晚各1次。④疮疡：油桐子与醋磨浓汁涂抹患处。⑤腹胀：油桐子6粒，烧红，淬水服。

# 水马齿科

## 沼生水马齿 *Callitriche palustris* L.

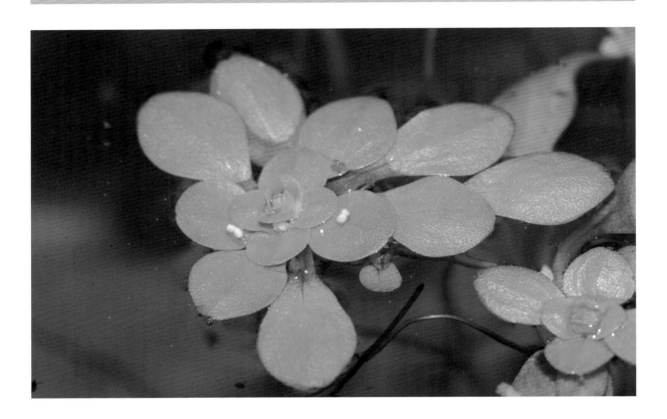

【形态特征】一年生草本，高30～40 cm。茎纤细，多分枝。叶互生，在茎顶常密集，呈莲座状，浮于水面，倒卵形或倒卵状匙形，先端圆形或微钝，基部渐狭，两面疏生褐色细小斑点，具3脉；茎生叶匙形或线形；无柄。花单性，同株，单生于叶腋，为2个小苞片所托；雄蕊1，花丝细长，花药心形。果实倒卵状椭圆形，仅上部边缘具翅，基部具短柄。

【分布与生境】梵净山地区资源分布的代表区域：大水溪、火烧岩等地。生于海拔700 m以下的水沟、水田、沼泽中。

【中 药 名】沼生水马齿（全草）。

【功效主治】清热解毒，利尿消肿。主治目赤肿痛，湿热淋痛。

【采收加工】夏、秋季采收，洗净，鲜用或晒干。

【用法用量】内服：煎汤，10～15 g。外用：适量，捣敷或水浸冲洗。

# 黄杨科

# 黄 杨　*Buxus sinica* (Rehd. et Wils.) Cheng

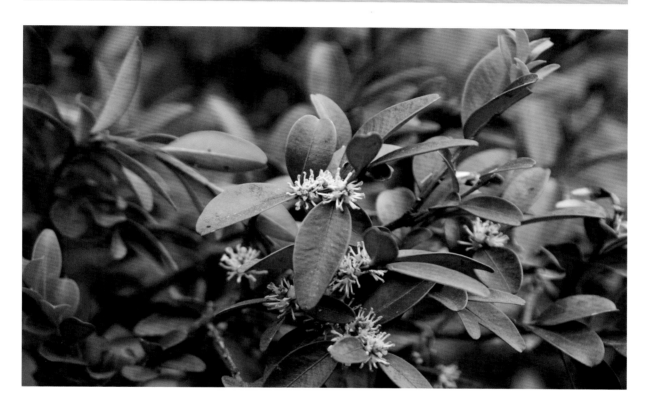

【别　　　名】黄杨木（《植物名实图考》），千年矮、瓜子黄杨、矮银子（梵净山）。

【形态特征】常绿灌木或小乔木，高1～6 m。树皮灰色，栓皮呈有规则的剥裂，茎枝均呈四棱状，被短柔毛。叶对生，革质，圆形、倒卵状椭圆形，先端钝，常凹，基部楔形，上面中脉凸起；叶柄常被细毛。花单性，雌雄同株，头状花序腋生，具花约10朵；雌花多存于花序上部，萼片6，排成2列；雄花的萼片4，卵状椭圆形或近圆形。蒴果圆球形，沿室背3瓣裂，成熟时黑色。花期3～4月，果期5～7月。

【分布与生境】梵净山地区资源分布的代表区域：盘溪河、改板坪等地。生于海拔500～950 m的河谷两旁的灌丛中。

【中　药　名】黄杨木（茎枝），黄杨叶（叶），黄杨子（果实），黄杨根（根）。

【功效主治】■ 黄杨木　祛风除湿，理气止痛，清热解毒。主治风湿痹痛，胸腹气胀，疝气疼痛，牙痛，跌打损伤。

- ■黄杨叶　清热解毒，消肿散结。主治疮疖肿毒，风火牙痛，跌打损伤。

- ■黄杨子　清暑热，解疮毒。主治暑热，疮疖。

- ■黄杨根　祛风止咳，清热除湿。主治风湿痹痛，伤风咳嗽，湿热黄疸。

【采 收 加 工】■黄杨木、黄杨根　全年均可采茎枝和根，鲜用，或切片晒干。

- ■黄杨叶　春、夏季采收叶，鲜用或晒干。

- ■黄杨子　5～7月采收成熟果实，鲜用或晒干。

【用 法 用 量】■黄杨木　内服：煎汤，15～30 g；或泡酒。

- ■黄杨叶　内服：煎汤，3～9 g；或泡酒。外用：适量，捣敷。

- ■黄杨子　内服：煎汤，3～9 g；或泡酒。外用：适量，捣敷。

- ■黄杨根　内服：煎汤，3～9 g；或泡酒。外用：适量，捣敷。

【用 药 经 验】①筋骨痛：黄杨根15～30 g，酒煎服。②束胎易产：大腹皮9 g，人参、陈皮、紫苏茎叶各1.5 g，白术、芍药、归身尾各3 g，甘草（炙）6 g，上作一服，入青葱5叶，黄杨叶7个，水煎，食后服。于八九个月服十数帖。

# 板凳果 *Pachysandra axillaris* Franch.

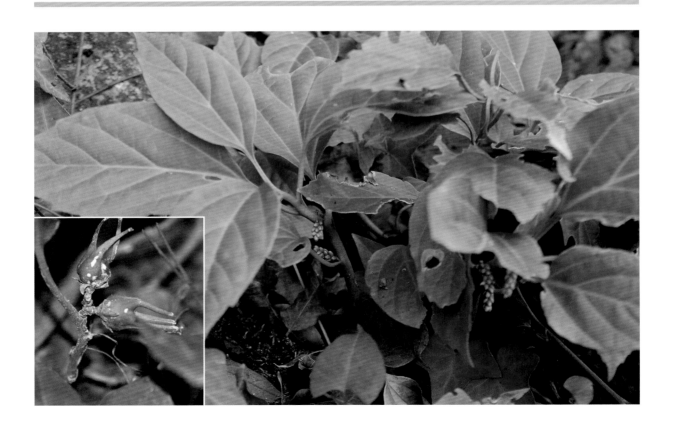

【别　　　名】千年矮、三角咪（《中国植物志》），山板凳（《贵州草药》）。

【形 态 特 征】亚灌木，下部匍匐，生须状不定根，上部直立，上半部生叶，下半部裸出，仅有稀疏、脱落性小鳞片，高30~50 cm。枝上被极匀细的短柔毛。叶坚纸质，形状不一，或为卵形、椭圆状卵形，较阔，基部浅心形、截形，或为长圆形、卵状长圆形，较狭，基部圆形，先端急尖，边缘中部以上或大部分具粗齿，中脉在叶面平坦，叶背凸出，密被匀细的短柔毛；叶柄被同样的细毛。花序腋生，直立，未开放前往往下垂；花轴及苞片均密被短柔毛；花白色或蔷薇色；雄花5~10，无花梗，几占花序轴的全部；雌花1~3，生于花序轴基部。果实熟时黄色或红色，球形。花期2~5月，果期9~10月。

【分布与生境】梵净山地区资源分布的代表区域：燕子岩、淘金河源头等地。生于海拔1400~1700 m的山谷林中阴湿处。

【中　药　名】金丝矮陀陀（全株）。

【功 效 主 治】祛风除湿，活血止痛。主治风湿痹痛，肢体麻木，劳伤腰痛，跌打损伤。

【采 收 加 工】全年均可采收，洗净，切段，阴干或晒干。

【用 法 用 量】内服：煎汤，3~9 g；或浸酒。外用：适量，捣烂酒炒敷。有毒。

【用 药 经 验】腹痛：金丝矮陀陀25 g，水煎服。

# 野扇花 *Sarcococca ruscifolia* Stapf

【别　　　名】清香桂（《云南植物志》），大风清、三两金、三两银（湖南）。

【形 态 特 征】常绿灌木，高0.5~1.5 m。根粗壮，表面浅棕色。分枝密集，小枝绿色，幼时有短柔毛。叶互生，革质，卵状椭圆形、椭圆状披针形，先端长渐尖，基部楔形至圆形，全缘，上面深绿色，具光泽，下面淡绿色，叶面中脉凸起，羽状脉不明显。总状花序腋生，上部为雄花，下部为雌花；花小，白色，芳香，无花瓣；萼片4~6，有缘毛。核果近球形，红色至暗红色，宿存花柱2~3枚。种子1~2粒。花、果期10月至翌年2月。

【分布与生境】梵净山地区资源分布的代表区域：盘溪试验场、滴水岩、叫花洞等地。生于海拔200~2600 m的林缘、路旁、灌丛中。

【中　药　名】野扇花根（根），野扇花果（果实）。

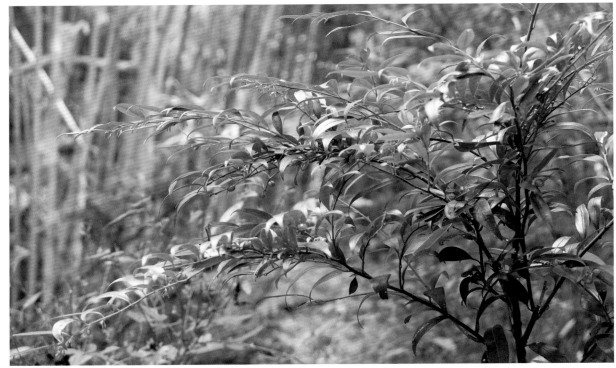

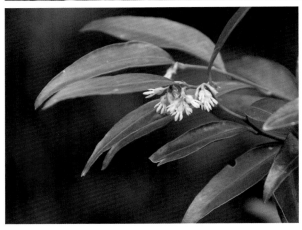
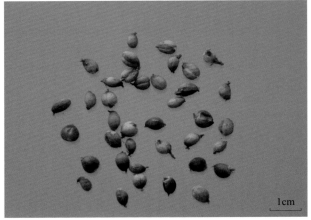

【功效主治】■野扇花根　理气活血，祛风止痛。主治急、慢性胃炎，胃溃疡，风湿关节痛，跌打损伤。

　　　　　　■野扇花果　养肝安神。主治头晕，目花，心悸，夜眠不安。

【采收加工】■野扇花根　全年均可采挖根，洗净，鲜用或晒干，用时切片。

　　　　　　■野扇花果　秋、冬季采收果实，鲜用或晒干。

【用法用量】■野扇花根　内服：煎汤，9～15 g，鲜品30～60 g；或研末0.9～1.5 g。

　　　　　　■野扇花果　内服：煎汤，3～9 g。

【用药经验】①胃脘痛：野扇花根9～15 g，水煎服；或干品研末，冲服。②风湿关节痛：野扇花根9～15 g，水煎服。③跌打损伤：野扇花根、菊叶、三七各9～15 g，水煎服。

# 马桑科

## 马 桑 *Coriaria nepalensis* Wall.

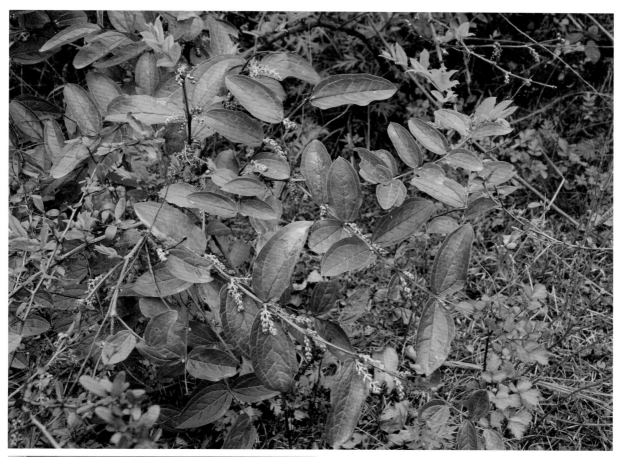

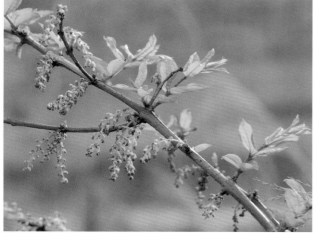

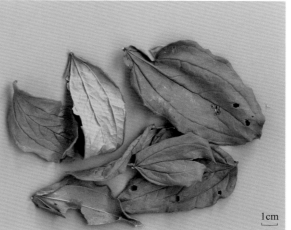

1cm

【别　　　名】蛤蟆树、上天梯（《湖南药物志》），紫桑（云南）。

【形 态 特 征】落叶灌木，高1.5～3 m。小枝四棱形或呈四狭翅状，幼枝疏被微柔毛，后变无毛，常带紫色，老枝紫褐色，具显著圆形突起的皮孔。叶对生，纸质或薄革质，椭圆形，长3～7 cm，宽2～3.5 cm，先端突尖，基部圆形，两面无毛或背面沿脉上被细毛，基三出脉；叶柄通常红紫色。总状花序侧生于二年生枝上，下垂，长4～6 cm，花杂性，雄花序先叶开放，多花密集；花瓣极小，卵形。果实球形，果期花瓣肉质增大包于果外，成熟时由红色变紫黑色。花期2～3月。

【分布与生境】梵净山周边地区均有分布。生于海拔850 m以下的地区。

【中　药　名】马桑叶（叶），马桑根（根）。

【功 效 主 治】■马桑叶　清热解毒，消肿止痛，杀虫。主治痈疽肿毒，疥癣，黄水疮，烫火伤，痔疮，跌打损伤。

　　　　　　　■马桑根　祛风除湿，清热解毒。主治风湿麻木，痈疮肿毒，风火牙痛，痞块，瘰疬，痔疮，急性结膜炎，汤火伤，跌打损伤。

【采 收 加 工】■马桑叶　4～5月采叶，鲜用或晒干。

　　　　　　　■马桑根　秋、冬季采挖根，除去泥土，洗净，刮去外层黑皮，切片，晒干。

【用 法 用 量】■马桑叶　外用：鲜用30～60 g，捣烂外敷；或煎水洗；研末调敷。

　　　　　　　■马桑根　内服：煎汤，3～9 g。外用：适量，煎水洗。

【用 药 经 验】①毒疮：马桑叶研末，调麻油外搽。②目赤肿痛：马桑叶、大血藤叶，捣烂敷。③疥疮：马桑叶、地星修，打成细粉，调灯油搽患处。④外痔：马桑根适量，煎水洗患处。

# 漆树科

## 南酸枣 *Choerospondias axillaris* (Roxb.) Burtt et Hill

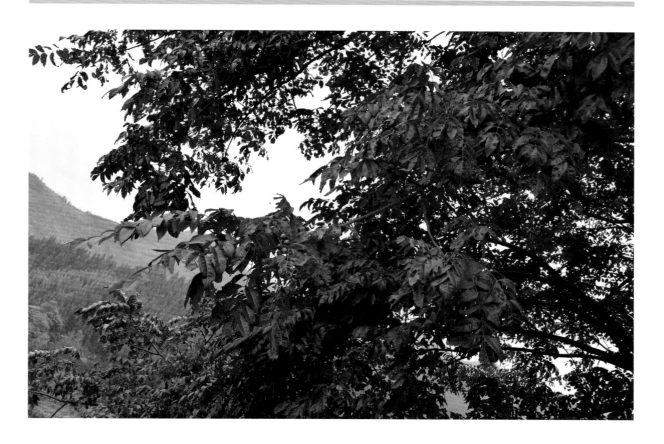

【别　　　名】五眼果（《广西中草药》），山枣（《浙江民间常用草药》），人面子、山枣子（《常用中草药手册》）。

【形 态 特 征】落叶大乔木，高8～20 m。树干挺直；树皮灰褐色，纵裂；枝紫黑色。羽状复叶互生，小叶7～15，对生，卵形或卵状披针形，先端长渐尖，基部偏斜，全缘，两面无毛或下面叶腋有时具丛毛。花杂性，异株；雄花和假两性花淡紫色，呈圆锥花序；雌花单生于上部叶腋，具梗；萼片5裂；花瓣5，外卷。浆果椭圆形或卵形，成熟时黄色；核坚硬，顶端具5个小孔。花期3～4月，果期8～10月。

【分布与生境】梵净山地区资源分布的代表区域：鱼坳、二道拐、艾家坝、六股坪、鸡窝坨等地。生于海拔500～950 m的山谷阔叶林中。

【中 药 名】五眼果树皮（树皮），南酸枣（果实及种仁）。

【功 效 主 治】■五眼果树皮　清热解毒，祛湿，杀虫。主治疮疡，烫火伤，阴囊湿疹，痢疾，白带，疥癣。

■南酸枣　行气活血，养心，安神，消食，解毒，醒酒，杀虫。主治气滞血瘀，胸痹作痛，心悸气短，心神不安，食滞腹痛，酒醉。

【采 收 加 工】■五眼果树皮　全年均可采剥树皮，鲜用或晒干。

■南酸枣　9～10月果实成熟时采收，鲜用；或取种仁晒干。

【用 法 用 量】■五眼果树皮　内服：煎汤，15～30 g。外用：适量，煎水洗；或煅灰、熬膏涂敷。

■南酸枣　内服：煎汤，15～24 g；鲜果2～3个嚼食。外用：适量，煅炭研末调敷。

【用 药 经 验】①烫伤：五眼果树皮180 g，虎杖根、毛冬青根、二重皮各60 g，水煎成膏，涂患处。②白带异常：五眼果树皮18～30 g，水煎，和猪脚1只，或冰糖适量炖服。③胃下垂：五眼果树皮30 g，红糖适量，开水冲泡后，炖服。④食滞腹痛：南酸枣2～3枚，嚼服。

# 粉背黄栌 *Cotinus coggygria* Scop. var. *glaucophylla* C. Y. Wu

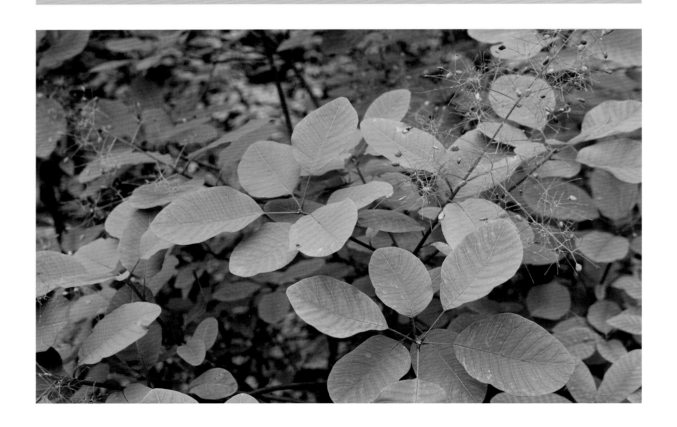

【别　　　名】鸡蛋黄（梵净山）。

【形 态 特 征】灌木，高2～7 m。小枝圆柱形，棕褐色，无毛。叶互生，纸质，卵圆形，长3.5～10 cm，宽2.5～7.5 cm，先端微凹或近圆形，基部圆形或浅心形，全缘，两面无毛，叶背明显被白粉。圆锥花序顶生，无毛，长达23 cm；花杂性，黄绿色；苞片披针形；花柄纤细；花萼5裂，裂片狭三角状披针形，无毛，先端短尖；花瓣5，卵形或卵状椭圆形，无毛；雄蕊5，花丝近钻形；花药卵圆形，与花丝等长；花盘大，黄色，盘状。核果棕褐色，无毛，具皱纹，近肾形。

【分布与生境】梵净山地区资源分布的代表区域：江口县木黄、永义、闵孝、太平等地。生于海拔600～1000 m的石灰岩上。

【中　药　名】黄栌（根），黄栌枝叶（树枝及叶）。

【功 效 主 治】■黄栌　清热利湿，散瘀，解毒。主治黄疸，肝炎，产后劳伤，漆疮。

　　　　　　　■黄栌枝叶　清热解毒，活血止痛。主治丹毒，漆疮，水火烫伤，跌倒瘀痛，结膜炎，黄疸性肝炎。

【采 收 加 工】■黄栌　根随时可采，洗净，切片或切段，晒干。

　　　　　　　■黄栌枝叶　夏季枝叶茂密时砍下枝条，摘下叶，分别晒干。

【用 法 用 量】■黄栌　内服：煎汤，9～30 g。外用：适量，煎水洗或捣烂敷。

　　　　　　　■黄栌枝叶　内服：煎汤，9～15 g。外用：适量，煎水洗或捣烂敷。

【用 药 经 验】①漆疮，烫伤：黄栌枝叶适量，煎水洗患处。②急性黄疸性肝炎：制成黄栌糖浆，水丸或片剂。成人每次30 g，小儿减半，或黄栌枝叶30 g，水煎服。③产后劳损：可用黄栌与蕲艾根，同煎，兑黄酒，冲红糖服。

# 藤　漆　*Pegia nitida* Colobr.

【形 态 特 征】攀缘状木质藤本。小枝紫褐色，具条纹。奇数羽状复叶，长20～40 cm，叶轴和叶柄圆柱形，有小叶4～7对；小叶对生，膜质至薄纸质，卵形或卵状椭圆形，长4～11 cm，宽2～4.5 cm，先端短渐尖或急尖，基部略偏斜，心形或近心形，上半部边缘具钝齿，稀全缘；叶面除中脉被黄色微柔毛外其余稀疏或近无毛；叶背沿脉上疏被黄色平伏柔毛，脉腋具黄色髯毛，侧脉6～8对，两面突起；小叶柄较短。圆锥花序长20～35 cm或更长，密被黄色绒毛，分枝疏散；花小，白色；小苞片钻形；花梗纤细；花萼裂片狭三角形；花瓣长卵形，急尖；雄蕊比花瓣短；花丝钻形；花

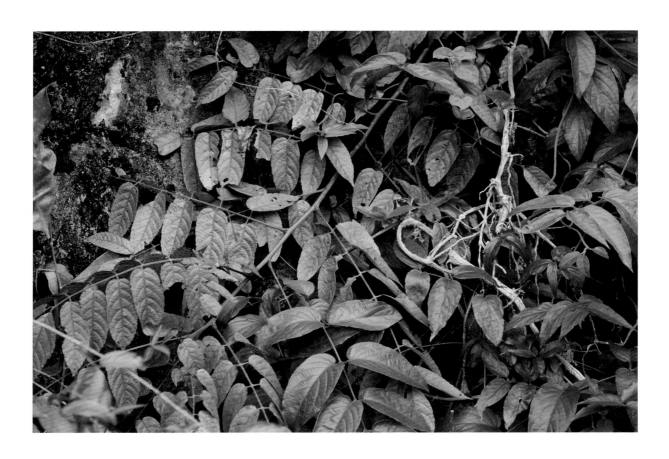

药小。核果椭圆形，偏斜，略压扁，成熟时黑色。种子长圆形，压扁。

【分布与生境】梵净山地区资源分布的代表区域：万宝岩、回香坪、白云寺等地。生于海拔
　　　　　　　1800~2200 m的阔叶林中。

【中　药　名】藤漆（全株）。

【功效主治】通经，驱虫，镇咳。主治虫积腹痛，咳喘。

# 盐肤木 *Rhus chinensis* Mill.

【别　　　名】角倍（四川），肤杨树（湖南），红盐果、倍子柴（江西），盐酸白（广东、福
　　　　　　　建）。

【形态特征】落叶小乔木或灌木，高3.5~10 m。小枝棕褐色，被锈色柔毛。羽状复叶具7~13小
　　　　　　　叶，叶轴具翅，密被锈色柔毛；小叶片卵状椭圆形或长圆形，先端急尖，基部圆
　　　　　　　形，顶生小叶基部楔形，边缘具粗锯齿；叶背灰白色，被锈色柔毛，侧脉和细脉在
　　　　　　　叶面凹陷，在叶背突起；小叶无柄。圆锥花序多分枝，雄花序长30~40 cm；雌花

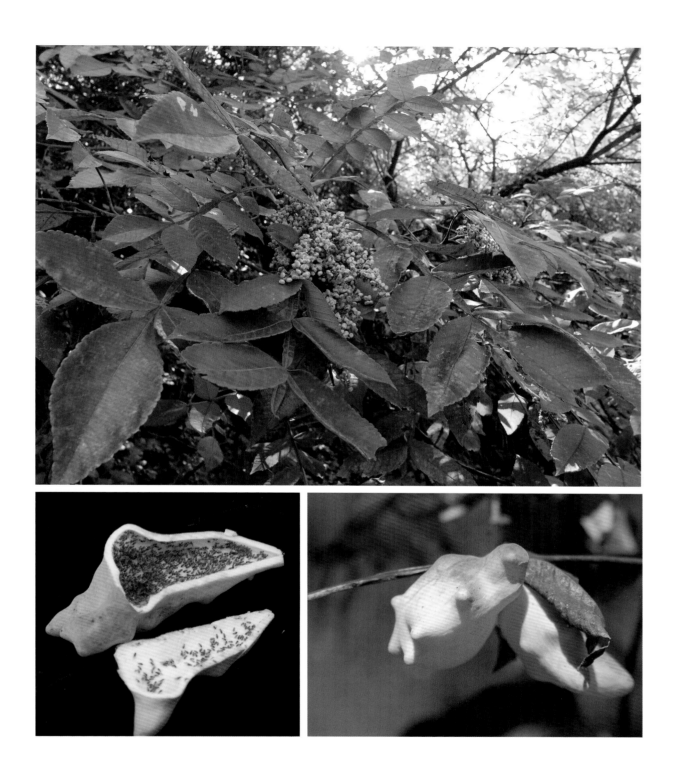

序较短，密被锈色柔毛；苞片披针形，被微柔毛；花白色；花梗被微柔毛；花萼外面被微柔毛，裂片长卵形，边缘具细睫毛；花瓣倒卵状长圆形，开花时外卷。核果球形，略压扁，被柔毛及腺毛，成熟时红色。花期7～8月，果期10月。

【分布与生境】梵净山地区资源分布的代表区域：龙家坪、黄家坝、旺光寺、臭龙坳、罗家湾、护国寺等地。生于海拔500～1700 m的林缘、灌丛中、疏林中。

【中 药 名】盐肤木（根），盐肤木皮（茎皮），五倍子（树上的角倍蚜或虫瘿）。

【功 效 主 治】■盐肤木　祛风湿，利水消肿，活血散毒。主治风湿痹痛，水肿，跌打肿痛。

　　　　　　　■盐肤木皮　止咳，止血，收敛，解毒。主治咳嗽，便血，血痢。

　　　　　　　■五倍子　敛肺降火，涩肠止泻，敛汗，止血，收湿敛疮。主治肺虚久咳，肺热痰嗽，久泻久痢，自汗盗汗，消渴，便血痔血，外伤出血，痈肿疮毒，皮肤湿烂。

【采 收 加 工】■盐肤木　全年均可采根，晒干。

　　　　　　　■盐肤木皮　夏、秋季剥取树皮，去掉栓皮层，留取韧皮部，鲜用或晒干。

　　　　　　　■五倍子　9～10月采摘。

【用 法 用 量】■盐肤木　内服：煎汤，9～15 g；或研末服。外用：适量，煎水洗患处；或捣烂敷患处；或研末调敷患处。

　　　　　　　■五倍子　内服：煎汤，3～6g。外用：适量。

【用 药 经 验】①痢疾：盐肤木15 g，水煎服。②无名肿毒：盐肤木皮适量，捣烂敷患处。③痔疮出血：盐肤木60 g，凤尾草30 g，水煎服。④下阴肿烂：五倍子适量，研末撒于患处。

# 红麸杨 *Rhus punjabensis* Stewart var. *sinica* (Diels) Rehd. et Wils.

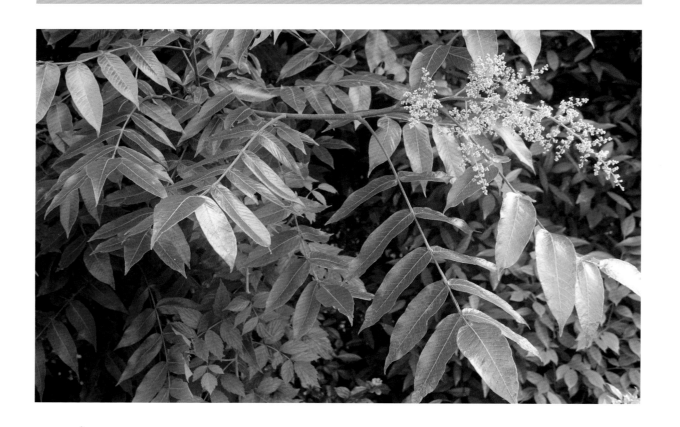

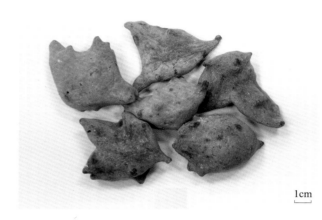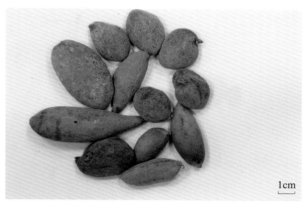

1cm 　　1cm

【别　　　名】旱倍子（《中国高等植物图鉴》），倍子树（贵州），漆倍子（四川）。

【形 态 特 征】落叶小乔木，高5～10 m。小枝被柔毛。奇数羽状复叶，具7～13小叶；叶轴上部
具狭窄翅；小叶卵状长圆形，长6～12 cm，宽3～7 cm，先端渐尖或长渐尖，基部
圆形，全缘；叶背被柔毛或仅脉上被毛，常变红色；近无柄。圆锥花序宽大，长
15～20 cm，密被细柔毛。花白色，苞片钻形；花萼裂片三角形；花瓣长圆形，外
卷；雄蕊与花瓣等长。核果近球形，略压扁，被具节柔毛和腺毛，成熟时暗紫红
色。花期5～6月，果期9～10月。

【分布与生境】梵净山地区资源分布的代表区域：垮山湾、团龙、核桃湾等地。生于海拔
800～1000 m的山地疏林或灌丛中。

【中　药　名】红麸杨根（根）。

【功 效 主 治】涩肠止泻。主治痢疾，泄泻。

【采 收 加 工】秋季采挖根，洗净，切片，晒干。

【用 法 用 量】内服：煎汤，9～15 g。

# 野　漆　*Toxicodendron succedaneum* (L.) O. Kuntze

【别　　　名】洋漆树、木腊树（《中国高等植物图鉴》）。

【形 态 特 征】落叶乔木，高6～10 m，植株各部无毛。单数羽状复叶，常集生于枝顶；小叶革
质，卵形或卵状椭圆形，先端尾尖，基部宽楔形，全缘；叶柄短。圆锥花序侧生，
长8～10 cm；花细小，黄色；雌雄异株或单性花与两性花共存；花萼5裂；花瓣5；
雄蕊5，在雌花中不完全。核果扁平，顶端偏斜，淡棕黄色，光滑无毛，干时有极

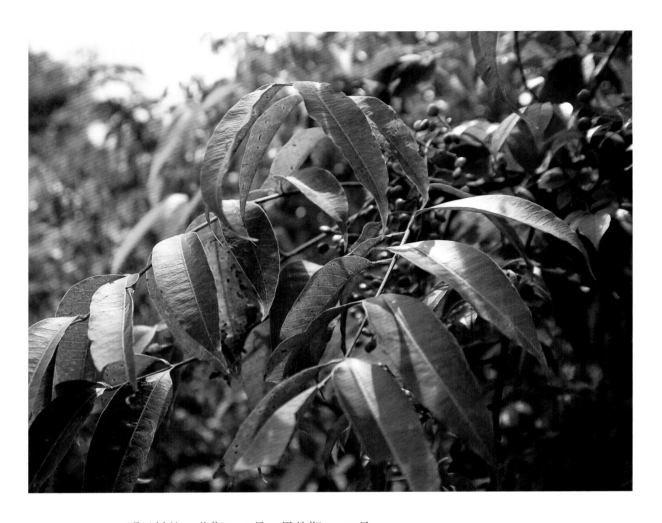

明显皱纹。花期5～6月，果熟期9～10月。

【分布与生境】梵净山地区资源分布的代表区域：观音阁、芭蕉湾、刘家湾、坝梅寺等地。生于海拔500～1100 m的疏林中。

【中　药　名】野漆树（叶），野漆树根（根或根皮）。

【功 效 主 治】■野漆树　散瘀止血，解毒。主治咳血，吐血，外伤出血，毒蛇咬伤。

　　　　　　　　■野漆树根　平喘，解毒，散瘀消肿，止痛，止血。主治哮喘，急、慢性肝炎，胃痛，跌打损伤；外用治骨折，创伤出血。

【采 收 加 工】■野漆树　春、夏季采收嫩叶，鲜用或晒干。

　　　　　　　　■野漆树根　全年均可挖根，洗净，用根或剥取根皮，鲜用，或切片晒干。

【用 法 用 量】■野漆树　内服：煎汤，6～9 g。外用：适量，鲜品捣烂敷；或干品研末调敷。

　　　　　　　　■野漆树根　内服：煎汤，15～30 g。外用：适量，鲜品捣烂敷；或干品研末调敷。

【用 药 经 验】①风湿：野漆树根30 g，泡酒内服，并用野漆树适量煎水熏洗患处。②无名肿毒：野漆树适量，捣烂敷患处。

# 木蜡树 *Toxicodendron sylvestre* (Sieb. et Zucc.) O. Kuntze

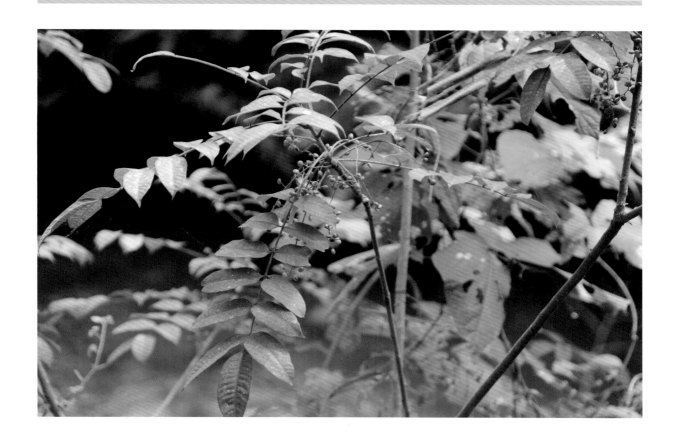

【别　　　名】七月倍（湖南），山漆树（广西、安徽），野毛漆（浙江），野漆疮树（安徽）。

【形 态 特 征】落叶小乔木，高达10 m。幼枝和芽被黄褐色绒毛；树皮灰褐色。奇数羽状复叶互
生，有小叶3～6对，稀7对；叶柄长4～8 cm；小叶对生，纸质，卵形或卵状椭圆形
或长圆形，先端渐尖或急尖，基部不对称，圆形或阔楔形，全缘；叶面中脉密被卷
曲微柔毛，其余被平伏微柔毛；叶背密被柔毛或仅脉上较密，侧脉15～25对，两面
突起，细脉在叶背略突。圆锥花序长8～15 cm，密被锈色绒毛；花黄色；花梗被卷
曲微柔毛；花萼无毛，裂片卵形，先端钝；花瓣长圆形，具暗褐色脉纹，无毛；雄
蕊伸出，无毛。核果极偏斜，压扁，先端偏于一侧；外果皮薄，具光泽，无毛，成
熟时不裂，中果皮蜡质，果核坚硬。

【分布与生境】梵净山地区资源分布的代表区域：丁家坪、洼溪河、核桃坪、魔芋山湾等地。生于
海拔850～1000 m的林缘、疏林中。

【中 药 名】木蜡树根（根），木蜡树叶（叶）。

【功 效 主 治】■木蜡树根　祛瘀止痛，止血。主治风湿腰痛，跌打损伤，刀伤出血，毒蛇咬伤。

■木蜡树叶　祛瘀消肿，杀虫，解毒。主治跌打损伤，创伤出血，钩虫病，疥癣，疮毒，毒蛇咬伤。

【采收加工】■木蜡树根　夏、秋季采挖，洗净，切片，晒干。

　　　　　　■木蜡树叶　夏、秋季摘取叶，晒干。

【用法用量】■木蜡树根　内服：煎汤，9～15 g。外用：适量，捣烂敷；或浸酒涂擦。

　　　　　　■木蜡树叶　内服：煎汤，9～15 g。外用：适量，捣烂敷；或浸酒涂擦。

【用药经验】①钩虫病：木蜡树叶9～15 g，水煎服。②湿热疮毒、疥癣：木蜡树叶60～90 g，水煎服或研粉调麻油外搽。③毒蛇咬伤：木蜡树叶捣烂，敷风府穴。或木蜡树根500 g，细辛1.5 g，浸酒，涂抹患处。④胸部打伤：木蜡树根15～50 g，洗净切，合鸡1只（去内脏尾足），水酒各半炖服。⑤刀伤出血：木蜡树根皮加白糖捣烂，包敷患处，每日换1次。

# 毛漆树 *Toxicodendron trichocarpum* (Miq.) O. Kuntze

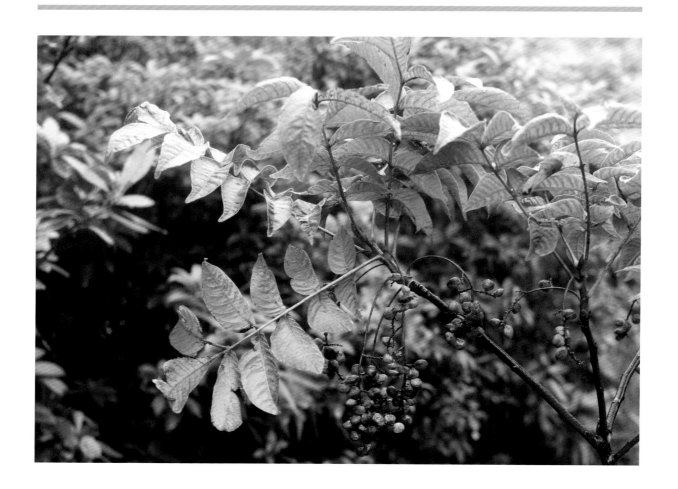

【形态特征】落叶小乔木或灌木。小枝具褐色长圆形凸起皮孔，幼枝被黄褐色微硬毛。奇数羽状复叶互生，有小叶4～7对，叶轴圆柱形；叶柄长5～7 cm，被柔毛；小叶纸质，卵形或倒卵状长圆形，自下而上逐渐增大，长4～10 cm，宽2.5～4.5 cm，先端渐尖，基部略偏斜，圆形至截形，全缘，稀具粗齿；叶面沿脉上被卷曲微柔毛；叶背沿中侧脉密被黄色柔毛。圆锥花序长10～20 cm，密被黄褐色微硬毛，分枝总状花序式；苞片狭线形；花黄绿色；花萼无毛，裂片狭三角形；花瓣倒卵状长圆形。核果扁圆形，外果皮薄，黄色，疏被短刺毛；果核坚硬。花期6月，果期7～9月。

【分布与生境】梵净山地区资源分布的代表区域：上鱼坳、龙门坳、中灵寺、木耳坪、黑泥坨等地。生于海拔1000～1400 m的疏林中。

【中 药 名】野漆树根（根），野漆树叶（叶）。

【功效主治】■野漆树根 祛瘀止痛，止血。主治风湿腰痛，跌打损伤，伤口出血，毒蛇咬伤。

　　　　　　■野漆树叶 祛瘀消肿，杀虫，解毒。主治跌打损伤，创口出血，钩虫病，疥癣，疮毒，毒蛇咬伤。有小毒。

【采收加工】■野漆树根 全年均可采根，晒干。

　　　　　　■野漆树叶 夏、秋季采叶，可鲜用或晒干。

【用法用量】■野漆树根 内服：煎汤，9～15 g。

　　　　　　■野漆树叶 外用：适量，捣烂或晒干研末敷撒患处。对漆过敏的患者，孕妇及燥热体质者忌用。

【用药经验】①蛇伤：野漆树叶捣烂，敷风府穴。②跌打损伤：野漆树根3～6 g，加酒炖服，渣外擦患处。

**漆** *Toxicodendron vernicifluum* (Stokes) F. A. Barkl.

【别 名】大木漆、山漆（《中国高等植物图鉴》）。

【形态特征】落叶乔木，高达20 m。树皮灰白色，粗糙，呈不规则纵裂；小枝粗壮。顶芽大而显著，被棕黄色绒毛。奇数羽状复叶互生，有小叶4～6对；叶轴圆柱形，被微柔毛；叶柄近基部膨大，半圆形，上面平；小叶膜质至薄纸质，卵形或卵状椭圆形或长圆形，先端急尖或渐尖，全缘，侧脉10～15对，两面略突；小叶柄具槽。圆锥花序长15～30 cm，被灰黄色微柔毛；花黄绿色；雄花花梗纤细；雌花花梗短粗；花萼裂片卵形，先端钝；花瓣长圆形，先端钝；花药长圆形；花盘5浅裂，无毛。果序多

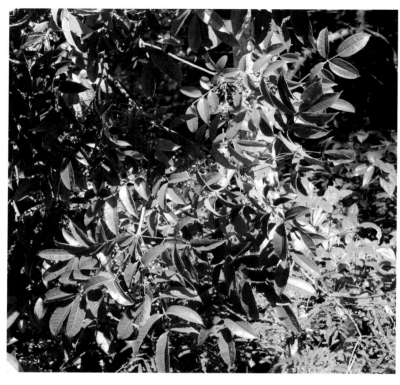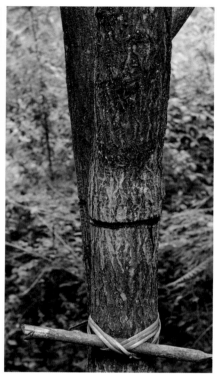

少下垂；核果肾形或椭圆形；外果皮黄色，无毛，具光泽，成熟后不裂；中果皮蜡质，具树脂道条纹；果核棕色，与果同形，坚硬。花期5～6月，果期7～10月。

【分布与生境】梵净山地区资源分布的代表区域：白沙、凉水井、中灵寺、狮子头等地。生于海拔850～1200 m的阔叶林中。村旁有栽培。

【中　药　名】干漆（树脂经加工后的干燥品），生漆（树脂），漆树根（根），漆树皮（皮），漆子（种子），漆叶（叶），漆树心（木心）。

【功效主治】■干漆　破瘀，消积，杀虫。主治妇女瘀血阻滞，经闭，虫积。

■生漆　杀虫。主治虫积，水蛊。

■漆树根　活血散瘀，通经止痛。主治跌打肿痛，经闭腹痛。

■漆树皮　接骨。主治跌打骨折。

■漆子　活血止血，温经止痛。主治出血夹瘀的便血、尿血，崩漏及瘀滞腹痛，闭经。

■漆叶　活血解毒，杀虫敛疮。主治紫云疯，面部紫肿，外伤瘀肿出血，疮疡溃烂，疥癣，漆中毒。

■漆树心　行气活血止痛。主治气滞血瘀所致胸胁胀痛，脘腹气痛。

【采收加工】■干漆　将生漆风干后凝成块即为干漆。

■生漆　春、夏季在树干上切开树皮，收集自行流出的树脂为生漆。

■漆树根　全年均可采挖，洗净，切片，鲜用或晒干备用。

■漆树皮　全年均可采剥，剥取树干或树根的皮，洗净，切片，鲜用或晒干备用。

■漆子　9～10月果实成熟时，采摘果实，除去果梗及杂质，晒干。

■漆叶　夏、秋季采叶，随采随用。

■漆树心　全年均可采，将树干截断，劈开，切片，晒干备用。

【用 法 用 量】■干漆　内服：入丸、散，2～4 g。宜炒或煅后用。外用：烧烟熏。

■生漆　内服：生用入丸；或熬干研末入丸、散。外用：适量，涂抹。

■漆树根　内服：煎汤，6～15 g。外用：鲜品适量，捣烂敷。

■漆树皮　外用：适量，捣烂用酒炒敷。

■漆子　内服：煎汤，6～9 g；或入丸、散。

■漆叶　外用：适量，捣碎敷；或捣汁搽；或煎水洗。

■漆树心　内服：煎汤，3～6 g。

【用 药 经 验】①钩虫病：生漆用饭包如黄豆大，每次吞服1粒。②吐泻腹痛：漆子、八角莲、九盏灯各6 g，女儿红9 g，共研末，每次9 g，开水冲服。③漆中毒：漆叶取汁搽，或煎水冷洗，忌洗暖水及饮酒。④打伤久积（胸部伤适宜）：漆树根15～30 g（干品减半），洗净，切片，鸡1只去头脚、内脏、尾椎，和水酒各半，炖服。

## 冬青科

# 冬 青 *Ilex chinensis* Sims

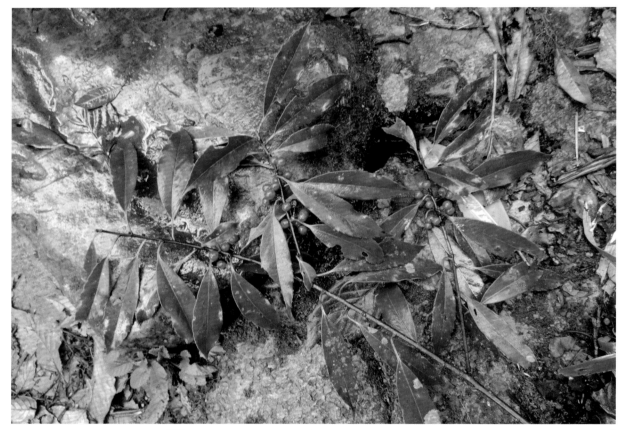

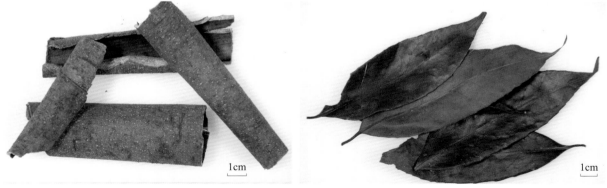

【别　　　名】四季青（《中药大辞典》），一口血（《广西药用植物名录》）。

【形 态 特 征】常绿乔木，高达13 m。树皮灰黑色或淡灰色，无毛。叶片薄革质至革质，椭圆形或拔针形，稀卵形，长5～11 cm，宽2～4 cm；叶面绿色，有光泽，干时深褐色，背面淡绿色，主脉在叶面平，背面隆起，侧脉6～9对；叶柄上面平或有时具窄沟。雄花花序具三至四回分枝，每分枝具花7～24朵；花淡紫色或紫红色，4～5基数；花萼浅杯状，具缘毛；花冠辐状；花瓣卵形；雄蕊短于花瓣；花药椭圆形；退化子房圆锥状；雌花花序具一至二回分枝，具花3～7朵；花萼和花瓣同雄花；退化雄蕊长约为花瓣的1/2，败育花药心形。内果皮厚革质。花期4～6月，果期7～12月。

【分布与生境】梵净山周边地区均有分布。生于海拔500～1000 m的山坡常绿阔叶林中和林缘。常有栽培。

【中 药 名】四季青（叶），冬青子（果实），冬青皮（树皮及根皮）。

【功效主治】■四季青　清热解毒，生肌敛疮，活血止血。主治肺炎，急性咽喉炎，痢疾，胆道感染；外用治烧伤，下肢溃疡，麻风溃疡。

■冬青子　补肝肾，祛风湿，止血敛疮。主治须发早白，风湿痹痛，消化性溃疡出血，痔疮，溃疡不敛。

■冬青皮　清热解毒，止血止带。主治烫伤，月经过多，白带异常。

【采收加工】■四季青　冬、秋季采摘，鲜用或晒干。

■冬青子　冬季果实成熟时采摘，晒干。

■冬青皮　全年均可采，晒干或鲜用。

【用法用量】■四季青　内服：煎汤，15～30 g。外用：适量，鲜品捣敷；或煎水洗、涂。

■冬青子　内服：煎汤，4.5～9 g；或浸酒。

■冬青皮　内服：煎汤，15～30 g。外用：适量，捣敷。

【用药经验】①乳腺炎：四季青60 g，夏枯草、木芙蓉各45 g，捣烂如泥敷患处，干后加水调湿再敷。②烫伤：四季青水煎浓缩成1:1药液，清创后，用棉球蘸药液反复涂搽，如痂膜下有分泌物出现，可去痂后再行涂布，直至痊愈。③痔疮：冬至日取冬青子，盐、酒浸一夜，九蒸九晒，瓶收。每日空腹酒吞70粒，卧时再服。④月经过多，赤白带下：冬青皮24～30 g，作煎剂。

# 珊瑚冬青 *Ilex corallina* Franch.

【别　　　　名】红果冬青（《峨眉植物图志》），红珊瑚冬青（《秦岭植物志》）。

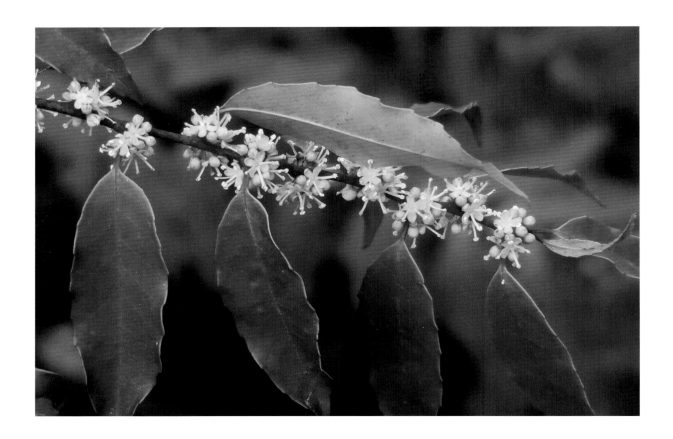

【形态特征】常绿灌木或乔木，高3～10 m。叶生于1～3年生枝上，叶片革质，卵形，先端渐尖或急尖，基部圆形或钝，稀齿尖刺状；叶面深绿色，背面淡绿色；叶柄紫红色，上面具浅槽，无毛或被微柔毛，下面具横皱纹。花序簇生于二年生枝的叶腋内；总花梗几无；苞片卵状三角形，具缘毛；花黄绿色，4基数；花萼盘状，4深裂，裂片卵状三角形，具缘毛；花瓣长圆形，基部合生；花萼裂片圆形，具缘毛；花瓣分离，卵形。果实近球形，成熟时紫红色，宿存柱头薄盘状，4裂；宿存花萼平展。分核4，椭圆状三棱形，背面具不明显的掌状纵棱及浅沟，侧面具皱纹。花期4～5月，果期9～10月。

【分布与生境】梵净山地区资源分布的代表区域：牛塘、剪刀峡、长坂坡、白云寺等地。生于海拔1500～2100 m的阔叶林中。

【中 药 名】珊瑚冬青（根、叶）。

【功效主治】清热解毒，活血止痛。主治烫火伤，劳伤疼痛，黄癣。

【采收加工】全年均可采，根，洗净，晒干；叶，鲜用或晒干。

【用法用量】内服：煎汤，9～15 g；或浸酒服。外用：鲜叶捣敷；或干品研末调搽。

【用药经验】①劳伤疼痛：珊瑚冬青（根），淫羊藿，大风藤，浸酒服。②烫火伤，小儿头疮：珊瑚冬青（叶）研细粉，菜油调匀，涂搽患处。

# 榕叶冬青 *Ilex ficoidea* Hemsl.

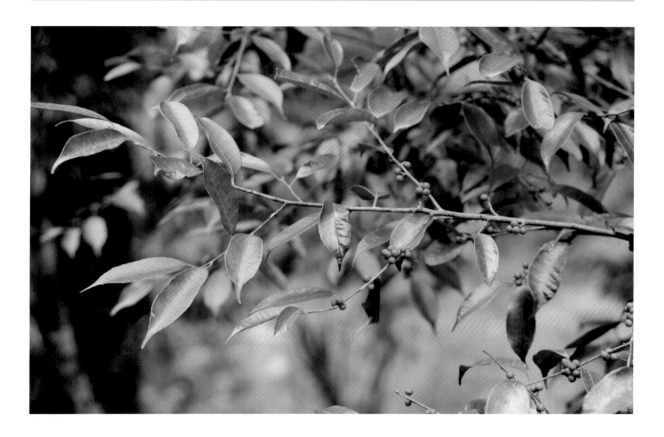

【别　　　名】上山虎（《中华本草》），台湾糊樗（《台湾植物志》），仿腊树（广东），野香雪（浙江）。

【形 态 特 征】常绿乔木，高8～12 m。幼枝具纵棱沟，无毛，二年生以上小枝黄褐色或褐色，平滑，无皮孔。叶片革质，长圆状椭圆形、卵状或稀倒卵状椭圆形，长4.5～10 cm，宽1.5～3.5 cm，先端骤然尾状渐尖，基部钝、楔形或近圆形，边缘具不规则的细圆齿状锯齿；叶柄具槽，背面圆形，具横皱纹。聚伞花序或单花簇生于当年生枝的叶腋内；花4基数，白色或淡黄绿色，芳香；花瓣卵状长圆形，上部具缘毛，基部稍合生；雄蕊长于花瓣，伸出花冠外；雌花单花簇生于当年生枝的叶腋内，具缘毛；花萼被微柔毛或变无毛，裂片常龙骨状；花冠直立；花瓣卵形。果实球形或近球形，成熟后红色，背部具掌状条纹，沿中央具1稍凹的纵槽，两侧面具皱条纹及洼点，内果皮石质。花期3～4月，果期8～11月。

【分布与生境】梵净山地区资源分布的代表区域：上牛塘、下牛塘、九龙池、牛风包、黄柏沟等地。生于海拔1500～2000 m的阔叶林中。

【中　药　名】上山虎（根及根茎）。

【功效主治】清热解毒，活血止痛。主治肝炎，跌打肿痛。

【采收加工】全年均可采，洗净，切片，晒干。

【用法用量】内服：煎汤，9～15 g。

# 康定冬青 *Ilex franchetiana* Loes.

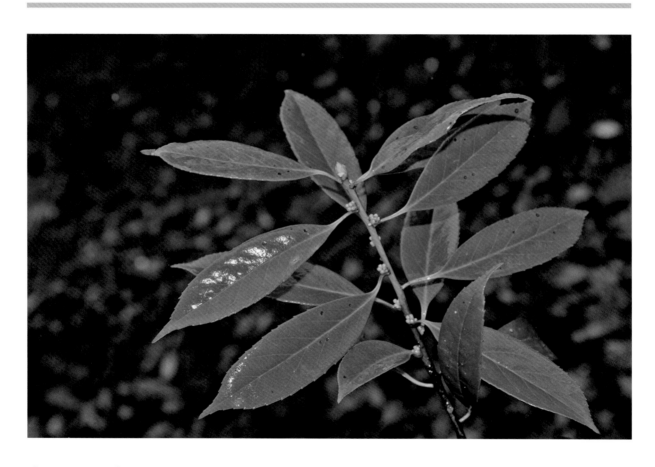

【别　　　名】黑皮紫条（《云南种子植物名录》），野枇杷（《民间常用草药汇编》）。

【形态特征】常绿灌木或乔木，高2～8 m，全株无毛。小枝黑褐色，当年生枝有纵棱。叶互生；叶柄长6～12 cm；叶片薄革质，倒卵状椭圆形、长椭圆形至倒披针形，边缘有细锯齿，先端锐尖，基部楔形。花白色，芳香；雄花1～3朵成聚伞小花序；不孕雄蕊圆锥形，先端钝形；雌花单一；花萼杯形，裂片卵状、三角形，先端钝尖成圆形，有稀疏的硬毛；花瓣长椭圆状卵形，不孕雄蕊较花冠短；雌蕊与花冠等长。果实球形；柱头宿存，成熟时红色，有纵沟；分核4颗。花期5～6月，果期9～11月。

【分布与生境】梵净山地区资源分布的代表区域：白云寺、骄子岩、牛头山、双狮子、回香坪等地。生于海拔1500～1900 m的阔叶林中。

【中　药　名】山枇杷根（根），山枇杷叶（叶），山枇杷（果实）。

【功效主治】■山枇杷根　收敛止血。

　　　　　　■山枇杷叶　降气化痰，敛肺止咳。主治风热鼻塞，咳喘久患。

　　　　　　■山枇杷　清肺，通乳，祛风。主治瘰疬，乳少，风湿麻木。

【采收加工】■山枇杷根　全年均可采，洗净泥土，晒干。

　　　　　　■山枇杷叶　全年均可采，晒干。

　　　　　　■山枇杷　夏、秋间采收，拣净杂质，去果柄，晒干。

【用法用量】■山枇杷根　内服：煎汤，15～30 g。

　　　　　　■山枇杷叶　内服：煎汤，9～15 g。

　　　　　　■山枇杷　内服：煎汤，9～15 g；或炖肉。

# 大果冬青 *Ilex macrocarpa* Oliv.

【别　　　名】见水蓝、狗沾子（《云南中药资源名录》），臭樟树（云南），绿豆青（浙江），青皮械（四川）。

【形态特征】落叶乔木，高5～17 m。小枝栗褐色或灰褐色，有皮孔。叶在长枝上互生，在短枝上为1～4片簇生，叶片纸质至坚纸质，卵形、卵状椭圆形，长4～15 cm，宽3～6 cm，先端渐尖至短渐尖，基部圆形或钝，主脉在叶面平或下陷，侧脉在叶面平坦或稍凸起；托叶胼胝质。雄花单花或

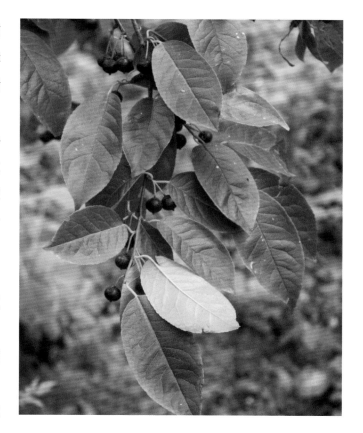

2～5花的聚伞花序；花白色；花萼盘状，裂片三角状卵形；花冠辐状；花瓣倒卵状长圆形，基部稍联合；雄蕊与花瓣互生，近等长；花药长圆形；雌花单生于叶腋或鳞片腋内；花7～9基数；花萼盘状，7～9浅裂，裂片卵状三角形；花冠辐状，基部稍联合；退化雄蕊与花瓣互生；败育花药箭头形，顶端钝。果实球形，成熟时黑色，具分核7～9粒，分核长圆形，两侧扁。花期4～5月，果期10～11月。

【分布与生境】梵净山地区资源分布的代表区域：长坂坡、丁家坪、江口民河河坝等地。生于海拔450～1550 m的阔叶林中、村旁。

【中　药　名】大果冬青（根）。

【功效主治】清热解毒，消肿止痒。主治感冒发热，咽喉肿痛，眼翳等。

【采收加工】全年均可采挖，洗净，切片，晒干。

【用法用量】外用：适量，研末，用油调搽。

# 卫矛科

## 苦皮藤 *Celastrus angulatus* Maxim.

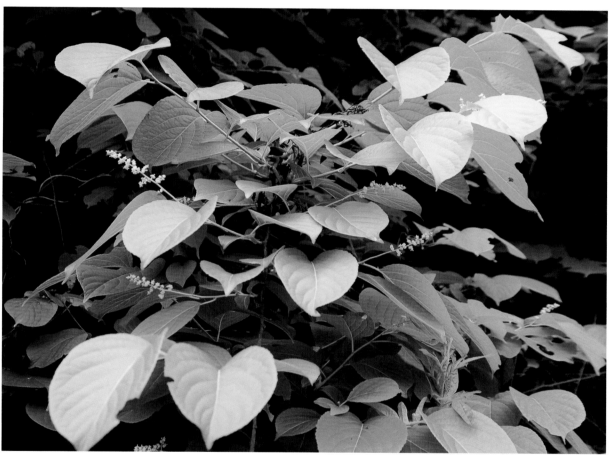

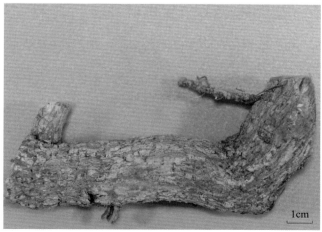

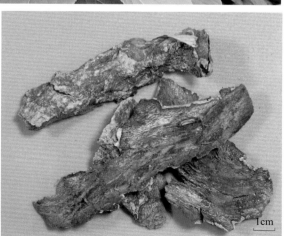

【别　　　名】马断肠（《中国高等植物图鉴》），老虎麻（《贵州草药》），苦树皮（山东）。

【形 态 特 征】藤状灌木。小枝常具4~6纵棱，皮孔密生，圆形至椭圆形，白色，腋芽卵圆状，长2~4 mm。叶大，近革质，长方阔椭圆形、阔卵形、圆形，长7~17 cm，宽5~13 cm，先端圆阔，中央具尖头，侧脉5~7对，在叶面明显突起，两面光滑或稀于叶背的主侧脉上具短柔毛；叶柄长1.5~3 cm；托叶丝状，早落。聚伞圆锥花序顶生，下部分枝长于上部分枝，略呈塔锥形，长10~20 cm；花序轴及小花轴光滑或被锈色短毛；小花梗较短，关节在顶部；花萼镊合状排列，三角形至卵形，长约1.2 mm，近全缘；花瓣长方形，长约2 mm，宽约1.2 mm，边缘不整齐；花盘肉质，浅盘状或盘状，5浅裂；雄蕊着生于花盘之下，长约3 mm，在雌花中退化雄蕊长约1 mm；雌蕊长3~4 mm，子房球状，柱头反曲，在雄花中退化雌蕊长约1.2 mm。蒴果近球状，直径8~10 mm。种子椭圆状，长3.5~5.5 mm，直径1.5~3 mm。花期5月。

【分布与生境】梵净山地区资源分布的代表区域：护国寺、张家坝、高峰、坝溪、铜矿厂、盘溪等地。生于海拔1000~2500 m的山地丛林及山坡灌丛中。

【中　药　名】吊干麻（根及根皮）。

【功 效 主 治】祛风除湿，活血通经，解毒杀虫。主治风湿痹痛，骨折伤痛，闭经，疮疡溃烂，头癣，阴痒。

【采 收 加 工】全年均可采收，晒干或鲜用。

【用 法 用 量】内服：煎汤，15~30 g；或泡酒。外用：适量，煎水洗；或捣烂，研末敷。

【用 药 经 验】①风湿，劳伤，关节疼痛：吊干麻、藤萝根、白金条各30 g。泡酒服。②经闭：吊干麻、大过路黄根各30 g，煨水服，用酒为引。

# 南蛇藤 *Celastrus orbiculatus* Thunb.

【别　　　名】南蛇风、大南蛇、香龙草、果山藤（湖南）。

【形 态 特 征】落叶攀缘灌木，高达3~8 m。小枝光滑无毛，灰棕色或棕褐色，具稀而不明显的皮孔；腋芽小，卵状至卵圆状。叶通常阔倒卵形、近圆形或长方椭圆形，先端圆阔，具有小尖头或短渐尖，基部阔楔形至近钝圆形，边缘具锯齿，两面光滑无毛或叶背脉上具稀疏短柔毛，侧脉3~5对。聚伞花序腋生，间有顶生，花序长1~3 cm，小花1~3朵，偶仅1~2朵，小花梗关节在中部以下或近基部；雄花萼片钝三角形；花瓣倒卵椭圆形或长方形；花盘浅杯状，裂片浅，顶端圆钝。蒴果近球状。种子椭圆

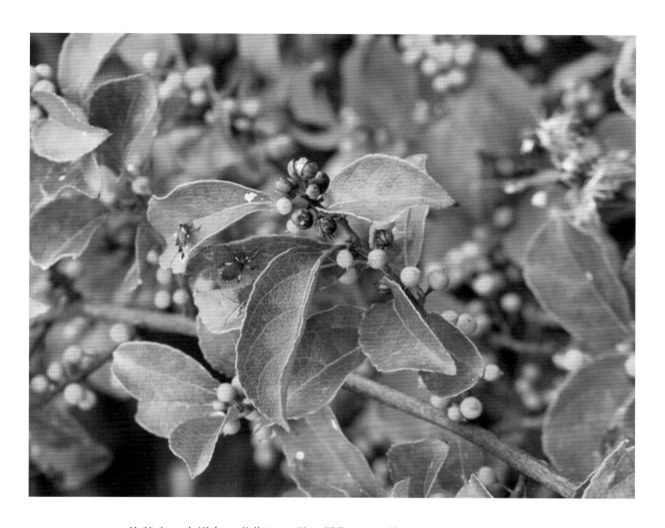

状稍扁，赤褐色。花期5~6月，果期7~10月。

【分布与生境】梵净山地区资源分布的代表区域：万宝岩、叫花洞、烂茶顶、回香坪、棉絮岭、牛风包等地。生于海拔1500~2200 m的林缘、路旁、灌丛中。

【中　药　名】南蛇藤根（根）。

【功效主治】祛风除湿，活血通经，消肿解毒。主治风湿病筋骨关节疼痛，跌打肿痛，经闭，头痛，腰痛，疝气肿痛，水火烫伤，蛇咬伤，牙痛。

【采收加工】春、秋季采收，鲜用或切段晒干。

【用法用量】内服：煎汤，15~30 g；或泡酒。外用：适量，研末调敷或捣敷。

【用药经验】①筋骨痛：南蛇藤根15~30 g，水煎服。②小儿惊风：南蛇藤根9 g，大青根4.5 g，水煎服。③一切痧症：南蛇藤根15 g，水煎兑酒服。④痢疾：南蛇藤根15 g，水煎服。⑤流注，附骨疽：南蛇藤根30 g，水煎服；根皮研末醋调敷。

# 刺果卫矛 *Euonymus acanthocarpus* Franch.

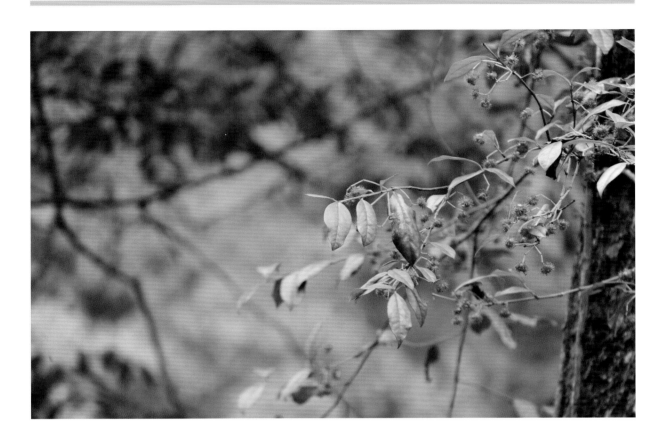

【别　　　名】小千金（《贵州植物志》）。

【形态特征】灌木，直立或藤本，高2～3 m。小枝密被黄色细疣突。叶革质，长方椭圆形、长方卵形或窄卵形，少为阔披针形，长7～12 cm，宽3～5.5 cm，先端急尖或短渐尖，基部楔形、阔楔形或稍近圆形，边缘疏浅齿不明显，侧脉5～8对，在叶缘边缘处结网，小脉网通常不显；叶柄长1～2 cm。聚伞花序较疏大，多为2～3次分枝；花序梗扁宽或4棱，长（1.5～）2～6（～8）cm，第一次分枝较长，通常1～2 cm，第二次稍短；小花梗长4～6 mm；花黄绿色，直径6～8 mm；萼片近圆形；花瓣近倒卵形，基部窄缩成短爪；花盘近圆形；雄蕊具明显花丝，花丝长2～3 mm，基部稍宽；子房有柱状花柱，柱头不膨大。蒴果成熟时棕褐带红，近球状，直径连刺1～1.2 cm，刺密集，针刺状，基部稍宽，长约1.5 mm。种子外被橙黄色假种皮。

【分布与生境】梵净山地区资源分布的代表区域：上牛塘、炕药洞、骄子岩、双狮子、叫花洞、烂茶顶等地。生于阴湿丛林、山谷、溪边或多岩石处。

【中　药　名】藤杜仲（藤、茎皮及根）。

【功效主治】祛风除湿，活血止痛，调经，止血。主治风湿痹痛，跌打损伤，骨折，月经不调，外伤出血。

【采收加工】秋后采收，鲜用，或切段晒干，或将茎剥皮晒干。

【用法用量】内服：煎汤，6～15 g；或泡酒。外用：适量，鲜品捣敷。

【用药经验】①风湿疼痛，外伤出血，跌打损伤：藤杜仲6～9 g，水煎服。②骨折：藤杜仲适量，捣烂外包。

# 卫　矛 *Euonymus alatus* (Thunb.) Sieb.

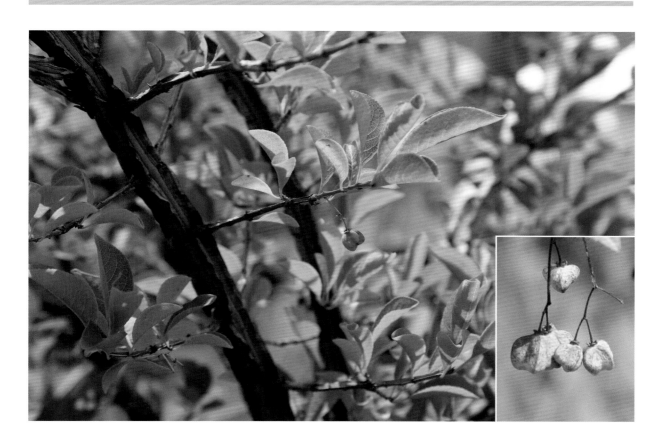

【别　　名】鬼箭羽、麻药（广东）、八树（陕西）、篦梳风（湖南）。

【形态特征】灌木，高1～3 m。小枝常具2～4列宽阔木栓翅；冬芽圆形，长2 mm左右，芽鳞边缘具不整齐细坚齿。叶卵状椭圆形、窄长椭圆形，偶为倒卵形，边缘具细锯齿，两面光滑无毛；叶柄长1～3 mm。聚伞花序1～3花；花序梗长约1 cm，小花梗长5 mm；花白绿色，直径约8 mm，4数；萼片半圆形；花瓣近圆形；雄蕊着生于花盘边缘处，花丝极短，开花后稍增长；花药宽阔长方形，2室顶裂。蒴果1～4深裂，裂瓣椭圆状。种子椭圆状或阔椭圆状，长5～6 mm，种皮褐色或浅棕色，假种皮橙红色，全包种子。花期5～6月，果期7～10月。

【分布与生境】梵净山地区资源分布的代表区域：护国寺、金厂、坝梅寺、大河堰、马槽河、牛风包、艾家坝等地。生于海拔550～1500 m的疏林下、林缘、路旁、村旁。

【中 药 名】卫矛（根、带翅的枝及叶）。

【功效主治】行血通经，散瘀止痛。主治月经不调，产后瘀血腹痛，跌打损伤肿痛。

【采收加工】全年均可采根，夏、秋季采带翅的枝及叶，晒干。

【用法用量】内服：煎汤，4～9 g；或泡酒；或入丸、散。外用：适量，研末敷；或煎水涂；或鲜品捣敷。

【用药经验】①癥瘕：卫矛10 g，水煎服。②痛经：卫矛、大血藤各10 g，桂枝6 g，水煎服。③历节：卫矛、大风藤、五花血藤各10 g，水煎服。④跌打损伤：卫矛、见血飞各10 g，水煎服。

# 裂果卫矛 *Euonymus dielsianus* Loes. ex Diels

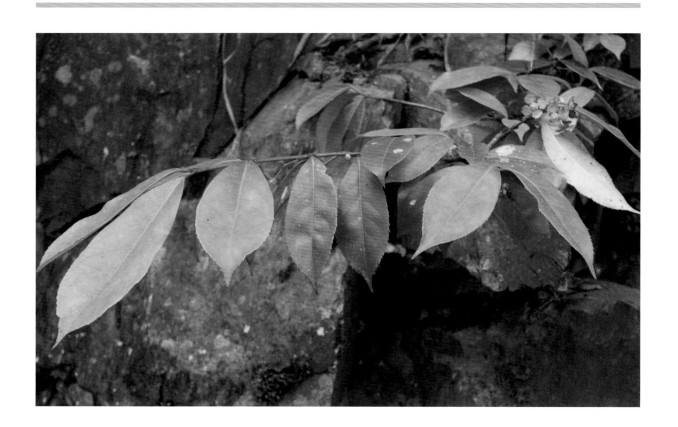

【别　　　名】革叶卫矛（《中国高等植物图鉴》）。

【形 态 特 征】灌木或小乔木，高1~7 m。叶厚革质，常有光泽，倒卵形、窄倒卵形或近椭圆形，长4~20 cm，宽3~6 cm，先端渐尖或短渐尖，基部楔形或阔楔形，边缘多具明显浅锯齿，齿端常尖锐，侧脉59对，在叶片两面均明显，小脉网亦明显；叶柄粗壮，长8~12 mm。聚伞花序常只3花；花序梗长10~20 mm；小花梗长8~12 mm，中央花小梗与两侧花等长；花黄白色，较大，直径1~2 cm；萼片近圆形，常为深红色；花瓣近圆形；花盘肥厚方形；雄蕊无花丝；子房深埋花盘中，无明显花柱，柱头盘状。蒴果4深裂，直径达1.5 cm，裂瓣长而横展。果序梗及小果梗较花时稍增长。种子椭圆状，长8 mm，近黑色，假种皮盔状。

【分布与生境】梵净山地区资源分布的代表区域：大黑湾、标水岩、核桃坪。生于山地林荫及沟边。

【中　药　名】革叶卫矛（根皮、枝皮、叶）。

【功 效 主 治】革叶卫矛（根皮、枝皮）祛风湿，强筋骨。主治风湿腰痛，跌打损伤。革叶卫矛（枝皮、叶）外用治漆疮。

# 扶芳藤 *Euonymus fortunei* (Turcz.) Hand.-Mazz.

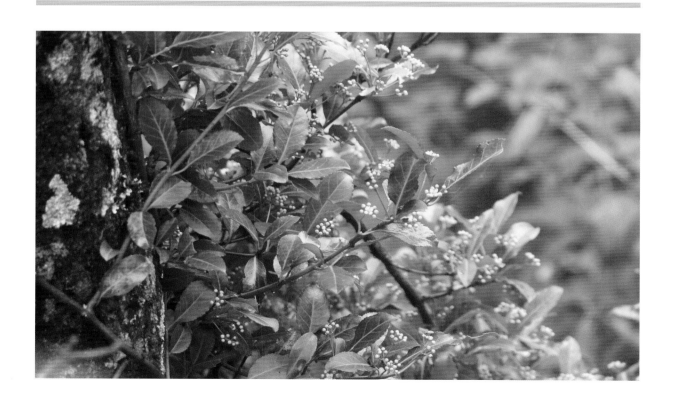

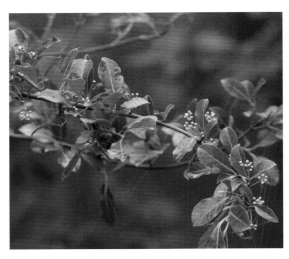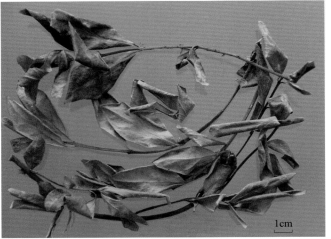

1cm

【别　　　名】岩青杠、岩青藤、万年青（《贵州民间药物》），换骨筋（《云南思茅中草药选》）。

【形 态 特 征】常绿藤本灌木，高1至数米。小枝方棱不明显。叶薄革质，椭圆形、长方椭圆形或长倒卵形，宽窄变异较大，可窄至近披针形，先端钝或急尖，基部楔形，边缘齿浅不明显，侧脉细微和小脉全不明显；叶柄长3～6 mm。聚伞花序3～4次分枝；花序梗长1.5～3 cm，最终小聚伞花密集，有花4～7朵，分枝中央有单花，小花梗长约5 mm；花白绿色，4数，直径约6 mm；花盘方形，直径约2.5 mm。蒴果粉红色，果皮光滑，近球状，直径6～12 mm；果序梗长2～3.5 cm；小果梗长5～8 mm。种子长方椭圆状，棕褐色，假种皮鲜红色，全包种子。花期6月，果期10月。

【分布与生境】梵净山地区资源分布的代表区域：白沙、大土、护国寺、苗王坡等地。生于山坡丛林中，攀缘于树上。

【中　药　名】扶芳藤（带叶茎枝）。

【功 效 主 治】舒筋活络，益肾壮腰，止血消瘀。主治肾虚腰膝酸痛，半身不遂，风湿痹痛，小儿惊风，咯血，吐血，血崩，月经不调，子宫脱垂，跌打骨折，创伤出血。

【采 收 加 工】全年均可采收，除去杂质，切碎，晒干。

【用 法 用 量】内服：煎汤，15～30 g；或浸酒；或入丸、散。外用：适量，研粉调敷；或捣敷；或煎水熏洗。

【用 药 经 验】①跌打损伤：扶芳藤100 g，泡酒服。②癞头：扶芳藤50 g，捣烂，调煎鸡蛋1～2个，摊纸上，做成帽样，戴头上，3 d后，又将扶芳藤混合核桃肉捣烂包于头上，每日换1次。③肾虚腰痛：扶芳藤30 g，水煎服。④咯血：扶芳藤、白及各15 g，水煎服。⑤血崩：扶芳藤30 g，檵木15 g，水煎服。⑥跌打损伤：扶芳藤15 g，见血飞、白箣各10 g，水煎服。⑦风湿痹痛：扶芳藤15 g，阎王刺10 g，水煎服。⑧风湿瘫痪，半身不遂：扶芳藤15 g，大血藤、龙须藤各10 g，水煎服。

# 西南卫矛 *Euonymus hamiltonianus* Wall.

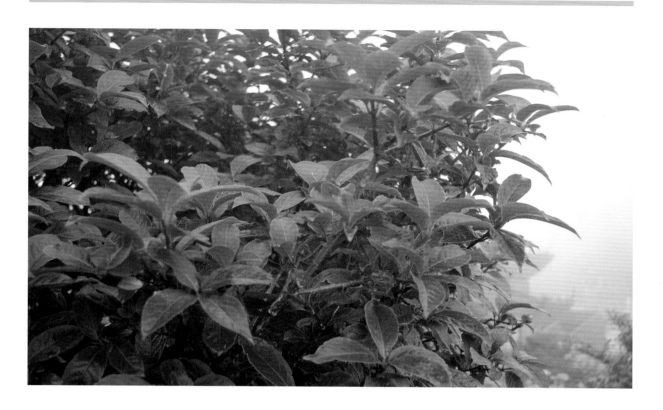

【形态特征】乔木，高5～10 m。叶对生；叶柄长1.5～5 cm；叶片长圆状椭圆形、长圆状卵形或长圆状披针形，长7～12 cm，宽3～7 cm，先端急尖或短渐尖，叶背脉上常有短毛。聚伞花序有5至多花，总花梗长1～2.5 cm；花白绿色，4数；花丝细长；花药紫色。蒴果粉红带黄，倒三角形，上部4浅裂。种子每室1～2颗，红棕色，有橙红色假种皮。

【分布与生境】梵净山地区资源分布的代表区域：万宝岩、淘金河工区、白云寺、烂茶顶、叫花洞、骄子岩、金竹坪、上牛塘等地。生于海拔2000 m以下的山地林中。

【中　药　名】西南卫矛（全株）。

【功效主治】祛风湿，强筋骨，活血解毒。主治风寒湿痹，腰痛，跌打损伤，痔疮，漆疮。

【采收加工】全年均可采收，洗净，鲜用，或切片，或剥皮晒干。

【用法用量】内服：煎汤，15～30 g；或浸酒。外用：适量，煎水洗；或鲜品捣敷。

【用药经验】①风湿痹症，筋骨关节疼痛：西南卫矛9 g，松节15 g，桑寄生30 g，防己、木瓜、牛膝各12 g，水煎服。②痔疮：西南卫矛、桂圆肉各20 g，水煎服。③腰痛：西南卫矛12～30 g，水煎服。

# 常春卫矛 *Euonymus hederaceus* Champ. ex Benth.

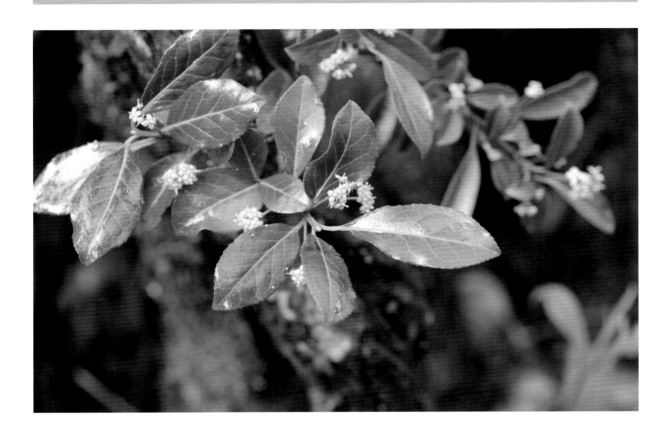

【形态特征】藤本灌木，高1~2 m。小枝常有随生根。叶革质或薄革质，卵形、阔卵形或窄卵形，有时为椭圆形，长3~7 cm，宽2~4.5 cm，先端钝或极短渐尖，基部近圆形或阔楔形，侧脉4~5对，细而明显，小脉通常不显；叶柄多细长，长6~12 mm。聚伞花序通常少花而较短，1~2次分枝，花序梗长1~2 cm，细圆；小花梗长约5 mm；苞片及小苞片脱落；花淡白带绿，直径8~10 mm；花盘近方形；雄蕊着生于花盘边缘，花丝长约2 mm；子房稍扁。蒴果熟时紫红色，圆球状，直径8~10 mm；果序梗细，长1~2 cm；小果梗长达10 mm。种子具红色全包假种皮。

【分布与生境】梵净山地区资源分布的代表区域：回香坪、九龙池、刘家纸厂、燕子阡、骄子岩、金竹平、万宝岩等地。生于海拔950~2100 m的疏林中，攀缘于树上或岩石上等。

【中 药 名】常春卫矛（根、树皮或叶）。

【功效主治】补肝肾，强筋骨，活血调经。主治肾虚腰痛，久泻，风湿痹痛，月经不调，跌打损伤。

【采收加工】全年均可采，切片，或剥皮晒干。

【用法用量】内服：煎汤，15~30 g；或浸酒。

# 冬青卫矛 *Euonymus japonicus* Thunb.

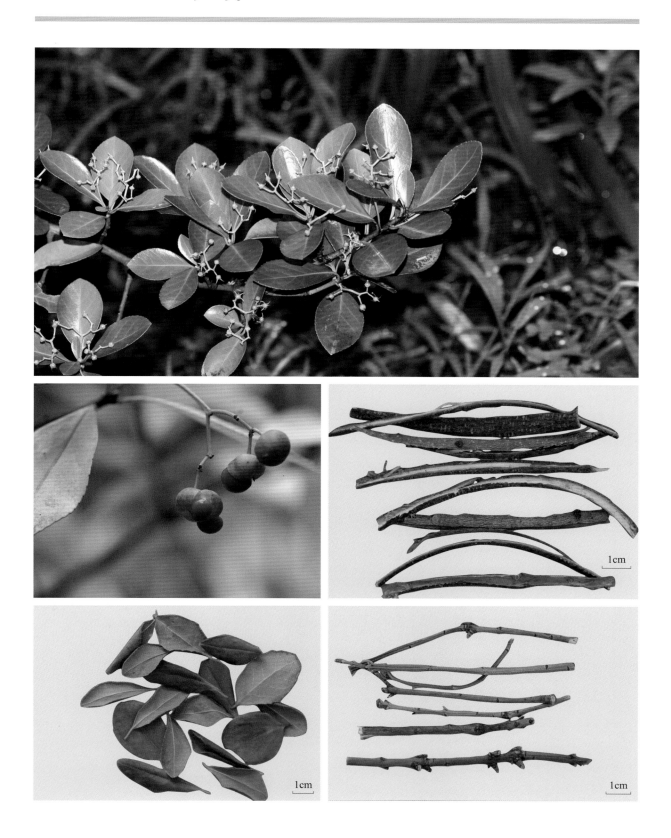

【别　　　名】四冬青（《中国树木分类学》），调经草（《贵州草药》），正木、八木（《中药大辞典》）。

【形 态 特 征】常绿灌木或小乔木，高3～8 m。小枝四棱，具细微皱突。叶革质，有光泽，倒卵形或椭圆形，长3～5 cm，宽2～3 cm，先端圆阔或急尖，基部楔形，边缘具有浅细钝齿；叶柄长约1 cm。聚伞花序5～12花，花序梗长2～5 cm，2～3次分枝，分枝及花序梗均扁壮，第三次分枝常与小花梗等长或较短；小花梗长3～5 mm；花白绿色，直径5～7 mm；花瓣近卵圆形，长宽各约2 mm；雄蕊花药长圆状，内向，花丝长2～4 mm；子房每室2胚珠，着生于中轴顶部。蒴果近球状，直径约8 mm，淡红色。种子每室1，顶生，椭圆状，长约6 mm，直径约4 mm，假种皮橘红色，全包种子。花期6～7月，果期9～10月。

【分布与生境】梵净山地区资源分布的代表区域：白沙、亚木沟、护国寺、苗王坡等地。生于海拔1300 m以下的山地。

【中　药　名】大叶黄杨根（根），大叶黄杨（茎皮及枝），大叶黄杨叶（叶）。

【功 效 主 治】■大叶黄杨根　活血调经，祛风湿。主治月经不调，痛经，风湿痹痛。

　　　　　　　　■大叶黄杨　祛风湿，强筋骨，活血止血。主治风湿痹痛，腰膝酸软，跌打损伤，骨折，吐血。

　　　　　　　　■大叶黄杨叶　解毒消肿。主治疮疡肿毒。

【采 收 加 工】■大叶黄杨根　冬季采挖，洗去泥土，切片，晒干。

　　　　　　　　■大叶黄杨　全年均可采，切段或树皮晒干。

　　　　　　　　■大叶黄杨叶　春季采收，晒干。

【用 法 用 量】■大叶黄杨根　内服：煎汤，15～30 g。

　　　　　　　　■大叶黄杨　内服：煎汤，15～30 g；或浸酒。

　　　　　　　　■大叶黄杨叶　外用：适量，鲜品捣敷。

【用 药 经 验】①月经不调：大叶黄杨根30 g，炖肉吃。②痛经：大叶黄杨根、水葫芦各15 g，水煎服。

# 疏花卫矛　*Euonymus laxiflorus* Champ. ex Benth.

【别　　　名】五捻子、佛手仔（《中国高等植物图鉴》），土杜仲（广东、福建），丝棉木（福建），四季青、木牛七（广西）。

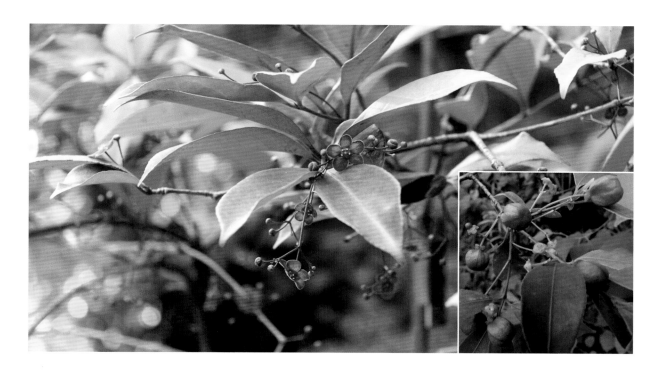

【形态特征】灌木，高达4 m。叶纸质或近革质，卵状椭圆形、长圆状椭圆形或窄椭圆形，长
　　　　　　5～12 cm，宽2～6 cm，先端钝渐尖，基部阔楔形或稍圆，全缘或具不明显的
　　　　　　锯齿，侧脉多不明显；叶柄长35 mm。聚伞花序分枝疏松，5～9花；花序梗长约
　　　　　　1 cm；花紫色，5数，直径约8 mm；萼片边缘常具紫色短睫毛；花瓣长圆形，基部
　　　　　　窄；花盘5浅裂，裂片钝；雄蕊无花丝，花药顶裂；子房无花柱，柱头圆。蒴果紫红
　　　　　　色，倒圆锥状，长7～9 mm，直径约9 mm，先端稍平截。种子长圆状，长5～9 mm，
　　　　　　直径3～5 mm。种皮枣红色，假种皮橙红色，高仅3 mm左右，呈浅杯状包围种子基
　　　　　　部。花期3～6月，果期7～11月。

【分布与生境】梵净山地区资源分布的代表区域：金竹坪。生于山上、山腰及路旁密林中。

【中　药　名】山杜仲（根及树皮）。

【功效主治】祛风湿，强筋骨，活血解毒，利水。主治风湿痹痛，腰膝酸软，跌打骨折，疮疡肿
　　　　　　毒，慢性肝炎，慢性肾炎，水肿。

【采收加工】冬季采收，切片，晒干。

【用法用量】内服：煎汤，9～20 g；或浸酒。外用：适量，捣敷；或研末调敷；或浸酒搽。

【用药经验】①跌打肿痛，骨折：山杜仲12～15 g，水煎服。②慢性肾炎：山杜仲12 g，土牛膝
　　　　　　根、车前草各15 g，加酒适量，炖服。③腰膝酸痛：山杜仲30～60 g，水煎服；或
　　　　　　加猪尾骨酌量，同炖服。

# 大果卫矛 *Euonymus myrianthus* Hemsl.

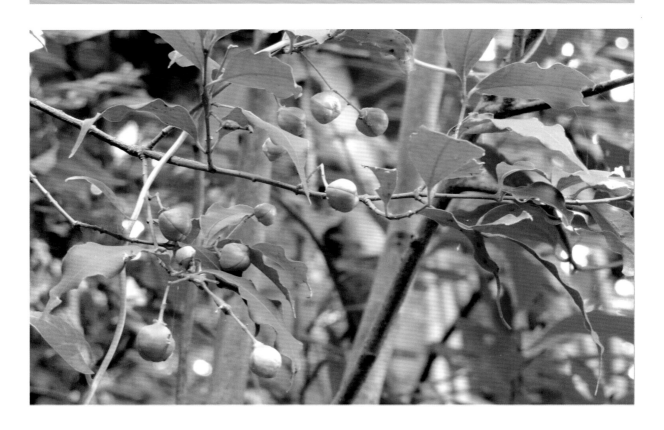

【别　　　名】白鸡槿（《浙江药用植物志》），青得方（《中国高等植物图鉴》）。

【形 态 特 征】常绿灌木，高达6 m。叶革质，倒卵形、窄倒卵形或窄椭圆形，对生；叶柄长
5～10 mm。聚伞花序多聚生于小枝上部，常数序着生于新枝顶端，2～4次分枝；
花序梗长2～4 cm，分枝渐短，小花梗长7 mm，均具4棱；苞片及小苞片卵状披针
形，早落；花黄色，直径达10 mm；萼片近圆形；花瓣近倒卵形；花盘四角有圆形
裂片；雄蕊着生于裂片中央小突起上，花丝极短或无；子房锥状，有短状花柱。蒴
果黄色，多呈倒卵状，长1.5 cm，直径1 cm；果序梗及小果梗等较花时稍增长；种
子4～2成熟，假种皮橘黄色。

【分布与生境】梵净山地区资源分布的代表区域：回香坪、长坂坡、青龙洞、九龙池、白云寺、上
牛塘、骄子岩、细沙河等地。生于海拔600～1600 m的山谷林中。

【中 药 名】大果卫矛（根、根茎）。

【功 效 主 治】益肾壮腰，化瘀利湿。主治肾虚腰痛，胎动不安，慢性肾炎，产后恶露不净，跌打
骨折，风湿痹痛等。

【采收加工】秋后采收根，洗净，切片，晒干；夏、秋季采收茎，切段，晒干。

【用法用量】内服：煎汤，10～60 g。外用：适量，煎汤熏洗。

【用药经验】①产后恶露不净，口干潮热腹痛：大果卫矛30 g，紫金牛、珍珠菜各9 g，大青根12 g，鹿含草6 g，腹水草4.5 g，如食欲不振，乳汁少，加丛毛榕12 g，水煎服。②脾胃虚弱，湿浊带下：大果卫矛30 g，白鸡冠花15 g，白木槿、白美丽胡枝子各30 g，截叶铁扫帚9 g，三白草15 g，水煎服。

# 省枯油科

## 野鸦椿 *Euscaphis japonica* (Thunb.) Dippel

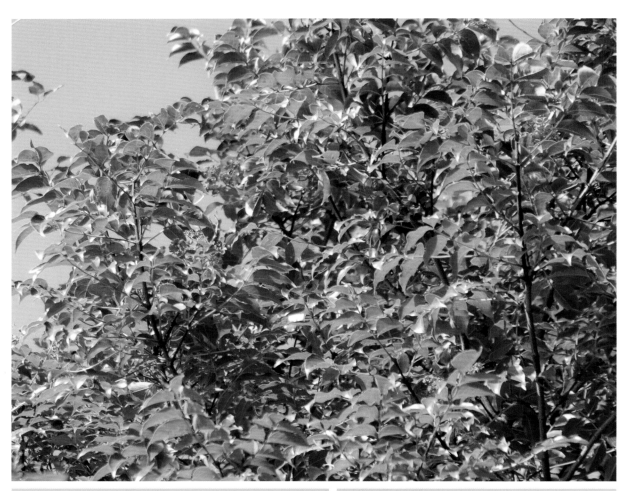

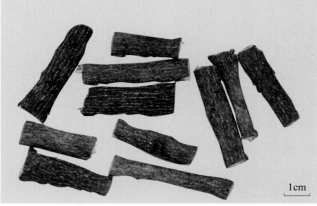

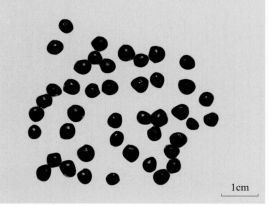

【别　　名】鸡肾树（《广西药用植物目录》），鸡眼睛（四川），山海椒（云南），芽子木（湖南），红椋（湖北）。

【形态特征】落叶小乔木或灌木。树皮灰褐色，具纵条纹；小枝及芽红紫色，枝叶揉碎后发出恶臭气味。叶对生，奇数羽状复叶，长12～32 cm，小叶5～9，稀3～11，厚纸质，长卵形或椭圆形，先端渐尖，基部钝圆，边缘具疏锯齿，齿尖有腺体，两面除背面沿脉有白色小柔毛，主脉上面明显，背面突出，侧脉8～11，在两面可见。圆锥花序顶生；花梗长达21 cm；花多，较密集，黄白色，直径4～5 mm；萼片与花瓣均5，椭圆形，萼片宿存；花盘盘状，心皮3，分离。蓇葖果长1～2 cm，每一花发育为1～3个蓇葖；果皮软革质，紫红色，有纵脉纹。种子近圆形，直径约5 mm，假种皮肉质，黑色，有光泽。花期5～6月，果期8～9月。

【分布与生境】梵净山地区资源分布的代表区域：改板坪、铜矿厂、回香坪。生于山脚和山谷，常与一些小灌木混生，散生，很少有成片的纯林。

【中　药　名】野鸦椿根（根或根皮），野鸦椿子（果实或种子），野鸦椿花（花），野鸦椿叶（叶），野鸦椿皮（茎皮）。

【功效主治】■野鸦椿根　祛风解表，清热利湿。主治外感头痛，风湿腰疼，痢疾，泄泻，跌打损伤。

　　　　　　■野鸦椿子　祛风散寒，行气止痛，消肿散结。主治胃痛，寒疝疼痛，泄泻，痢疾，脱肛，月经不调，子宫脱垂，睾丸肿痛。

　　　　　　■野鸦椿花　祛风止痛。主治头痛，眩晕。

　　　　　　■野鸦椿叶　祛风止痒。主治妇女阴痒。

　　　　　　■野鸦椿皮　行气，利湿，祛风，退翳。主治小儿疝气，风湿骨痛，水痘，目生翳障。

【采收加工】■野鸦椿根　9～10月采挖，洗净，切片，鲜用或晒干；或剥取根皮用。

　　　　　　■野鸦椿子　秋季采收成熟果实或种子，晒干备用。

　　　　　　■野鸦椿花　5～6月份采收，晾干。

　　　　　　■野鸦椿叶　全年均可采，鲜用或晒干。

　　　　　　■野鸦椿皮　全年均可采，剥取茎皮，晒干。

【用法用量】■野鸦椿根　内服：煎汤，9～15 g，鲜品30～60 g；或浸酒。外用：适量，捣敷；或煎水熏洗。

　　　　　　■野鸦椿子　内服：煎汤，9～15 g；或泡酒。

　　　　　　■野鸦椿花　内服：煎汤，10～15 g。外用：适量，研细末撒敷。

■野鸦椿叶　外用：适量，煎水洗。

■野鸦椿皮　内服：煎汤，9～15 g。外用：适量，煎水洗。

【用药经验】①寒疝疼痛：野鸦椿子（盐水炒）、荔核各9 g，车前仁、小茴香各15 g，猪腰子1副，水煎服。②睾丸肿痛：野鸦椿子9 g，报春子树、枯桃子、红牛膝、瓜蒌壳、凤凰衣各6 g，水煎服。③子宫脱垂：野鸦椿子30 g，捣烂敷或水煎服。④小儿水痘，天花：野鸦椿皮15 g，煎水，再将阎王刺的钻木虫（又叫催工虫），焙干研细，以煎成药液冲服，每次1～1.5 g。

# 槭树科

## 樟叶槭 *Acer cinnamomifolium* Hayata

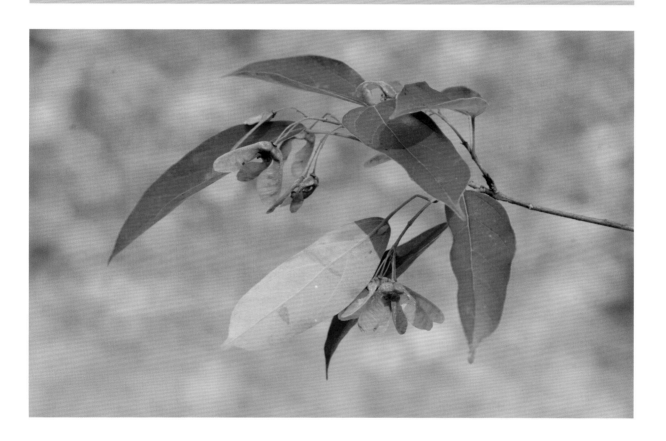

【别　　　名】桂叶槭（《经济植物手册》）。

【形 态 特 征】常绿乔木，常高10～20 m。树皮淡黑褐色或淡黑灰色；小枝细瘦，当年生枝淡紫褐色，被浓密的绒毛。叶革质，长圆状椭圆形或长圆状披针形，基部圆形、钝形或阔楔形，先端钝形，具有短尖头，全缘或近于全缘；上面绿色，无毛，下面淡绿色或淡黄绿色，被白粉和淡褐色绒毛，长成时毛渐减少；主脉在上面凹下，在下面凸起，侧脉3～4对，在上面微凹下，在下面显著，最下一对侧脉由叶的基部生出，与中肋在基部共成3脉；叶柄淡紫色，被绒毛。翅果淡黄褐色，常呈被绒毛的伞房果序；小坚果凸起；翅和小坚果长2.8～3.2 cm，张开成锐角或近于直角；果梗被绒毛。果期7～9月。

【分布与生境】梵净山地区资源分布的代表区域：大黑湾、胜利坳。生于海拔300～1200 m比较潮湿的阔叶林中。

【中　药　名】樟叶槭（根、树皮）。

【功　效　主　治】祛风除湿，止痛接骨。主治风湿关节痛，骨折。

【用　法　用　量】内服：煎汤，9～15 g，鲜品30～60 g；或浸酒。外用：适量，捣敷；或煎水熏洗。

# 青榨槭 *Acer davidii* Franch.

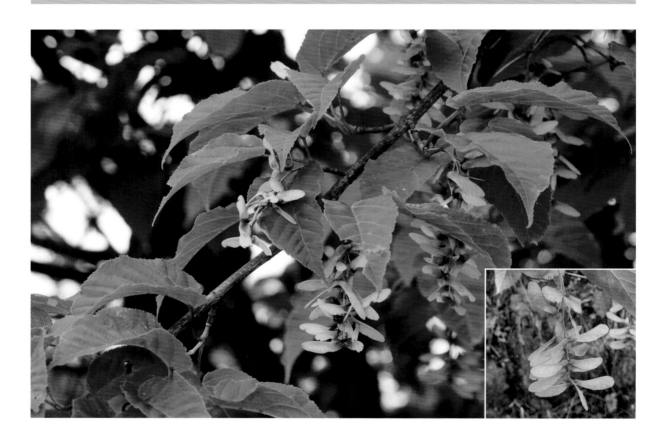

【别　　　名】青虾蟆（《中国树木分类学》），大卫槭（《峨眉植物图志》），鸡脚手、五龙皮（《彝药志》），光陈子（《湖南药物志》）。

【形　态　特　征】落叶乔木，高10～15 m。树皮黑褐色或灰褐色，常纵裂成蛇皮状；小枝细瘦，圆柱形，无毛。冬芽腋生，长卵圆形，绿褐色；鳞片的外侧无毛。叶纸质，长圆卵形或近于长圆形，长6～14 cm，宽4～9 cm，先端锐尖或渐尖，常有尖尾，基部近于心形或圆形，边缘具不整齐的钝圆齿，上面深绿色，无毛；下面淡绿色，嫩时沿叶脉被紫褐色的短柔毛，渐老成无毛状；主脉在上面显著，在下面凸起，侧脉11～12对，呈羽状，在上面微现，在下面显著；叶柄细瘦，长2～8 cm，嫩时被红褐色短柔毛，渐老则脱落。花黄绿色，杂性，雄花与两性花同株，呈下垂的总状花序，顶生于着叶的嫩枝，开花与嫩叶的生长大约同时，通常9～12朵成长为4～7 cm的总状花序；两性花的花梗长1～1.5 cm，通常15～30朵成长为7～12 cm的总状花序；萼片5，椭圆形，先端微钝；花瓣5，倒卵形，先端圆形，与萼片等长；雄蕊8，无毛，在雄花中略长于花瓣，在两性花中不发育，花药黄色，球形；花盘无毛，呈现裂纹，位于雄蕊内侧；子房被红褐色的短柔毛，在雄花中不发育。翅果嫩时淡绿色，成熟后黄褐色；翅宽1～1.5 cm，连同小坚果共长2.5～3 cm，展开成钝角或几成水平。花期4月，果期9月。

【分布与生境】梵净山地区资源分布的代表区域：田家山、黄柏沟、鱼泉沟、盘溪、两岔河等地。生于海拔600～1500 m的山谷阔叶林中。

【中　药　名】青榨槭（根、树皮）。

【功效主治】祛风除湿，散瘀止痛，消食健脾。主治风湿痹痛，肢体麻木，关节不利，跌打损伤，痢疾，泄泻，小儿消化不良。

【采收加工】夏、秋季采收，洗净，切片，晒干。

【用法用量】内服：煎汤，6～15 g；研末，3～6 g；或酒浸。外用：适量，研末调敷。

【用药经验】①风湿麻木，手足不能活动，卧床不起：青榨槭研末，每用6 g，白酒少许和温水送服，每日2次。②风湿腰痛：青榨槭9～15 g，大伸筋、石楠藤、木瓜、牛膝各9 g，水煎或酒浸服。

# 中华槭

*Acer sinense* Pax

【别　　　名】华槭树（《经济植物手册》），丫角槭（《中国树木分类学》），五角枫（《贵州中草药名录》），刺鸭脚木（广西）。

【形态特征】落叶乔木。树皮平滑，淡黄褐色；当年生枝淡绿色，多年生枝绿褐色或深褐色。冬芽小，在叶脱落以前常为膨大的叶柄基部所覆盖，鳞片6。叶近于革质，基部心形，常5裂；裂片长圆状卵形，除靠近基部的部分外，其余的边缘有紧贴的圆齿状细锯齿；裂片间的凹缺锐尖，深达叶片长度的1/2，上面深绿色，下面淡绿色，有白粉，脉腋有黄色丛毛；主脉在上面显著，在下面凸起，侧脉在上面微显著；叶柄粗壮，无毛。花杂性，雄花与两性花同株，多花组成下垂的顶生圆锥花序；花瓣5，白色，阔椭圆形；子房有白色疏柔毛，柱头平展或反卷。翅果淡黄色，常生成

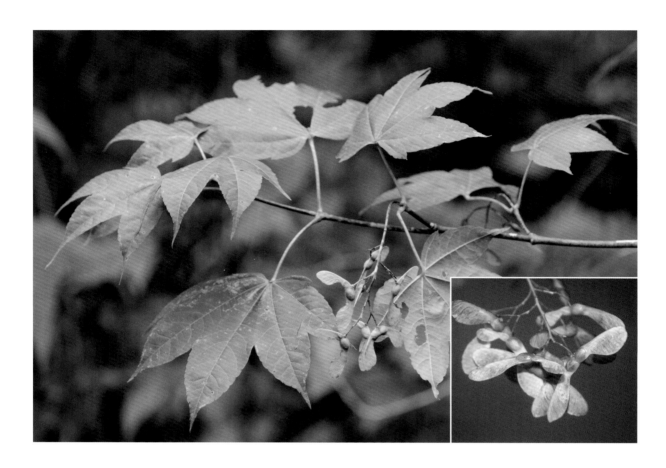

下垂的圆锥果序；小坚果椭圆形，特别凸起；翅张开成锐角、钝角或近于水平。花期5月，果期9月。

【分布与生境】梵净山地区资源分布的代表区域：回香坪、岩高坪、淘金河、牛风包、中灵寺等地。生于海拔1400～2000 m的常绿落叶阔叶林中。

【中　药　名】五角枫根（根及根皮）。

【功效主治】祛风除湿。主治扭伤，骨折，风湿痹痛。

【采收加工】夏、秋季采挖根，或剥取根皮，洗净，鲜用。

【用法用量】内服：煎汤，10～15 g，鲜品可用至60 g。外用：适量，鲜品捣烂外敷。

【用药经验】扭伤：五角枫根，捣烂外敷。

# 七叶树科

## 天师栗 *Aesculus wilsonii* Rehd.

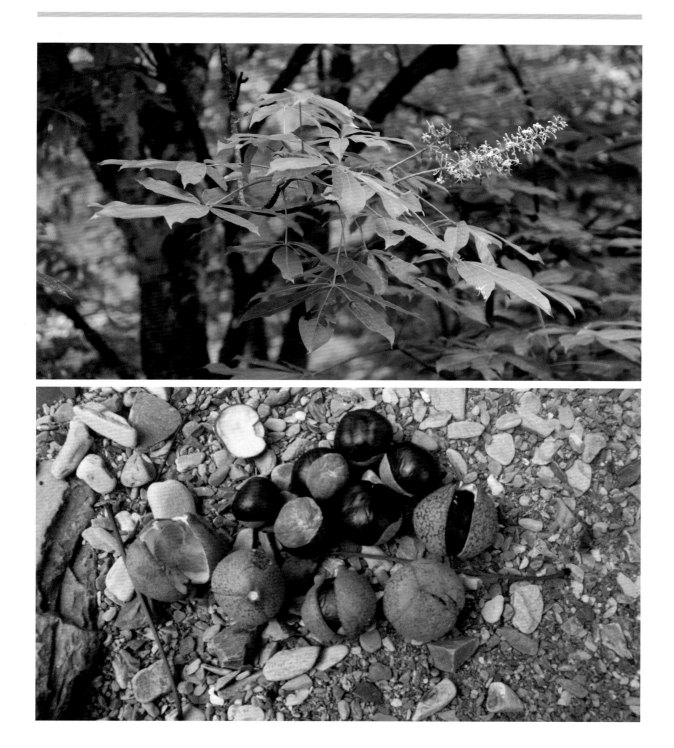

【别　　　名】猴板栗、刺五加（《中药大辞典》），马泡子（《贵州中草药名录》），梭椤树（湖北）。

【形 态 特 征】落叶乔木。树皮平滑，灰褐色，常成薄片脱落；小枝圆柱形，紫褐色，嫩时密被长柔毛，渐老时脱落，有白色皮孔。冬芽腋生于小枝的顶端，卵圆形，栗褐色，有树脂。掌状复叶对生，嫩时微有短柔毛。花序顶生，直立；花有很浓的香味，杂性，雄花与两性花同株，雄花多生于花序上段，两性花生于其下段，不整齐；花萼管状，上段浅5裂，裂片大小不等；花瓣4，倒卵形，外面有绒毛，内面无毛，边缘有纤毛，白色；两性花的子房上位，卵圆形，3室，每室有2胚珠；花柱除顶端无毛外，其余部分有长柔毛。蒴果黄褐色，卵圆形或近于梨形，成熟时常3裂。种子常仅1枚稀2枚发育良好，近于球形，栗褐色，种脐淡白色，近于圆形，比较狭小，约占种子的1/3以下。花期4～5月，果期9～10月。

【分布与生境】梵净山地区资源分布的代表区域：铜矿厂、漆树坪、青龙洞、大罗河沟、陈家沟、白沙、肖家河等地。生于海拔800～1600 m的山谷沟旁等。

【中　药　名】娑罗子（种子）。

【功 效 主 治】疏肝，理气，宽中，止痛。主治胸胁，乳房胀痛，痛经，胃脘痛。

【采 收 加 工】10月间采收成熟果实，晒7～8 d后，再用文火烘干，烘前用针在果皮上刺扎，以防爆裂，且易干燥，也可直接晒干或剥除果皮晒干。

【用 法 用 量】内服：煎汤，5～10 g；或烧灰冲酒。

【用 药 经 验】乳房小叶增生：娑罗子9～15 g，水煎代茶饮。

# 无患子科

## 复羽叶栾树 *Koelreuteria bipinnata* Franch.

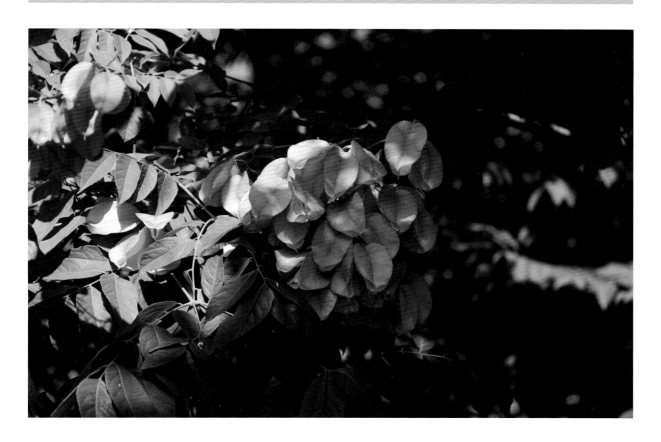

【别　　　名】桐树（《植物名实图考》），马鞍树（《贵州草药》），胡椒树、腰径树（《湖南药物志》）。

【形 态 特 征】乔木，高可达20余米。皮孔圆形至椭圆形。枝具小疣点。叶平展，二回羽状复叶，长45~70 cm；叶轴和叶柄向轴面常有一纵行皱曲的短柔毛；小叶9~17片，互生，很少对生，纸质或近革质，斜卵形，顶端短尖至短渐尖，基部阔楔形或圆形，略偏斜，边缘有内弯的小锯齿。圆锥花序大型，长35~70 cm，分枝广展，与花梗同被短柔毛；花瓣4，长圆状披针形；雄蕊8枚，长4~7 mm，花丝被白色、开展的长柔毛，下半部毛较多，花药有短疏毛；子房三棱状长圆形，被柔毛。蒴果椭圆形或近球形，具3棱，淡紫红色，老熟时褐色，顶端钝或圆，有小凸尖；果瓣椭圆形至近圆形。种子近球形，直径5~6 mm。花期7~9月，果期8~10月。

【分布与生境】梵净山地区资源分布的代表区域：上牛塘、凤凰山、金竹坪等地。生于海拔400～2500 m的山地疏林中。

【中　药　名】摇钱树根（根、根皮）。

【功效主治】祛风清热，止咳，散瘀，杀虫。主治风热咳嗽，风湿热痹，跌打肿痛，蛔虫病。

【采收加工】全年均可采挖，剥皮或切片，洗净，晒干。

【用法用量】内服：煎汤，6～15 g。

【用药经验】①风湿痹痛：摇钱树根9～15 g，水煎冲黄酒喝。②跌打损伤，瘀血阻滞：摇钱树根30 g，水煎服；或加大血藤、川芎各12 g，浸酒服。

# 无患子 *Sapindus mukorossi* Gaertn.

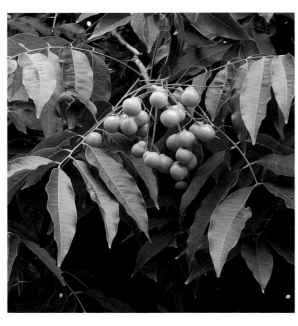 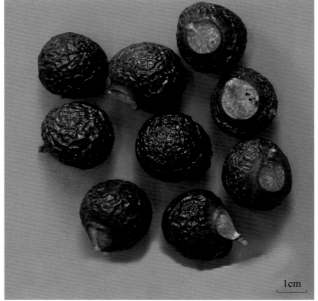

1cm

【别　　　名】油患子（四川），苦患树（海南），黄目树、目浪树（台湾），木患子（《本草纲目》）。

【形态特征】落叶大乔木，高可达20余米。树皮灰褐色或黑褐色；嫩枝绿色。叶连柄长25～45 cm或更长，叶轴稍扁，上面两侧有直槽，无毛或被微柔毛；小叶5～8对，通常近对生，叶片薄纸质，长椭圆状披针形或稍呈镰形，长7～15 cm，宽2～5 cm，顶端短渐尖，基部楔形，稍不对称，腹面有光泽，两面无毛或背面被微柔毛；侧脉纤细而密近平行。花序顶生，圆锥形；花小，辐射对称，花梗常很短；萼片卵形或长圆状卵形，外面基部被疏柔毛；花瓣5，披针形；花盘碟状；雄蕊8，伸出。果实近球形，橙黄色，干时变黑。花期春季，果期夏、秋季。

**【分布与生境】**梵净山地区资源分布的代表区域：苏家坡、徐家沟、艾家坝等地。生于各地寺庙、庭院、村边等。

**【中 药 名】**无患子（种子），无患子中仁（种仁），无患子皮（果皮）。

**【功 效 主 治】**■ 无患子 清热，祛痰，消积，杀虫。主治喉痹肿痛，肺热咳喘，喑哑，食滞，疳积，蛔虫腹痛，滴虫阴道炎，癣疾，肿毒。

■ 无患子中仁 消积，避秽，杀虫。主治疳积，腹胀，口臭，蛔虫病。

■ 无患子皮 清热化痰，止痛，消积。主治喉痹肿痛，心胃气痛，疝气疼痛，风湿痛，虫积，食滞，肿毒。

**【采 收 加 工】**■ 无患子 秋季采摘成熟果实，除去果肉和果皮，取种子晒干。

■ 无患子中仁 秋季果实成熟时，剥除外果皮，除去种皮，留取种仁，晒干备用。

■ 无患子皮 秋季果实成熟时，剥去果肉，晒干。

**【用 法 用 量】**■ 无患子 内服：煎汤，3～6 g；或研末。外用：适量，烧灰或研末吹喉、擦牙；或煎水洗；或熬膏涂。

■ 无患子中仁 内服：煎汤，6～9 g；煨熟食，3～6枚。

■ 无患子皮 内服：煎汤，6～9 g；捣汁或研末。外用：捣涂；或煎水洗。

**【用 药 经 验】**①喉毒肿痛：无患子皮60 g，用蜜糖120 g，浸半个月后用，每日含2～3次，每次含咽半只。②心胃气痛，痧气，虫痛，食积腹痛，小便涩痛：无患子皮7只，各纳食盐少许，烧存性，研末，开水泡服。小儿酌减。③虫积食滞：无患子皮9 g，水煎服。④毒虫咬及无名肿毒：无患子皮适量，捣烂，用水调后，擦患处。

# 清风藤科

## 泡花树 *Meliosma cuneifolia* Franch.

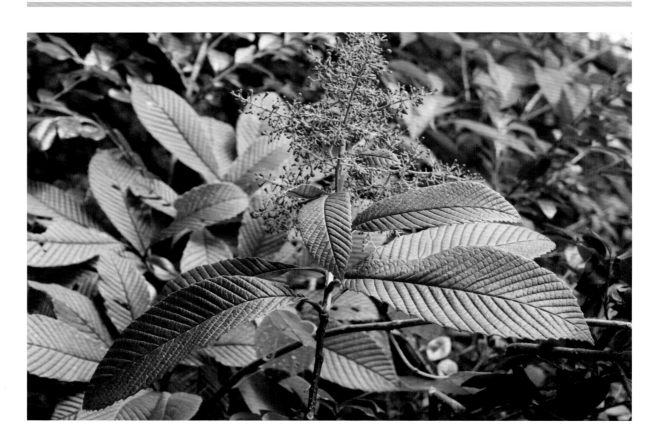

【别　　名】黑果木、龙须木（《中国树木分类学》），降龙木（《陕西中草药》），黑黑木、山漆槁（四川）。

【形态特征】落叶灌木或乔木，高可达9 m。树皮黑褐色；小枝暗黑色，无毛。叶为单叶，纸质，倒卵状楔形或狭倒卵状楔形，长8~12 cm，宽2.5~4 cm，先端短渐尖，中部以下渐狭，约3/4以上具侧脉伸出的锐尖齿，叶面初被短粗毛，叶背被白色平伏毛；叶柄长1~2 cm。圆锥花序顶生，直立，长和宽15~20 cm，被短柔毛，具3（4）次分枝；花梗长1~2 mm；萼片5，宽卵形；花盘具5细尖齿。核果扁球形，核三角状卵形，腹部近三角形，具不规则的纵条凸起，中肋在腹孔一边显著隆起延至另一边，腹孔稍下陷。花期6~7月，果期9~11月。

【分布与生境】梵净山地区资源分布的代表区域：叫花洞、回香坪、白云寺等地。生于海拔

650 ~ 3300 m的落叶阔叶树种或针叶树种的疏林或密林中。

【中 药 名】灵寿茨（根皮）。

【功效主治】利水解毒。主治水肿，臌胀，无名肿毒，毒蛇咬伤。

【采收加工】秋、冬季采挖根，洗净，剥取根皮，鲜用或晒干备用。

【用法用量】内服：煎汤，6 ~ 15 g。外用：适量，鲜品捣烂外敷。

# 尖叶清风藤 *Sabia swinhoei* Hemsl. ex Forb. et Hemsl.

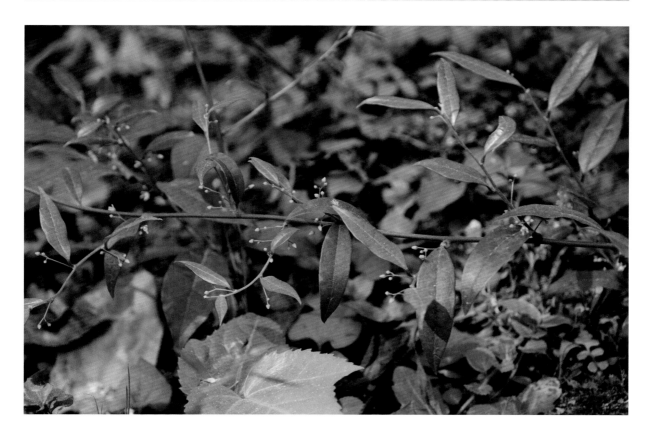

【形态特征】常绿攀缘木质藤本。叶纸质，椭圆形、卵状椭圆形、卵形或宽卵形，长5 ~ 12 cm，
　　　　　　宽2 ~ 5 cm，先端渐尖或尾状尖，基部楔形或圆形，叶背被短柔毛或仅在脉上有柔
　　　　　　毛；侧脉每边4 ~ 6条，网脉稀疏；叶柄长3 ~ 5 mm。聚伞花序有花2 ~ 7朵，被疏长
　　　　　　柔毛；萼片5枚，卵形，外面有不明显的红色腺点，有缘毛；花瓣5片，浅绿色，
　　　　　　卵状披针形或披针形；雄蕊5枚，花丝稍扁，花药内向开裂；花盘浅杯状；子房无
　　　　　　毛。分果爿深蓝色，近圆形或倒卵形，基部偏斜；核中肋不明显，两侧面有不规则

的条块状凹穴，腹部凸出。花期3～4月，果期7～9月。

【分布与生境】梵净山地区资源分布的代表区域：二道拐、艾家坝、马槽河、青冈坪、魔芋山湾等地。生于海拔400～2300 m的山谷疏林中。

【中　药　名】尖叶清风藤（藤茎）。

【功效主治】舒筋活血，化瘀止痛。主治风湿痹痛，跌打肿痛，经闭，痛经。

【采收加工】春、夏季割取藤茎，切段后晒干。

【用法用量】内服：煎汤，9～15 g。

# 凤仙花科

## 凤仙花 *Impatiens balsamina* L.

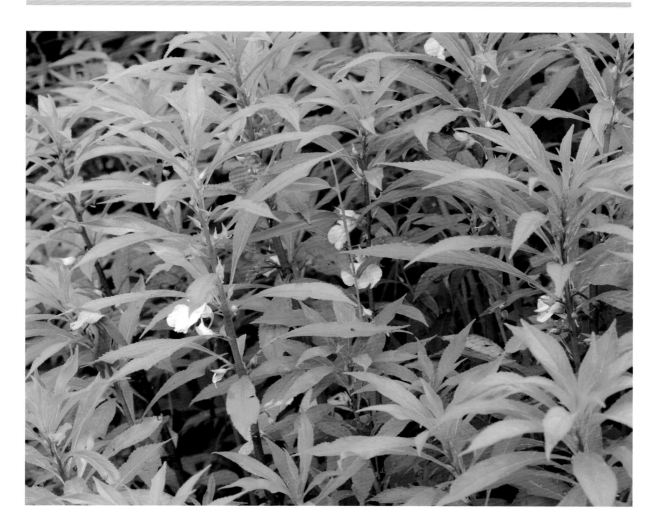

【别　　　名】小桃红、夹竹桃、海蒳、染指甲草（《拾荒本草》），旱珍珠（《本草纲目》）。

【形态特征】一年生草本，高60～100 cm。茎粗壮，肉质，直立，不分枝或有分枝，无毛或幼时被疏柔毛，基部具多数纤维状根，下部节常膨大。叶互生，最下部叶有时对生；叶片披针形、狭椭圆形，长4～12 cm，宽1.5～3 cm，先端渐尖，基部楔形，边缘有锐锯齿，向基部常有数对无柄的黑色腺体，两面无毛或被疏柔毛，侧脉4～7对；叶柄长1～3 cm，上面有浅沟，两侧具数对具柄的腺体。花单生或2～3朵簇生于叶腋，无总花梗，白色、粉红色或紫色，单瓣或重瓣；苞片线形，位于花梗的基部，倒卵状长圆形，上部裂片近圆形，先端2浅裂，外缘近基部具小耳；雄蕊5，花丝线形，花药卵球形，顶端钝；子房纺锤形。蒴果宽纺锤形，两端尖，密被柔毛。种子多数，圆球形，黑褐色。花期7～10月。

【分布与生境】梵净山地区资源分布的代表区域：坝梅寺、天庆寺、护国寺、芭蕉湾平所、丁家坪、艾家坝等地。生于海拔950 m以下的路旁、村旁。

【中　药　名】急性子（种子），凤仙透骨草（茎），凤仙花（花），凤仙根（根）。

【功效主治】■急性子　行瘀降气，软坚散结。主治经闭，痛经，难产，产后胞衣不下，噎膈，痞块，骨鲠，龋齿，疮疡肿毒。

■凤仙透骨草　祛风湿，活血止痛，解毒。主治风湿痹痛，跌打肿痛，闭经，痛经，痈肿，丹毒，鹅掌风，蛇虫咬伤。

■凤仙花　祛风除湿，活血止痛，解毒杀虫。主治风湿肢体痿废，腰胁疼痛，妇女经闭腹痛，产后瘀血未尽，跌打损伤，骨折，痈疽疮毒，毒蛇咬伤，白带异常，鹅掌风，灰指甲。

■凤仙根　活血止痛，利湿消肿。主治跌打肿痛，风湿骨痛，白带异常，水肿。

【采收加工】■急性子　8～9月当蒴果由绿色转黄色时，及时分批采摘，将蒴果脱粒，筛去果皮及杂质。

■凤仙透骨草　夏、秋间植株生长茂盛时割取地上部分，除去叶及花果，洗净，晒干。

■凤仙花　夏、秋季开花时采收，鲜用或阴、烘干。

■凤仙根　秋季采挖根部，洗净，鲜用或晒干。

【用法用量】■急性子　内服：煎汤，3～4.5 g。外用：适量，研末或熬膏敷贴。

■凤仙透骨草　内服：煎汤，3～9 g；或鲜品捣汁。外用：适量，鲜品捣敷；或煎汤熏洗。

■凤仙花　内服：煎汤，1.5～3 g，鲜品可用至3～9 g；或研末；或浸酒。外用：适量，鲜品研烂涂；或煎水洗。

■凤仙根　内服：煎汤，6～15 g；或研末，3～6 g；或浸酒。外用：适量，捣敷。

【用药经验】①骨折疼痛异常，不能动手术投接：凤仙花3 g（鲜品9 g），泡酒，内服1 h后，患处麻木，便可投骨。②蛇咬伤：凤仙花120～150 g，捣烂，取自然汁服，渣敷伤口周围。

# 齿萼凤仙花 *Impatiens dicentra* Franch. ex Hook. f.

【别　　　名】水兰叶（《湖南省中药资源名录》）。

【形 态 特 征】一年生草本，高60～90 cm。茎直立，有分枝。叶互生，卵形或卵状披针形，长8～15 cm，宽3～7 cm，先端尾状渐尖，基部楔形，边缘有圆锯齿，齿端有小尖，基部边缘有数个具柄腺体，侧脉6～8对，叶柄长2～5 cm。花梗较短，腋生，中上部有卵形苞片，仅1朵花；花大，长达4 cm，黄色；侧生萼片2，宽卵状圆形，渐尖，边缘有粗齿，少有全缘，背面中肋有狭龙骨突；旗瓣圆形，背面中肋龙骨突呈喙状；翼瓣无柄，2裂，裂片披针形，先端有细丝，背面有小耳；唇瓣囊状，基部延长成内弯的短距，距2裂；花药钝。蒴果条形，先端有长喙。

【分布与生境】梵净山地区资源分布的代表区域：漆树坪、青龙洞、黄柏沟、牛头山、细沙河等地。生于海拔1000～2500 m的山沟溪边、林下草丛中。

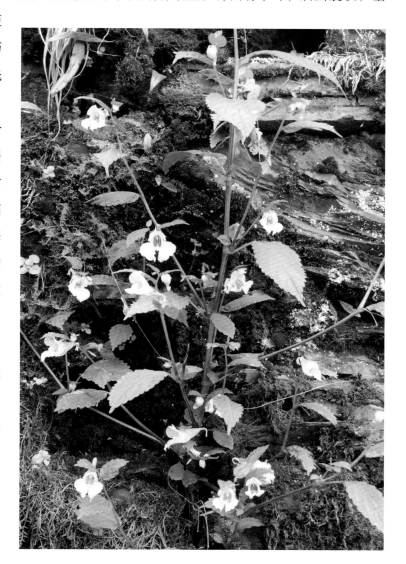

【中　药　名】水兰叶（全草）。

【功 效 主 治】活血散瘀。主治跌打损伤。

【采 收 加 工】夏、秋季采收，鲜用或晒干。

【用 法 用 量】内服：煎汤，6～9 g。外用：适量，鲜品捣敷。

# 齿苞凤仙花 *Impatiens martinii* Hook. f.

【形 态 特 征】一年生肉质草本，高40～50 cm。茎纤细，直立，分枝，光滑无毛。单叶互生，长卵形或长椭圆形，先端尾状渐尖，基部宽楔形，边缘粗锯齿，齿尖有小刚毛，侧脉每边6～10条，叶柄长0.5～1 cm。总花梗腋生，长4～5 cm，具花2朵；花梗短，中上部具1狭卵形小苞片，苞片长约0.5 cm，边缘有锯齿；花小，白色或黄色，长约1.5 cm；侧生萼片2，卵形，中肋背面有龙骨突，长6～7 cm；旗瓣圆形，中肋背面有具喙的龙骨突；翼瓣3裂，上裂片大卵形，先端圆，基部分裂为小卵圆形裂片，下裂片小，圆耳状；唇瓣漏斗状，基部延伸；花药钝。蒴果条形。花期7～9月，果期8～10月。

【分布与生境】梵净山地区资源分布的代表区域：骄子岩、上牛塘、亚盘岭等地。生于海拔700～2000 m的阴湿处。

【中　药　名】水兰叶（全草）。

【功 效 主 治】祛风除湿，活血止痛。主治风寒感冒，风湿骨痛。

【采 收 加 工】秋季采收，取下基部茎节的膨大部分，洗净，鲜用或晒干。

【用 法 用 量】内服：煎汤，9～15 g。外用：适量，捣敷或煎水熏洗。

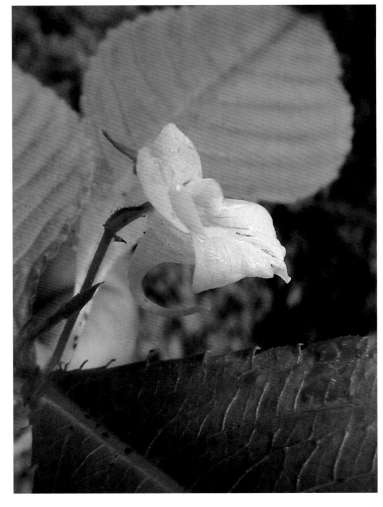

# 细柄凤仙花 *Impatiens leptocaulon* Hook. f.

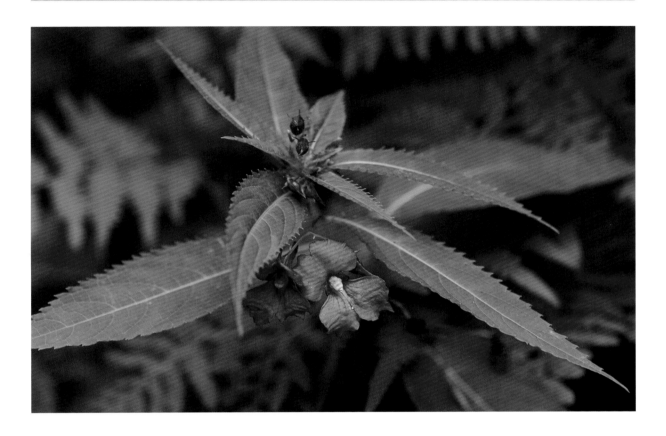

【别　　　名】瘪伤药（贵州），红冷草（湖南），冷水七、冷水丹（湖北）。

【形 态 特 征】一年生草本，高30~50 cm。茎纤弱，直立不分枝或分枝，节和上部生褐色柔毛。叶互生，卵形或卵状披针形，长5~10 cm，宽2~3 cm，先端尖或渐尖，基部狭楔形，有几个腺体，边缘有小圆齿或小锯齿，叶脉5~8对；叶柄长0.5~1.5 cm。总花梗细，有1或2朵花；花梗短，中上部有披针形苞片；花红紫色；侧生萼片2片，半卵形，长突尖，不等侧，一边透明，有细齿；旗瓣圆形，中肋龙骨状，先端有小喙；翼瓣无柄，基部裂片小，圆形，上部裂片倒卵状矩圆形，背面有钝小耳；唇瓣舟形，下延长成内弯的长距；花药钝。蒴果条形。

【分布与生境】梵净山地区资源分布的代表区域：金竹坪、叫花洞。生于海拔1200~2000 m的山坡草丛中、阴湿处或林下沟边。

【中　药　名】白冷草（根及根茎）。

【功 效 主 治】理气活血止痛。主治风湿性关节炎，跌打肿痛。

【采 收 加 工】夏、秋季采挖根及根茎，洗净，鲜用或切段晒干。

【用 法 用 量】内服：煎汤，9～15 g；或浸酒。外用：适量，捣敷。

【用 药 经 验】①风湿性关节炎：白冷草12 g，九眼独活9 g，转筋草15 g，水煎服。②跌打青肿：
白冷草15～24 g，酒泡服，并用鲜品适量，捣烂，敷患处。

# 块节凤仙花 *Impatiens pinfanensis* Hook. f.

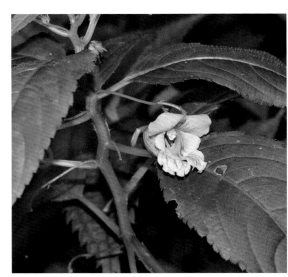 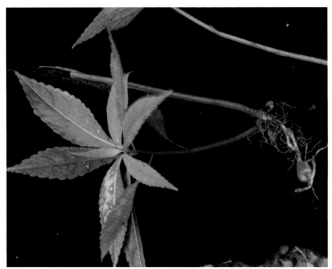

【别　　　　名】小羊芋（贵州）。

【形 态 特 征】一年生草本，高20～40 cm。茎细弱，直立，茎上疏被白色微绒毛，匍匐茎节膨
大，形成球状块茎，具不定根。单叶互生，披针形，先端渐尖，基部楔形，边缘
具粗锯齿，齿尖有小刚毛，侧脉4～5对，叶面沿叶脉疏被极小肉刺，下部叶柄长，
上部叶柄极短。总花梗腋长，仅1花，中上部具1狭长披针形小苞片；花红色，中等
大，长约3 cm；侧生萼片2，椭圆形，长约0.5 cm，先端具喙；旗瓣圆形或倒卵形，
背面中肋有龙骨突，先端具小尖头；翼瓣2裂，上裂片斧形，先端圆，下裂片圆
形，先端钝；唇瓣漏斗状，基部下延为弯曲的细距；花药尖。蒴果线形，具条纹。
种子近球形，直径约0.3 cm，褐色，光滑。花期6～8月，果期7～10月。

【分布与生境】梵净山地区资源分布的代表区域：郭家沟、锯齿山、骄子岩、金泉沟等地。生于海
拔900～2000 m的林下、沟边等潮湿环境。

【中　药　名】串铃（茎节）。

【功 效 主 治】祛风除湿，活血止痛。主治风寒感冒，风湿骨痛，经闭，喉蛾，骨折。

【采收加工】秋季采收，取下基部茎节的膨大部分，洗净，鲜用或晒干。

【用法用量】内服：煎汤，9～15 g。外用：适量，捣敷；或煎水熏洗。

# 黄金凤 *Impatiens siculifer* Hook. f.

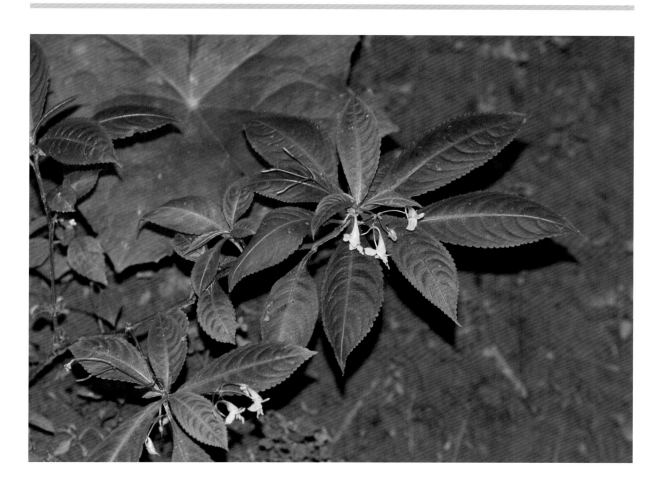

【别　　名】岩胡椒（《贵州中草药名录》），钮子七（《四川省中药资源普查名录》），水指甲（广西）。

【形态特征】一年生草本，高30～60 cm。茎细弱，不分枝或有少数分枝。叶互生，通常密集于茎或分枝的上部，卵状披针形或椭圆状披针形，长5～13 cm，宽2.5～5 cm，先端急尖或渐尖，基部楔形，边缘有粗圆齿，齿间有小刚毛，侧脉5～11对；下部叶的叶柄长1.5～3 cm，上部叶近无柄。总花梗生于上部叶腋，花5～8朵排成总状花序；花梗纤细，基部有1披针形苞片宿存；花黄色；侧生萼片2，窄矩圆形，先端突尖；旗瓣近圆形，背面中肋增厚成狭翅；翼瓣无柄，2裂，基部裂片近三角形，上部裂片条形；唇瓣狭漏斗状，先端有喙状短尖，基部延长成内弯或下弯的长距；花药钝。蒴果棒状。

【分布与生境】梵净山地区资源分布的代表区域：漆树坪、青龙洞、叫花洞、木耳坪、鱼泉沟、密麻树、跑马场等地。生于海拔800~2500 m的山坡草地、草丛、水沟边、山谷潮湿地或密林中。

【中　药　名】黄金凤（全草）。

【功效主治】祛风除湿，活血消肿，清热解毒。主治风湿骨痛，风湿麻木，跌打损伤，烧烫伤。

【采收加工】夏、秋季采收，洗净，鲜用或晒干。

【用法用量】内服：煎汤，9~15 g。外用：适量，捣敷；或煎水熏洗。

# 鼠李科

## 光枝勾儿茶 *Berchemia polyphylla* Wall. ex Laws. var. *leioclada* Hand.-Mazz.

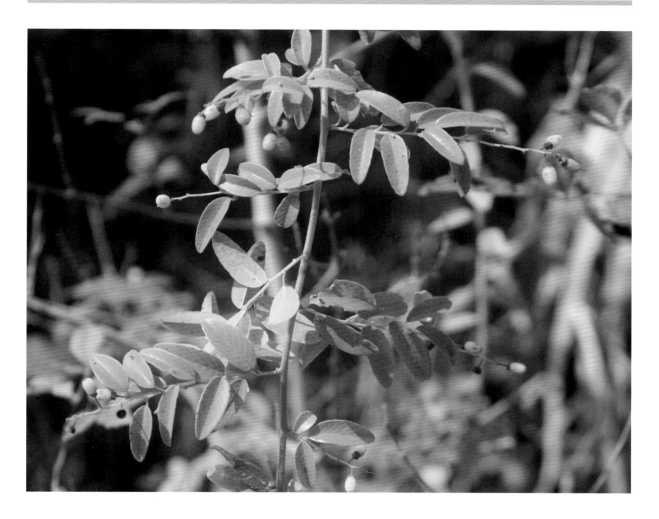

【别　　　名】狗耳草（广西），乌饭藤（湖南）。

【形 态 特 征】藤状灌木，高3~4 m。小枝、花序轴及果梗均无毛。叶互生；叶柄长3~6 mm，上面被疏短柔毛；叶片纸质，卵状椭圆形，先端圆形或锐尖，基部圆形。花两性，浅绿色或白色，无毛，通常2~10个簇生排成具短总梗的聚伞总状花序，或稀下部具短分枝的窄聚伞圆锥花序，花序顶生，花5基数；萼片卵状三角形或三角形，先端尖；花瓣近圆形。核果圆柱形，顶端尖，成熟时红色，后变黑色，基部有宿存的花盘和萼筒。花期夏、秋季，果期7~11月。

【分布与生境】梵净山地区资源分布的代表区域：大黑湾、盘溪、两岔河、蓝家寨、岩棚、烂泥坳等地。生于海拔950 m以下的林缘、路旁、灌丛中。

【中　药　名】铁包金（茎藤、根）。

【功效主治】消肿解毒，止血镇痛，祛风除湿。主治痈疽疔毒，咳嗽咯血，消化道出血，跌打损伤，烫伤，风湿骨痛，风火牙痛。

【采收加工】夏末初秋，孕蕾前采嫩茎叶，除去杂质，切碎，鲜用或晒干；秋后采根，鲜用或切片晒干。

【用法用量】内服：煎汤，15～30 g；或鲜品30～60 g。外用：适量，捣敷。

【用药经验】毒蛇咬伤：铁包金捣烂，调米粉敷贴伤口。

# 枳　椇 *Hovenia acerba* Lindl.

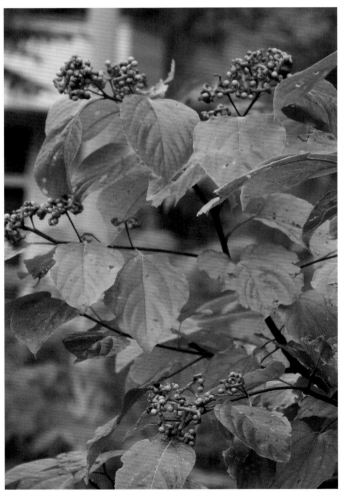
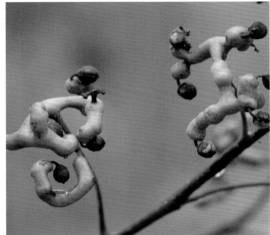
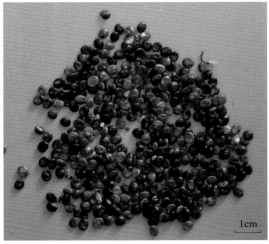

【别　　　名】拐枣（《救荒本草》），鸡爪子（《本草纲目》），枸（《诗经》），万字果（福建、广东），鸡爪树（安徽、江苏）。

【形 态 特 征】高大乔木，高10～25 m。小枝褐色或黑紫色，有明显白色的皮孔。叶互生，厚纸质至纸质，椭圆状卵形，长8～17 cm，宽6～12 cm，顶端长渐尖，基部稀近圆形或宽楔形，边缘常具整齐、浅而钝的细锯齿，上面无毛，下面沿脉或脉腋常被短柔毛或无毛；叶柄长2～5 cm。二歧式聚伞圆锥花序，顶生和腋生，被棕色短柔毛；花两性；萼片具网状脉或纵条纹；花瓣椭圆状匙形，具短爪；花盘被柔毛；花柱半裂，稀浅裂或深裂。浆果状核果近球形，成熟时黄褐色或棕褐色；果序轴明显膨大。种子暗褐色或黑紫色。花期5～7月，果期8～10月。

【分布与生境】梵净山地区资源分布的代表区域：打磨沟、丁家坪、柏枝坪、金厂、马槽河、刘家湾等地。生于海拔2100 m以下的开旷地、山坡林缘或疏林中。

【中　药　名】枳椇子（种子），枳椇叶（叶），枳椇木皮（树皮），枳椇木汁（树干液汁），枳椇根（根）。

【功 效 主 治】■枳椇子　解酒毒，止渴除烦，止呕，利二便。主治醉酒，烦渴，呕吐，二便不利。

　　　　　　　■枳椇叶　清热解毒，除烦止渴。主治风热感冒，醉酒烦渴，呕吐，大便秘结。

　　　　　　　■枳椇木皮　活血，舒筋，消食，疗痔。主治筋脉拘挛，食积，痔疮。

　　　　　　　■枳椇木汁　避秽除臭。主治狐臭。

　　　　　　　■枳椇根　祛风活络，止血，解酒。主治风湿筋骨痛，劳伤咳嗽，咯血，小儿惊风，醉酒。

【采 收 加 工】■枳椇子　10～11月果实成熟时连肉质花序轴一并摘下，晒干，取出种子。

　　　　　　　■枳椇叶　夏末采收，晒干。

　　　　　　　■枳椇木皮　春季剥取树皮，晒干。

　　　　　　　■枳椇根　秋后采收，洗净，切片，晒干。

【用 法 用 量】■枳椇子　内服：煎汤，6～15 g；或泡酒服。

　　　　　　　■枳椇叶　内服：煎汤，9～15 g；或泡酒服。

　　　　　　　■枳椇木皮　内服：煎汤，9～15 g。外用：适量，煎水洗。

　　　　　　　■枳椇木汁　外用：适量，煎水洗。

　　　　　　　■枳椇根　内服：煎汤，9～15 g，鲜品120～240 g；或炖肉服。

【用 药 经 验】①风湿瘫痪：枳椇子150 g，紫薇树皮15 g，泡酒1000 mL，早、晚各服15～30 mL。②小儿疳积：枳椇子9 g，研末，蒸鸡肝吃。③脚转筋（腓肠肌痉挛）：枳椇木皮15 g，煨水服；另用60 g，煨水外洗。④醉酒难醒：枳椇根、香樟子各15 g，煨水服。

# 毛果枳椇 *Hovenia trichocarpa* Chun et Tsiang

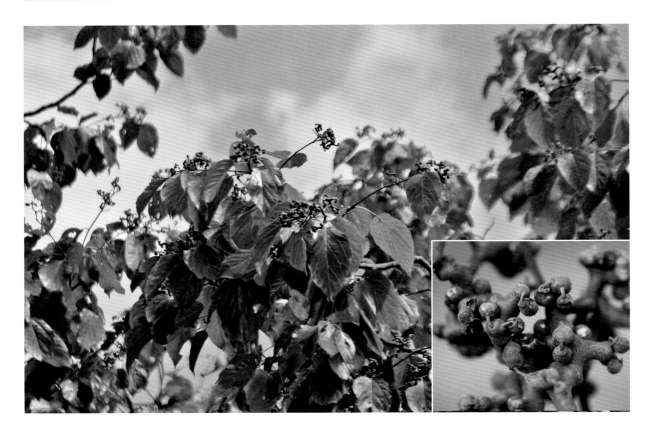

【别　　　名】鸡脚爪、万字果（《全国中草药汇编》），金钩子（《浙江药用植物志》），鸡爪梨、甜半夜（《中国树木分类学》），万寿果（《药物出产辨》），拐枣（《救荒本草》）。

【形 态 特 征】高大落叶乔木，高达18 m。小枝褐色或黑紫色，无毛，有明显的皮孔。叶纸质，矩圆状卵形、宽椭圆状卵形或矩圆形，顶端渐尖或长渐尖，基部截形，边缘具圆齿状锯齿或钝锯齿，稀近全缘，两面无毛，或仅下面沿脉被疏柔毛。二歧式聚伞花序，顶生或兼腋生，被锈色或黄褐色密短茸毛；花黄绿色；花萼被锈色密短柔毛，萼片具明显的网脉；花瓣卵圆状匙形；花盘被锈色密长柔毛；花柱自基部3深裂。浆果状核果球形或倒卵状球形，被锈色或棕色密绒毛和长柔毛；果序轴膨大，被锈色或棕色绒毛。种子黑色，黑紫色或棕色，近圆形。花期5～6月，果期8～10月。

【分布与生境】梵净山地区资源分布的代表区域：鱼坳、护国寺、冷门坝、牛角洞、芭蕉湾等地。生于海拔600～1300 m的山地林中。

【中 药 名】枳椇子（果实和种子）。

【功 效 主 治】止渴除烦，解酒毒，止呕，利二便。主治醉酒，烦渴，呕吐，二便不利。

【采 收 加 工】10~11月果实成熟时连肉质花序轴一并摘下，晒干，取出种子。

【用 法 用 量】内服：煎汤，6~15 g；或泡酒服。

【用 药 经 验】①小儿惊风：枳椇子30 g，水煎服。②酒痨吐血：枳椇子120 g，红蔗糖30 g，炖猪心、肺服。③醉酒：枳椇子30 g，水煎冷服。④风湿瘫痪：枳椇子150 g，紫薇树皮15 g，泡酒1000 mL，早、晚各服15~30 mL。⑤手足抽搐：枳椇子、四匹瓦、蛇莓各15 g，水煎服。⑥小儿疳积：枳椇子9 g，研末，蒸鸡肝吃。

# 铜钱树 *Paliurus hemsleyanus* Rehd.

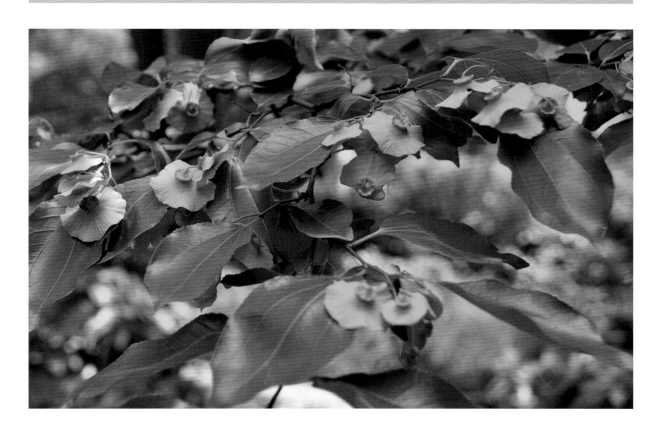

【别　　　　名】钱串树（四川），金钱树（安徽），麻介刺（《广西药用植物名录》）。

【形 态 特 征】乔木，稀灌木。小枝黑褐色或紫褐色。叶互生，纸质或厚纸质，宽椭圆形、卵状椭圆形或近圆形，顶端长渐尖或渐尖，基部偏斜，边缘具圆锯齿或钝细锯齿，两面无毛，基出脉3条；叶柄长0.6~2 cm，近无毛或仅上面被疏短柔毛；无托叶刺，但幼树叶柄基部有2个斜向直立的针刺。聚伞花序或聚伞圆锥花序。核果草帽状，周围具革质宽翅，红褐色或紫红色，无毛，直径2~3.8 cm；果梗长1.2~1.5 cm。花期4~6月，果期7~9月。

【分布与生境】梵净山地区资源分布的代表区域：青龙洞、大岩屋、跑马场。生于海拔1600 m以下的山地林中。

【中 药 名】金钱木根（根）。

【功效主治】补气。主治劳伤乏力。

【采收加工】秋后采根，洗净，切片，晒干。

【用法用量】内服：煎汤，10~15 g。

【用药经验】劳伤乏力：金钱木根15~18 g，仙鹤草、白马骨（茜草科六月雪）、紫青藤（鼠李科牯岭勾儿茶）各9~12 g，水煎，冲黄酒、红糖，早、晚餐前各服1次。

# 马甲子 *Paliurus ramosissimus* (Lour.) Poir.

【别　　　名】白棘（《台湾药用植物志》），铁篱笆、铜钱树、马鞍树（四川）。

【形态特征】灌木，高达6 m。小枝褐色或深褐色，被短柔毛，稀近无毛。叶互生，纸质，宽卵状椭圆形，顶端钝或圆形，基部宽楔形、楔形或近圆形，稍偏斜，边缘具钝细锯齿或细锯齿，稀上部近全缘，上面沿脉被棕褐色短柔毛，幼叶下面密生棕褐色细柔毛，后渐脱落，仅沿脉被短柔毛或无毛，基出脉3条；叶柄被毛，基部有2个紫红色斜向直立的针刺。腋生聚伞花序，被黄色绒毛；萼片宽卵形；花瓣匙形，短于萼片；雄蕊与花瓣等长或略长于花瓣；花盘圆形，边缘5或10齿裂；子房3室，每室具1胚珠，花柱3深裂。核果杯状，被黄褐色或

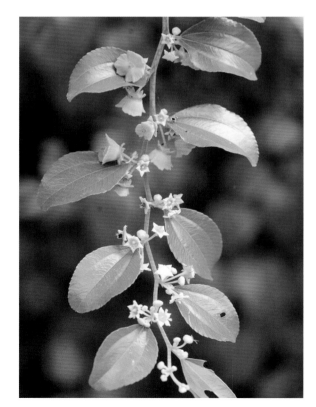

棕褐色绒毛，周围具木栓质3浅裂的窄翅；果梗被棕褐色绒毛。种子紫红色或红褐色，扁圆形。花期5～8月，果期9～10月。

【分布与生境】梵净山地区资源分布的代表区域：炕药洞、牛风包。生于海拔2000 m以下的山地和平原，野生或栽培。

【中　药　名】马甲子（根及根茎），马甲子叶（叶）。

【功效主治】■马甲子　祛风止痛，解毒。主治感冒发热，胃痛，跌打损伤。

　　　　　　　■马甲子叶　清热拔毒。主治疮疡肿毒；外用治眼热痛，痈疽溃脓。

【采收加工】■马甲子　全年均可采根，晒干。

【用法用量】■马甲子　内服：煎汤，15～30 g。外用：适量，捣敷。

【用药经验】①风湿痛：马甲子（根）浸酒，内服外擦。②类风湿关节炎：马甲子（根）、地梢花、络石藤各30 g，煎服。③狂犬咬伤：马甲子（根）、黑竹根、煤炭果各30g，煎水，兑少许酒服。④风湿：马甲子30 g，炖肉吃。⑤劳伤：马甲子（根）、黄葛树须根、黑骨藤各15 g，泡酒500 g，每次服30 g。

# 长叶冻绿 *Rhamnus crenata* Sieb. et Zucc.

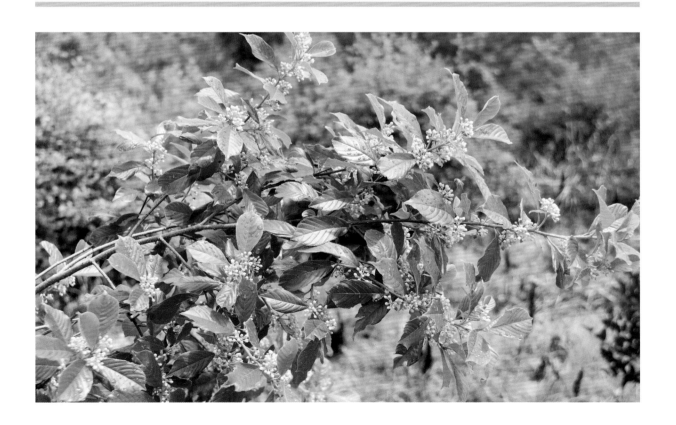

【别　　　名】钝齿鼠李（《台湾植物志》），黄药（《开宝本草》），山黄（广州），水冻绿（江苏），苦李根（广西）。

【形 态 特 征】落叶灌木或小乔木，高达7 m。幼枝带红色，被毛，后脱落，小枝被疏柔毛。叶纸质，倒卵状椭圆形、椭圆形或倒卵形，稀倒披针状椭圆形或长圆形，长4～14 cm，宽2～5 cm，顶端渐尖、尾状长渐尖或骤缩成短尖，基部楔形或钝，边缘具圆齿状齿或细锯齿，上面无毛，下面被柔毛或沿脉多少被柔毛，侧脉每边7～12条；叶柄长4～10（12）mm。花数个或10余个密集成腋生聚伞花序；萼片三角形与萼管等长，外面有疏微毛；花瓣近圆形，顶端2裂；雄蕊与花瓣等长而短于萼片。核果球形或倒卵状球形，绿色或红色，成熟时黑色或紫黑色。花期5～8月，果期8～10月。

【分布与生境】梵净山地区资源分布的代表区域：大河边、郭家沟等地。生于海拔600 m以下的山谷林缘、路旁、灌丛中。

【中　药　名】黎辣根（根或根皮）。

【功 效 主 治】清热解毒，杀虫利湿。主治疥疮，顽癣，疮疖，湿疹，荨麻疹，黄癣，跌打损伤。

【采 收 加 工】秋后采收，鲜用或切片晒干，或剥皮晒干。

【用 法 用 量】内服：煎汤，7.5～15 g；或浸酒饮。外用：适量，煎水洗。

# 毛叶鼠李 *Rhamnus henryi* Schneid.

【别　　　名】黄柴（云南）。

【形 态 特 征】乔木，高3～10 m，无刺。幼枝被短柔毛，或后脱落，小枝被疏柔毛，顶端具被锈色或棕褐色绒毛的裸露顶芽。叶纸质，长椭圆形或矩圆状椭圆形，顶端渐尖，基部楔形，边缘稍反卷，近全缘或具不明显的疏浅齿，上面无毛或仅中脉被疏毛，下面有灰白色或浅黄色密绒毛；叶柄被疏短柔毛。花数个排成腋生聚伞花序或聚伞总状花序，近无或有长2～12 mm的总花梗，被短柔毛；花瓣倒心形，顶端2浅裂；雄蕊长于花瓣；子房球形，无毛，稀有毛，3室，每室具1胚珠，花柱3深裂至基部，柱头不明显。核果倒卵球形，成熟时紫黑色，具3分核；果梗长7～11 mm，被疏短柔毛。种子3个，倒卵形，橄榄色，光滑，基部微缺。花期5～8月，果期7～10月。

【分布与生境】梵净山地区资源分布的代表区域：金竹坪、细沙河等地。生于海拔1200～2400 m的杂木林或灌丛中。

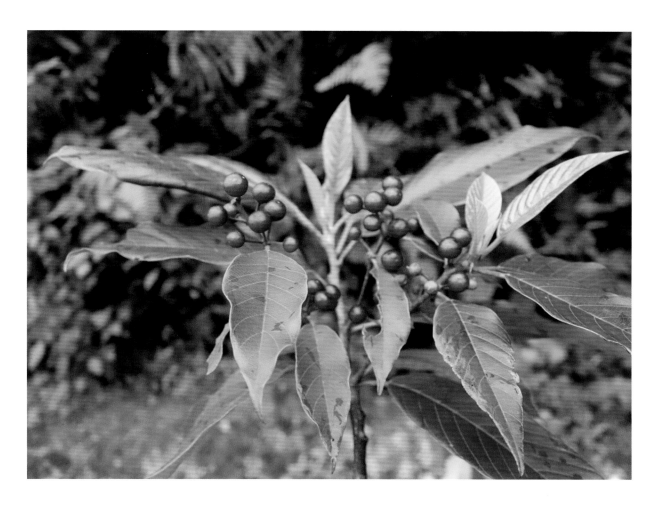

【中 药 名】毛叶鼠李（根）。

【功效主治】清热利湿，凉血止血。主治痢疾，吐血，咯血，崩漏。

【采收加工】秋、冬季采收，洗净，切片，晒干。

【用法用量】内服：煎汤，3～5 g；或浸酒。

# 异叶鼠李 *Rhamnus heterophylla* Oliv.

【别　　　名】女儿茶、岩果紫（《贵州民间药物》）、女儿红（《四川常用中草药》）、紫果叶
（《新华本草纲要》）。

【形态特征】矮小灌木，高2 m。幼枝和小枝细长，被密短柔毛。叶纸质，在同侧交替互生，小
叶卵圆形，顶端圆形；大叶卵状矩圆形，顶端短渐尖，常具小尖头，基部楔形，
边缘具细锯齿，上面浅绿色，两面无毛或仅下面脉腋被簇毛，侧脉每边2～4条，上

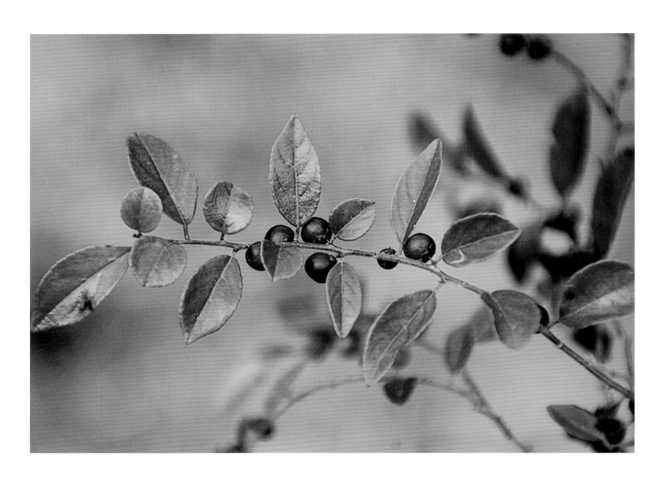

面不明显，下面稍凸。花单性，雌雄异株，单生或2～3个簇生于侧枝上的叶腋，5
基数；花梗长1～2 mm，被疏微柔毛；萼片外面被疏柔毛；雄花的花瓣匙形，顶端
微凹，子房不发育，花柱3半裂；雌花花瓣小，2浅裂，有极小的退化雄蕊，子房球
形，3室，每室有1胚珠，3半裂。核果球形，基部有宿存的萼筒，成熟时黑色，具3
分核。种子背面具长为种子4/5上窄下宽的纵沟。花期5～8月，果期9～12月。

【分布与生境】梵净山地区资源分布的代表区域：牛风包、九龙池、骄子岩等地。生于海拔
300～1450 m的山坡灌丛或林缘。

【中　药　名】黄茶根（根、枝叶）。

【功效主治】清热解毒，凉血止血。主治痢疾，疮痈，吐血，咯血，痔疮出血，崩漏，白带异
常，暑热烦渴。

【采收加工】秋、冬季采根，鲜用或切片晒干；4～5月采嫩枝叶，鲜用或切段晒干。

【用法用量】内服：煎汤，10～30 g，鲜品30～60 g。

【用药经验】①痔疮出血：黄茶根45 g，鲜刺老包根、地石榴果（即小种地瓜，要过冬的）各
30 g，炖猪肉250 g，多放汤，少加盐，炖好后去渣取汁。每日3次，每次1碗饭。
②痢疾，崩带：黄茶根30～45 g，水煎，分2次服。

# 尼泊尔鼠李 *Rhamnus napalensis* (Wall.) Laws.

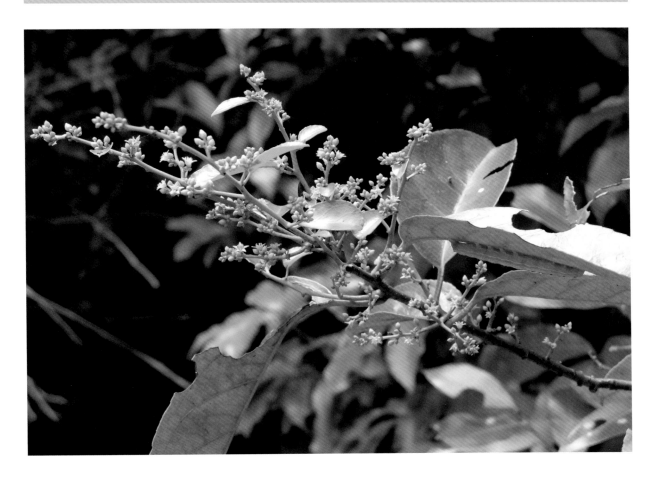

【别　　　名】叶青、纤序鼠李（《湖南药物志》），皂布叶（《广西药用植物名录》），染布叶（浙江、福建）。

【形 态 特 征】直立或藤状灌木，稀乔木，枝无刺。幼枝被短柔毛，后脱落，小枝具多数明显的皮孔。叶厚纸质或近革质，大小异形，交替互生，小叶近圆形或卵圆形；大叶宽椭圆形或椭圆状矩圆形，顶端圆形，短渐尖，基部圆形，边缘具圆齿或钝锯齿，上面深绿色，无毛，下面仅脉腋被簇毛，侧脉每边5~9条，中脉上面下陷，其余两面均凸起。腋生聚伞总状花序或下部有短分枝的聚伞圆锥花序；花单性，雌雄异株，5基数；萼片长三角形，顶端尖，外面被微毛；花瓣匙形，顶端钝或微凹，与雄蕊等长或稍短；雌花的花瓣早落，有5个退化雄蕊；子房球形，3室，每室有1胚珠，花柱3浅裂至半裂。核果倒卵状球形。花期5~9月，果期8~11月。

【分布与生境】梵净山地区资源分布的代表区域：月亮坝、石柱岩等地。生于海拔1800 m以下的疏林或密林或灌丛中。

【中 药 名】大风药（根、茎），大风药叶（叶）。

【功 效 主 治】■ 大风药　祛风除湿，利水消胀。主治风湿关节痛，慢性肝炎，肝硬化腹水。

　　　　　　　　■ 大风药叶　清热解毒，祛风除湿。主治毒蛇咬伤，水火烫伤，跌打损伤，风湿性
　　　　　　　　关节炎，类风湿关节炎，湿疹，癣。

【采 收 加 工】■ 大风药　秋、冬季采根，洗净，切片，晒干；春、夏季采茎，切段，晒干。

　　　　　　　　■ 大风药叶　春、夏季采收，鲜用或晒干。

【用 法 用 量】■ 大风药　内服：煎汤10～30 g。

　　　　　　　　■ 大风药叶　外用：适量，捣敷或取汁搽。

【用 药 经 验】①风湿关节痛：大风药15～30 g，水煎服。②慢性肝炎：大风药30～60 g，水煎
　　　　　　　　服。③早期肝硬化：大风药50 g，田基黄、半边莲各45 g，水煎服。④风湿性关节
　　　　　　　　炎，类风湿关节炎：大风药叶捣烂调酒糟，用芭蕉叶包好，煨热敷患处。⑤湿疹，
　　　　　　　　癣：大风药叶捣烂，取汁搽患处。

# 冻　绿　*Rhamnus utilis* Decne.

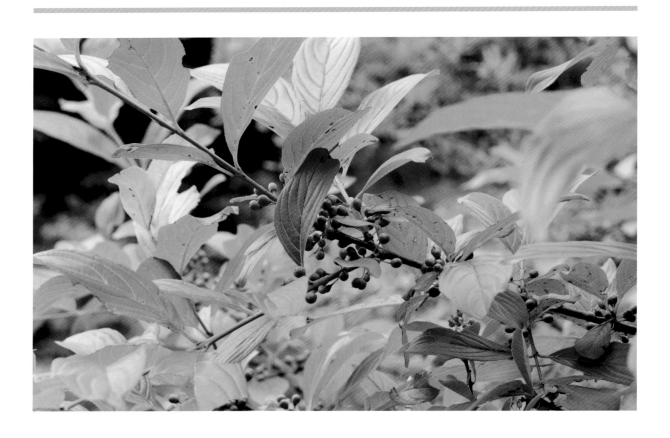

【别　　　名】红冻（湖北），油葫芦子、狗李（浙江），大脑头（河南），鼠李（江苏）。

【形态特征】灌木或小乔木，高达4 m。幼枝无毛，小枝褐色或紫红色，稍平滑，枝端常具针刺；腋芽小，有数个鳞片，鳞片边缘有白色缘毛。叶纸质，对生或近对生，椭圆形、矩圆形或倒卵状椭圆形，长4～15 cm，宽2～6.5 cm，顶端突尖或锐尖，基部楔形或稀圆形，边缘具细锯齿或圆齿状锯齿，上面无毛或仅中脉具疏柔毛，侧脉每边通常5~6条，两面均凸起，具明显的网脉；托叶披针形，常具疏毛。花单性，雌雄异株，4基数，具花瓣；花梗无毛；雄花3～5个簇生于叶腋，或10～30余个聚生于小枝下部，有退化的雌蕊；雌花2～6个簇生于叶腋或小枝下部。核果圆球形或近球形，成熟时黑色，具2分核，基部有宿存的萼筒。种子背侧基部有短沟。花期4～6月，果期5～8月。

【分布与生境】梵净山地区资源分布的代表区域：马槽河、大岩屋等地。生于海拔1500 m以下的山地、丘陵、山坡草丛、灌丛或疏林下。

【中　药　名】鼠李（果实），鼠李皮（树皮、根皮），冻绿叶（叶）。

【功效主治】■鼠李　清热利湿，消积通便。主治水肿腹胀，疝瘕，瘰疬，疮疡，便秘。

■鼠李皮　清热解毒，凉血，杀虫。主治风热瘙痒，疥疮，湿疹，腹痛，跌打损伤，肾囊风。

■冻绿叶　止痛，消食。主治跌打内伤，消化不良。

【采收加工】■鼠李　8～9月果实成熟时采收，除去果柄，鲜用或微火烘干。

■鼠李皮　春、夏季采剥树皮，鲜用或切片晒干；秋、冬季挖根剥取根皮。

■冻绿叶　夏末采收，鲜用或晒干。

【用法用量】■鼠李　内服：煎汤，6～12 g；或研末；或熬膏。外用：适量，研末油调敷。

■鼠李皮　内服：煎汤，10～30 g。外用：适量，鲜品捣敷；或研末调敷。

■冻绿叶　内服：捣烂，冲酒，15～30 g；或泡茶。

【用药经验】跌打内伤：冻绿叶30 g，捣烂冲酒服。

# 梗花雀梅藤　*Sageretia henryi* Drumm. et Sprague

【别　　　名】红雀梅藤（《广西植物名录》），红藤（广西），皱锦藤（四川）。

【形态特征】藤状灌木，稀小乔木，高达2.5 m，无刺或具刺。小枝红褐色，无毛，老枝灰黑色。叶互生或近对生，纸质，矩圆形，长5～12 cm，宽2.5～5 cm，顶端尾状渐尖，基

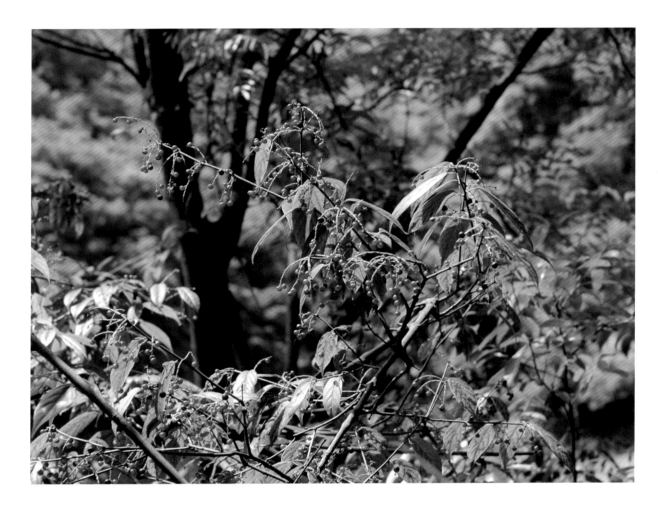

部圆形或宽楔形，边缘具细锯齿，两面无毛，上面干时栗色，稍下陷，下面凸起，侧脉每边5～6（7）条；叶柄短，托叶钻形，长1～1.5 mm。花具短梗，白色或黄白色，单生或数个簇生排成疏散的总状花序，腋生或顶生；花序轴无毛，长3～17 cm；萼片卵状三角形，顶端尖；花瓣白色，匙形，稍短于雄蕊；子房3室，每室具1胚珠。核果椭圆形或倒卵状球形，长5～6 mm，直径4～5 mm，成熟时紫红色，具2～3分核；果梗长1～4 mm；种子2，扁平，两端凹入。花期7～11月，果期翌年3～6月。

【分布与生境】梵净山地区资源分布的代表区域：苗王坡等地。生于海拔400～2500 m的山地灌丛或密林中。

【中　药　名】梗花雀梅藤（果实）。

【功效主治】清热，降火。主治胃热口苦，牙龈肿痛，口舌生疮。

【采收加工】果实成熟后采收，晒干。

【用法用量】内服：煎汤，10～15 g。

# 皱叶雀梅藤 *Sageretia rugosa* Hance

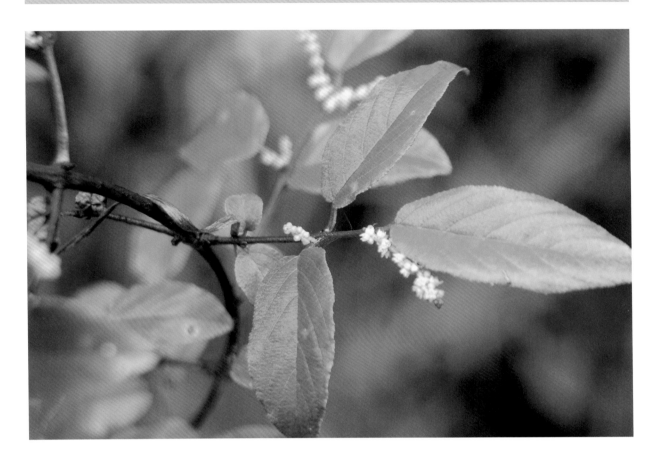

【别　　　名】锈毛雀梅藤（《中国高等植物图鉴》），九把伞（湖南）。

【形 态 特 征】藤状或直立灌木，高达4 m。幼枝和小枝被锈色绒毛，侧枝有时缩短成钩状。叶纸质或厚纸质，近对生，卵状矩圆形，顶端短渐尖，基部近圆形，边缘具细锯齿，幼叶上面常被白色绒毛，后渐脱落，下面被锈色毛；叶柄上面具沟，被密短柔毛。花无梗，有芳香，具2个披针形小苞片，通常排成顶生或腋生穗状花序；花萼外面被柔毛，萼片三角形，顶端尖，内面中肋顶端具小喙；花瓣匙形，顶端2浅裂，内卷，短于萼片；雄蕊与花瓣等长或稍长；子房藏于花盘内，2室，每室有1胚珠。核果圆球形，成熟时红色或紫红色，具2分核。种子2个，扁平。花期7～12月，果期翌年3～4月。

【分布与生境】梵净山地区资源分布的代表区域：大岩屋、麻溪坳等地。生于海拔1600 m以下的山地灌丛或林中，或在山坡、平地散生。

【中 药 名】皱叶雀梅藤（根及根茎）。

【功 效 主 治】清热降火。主治风湿痹痛。

【采 收 加 工】秋后采收，洗净，鲜用或切片晒干。

【用 法 用 量】内服：煎汤，9～15 g。

# 枣 *Ziziphus jujuba* Mill.

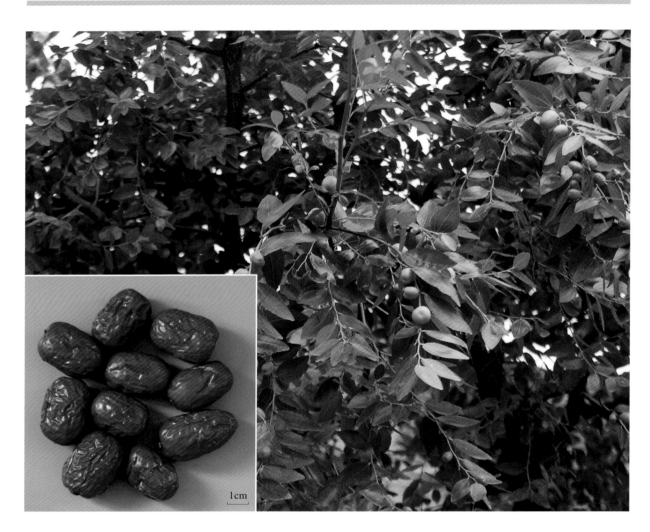

1cm

【别　　　名】红枣（《梅师方》），干赤枣（《宝庆本草折衷》），胶枣（《日用本草》），南枣（《食物本草》），刺枣（四川）。

【形 态 特 征】落叶小乔木，稀灌木。树皮褐色或灰褐色；有长、短枝，无芽小枝（即新枝）比长枝光滑，紫红色或灰褐色，具2个托叶刺，长刺粗直，短刺下弯；短枝短粗，矩状，自老枝发出；当年生小枝绿色，下垂，单生或2～7个簇生于短枝上。叶纸质，卵状椭圆形；托叶刺纤细，后期常脱落。花黄绿色，两性，5基数，具短总花梗，单生或2～8个密集成腋生聚伞花序；萼片卵状三角形；花瓣倒卵圆形，与雄蕊等长；花盘厚，肉质，圆形，5裂；子房下部藏于花盘内，与花盘合生，2室，每室有1胚珠，花柱2半裂。核果矩圆形或长卵圆形，成熟时红色，后变红紫色；中果皮肉质，厚，味甜；核顶端锐尖，基部锐尖或钝。种子扁椭圆形。花期5～7月，果期8～9月。

【分布与生境】梵净山地区资源分布的代表区域：白沙、大土、苗王坡。生于海拔1700 m以下的山区、丘陵或平原。

【中　药　名】大枣（果实）。

【功 效 主 治】补脾胃，益气血，安心神，调营卫，和药性。主治脾胃虚弱，气血不足，食少便溏，倦怠乏力，心悸失眠，妇人脏躁，营卫不和。

【采 收 加 工】秋季果实成熟时采收，一般随采随晒。选干燥的地块搭架铺上席箔，将枣分级分别摊在席箔上晾晒，当枣的含水量下降到15％以下时可并箔，然后每隔几日揭开通风。当枣的含水量下降到10％时，即可贮藏。大枣果皮薄，含水分多，采用阴干的方法制干，亦可选适宜品种，加工成黑枣。

【用 法 用 量】内服：煎汤，9～15 g。

【用 药 经 验】①体弱多汗：大枣10枚，乌梅9 g，桑叶12 g，浮小麦15 g，水煎服。②血虚眩晕，失眠：大枣10枚，百合15 g，糯米30～50 g，煮粥食用，每日1次。③消渴口干：大枣去核，适量配炙甘草、杏仁、乌梅，共捣烂，蜂蜜为丸如枣核大，每日含服2～3次。④血虚：大枣15 g，生地黄20 g，水煎溶化阿胶5～8 g，每日1次。

# 葡萄科

## 显齿蛇葡萄 *Ampelopsis grossedentata* (Hand.-Mazz.) W. T. Wang

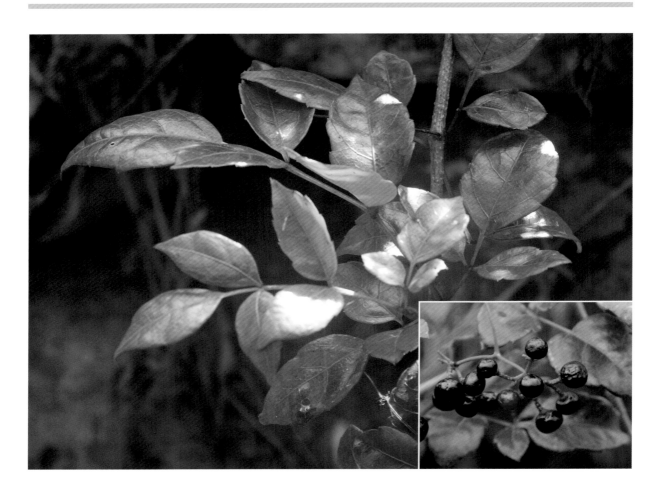

【别　　名】田婆茶（《广西本草选编》），红五爪金龙、乌蔹（《广西药用植物名录》），苦练蛇、藤茶、龙须茶、金丝苦练（广西）。

【形态特征】木质藤本。小枝圆柱形，有显著纵棱纹。叶为一至二回羽状复叶，二回羽状复叶者基部一对为3小叶，小叶卵圆形，顶渐尖，基部阔楔形，边缘每侧有2~5个锯齿，上面绿色，下面浅绿色；网脉微突出，最后一级网脉不明显；叶柄长1~2 cm。多歧聚伞花序与叶对生；花蕾卵圆形，顶端圆形；花萼碟形，边缘波状浅裂；花瓣5，卵状椭圆形；雄蕊5，花药卵圆形，长略甚于宽；花盘发达，波状浅裂；子房下部与花盘合生。果实近球形，有种子2~4颗。种子倒卵圆形，种脐在种子背面中部呈椭圆形，上部棱脊突出，表面有钝肋纹突起，腹部中棱脊突出，两侧洼穴呈倒卵形，从基部向上达种子近中部。花期5~8月，果期8~12月。

【分布与生境】梵净山地区资源分布的代表区域：鱼坳脚、小黑湾、丁家坪、泡木坝、艾家坝、盘溪、岩棚、坝梅寺、烂泥坳等地。生于海拔200~1500 m的沟谷林中或山坡灌丛。

【中 药 名】甜茶藤（根、茎）。

【功 效 主 治】清热利湿，活血通络，止血生肌，解毒消肿。主治淋证，白浊，疝气，偏坠，风湿痹痛，跌打瘀肿，创伤出血，烫伤，疮痈。

【采 收 加 工】夏、秋季采收，洗净，鲜用或切片晒干。

【用 法 用 量】内服：煎汤，15~30 g，鲜品倍量。外用：适量，煎水洗。

【用 药 经 验】①黄疸性肝炎，感冒风热，咽喉肿痛：甜茶藤15~30 g，水煎服。②急性结膜炎：甜茶藤适量，水煎熏洗。③痈疖：甜茶藤30~60 g，水煎，内服或外洗。

# 异叶蛇葡萄 *Ampelopsis heterophylla* (Thunb.) Sieb. et Zucc.

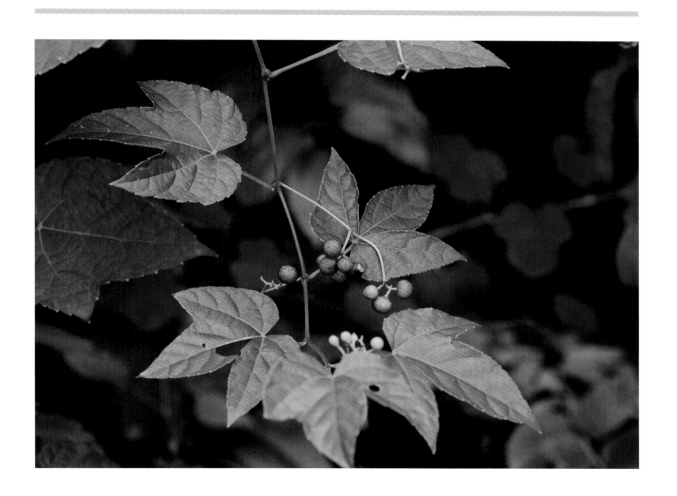

【别　　　名】见肿消、梦中消、见毒消、外红消、山葫芦蔓（《中华本草》）。

【形 态 特 征】木质藤本。小枝圆柱形，有纵棱纹，被疏柔毛。卷须二至三叉分枝。叶为单叶，心形或卵形，3～5中裂，常混生有不分裂者，顶端急尖，基部心形，基缺近呈钝角，稀圆形，边缘有急尖锯齿，上面绿色，下面浅绿色；脉上有疏柔毛，基出脉5条，中央脉有侧脉4～5对，网脉不明显凸出；叶柄长1～7 cm，被疏柔毛。花梗疏生短柔毛；花蕾卵圆形，顶端圆形；花萼碟形，边缘波状浅齿，外面疏生短柔毛；花瓣5，卵状椭圆形，高0.8～1.8 mm，外面几无毛；雄蕊5，花药长椭圆形，长甚于宽；花盘明显，边缘浅裂；子房下部与花盘合生，花柱明显，基部略粗，柱头不扩大。果实近球形。种子长椭圆形。花期4～6月，果期7～10月。

【分布与生境】梵净山地区资源分布的代表区域：九龙池、二道拐、密麻树、月亮坝等地。生于海拔600～1800 m的山谷疏林或山坡灌丛。

【中　药　名】紫葛（根皮）。

【功 效 主 治】清热补虚，散瘀通络，解毒。主治产后心烦口渴，中风半身不遂，跌打损伤，痈肿恶疮。

【采 收 加 工】秋季挖取根部，洗净泥土，剥取根皮，晒干。

【用 法 用 量】内服：煎汤，15～30 g。外用：适量，捣敷。

【用 药 经 验】①产后血气冲心烦渴：紫葛二两，以水二升，煎取一升，去滓呷之。②金疮，生肌破血补损：紫葛二两，细锉，以顺流水三大盏，煎取一盏半，食前，分温三服；酒煎亦炒。

# 毛枝蛇葡萄 *Ampelopsis rubifolia* (Wall.) Planch.

【别　　　名】叶牛果藤（《云南种子植物名录》）。

【形 态 特 征】木质藤本。小枝显著5～7棱，密被锈色卷曲柔毛。卷须二叉分枝与叶对生。叶为一或二回羽状复叶，二回羽状复叶者基部一对为3小叶，小叶卵圆形，顶端急尖，基部微心形，边缘有锯齿；叶柄长1～8 cm，密被锈色卷曲柔毛。花序为伞房状多歧聚伞花序，假顶生或与叶对生；花序梗长2～6 cm，密被锈色卷曲柔毛；花梗被锈色短柔毛；花蕾卵圆形，高1.5～2 mm，顶端圆形；花萼碟形，边缘呈波状浅裂；花瓣5，卵状长椭圆形；雄蕊5，花药卵圆形，长略甚于宽；花盘发达，波状浅裂；子房下部与花盘合生，花柱钻形。果实近球形，有种子1～4颗。种子倒卵圆形，顶

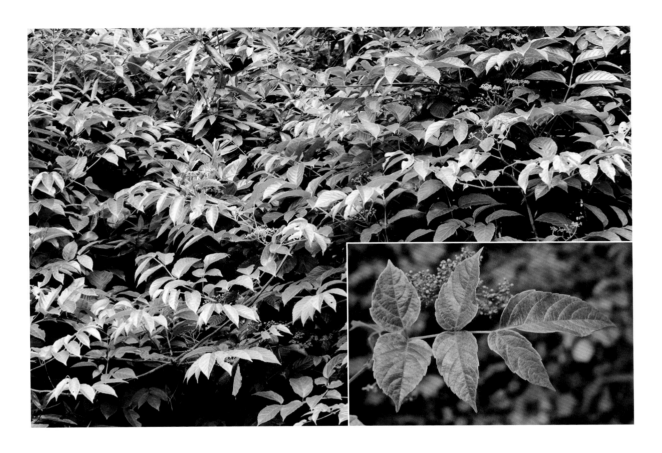

端圆形。花期6~7月，果期9~10月。

【分布与生境】梵净山地区资源分布的代表区域：燕子阡、火烧岩、二道拐、大岩屋等地。生于海
　　　　　　　拔900~1200 m的山谷林中、林缘或山坡灌丛。

【中　药　名】藤茶（叶、根、枝）。

【功效主治】■藤茶（枝、叶）　清热凉血。主治高血压，头昏目胀等。

　　　　　　　■藤茶（根）　清热利湿，活血化瘀。主治痢疾，肠炎，跌打损伤，小便不利。

【采收加工】夏季采摘嫩枝叶，置沸水中稍烫一下，即时捞起，沥干水分，摊放通风处吹干，至
　　　　　　　表面现有星点白霜时，即可烘干收藏。

【用法用量】内服：煎汤，15~30 g；或泡茶。

## 乌蔹莓　*Cayratia japonica* (Thunb.) Gagnep.

【别　　　名】虎葛（《台湾植物志》），五爪龙（广东）。

【形态特征】草质藤本。小枝圆柱形，有纵棱纹，无毛或微被疏柔毛。卷须二至三叉分枝，相隔

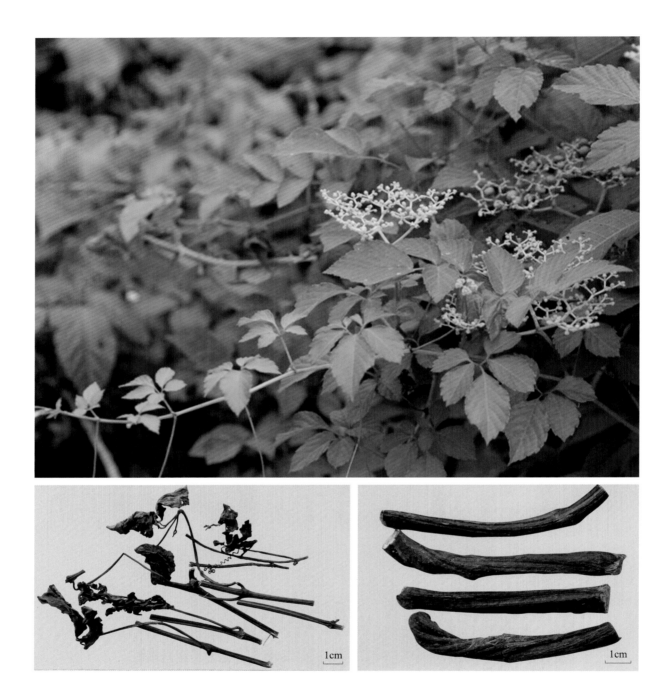

2节间断与叶对生。叶为鸟足状5小叶，中央小叶长椭圆形或椭圆状披针形，顶端急尖或渐尖，基部楔形，侧生小叶椭圆形或长椭圆形，顶端急尖或圆形，基部楔形或近圆形，上面绿色，下面浅绿色，无毛或微被毛；侧脉5～9对，网脉不明显；托叶早落。花序腋生，复二歧聚伞花序；花蕾卵圆形，顶端圆形；花萼碟形，边缘全缘或波状浅裂；花瓣4，三角状卵圆形，外被乳突状毛；雄蕊4。果实近球形，直径约1 cm，有种子2～4颗。种子三角状倒卵形。花期3～8月，果期8～11月。

【分布与生境】梵净山地区资源分布的代表区域：土地庙、鱼坳、梵净山生态站、高峰、坝梅寺、张家坝、护国寺等地。生于海拔1300 m以下的路旁、沟边、灌丛或疏林中。

【中　药　名】乌蔹莓（全草或根）。

【功效主治】清热利湿，解毒消肿。主治热毒痈肿，疔疮，丹毒，咽喉肿痛，蛇虫咬伤，水火烫伤，风湿痹痛，黄疸，泻痢，白浊，尿血。

【采收加工】夏、秋季割取藤茎或挖出根部，除去杂质，洗净，切段，晒干或鲜用。

【用法用量】内服：煎汤，5～30 g；浸酒或捣汁饮。外用：适量，捣敷。

【用药经验】①小便尿血：用乌蔹莓阴干，研为末。每服6 g，开水送下。②跌打接骨：乌蔹莓晒干，研细，用开水调红糖包患处。③风湿关节痛：乌蔹莓30 g，泡酒服。

# 尖叶乌蔹莓 *Cayratia japonica* (Thunb.) Gagnep. var. *pseudotrifolia* (W. T. Wang) C. L. Li

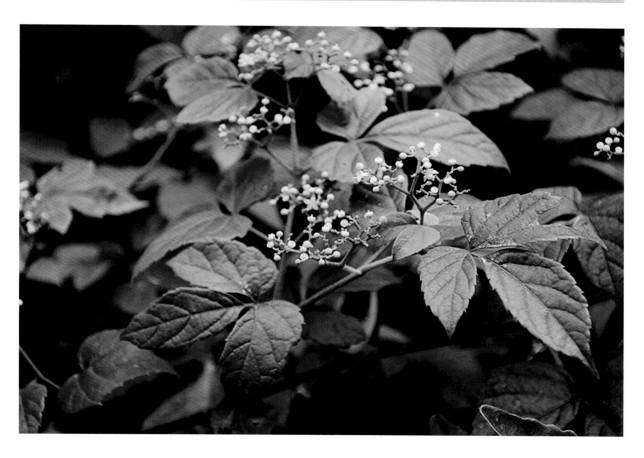

【别　　　名】蜈蚣藤（《陕西中草药》）。

【形态特征】草质藤本。小枝圆柱形，有纵棱纹，无毛或微被疏柔毛。卷须二至三叉分枝，相隔2节间断与叶对生。叶多为3小叶，稀5小叶；小叶卵形或菱状卵形，边缘有小牙齿或钝齿。花序长达13 cm。果实近球形，有种子2~4颗。种子三角状倒卵形，顶端微凹，基部有短喙，种脐在种子背面近中部呈带状椭圆形，上部种脊突出，表面有突出肋纹，腹部中棱脊突出，两侧洼穴呈半月形，从近基部向上达种子近顶端。花期5~8月，果期9~10月。

【分布与生境】梵净山地区资源分布的代表区域：中灵寺、青冈坪、大水溪、铜矿厂、盘溪、两岔河、月亮坝等地。生于海拔300~1500 m的山地、沟谷林下。

【中　药　名】母猪藤（根）。

【功效主治】清热解暑，舒筋活血。主治痈肿疮疔，疮毒，跌打损伤，骨折。

【采收加工】夏、秋季采收，除去杂质，洗净，切段，鲜用或晒干。

【用法用量】内服：煎汤，3~5 g。外用：适量，捣敷。

# 华中乌蔹莓 *Cayratia oligocarpa* (Lévl. et Vant.) Gagnep.

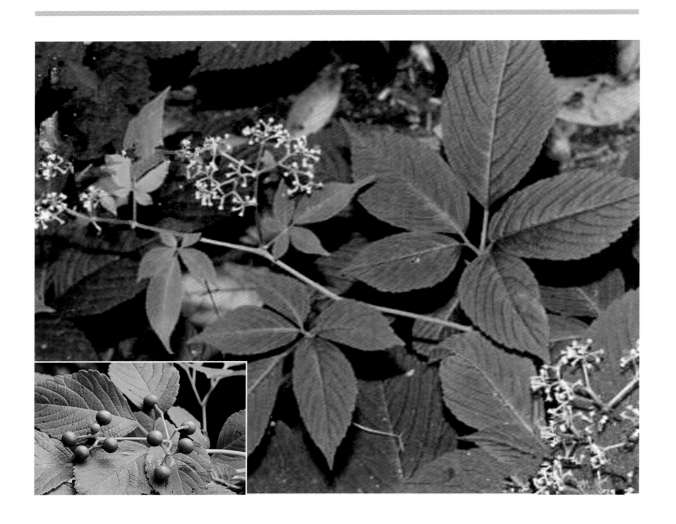

【别　　　名】大叶乌蔹莓（《药用植物辞典》），野葡萄、绿叶扁担藤、大母猪藤（《四川常用中草药》）。

【形 态 特 征】草质藤本。小枝圆柱形，有纵棱纹，被褐色节状长柔毛。叶为鸟足状5小叶，中央小叶长椭圆状披针形或长椭圆形，边缘锯齿，侧生小叶卵状椭圆形；中央小叶柄长1.5～3 cm，侧生小叶有短柄，密被褐色节状长柔毛；托叶膜质，褐色，狭披针形。花序腋生，复二歧聚伞花序；花梗密被褐色长柔毛；花蕾卵圆形，顶端截圆形；花萼浅碟形，萼齿不明显，外面被褐色毛；花瓣4，卵圆形，外面被毛；雄蕊4，花药卵圆形，长宽近相等。果实近球形，有种子2～4颗。种子长椭圆形，顶端圆形或微凹，基部有短喙，种脐在种子背面下部与种脊无异，呈倒卵状长椭圆形，从下部达种子近顶端。花期5～7月，果期8～9月。

【分布与生境】梵净山地区资源分布的代表区域：漆树坪、青龙洞、黄柏沟。生于海拔400～2000 m的山地或溪边灌丛中，常攀缘于大树上。

【中　药　名】大母猪藤（根、叶）。

【功 效 主 治】除风湿，通经络。主治牙痛，风湿性关节炎，无名肿毒等。

【采 收 加 工】秋季采根，洗净，切片；夏、秋季采叶，鲜用或晒干。

【用 法 用 量】内服：煎汤，15～30 g，鲜品倍量；或浸酒、炖肉服。外用：适量，捣敷。

# 苦郎藤 *Cissus assamica* (Laws.) Craib

【别　　　名】白粉藤（《植物通》），左爬藤、粗壳藤（《全国中草药汇编》）。

【形 态 特 征】木质藤本。小枝圆柱形，有纵棱纹。卷须二叉分枝。叶阔心形，顶端短尾尖，基部心形，边缘有尖锐锯齿，上面绿色，下面浅绿色，脉上伏生"丁"字毛或脱落几无毛，干时上面颜色较深；基出脉5条，网脉下面较明显；叶柄伏生稀疏"丁"字毛或近无毛。花序与叶对生，二级分枝集生成伞形；花蕾卵圆形，顶端钝；花萼碟形，边缘全缘或呈波状；雄蕊4，花药卵圆形，长宽近相等；花盘明显，4裂；子房下部与花盘合生，花柱钻形，柱头微扩大。果实倒卵圆形，成熟时紫黑色，有种子1颗。种子椭圆形，表面有突出尖锐棱纹，种脐在种子背面基部外形无特别分化，腹部中棱脊突出，两侧洼穴呈沟状，向上达种子上部1/3处。花期5～6月，果期7～10月。

【分布与生境】梵净山地区资源分布的代表区域：黑湾河、改板坪、马槽河、大岩棚、杨家场等地。

生于海拔200～1600 m的山谷、溪边、林中、林缘或山坡灌丛。

【中 药 名】毛叶白粉藤根（根）。

【功效主治】祛风除湿，散瘀，拔毒。主治风湿痹痛，跌打扭伤，痈疽肿毒。

【采收加工】秋季采挖根部，洗净泥土，切片，鲜用或晒干。

【用法用量】内服：煎汤5～10 g。外用：适量，捣敷。

【用药经验】①风湿痹痛：毛叶白粉藤根、四方藤各10 g，水煎服。②骨折：毛叶白粉藤根、水冬瓜、冷水花各适量，捣烂外包固定。③疮痈肿毒：毛叶白粉藤根适量，捣烂外敷。

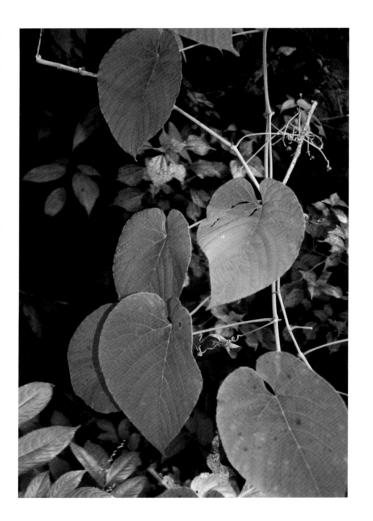

# 异叶地锦 *Parthenocissus dalzielii* Gagnep.

【别　　　名】异叶爬山虎（《天目山药用植物志》），三皮风（《贵州民间药物》），上树蛇（广东），大叶爬山虎（海南）。

【形态特征】木质藤本。小枝圆柱形。卷须总状5～8分枝，相隔2节间断与叶对生，卷须顶端嫩时膨大成圆珠形，后遇附着物扩大成吸盘状。两型叶着生在短枝上常为3小叶，较小的单叶常着生在长枝上，顶端急尖，基部心形，边缘有4～5个细牙齿，3小叶者，中央小叶长椭圆形，顶端渐尖，基部楔形，边缘在中部以上有3～8个细齿，侧生小叶卵状椭圆形，顶端渐尖，基部极不对称。花序假顶生于短枝顶端，基部有分枝，主轴不明显，形成多歧聚伞花序；花萼碟形，边缘呈波状或近全缘；花瓣4，倒卵椭圆形；子房近球形，花柱短，柱头不明显扩大。果实近球形，成熟时紫黑

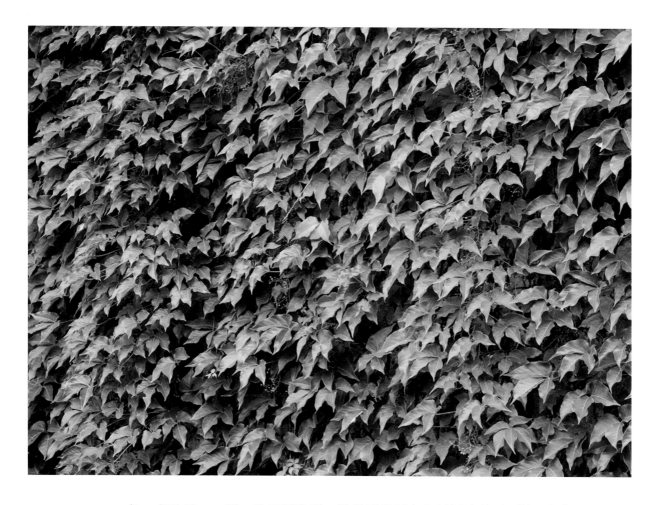

色，有种子1~4颗。种子倒卵形，从种子基部向上斜展达种子顶端。花期5~7月，果期7~11月。

【分布与生境】梵净山地区资源分布的代表区域：火烧岩、大园子、坝梅寺、马槽河、盘溪、两岔河等地。生于海拔650~1100 m的林缘、沟旁的岩石或树干上，或生于海拔200~2400 m的山崖陡壁、山坡或山谷林中或灌丛岩石缝中。

【中　药　名】吊岩风（全株）。

【功效主治】祛风除湿，散瘀止痛，解毒消肿。主治风湿痹痛，胃脘痛，偏头痛，跌打损伤，疮痈肿毒。

【采收加工】秋、冬季采挖全株，洗净，摘除叶片，根、茎分别切段或切片，鲜用或晒干。

【用法用量】内服：煎汤，15~30 g。外用：捣烂外敷，煎水洗或磨汁涂搽。

【用药经验】①风湿关节痛：吊岩风30 g，血藤、络石藤各15 g，水煎服。②月经不调：吊岩风9~15 g，茜草15 g，水煎服。③疮毒，创伤：吊岩风、苦参、野桑根等捣烂，拌酒精或黄酒，做成饼状，烘热敷患处。

# 花叶地锦 *Parthenocissus henryana* (Hemsl.) Diels et Gilg

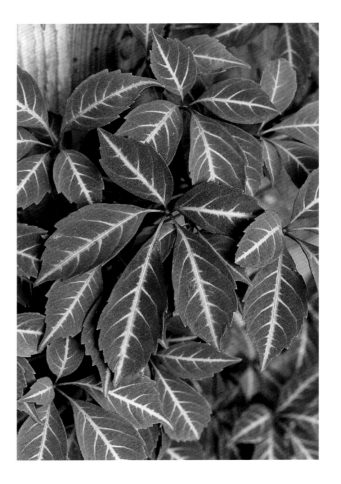

【别　　名】红叶爬山虎（《经济植物手册》）。

【形态特征】木质藤本。小枝显著四棱形，无毛。卷须总状，顶端嫩时膨大成块状，后遇附着物扩大成吸盘状。叶为掌状5小叶，小叶倒卵形，顶端渐尖，基部楔形；叶柄长2.5~8 cm。圆锥状多歧聚伞花序主轴明显，假顶生，花序内常有退化较小的单叶；花蕾椭圆形或近球形，顶端圆形；花萼碟形，边缘全缘；花瓣5，长椭圆形，高0.8~2 mm，无毛。果实近球形，有种子1~3颗。种子倒卵形，顶端圆形，基部有短喙，种脐在种子背面中部呈椭圆形，腹部中棱脊突出，两侧洼穴呈沟状，从种子基部向上达种子顶端。花期5~7月，果期8~10月。

【分布与生境】梵净山地区资源分布的代表区域：大岩朋、火烧岩、冷家坝、牛角洞等地。生于海拔160~1500 m的沟谷岩石上或山坡林中。

【中　药　名】川鄂爬山虎（根）。

【功效主治】破血散瘀，消肿解毒。主治痛经，闭经，跌打损伤，风湿骨痛，疮毒等。

【采收加工】秋、冬季采挖，除去杂质，洗净，切片，鲜用或晒干。

【用法用量】内服：煎汤，9~15 g；或浸酒。外用：适量，鲜品捣敷。

【用药经验】①小便血淋：用川鄂爬山虎加水捣服。②趾间鸡眼：先割破，令出血，用川鄂爬山虎捣烂敷上，甚效。

# 三叶地锦 *Parthenocissus semicordata* (Wall.) Planch.

【别　　　名】三叶爬山虎（《经济植物手册》），大血藤（曲靖），三角风（峨山），三爪金龙（华亭）。

【形 态 特 征】木质藤本。小枝圆柱形，嫩时被疏柔毛，以后脱落几无毛。卷须总状4～6分枝，相隔2节间断与叶对生，顶端嫩时尖细卷曲，后遇附着物扩大成吸盘。叶为3小叶，着生在短枝上，中央小叶倒卵状椭圆形或倒卵圆形，顶端骤尾尖，基部楔形，最宽处在上部，侧生小叶卵状椭圆形或长椭圆形，顶端短尾尖，基部不对称，近圆形，上面绿色，下面浅

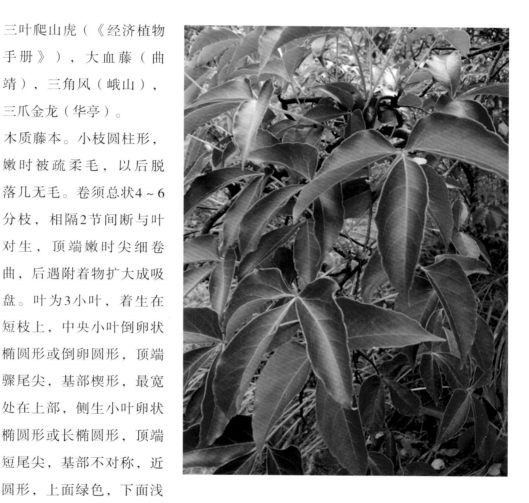

绿色，下面中脉和侧脉上被短柔毛；侧脉4～7对，网脉两面不明显或微突出；叶柄疏生短柔毛，小叶几无柄。多歧聚伞花序着生在短枝上，花序基部分枝，主轴不明显；花蕾椭圆形，顶端圆形；花萼碟形，边缘全缘，无毛；花瓣5，卵状椭圆形，无毛；雄蕊5。果实近球形，有种子1～2颗。种子倒卵形。花期5～7月，果期9～10月。

【分布与生境】梵净山地区资源分布的代表区域：细沙河、岩棚、大岩屋、骄子岩、万宝岩等地。生于海拔500～2570 m的山坡林中或灌丛。

【中 药 名】三爪金龙（全草）。

【功 效 主 治】祛风除湿，活络，散瘀。主治风湿骨痛；外用治骨折，跌打损伤。

【采 收 加 工】秋、冬季采收，洗净，根切片，茎切段，鲜用或晒干；夏、秋季采叶，鲜用或

晒干。

【用法用量】内服：煎汤，9～15 g；或浸酒。外用：适量，煎水洗；或鲜品捣敷。

【用药经验】①风湿疼痛：三爪金龙、三角枫，水煎洗患处。②跌打损伤：三爪金龙可配见血飞，同浸酒服。

# 地 锦 *Parthenocissus tricuspidata* (Sieb. et Zucc) Planch.

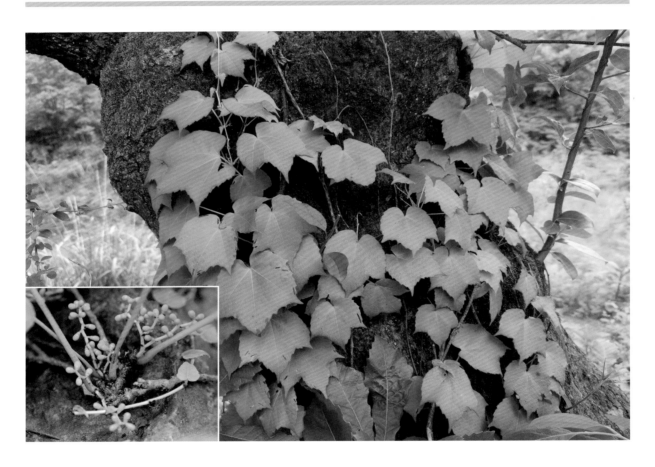

【别　　名】土鼓藤（《植物名实图考》），红葡萄藤（《狄尔土中国植物名录》），爬山虎（《经济植物手册》），趴墙虎（江苏）。

【形态特征】木质藤本。小枝圆柱形，几无毛或微被疏柔毛。卷须5～9分枝，相隔2节间断与叶对生，卷须顶端嫩时膨大成圆珠形，后遇附着物扩大成吸盘。叶为单叶，通常着生在短枝上为3浅裂，有时着生在长枝上者小型不裂，叶片通常倒卵圆形，长4.5～17 cm，宽4～16 cm，顶端裂片急尖，基部心形，边缘有粗锯齿，上面绿色，下面浅绿色，基出脉5条，中央脉有侧脉3～5对，网脉上面不明显，下面微凸出；

叶柄长4~12 cm。花序着生在短枝上，形成多歧聚伞花序，主轴不明显；花序梗长1~3.5 cm；花蕾倒卵状椭圆形；花萼碟形；花瓣5，长椭圆形；雄蕊5，花盘不明显；子房椭球形。果实球形，直径1~1.5 cm，有种子1~3颗。种子倒卵圆形。花期5~8月，果期9~10月。

【分布与生境】梵净山地区资源分布的代表区域：郭家沟、小溪沟、马槽河、二道拐、清水江、护国寺等地。生于海拔150~1200 m的山坡崖石壁或灌丛。

【中 药 名】地锦（藤茎或根）。

【功 效 主 治】祛风止痛，活血通络。主治风湿痹痛，中风半身不遂，偏、正头痛，产后瘀血，腹生结块，跌打损伤，痈肿疮毒，溃疡不敛。

【采 收 加 工】秋季采收藤茎，去掉叶片，切段；冬季挖取根，洗净，切片，鲜用或晒干。

【用 法 用 量】内服：煎汤，15~30 g；或浸酒。外用：适量，煎水洗；或磨汁涂；或捣烂敷。

【用 药 经 验】①风湿痹痛：地锦30~60 g，水煎服；或用倍量酒内服外擦。②痈疮溃烂和蛇伤后溃烂：地锦120~180 g，水煎外洗。

# 三叶崖爬藤 *Tetrastigma hemsleyanum* Diels et Gilg

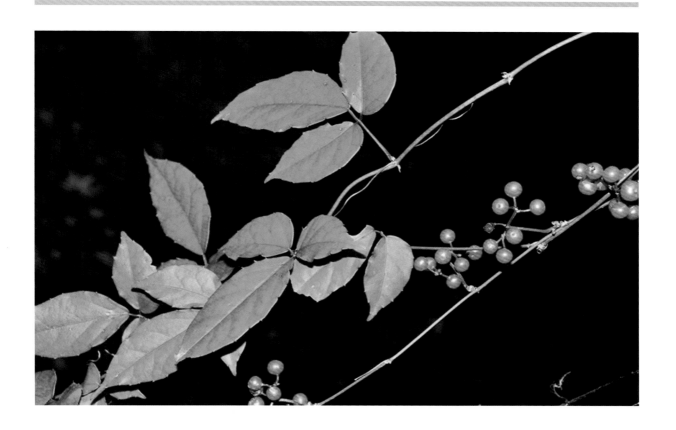

【别　　　名】蛇附子（《植物名实图考》），三叶青、石老鼠、石猴子（《中国高等植物图鉴》）。

【形　态　特　征】草质藤本。小枝纤细，有纵棱纹。卷须不分枝，相隔2节间断与叶对生。叶为3小叶，小叶披针形、长椭圆状披针形或卵状披针形，顶端渐尖，稀急尖，基部楔形或圆形。花序腋生，下部有节，节上有苞片，或假顶生而基部无节和苞片，二级分枝通常4，集生成伞形，花二歧状着生在分枝末端；花萼碟形，萼齿细小，卵状三角形；花瓣4，卵圆形，顶端有小角，外展；雄蕊4，花药黄色；花盘明显，4浅裂；子房陷在花盘中，呈短圆锥状，花柱短，柱头4裂。果实近球形，有种子1颗。种子顶端微凹，基部圆钝，表面光滑，种脐在种子背面中部向上呈椭圆形，腹面两侧洼穴呈沟状，从下部近1/4处向上斜展直达种子顶端。花期4～6月，果期8～11月。

【分布与生境】在梵净山地区少见。生于海拔300～1300 m的山坡灌丛、山谷、溪边林下岩石缝中。

【中　药　名】蛇附子（块根）。

【功　效　主　治】清热解毒，祛风活血，止痛。主治白喉，小儿高热惊厥，肝炎，痢疾；外用治毒蛇咬伤，扁桃体炎，淋巴结结核，子宫颈炎，蜂窝组织炎，跌打损伤。

【采　收　加　工】夏、秋季采收，鲜用或切片，晒干。

【用　法　用　量】内服：煎汤，5～12 g。外用：适量，磨汁涂；或捣敷；或研末撒。

【用　药　经　验】①小儿高热：蛇附子3 g，水煎服。②高热：蛇附子3 g，石膏15 g，金银花10 g，水煎服。③肝炎：蛇附子3 g，虎杖10 g，田基黄10 g，水煎服。④风湿痹痛：蛇附子5 g，铁冬青、铁筷子各10 g，水煎服。

# 叉须崖爬藤　*Tetrastigma hypoglaucum* Planch. ex Franch.

【别　　　名】五爪藤、五爪龙（《滇南本草》），灯笼草、小红藤、雪里高、小五爪金龙、五虎下西山（《云南中草药》），红葡萄、乌蔹莓（《云南中草药选》），月乌鸡（《彝药志》）。

【形　态　特　征】木质藤本。小枝纤细，圆柱形，有纵棱纹，无毛。卷须2分枝，相隔2节间断与叶对生。叶为掌状5小叶，中央小叶披针形，外侧小叶椭圆形，顶端渐尖，中央小叶基部楔形；侧脉4～5对，网脉两面均不明显；叶柄长；托叶显著，褐色，卵圆形，宿存。花序腋生或在侧枝上与叶对生，伞形；花序梗无毛；花蕾卵圆形；花萼外面无

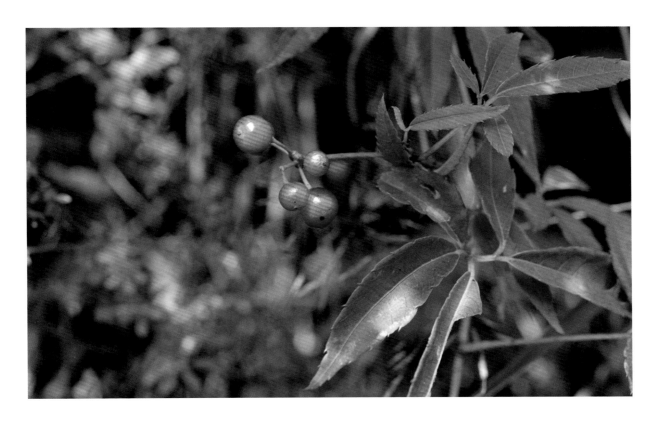

毛，边缘呈波状；花瓣椭圆状卵形，顶端呈头盔状；雄蕊在雌花中不发达，长为雌蕊的1/2；子房圆锥形，花柱短，柱头4裂，裂片钝。果实圆球形，有种子1～3颗。种子椭圆形，顶端近圆形，基部喙极短，种脐在种子背面中部呈狭长圆形，两侧有数条横肋，腹面中棱脊显著，两侧洼穴呈沟状，几平行并在上部微向两侧伸展。花期6月，果期8～9月。

【分布与生境】梵净山地区资源分布的代表区域：九龙池、细沙河等地。生于海拔2300～2500 m的山谷林中或灌丛。

【中　药　名】五爪金龙（全草）。

【功效主治】祛风除湿，接骨续筋，散瘀消肿。主治风湿痹痛，跌打损伤，骨折筋伤，水火烫伤，无名肿毒，皮肤湿烂。

【采收加工】秋、冬季采收，除去泥土，洗净，切片，鲜用或干燥。

【用法用量】内服：煎汤，5～10 g；或浸酒。外用：适量，捣烂；或研末调敷。

【用药经验】①风湿性关节炎，跌打损伤：五爪金龙60～90 g，泡酒500 g，浸7 d后即可内服。每次10 mL，每日2～3次。②开放性、粉碎性骨折：五爪金龙100 g，桂花矮陀（全草）10 g，乌血藤（根）50 g，鲜品捣烂，干者研末兑冷开水调匀，后用隔层纱布外敷患部，夹板固定，7 d换1次。③无名肿毒，火烫伤，皮肤糜烂：五爪金龙鲜品捣烂外敷患部。

# 崖爬藤
*Tetrastigma obtectum* (Wall.) Planch.

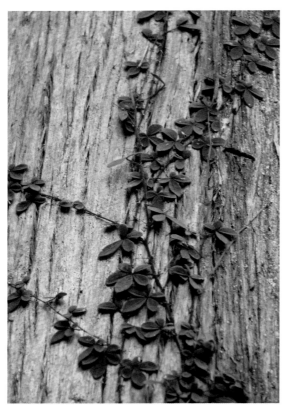

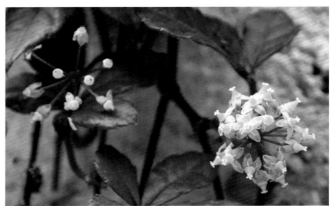

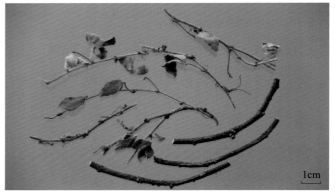

1cm

【别　　　名】走游草、藤五甲、岩五加（《中华本草》）。

【形 态 特 征】草质藤本。小枝圆柱形，无毛或被疏柔毛。卷须4~7呈伞状集生，相隔2节间断与叶对生。叶为掌状5小叶，小叶菱状椭圆形或椭圆状披针形，上面绿色，下面浅绿色，两面均无毛；侧脉4~5对，网脉不明显；叶柄长1~4 cm，小叶柄极短或几无柄，无毛或被疏柔毛；托叶褐色，膜质，卵圆形，常宿存。花序比叶柄短、近等长或较叶柄长，顶生或假顶生于具有1~2片叶的短枝上，多数花集生成单伞形；花序梗长1~4 cm，无毛或被稀疏柔毛；花蕾椭圆形或卵状椭圆形；花萼浅碟形，边缘呈波状浅裂，外面无毛或稀疏柔毛；花瓣4，长椭圆形。果实球形，有种子1颗。种子椭圆形。花期4~6月，果期8~11月。

【分布与生境】梵净山地区资源分布的代表区域：鱼坳、青龙洞、大黑湾、密麻树、护国寺、银厂坪等地。生于海拔250~2400 m的林下岩石或树干上。

【中　药　名】崖爬藤（全草或根）。

【功效主治】祛风除湿，活血通络，解毒消肿。主治风湿痹痛，跌打损伤，流注痰核，疮痈肿毒，毒蛇咬伤。

【采收加工】秋季挖取全株，去净泥沙及杂质，切碎，晒干；冬季挖取根部，洗净，切片，晒干。

【用法用量】内服：煎汤，9~15 g。外用：适量，煎水洗；或捣敷；或研末撒、麻油调涂。

【用药经验】①骨折：崖爬藤、青藤香（马兜铃）、大血藤、五香血藤、石韦、土大黄、牛膝、万寿竹各适量，鲜品捣烂，调酒加热敷患处。②风湿筋骨疼痛：崖爬藤、伸筋草（石松）、筋骨草、络石藤、威灵仙各适量，水煎服。③黄水疮：崖爬藤适量，研末撒于患处。④跌打损伤：崖爬藤适量，泡酒服。

# 刺葡萄 *Vitis davidii* (Roman. du Caill.) Föex.

【别　　名】山葡萄（《全国中草药汇编》），千斤藤（《中药大辞典》），野葡萄（《秦岭巴山天然药物志》），小葡萄（《贵州中草药名录》）。

【形态特征】木质藤本。小枝圆柱形，纵棱纹幼时不明显，被皮刺，无毛。叶卵圆形或卵状椭圆形，长5~12 cm，宽4~16 cm，顶端急尖或短尾尖，基部心形，基缺凹成钝角，边缘每侧有锯齿12~33个，齿端尖锐，上面绿色，无毛，下面浅绿色，基出脉5条，中脉有侧脉4~5对，网脉明显，下面比上面凸出，无毛常疏生小皮刺；托叶近草质，绿褐色，卵状披针

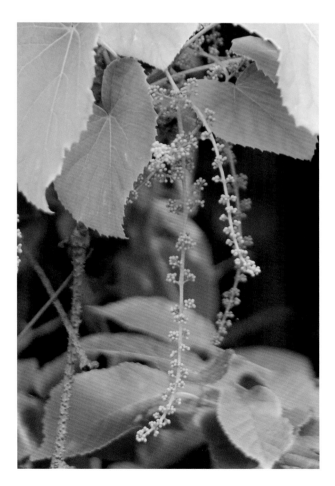

形。花杂性异株；圆锥花序基部分枝发达，与叶对生，花序梗与花序都无毛；花蕾倒卵圆形，顶端圆形；花萼碟形，边缘萼片不明显；花瓣5，呈帽状黏合脱落。果实球形，成熟时紫红色。种子倒卵状椭圆形。花期4~6月，果期7~10月。

【分布与生境】梵净山地区资源分布的代表区域：护国寺、坝梅寺、苏家坡、大水溪、洼溪河等地。生于海拔600~1800 m的山坡、沟谷林中或灌丛。

【中　药　名】刺葡萄根（根）。

【功效主治】散瘀消积，舒筋止痛。主治吐血，腹胀癥积，关节肿痛，筋骨伤痛等。

【采收加工】秋、冬季采挖，洗净，切片，鲜用或晒干。

【用法用量】内服：煎汤，30~60 g，鲜品用量加倍；或泡酒服。

【用药经验】①用脑过度，吐血：刺葡萄根120 g，熬水兑白糖服。②胸腹胀满或硬块：刺葡萄根250 g，炖肉吃。

# 葛藟葡萄 *Vitis flexuosa* Thunb.

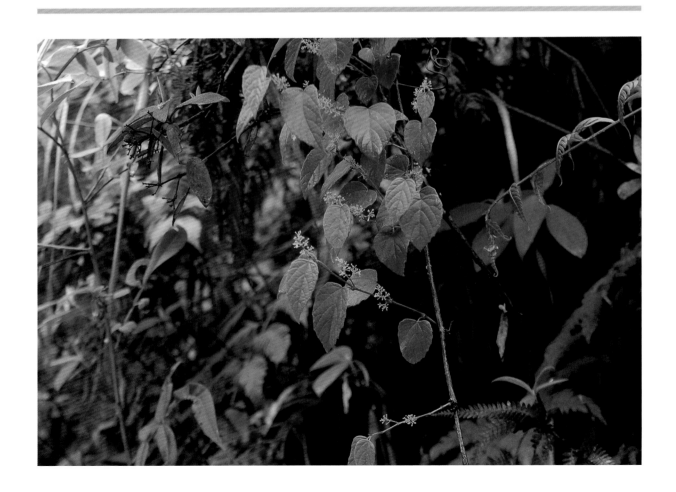

【别　　　名】葛藟（《诗经》），千岁藟（《植物名实图考》），芄（《名医别录》），光叶葡萄（《台湾植物志》），野葡萄（河南）。

【形 态 特 征】木质藤本。小枝圆柱形，有纵棱纹。卷须二叉分枝，每隔2节间断与叶对生。叶卵形、三角状卵形或卵状椭圆形，顶端急尖或渐尖，基部浅心形或近截形，边缘每侧有微不整齐5～12个锯齿，上面绿色，下面初时疏被蛛丝状绒毛，以后脱落；基出脉5条，中脉有侧脉4～5对，网脉不明显；托叶早落。圆锥花序疏散，与叶对生，基部分枝发达或细长而短，花蕾倒卵圆形，顶端圆形或近截形；花瓣5，呈帽状黏合脱落；雄蕊5，花丝丝状，花药黄色，卵圆形，在雌花内短小，败育；花盘发达，5裂；雌蕊1，在雄花中退化，子房卵圆形，花柱短，柱头微扩大。果实球形，直径0.8～1 cm。种子倒卵状椭圆形，顶端近圆形，基部有短喙。花期3～5月，果期7～11月。

【分布与生境】梵净山地区资源分布的代表区域：鱼泉沟、大罗河。生于海拔400～2300 m的山坡及沟谷两旁湿润处，常蔓延在灌木上。

【中　药　名】葛藟根（根），葛藟果实（果实），葛藟汁（汁），葛藟叶（叶）。

【功 效 主 治】■葛藟根　利湿退黄，活血通络，解毒消肿。主治黄疸性肝炎，风湿痹痛，跌打损伤，痈肿。

　　　　　　　■葛藟果实　润肺止咳，凉血止血，消食。主治肺燥咳嗽，吐血，食积，泻痢。

　　　　　　　■葛藟汁　益气生津，活血舒筋。主治乏力，口渴，跌打损伤。

　　　　　　　■葛藟叶　消积，解毒，敛疮。主治食积，痢疾，湿疹，烫火伤。

【采 收 加 工】■葛藟根　秋、冬季挖取根部，洗净，切片，或剥取根皮切片，鲜用或晒干。

　　　　　　　■葛藟果实　夏、秋季果实成熟时采收，鲜用或晒干。

　　　　　　　■葛藟汁　夏、秋季砍断茎藤，取汁，鲜用。

　　　　　　　■葛藟叶　夏、秋季采摘，洗净，鲜用或晒干。

【用 法 用 量】■葛藟根　内服：煎汤，15～30 g。外用：适量，捣敷。

　　　　　　　■葛藟果实　内服：煎汤，10～15 g。

　　　　　　　■葛藟汁　内服：原汁，5～10 g。外用：适量，涂敷；或点眼。

　　　　　　　■葛藟叶　内服：煎汤，10～15 g。外用：适量，煎水洗；或捣汁涂。

【用 药 经 验】①痢疾：葛藟叶、葛藟果实各30～60 g，水煎服。②咳嗽：葛藟果实9 g，煨水服。③吐血：葛藟果实15 g，煨水服。④食积：葛藟叶、葛藟果实各15 g，煨水服。

# 毛葡萄 *Vitis heyneana* Roem. et Schult

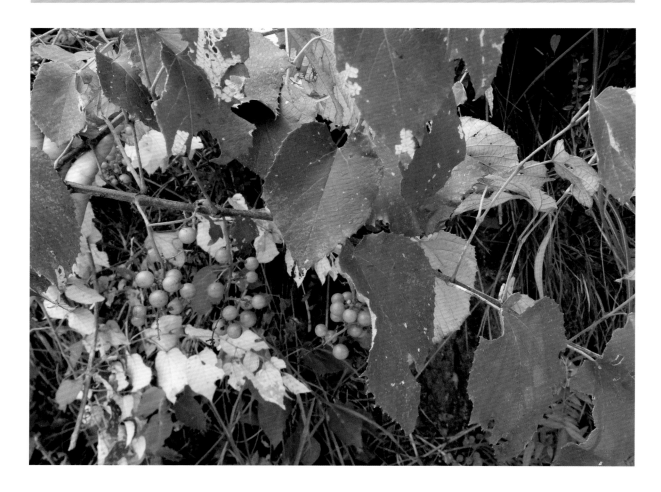

【别　　　名】绒毛葡萄（《植物分类学报》），五角叶葡萄（《中国果树分类学》），野葡萄（云南）。

【形 态 特 征】木质藤本。小枝圆柱形，有纵棱纹，被灰色或褐色蛛丝状绒毛。卷须二叉分枝，密被绒毛，每隔2节间断与叶对生。叶卵圆形，长4～12 cm，宽38 cm，顶端急尖或渐尖，上面绿色，初时疏被蛛丝状绒毛，以后脱落无毛，下面密被灰色或褐色绒毛，稀脱落变稀疏，基出脉3～5条，中脉有侧脉4～6对，上面脉上无毛或有时疏被短柔毛，下面脉上密被绒毛，有时短柔毛或稀绒毛状柔毛；叶柄长2.5～6 cm，密被蛛丝状绒毛；托叶膜质，褐色，卵状披针形，顶端渐尖，稀钝，边缘全缘，无毛。花杂性异株；圆锥花序疏散，与叶对生，分枝发达；花蕾倒卵圆形或椭圆形，顶端圆形；花萼碟形，边缘近全缘；花瓣5，呈帽状黏合脱落。果实圆球形，成熟时紫黑色，直径1～1.3 cm。种子倒卵形。花期4～6月，果期6～10月。

【分布与生境】梵净山地区资源分布的代表区域：九龙池、青龙洞、白云寺等地。生于海拔
　　　　　　　100～2400 m的山坡、沟谷灌丛、林缘或林中。

【中　药　名】毛葡萄根皮（根皮），毛葡萄叶（叶）。

【功效主治】■毛葡萄根皮　活血舒筋。主治月经不调，风湿骨痛，跌打损伤。

　　　　　　■毛葡萄叶　止血。主治外伤出血。

【采收加工】■毛葡萄根皮　秋、冬季挖取根部，洗净，剥取根皮，切片，鲜用或晒干。

　　　　　　■毛葡萄叶　夏、秋季采收，晒干。

【用法用量】■毛葡萄根皮　内服：煎汤，6～10 g。外用：适量，捣敷。

　　　　　　■毛葡萄叶　外用：适量，研末敷。

# 葡　萄 *Vitis vinifera* L.

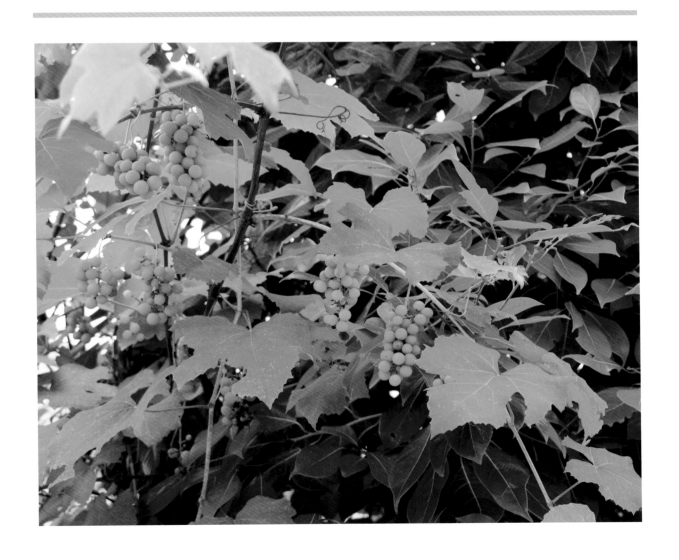

【别　　　名】蒲陶（《汉书》），草龙珠（《本草纲目》），赐紫樱桃（《群芳谱》），菩提子（《亨利氏植物名录》），山葫芦（《中国树木分类学》）。

【形 态 特 征】木质藤本。小枝圆柱形，有纵棱纹，无毛或被稀疏柔毛。卷须二叉分枝，每隔2节间断与叶对生。叶卵圆形，显著3~5浅裂或中裂，中裂片顶端急尖，裂片常靠合，基部常缢缩，裂缺狭窄间或宽阔，基部深心形，基缺凹成圆形，两侧常靠合，上面绿色，下面浅绿色，基出脉5条，中脉有侧脉4~5对，网脉不明显突出；叶柄长4~9 cm，几无毛；托叶早落。圆锥花序密集或疏散；花瓣5，呈帽状黏合脱落；雄蕊5，花药黄色，卵圆形，在雌花内显著短而败育或完全退化；花盘发达，5浅裂；雌蕊1，在雄花中完全退化，子房卵圆形，花柱短，柱头扩大。果实球形或椭圆形，直径1.5~2 cm。种子倒卵状椭圆形。花期4~5月，果期8~9月。

【分布与生境】梵净山地区资源分布的代表区域：马槽河、郭家湾、坝溪等地。我国各地普遍栽培。

【中　药　名】葡萄（果实），葡萄根（根及藤），葡萄藤叶（叶）。

【功 效 主 治】■葡萄　补气血，强筋骨，利小便。主治气血虚弱，肺虚咳嗽，心悸盗汗，烦渴，风湿痹痛，淋病，水肿，痘疹不透。

■葡萄根　祛风湿，利尿。主治风湿骨痛，水肿，骨折。

■葡萄藤叶　祛风除湿，利水消肿，解毒。主治风湿痹痛，水肿，腹泻，风热目赤，痈肿疔疮。

【采 收 加 工】■葡萄　夏、秋季果实成熟时采收，鲜用或风干。

■葡萄根　秋、冬季挖取根部，洗净，切片，新鲜或晒干。

■葡萄藤叶　夏、秋季采收，洗净，切碎，晒干；或春、夏季采收嫩茎叶，鲜用。

【用 法 用 量】■葡萄　内服：煎汤，15~30 g；或捣汁；或熬膏；或浸酒。外用：适量，浸酒涂擦；或捣汁含咽；或研末撒。

■葡萄根　内服：煎汤，15~30 g；或炖肉。外用：适量，捣敷；或煎汤洗。

■葡萄藤叶　内服：煎汤，10~15 g；或捣汁；或浸酒。外用：适量，捣敷。

【用 药 经 验】①妊娠恶阻，胎气不安：水煎服，葡萄根25 g，苏梗12 g。②风寒湿痹，筋骨肿痛，瘫痪麻木：葡萄根、嫩桑枝、蚕沙各30 g，加黄酒与水等量煎，每日2~3次分服。③疗肿：葡萄藤叶，研之，以无灰酒调，去滓，随量而饮；仍以滓贴患处，软帛系之。

# 网脉葡萄 *Vitis wilsoniae* H. J. Veitch

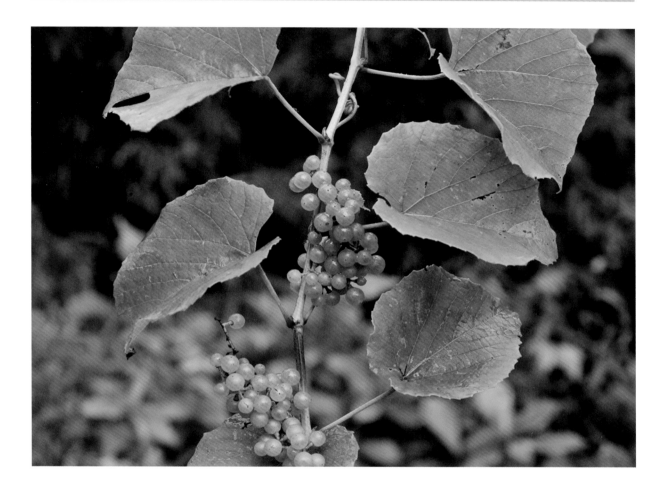

【别　　　名】大叶山天萝（《中国高等植物图鉴》），乌葡萄（《广西药用植物名录》）。

【形 态 特 征】木质藤本。小枝圆柱形，有纵棱纹，被稀疏褐色蛛丝状绒毛。卷须二叉分枝。叶心形或卵状椭圆形，顶端急尖或渐尖，基部心形，基缺顶端凹成钝角，上面绿色，无毛或近无毛，下面沿脉被褐色蛛丝状绒毛；基出脉5条，中脉有侧脉4~5对，网脉在成熟叶片上突出；叶柄长4~8 cm，几无毛；托叶早落。圆锥花序疏散，与叶对生，基部分枝发达；花蕾倒卵状椭圆形，顶近截形；花萼浅碟形，边缘波状浅裂；花瓣5，呈帽状黏合脱落；雄蕊5，花丝丝状，花药黄色，卵状椭圆形，在雌花内短小，败育；花盘发达，5裂；雌蕊1，在雌花中完全退化，子房卵圆形，花柱短，柱头扩大。果实圆球形。种子倒卵状椭圆形。花期5~7月，果期6月至翌年1月。

【分布与生境】梵净山地区资源分布的代表区域：铜矿厂、回香坡、牛家纸厂等地。生于海拔400~2000 m的山坡灌丛、林下或溪边林中。

【中　药　名】野葡萄根（根）。

【功 效 主 治】清热解毒。主治痈疽疗疮，慢性骨髓炎。

【采 收 加 工】秋、冬季采挖，洗净，切片，鲜用或晒干。

【用 法 用 量】外用：适量，捣敷。

【用 药 经 验】痈疽、发背初期未成脓者：鲜板蓝根、鲜号筒杆根、野葡萄根各20 g，将上药分别
　　　　　　　　除去根中木质部分后，共捣如泥，外敷患处。

# 椴树科

# 田 麻 *Corchoropsis tomentosa* (Thunb.) Makino

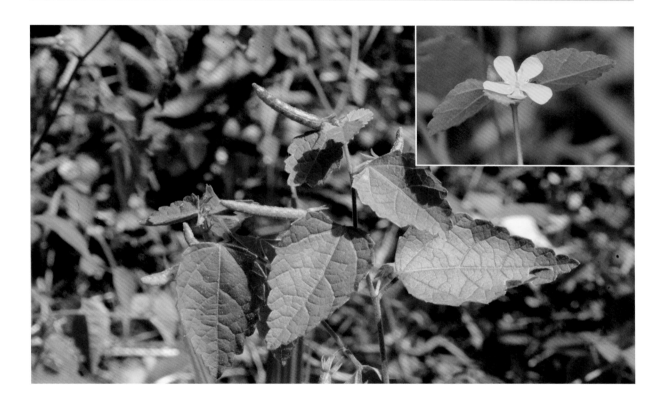

【别　　　名】毛果田麻（《江苏植物志》）。

【形 态 特 征】一年生草本，高40～60 cm。分枝有星状短柔毛。叶卵形或狭卵形，长2.5～6 cm，宽1～3 cm，边缘有钝牙齿，两面均密生星状短柔毛，基出脉3条；叶柄长0.2～2.3 cm；托叶钻形，脱落。花有细柄，单生于叶腋，直径1.5～2 cm；萼片5片，狭窄披针形，长约5 mm；花瓣5片，黄色，倒卵形；发育雄蕊15枚，每3枚成一束，退化雄蕊5枚，与萼片对生，匙状条形，长约1 cm；子房被短茸毛。蒴果角状圆筒形，长1.7～3 cm，有星状柔毛。果期秋季。

【分布与生境】梵净山地区资源分布的代表区域：白沙、护国寺、马槽河等地。生于丘陵或低山干山坡或多石处。

【中 药 名】田麻（全草）。

【功 效 主 治】清热利湿，解毒止血。主治痈疖肿毒，咽喉肿痛，疥疮，小儿疳积，白带过多，外伤出血。

【采收加工】夏、秋季采收，切段，鲜用或晒干。

【用法用量】内服：煎汤，9～15 g；大剂量可用至30～60 g。外用：适量，鲜品捣敷。

【用药经验】①疳积，痈疖肿毒：田麻（叶或全草）9～15 g，水煎服。②外伤出血：田麻鲜全草适量，捣烂外敷。

# 毛刺蒴麻 *Triumfetta cana* Bl.

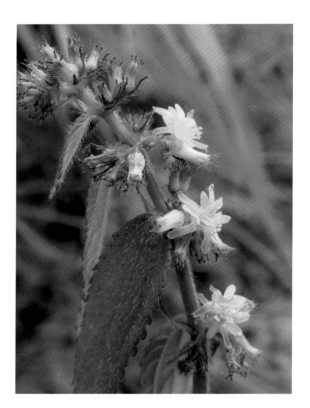

【别　　名】黄花痴头婆、痴头婆、双耳子（《广西药用植物名录》），细黄花（《云南药用植物名录》）。

【形态特征】木质草本，高1.5 m。嫩枝被黄褐色星状茸毛。叶卵形或卵状披针形，长4～8 cm，宽2～4 cm，先端渐尖，基部圆形，上面有稀疏星状毛，下面密被星状厚茸毛，基出脉3～5条，侧脉向上行超过叶片中部，边缘有不整齐锯齿；叶柄长1～3 cm。聚伞花序1至数枝腋生；萼片狭长圆形，被茸毛；花瓣比萼片略短，长圆形，基部有短柄，柄有睫毛；雄蕊8～10枚或稍多；子房有刺毛，4室，柱头3～5裂。蒴果球形，有刺，刺弯曲，被柔毛，每室有种子2颗。花期夏、秋间。

【分布与生境】梵净山地区资源分布的代表区域：清水江、晒石板。生于海拔1000～1330 m的山谷、次生林及灌丛下。

【中　药　名】毛黐头婆（全株）。

【功效主治】祛风除湿，利尿消肿。主治风湿痹痛，脚气浮肿，痢疾，石淋。

【采收加工】全年均可采收，切段，晒干。

【用法用量】内服：煎汤，15～30 g。

# 锦葵科

## 刚毛黄蜀葵 *Abelmoschus manihot* (Linn.) Medicus var. *pungens* (Roxb.) Hochr.

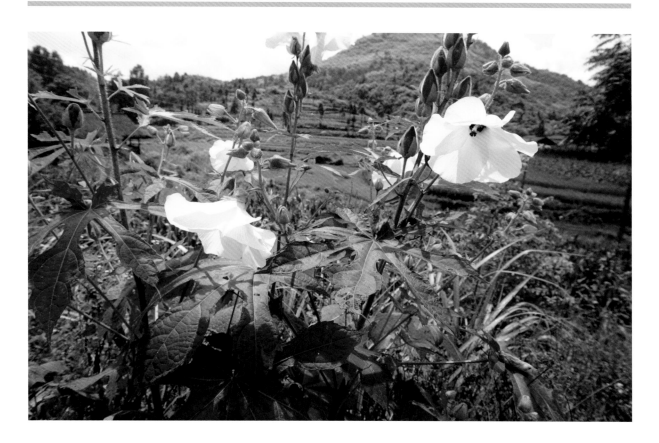

【别　　名】黄蜀葵（《嘉祐本草》），刚毛秋葵、桐麻（《贵州草药》），棉花葵、假阳桃（福建、广东、广西）。

【形态特征】一年生或多年生草本，高1~2 m，疏被长硬毛。叶掌状5~9深裂，直径15~30 cm，裂片长圆状披针形，长8~18 cm，宽1~6 cm，具粗钝锯齿，两面疏被长硬毛；叶柄长6~18 cm，疏被长硬毛；托叶披针形，长1~1.5 cm。花单生于枝端叶腋；小苞片4~5，卵状披针形，长15~25 mm，宽4~5 mm，疏被长硬毛；花萼佛焰苞状，5裂，近全缘，较长于小苞片，被柔毛，果时脱落；花大，淡黄色，内面基部紫色，直径约12 cm；雄蕊柱长1.5~2 cm，花药近无柄；柱头紫黑色，匙状盘形。蒴果卵状椭圆形，长4~5 cm，直径2.5~3 cm，被硬毛。种子多数，肾形，被柔毛组成的条纹多条。花期8~10月。

【分布与生境】梵净山地区资源分布的代表区域：护国寺、天庆寺、高峰、月亮坝、艾家坝等地。生于海拔1100 m以下的疏林下、林缘、土边。

【中　药　名】黄蜀葵花（花），黄蜀葵子（种子），黄蜀葵叶（叶），黄蜀葵茎（茎或茎皮），黄蜀葵根（根）。

【功效主治】■黄蜀葵花　利尿通淋，活血止血，消肿解毒。主治淋证，吐血，衄血，崩漏，胎衣不下，痈肿疮毒，水火烫伤。

　　　　　　■黄蜀葵子　利水，通经，消肿解毒。主治淋证，水肿，便秘，乳汁不通，痈肿，跌打损伤。

　　　　　　■黄蜀葵叶　清热解毒，接骨生肌。主治热毒疮痈，尿路感染，骨折，烫火伤，外伤出血。

　　　　　　■黄蜀葵茎　清热解毒，通便利尿。主治高热不退，大便秘结，小便不利，疔疮肿毒，烫伤。

　　　　　　■黄蜀葵根　利水，通经，解毒。主治淋证，水肿，便秘，跌打损伤，乳汁不通，痈肿，聤耳，腮腺炎。

【采收加工】■黄蜀葵花　7~10月，除留种外，分批采摘花蕾，晒干。

　　　　　　■黄蜀葵子　9~11月果实成熟时采收，晒干，脱粒，簸去杂质，再晒至全干。

　　　　　　■黄蜀葵叶　春、夏季采收，鲜用或晒干。

　　　　　　■黄蜀葵茎　秋、冬季采集，晒干或炕干。

　　　　　　■黄蜀葵根　秋季挖去根部，洗净，晒干。

【用法用量】■黄蜀葵花　内服：煎汤，5~15 g；或研末，3~6 g。外用：适量，研末调敷；或浸油涂。

　　　　　　■黄蜀葵子　内服：煎汤，10~15 g；或研末，2~5 g。外用：适量，研末调敷。

　　　　　　■黄蜀葵叶　内服：煎汤，10~15 g，鲜品可用至30~60 g。外用：适量，鲜品捣敷。

　　　　　　■黄蜀葵茎　内服：煎汤，5~10 g。外用：油浸搽。

　　　　　　■黄蜀葵根　内服：煎汤，9~15 g；或研末，每次1.5~3 g。外用：适量，捣敷；或研末调敷；或煎水外洗。

【用药经验】①水肿：黄蜀葵根、水杨柳、水灯草根各9~15 g，煨水服。②腹水：黄蜀葵根、蜂蜜各30 g，煨水服。泻水后另用槲寄生15 g，煨水服，可防复发。③多年烂疮：黄蜀葵根、白玉簪花根各9 g，堵拉3 g，老甘须9 g，苦金盆3 g，水煎服。④疮疽：黄蜀葵叶捣绒，敷患处。

# 黄 葵 *Abelmoschus moschatus* Medicus

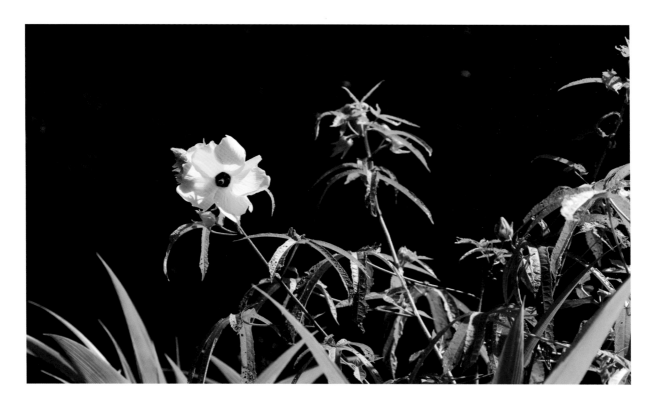

【别　　名】山油麻（福建），芙蓉麻（广西、云南），鸟笼胶（广东），假三稔（海南），香
　　　　　　秋葵（云南）。

【形态特征】一年生或二年生草本，高1～2 m，被粗毛。叶通常掌状5～7深裂，直径6～15 cm，
　　　　　　裂片披针形至三角形，边缘具不规则锯齿，偶有浅裂似槭叶状，基部心形，两面
　　　　　　均疏被硬毛；叶柄长7～15 cm，疏被硬毛；托叶线形，长7～8 mm。花单生于叶腋
　　　　　　间，花梗长2～3 cm，被倒硬毛；小苞片8～10，线形，长10～13 mm；花萼佛焰苞
　　　　　　状，长2～3 cm，5裂，常早落；花黄色，内面基部暗紫色，直径7～12 cm；雄蕊柱
　　　　　　长2.5 cm，平滑无毛；花柱分枝5，柱头盘状。蒴果长圆形，长5～6 cm，顶端尖，
　　　　　　被黄色长硬毛。种子肾形，具腺状脉纹，具香味。花期6～10月。

【分布与生境】梵净山地区资源分布的代表区域：马槽河、大黑湾、苗王坡等地。生于平原、山
　　　　　　　谷、溪涧旁或山坡灌丛中。

【中　药　名】黄葵（全株）。

【功效主治】清热解毒，下乳通便。主治高热不退，肺热咳嗽，痢疾，大便秘结，产后乳汁不
　　　　　　通，骨折，痈疮脓肿，无名肿毒，水火烫伤。

【采收加工】夏、秋季采收，洗净，鲜用或晒干。

【用法用量】内服：煎汤，9～15 g。外用：适量，鲜品捣敷。

# 蜀 葵 *Althaea rosea* (Linn.) Cavan.

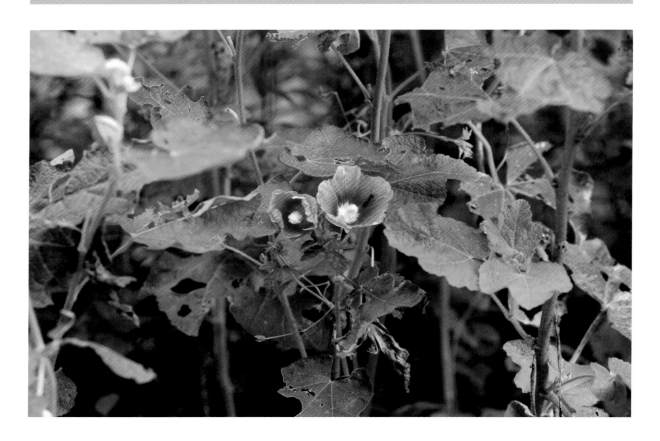

【别　　名】一丈红（陕西、贵州），麻杆花（河南），棋盘花（四川、贵州），栽秧花（贵州），斗蓬花（陕西）。

【形态特征】二年生直立草本，高达2 m。茎枝密被刺毛。叶近圆心形，直径6～16 cm，掌状5～7浅裂或波状棱角，裂片三角形或圆形，中裂片长3 cm，宽4～6 cm，上面疏被星状柔毛，粗糙，下面被星状长硬毛或绒毛；叶柄长5～15 cm，被星状长硬毛；托叶卵形。花腋生，单生或近簇生，排列成总状花序式，具叶状苞片；花萼钟状，5齿裂；花大，直径6～10 cm，有红、紫、白、粉红、黄和黑紫等色，单瓣或重瓣，花瓣倒卵状三角形，长约4 cm，先端凹缺，基部狭，爪被长髯毛；雄蕊柱无毛，长约2 cm，花丝纤细，长约2 mm，花药黄色；花柱分枝多数，微被细毛。果实盘状，直径约2 cm，被短柔毛，分果爿近圆形，多数，背部厚达1 mm，具纵槽。花期2～8月。

【分布与生境】梵净山地区资源分布的代表区域：青龙洞、密麻树等地。在村旁、路边栽培。

【中 药 名】蜀葵花（花），蜀葵苗（茎叶），蜀葵子（种子），蜀葵根（根）。

【功效主治】■蜀葵花 活血止血，解毒散结。主治吐血，衄血，月经过多，赤白带下，二便不通，小儿风疹，疟疾，痈疽疖肿，蜂蝎蜇伤，烫伤，火伤。

■蜀葵苗 清热利湿，解毒。主治热毒下痢，淋证，无名肿毒，水火烫伤，金疮。

■蜀葵子 利尿通淋，解毒排脓，润肠。主治水肿，淋证，带下，乳汁不通，疮疥，无名肿毒。

蜀葵根 清热利湿，凉血止血，解毒排脓。主治淋证，带下，痢疾，吐血，血崩，外伤出血，疮疡肿毒，烫伤，烧伤。

【采收加工】■蜀葵花 夏、秋季采收，晒干。

■蜀葵苗 夏、秋季采收，鲜用或晒干。

■蜀葵子 秋季果实成熟后摘取果实，晒干，打下种子，筛去杂质，再晒干。

■蜀葵根 冬季采挖，刮去栓皮，洗净，切片，晒干。

【用法用量】■蜀葵花 内服：煎汤，3～9 g；或研末，1～3 g。外用：适量，研末调敷；或鲜品捣敷。

■蜀葵苗 内服：煎汤，6～18 g；或煮食；或捣汁。外用：适量，捣敷；或烧存性研末调敷。

■蜀葵子 内服：煎汤，3～9 g；或研末。外用：适量，研末调敷。

■蜀葵根 内服：煎汤，9～15 g。外用：适量，捣敷。

【用药经验】①月经不调：蜀葵花3～9 g，水煎服。②血崩，吐血：蜀葵根100 g，煨甜酒吃。③胆、肾、膀胱结石：蜀葵根、射干、麦冬、五根藤、海金沙、灯笼草、车前草各5 g，水煎服。④腰痛水肿：蜀葵根、六月雪、陆英、红旱莲、车前草各适量，水煎服。

# 木芙蓉 *Hibiscus mutabilis* L.

【别 名】拒霜花（《益部方略记》），铁箍散（《湖南药物志》）。

【形态特征】落叶灌木或小乔木。小枝、叶柄、花梗和花萼均密被星状毛。叶宽卵形或心形，常5～7裂，裂片三角形，先端渐尖，具钝圆锯齿，上面疏被星状细毛和点，下面密被星状细绒毛；主脉7～11条；托叶披针形，长5～8 mm，常早落。花单生于枝端叶腋间，花梗长5～8 cm，近端具节；小苞片8，线形，密被星状绵毛，基部合生；

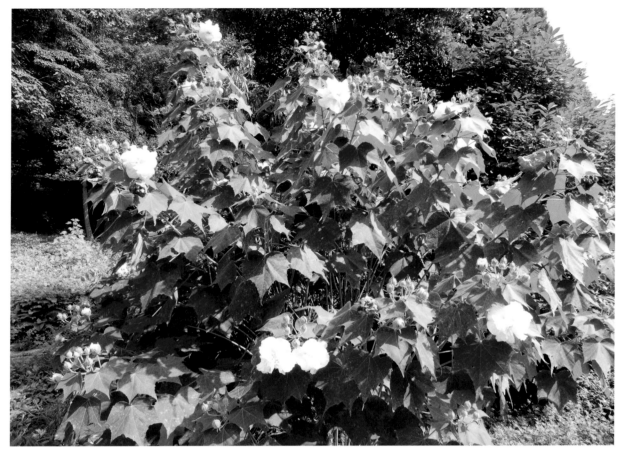

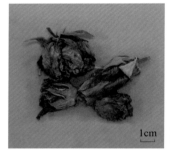
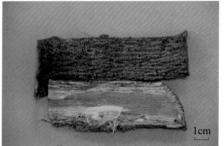
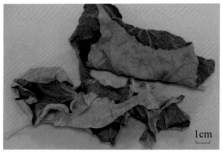

花萼钟形，裂片5，卵形，渐尖头；花初开时白色或淡红色，后变深红色，直径约8 cm，花瓣近圆形，外面被毛，基部具髯毛；雄蕊柱长2.5~3 cm；花柱枝5，疏被毛。蒴果扁球形，直径约2.5 cm，被淡黄色刚毛和绵毛。种子肾形，背面被长柔毛。花期8~10月。

【分布与生境】梵净山地区资源分布的代表区域：张家坝、芙蓉坝、黄家坝、快场、冷家坝等地。生于海拔850 m以下的河谷及沟旁，或房前屋后有栽。

【中药名】芙蓉根（根或根皮），芙蓉叶（叶），芙蓉花（花）。

【功效主治】■芙蓉根 清热解毒，凉血止血，消肿排脓。主治痈肿，秃疮，臁疮，咳嗽气喘，妇女白带。

■芙蓉叶 凉血，解毒，消肿，止疼。主治痈肿，缠身蛇丹，烫伤，目赤肿痛，跌打损伤。

■芙蓉花 凉血，消肿，解毒。主治痈肿，疔疮，烫伤，肺热咳嗽，吐血，崩漏，白带异常。

【采收加工】■芙蓉根 秋季采挖，或剥取根皮，洗净，晒干，切片。

■芙蓉叶 夏、秋季采收，阴干或晒干，研粉。

■芙蓉花 8~10月采摘初开放的花朵，晒干或烘干。

【用法用量】■芙蓉根 内服：煎汤，10~20 g。外用：捣敷或研末调敷。

■芙蓉叶 外用：研末调敷或捣敷。

■芙蓉花 内服：煎汤，10~20 g。外用：研末调敷或捣敷。

【用药经验】①赤眼肿痛：芙蓉叶研为末，水调匀贴太阳穴中（"清凉膏"）。②月经不止：芙蓉花、莲蓬壳，等分为末，每服6 g，米汤送下。③偏坠作痛：芙蓉叶、黄柏各6 g，共研为末，以木鳖子仁一个磨醋调涂阴囊，其痛自止。④痈疽肿毒：芙蓉叶（研末）、苍耳（烧存性，研末）等分，蜜水调匀涂患处四围。⑤头上癞疮：芙蓉根研为末，香油调涂，涂前以松毛、柳枝煎汤，洗净患处。


# 木 槿 *Hibiscus syriacus* L.


【别　　　名】朝开暮落花（《本草纲目》），喇叭花（《中国树木分类学》），木棉、荆条（江苏）。

【形态特征】落叶灌木，高3~4 m。小枝密被黄色星状绒毛。叶菱形至三角状卵形，长具深浅不同的3裂或不裂，先端钝，基部楔形，边缘具不整齐齿缺，下面沿叶脉微被毛或近无毛，上面被星状柔毛；托叶线形，长约6 mm，疏被柔毛。花单生于枝端叶腋间，花梗长4~14 mm，被星状短绒毛；小苞片6~8，线形，密被星状疏绒毛；花萼钟形，密被星状短绒毛，裂片5；花钟形，淡紫色，直径5~6 cm，花瓣倒卵形，长3.5~4.5 cm，外面疏被纤毛和星状长柔毛；雄蕊长约3 cm。蒴果卵圆形，直径约12 mm，密被黄色星状绒毛。种子肾形。花期7~10月。

【分布与生境】梵净山地区资源分布的代表区域：团龙、鸡窝坨、盘溪、芭蕉湾、铧口尖等地。生于海拔800 m以下的村寨周围。常有栽培。

【中　药　名】木槿花（花），木槿皮（茎皮及根皮），木槿子（果实）。

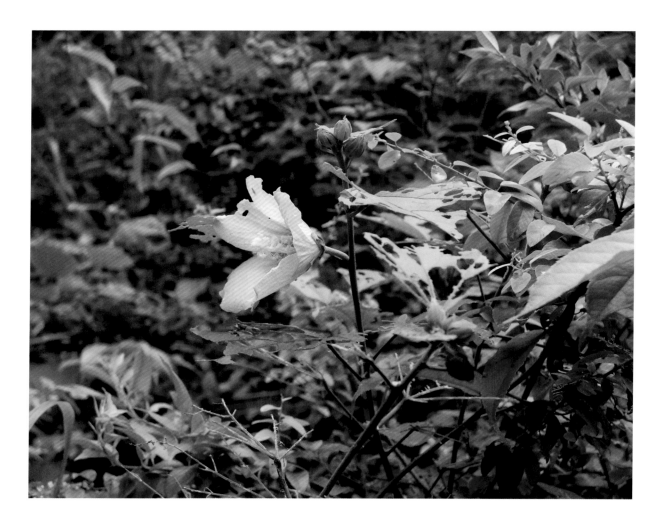

【功 效 主 治】 ■ 木槿花 清热利湿，凉血解毒。主治肠风下血，白带异常，疮疖痈肿等。

■ 木槿皮 清热利湿，杀虫止痒。主治湿热泻痢，皮肤疥癣等。

■ 木槿子 清肺化痰，止头痛，解毒。主治痰喘咳嗽，支气管炎，偏、正头痛等。

【采 收 加 工】 ■ 木槿花 夏、秋季早晨采收未开的花朵，晒干。

■ 木槿皮 4～5月剥取，晒干。

■ 木槿子 9～10月果实呈黄绿色时采收，晒干。

【用 法 用 量】 ■ 木槿花 内服：煎汤，5～15 g。外用：研末，2.5～5 g。

■ 木槿皮 内服：煎汤，5～15 g。外用：酒浸搽擦；煎水熏洗。

■ 木槿子 内服：煎汤，15～25 g。外用：烧烟熏、煎水洗或研末调敷。

【用 药 经 验】①头面钱癣：木槿皮研为末，醋调匀，隔水煮成膏敷涂患处。②痔疮肿痛：木槿皮煎汤先熏后洗。③大肠脱肛：木槿皮煎汤，先熏洗后，以白矾、五倍子调敷。④风痰逆：木槿花晒干，焙过，研为末。每服一二匙，空腹服，开水送下。白花更好。⑤黄水脓疮：木槿子烧存性，调猪骨髓涂搽。

# 锦 葵 *Malva sinensis* Cavan.

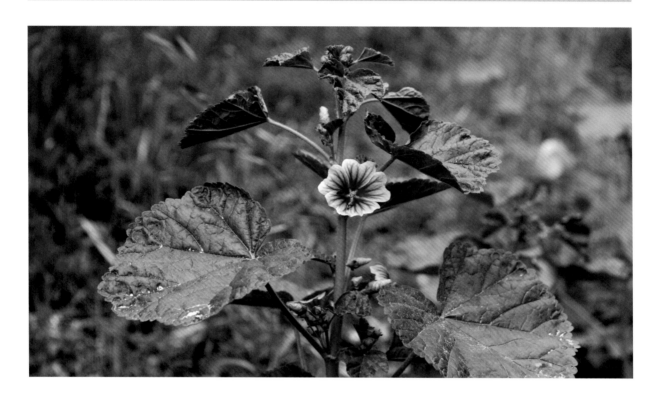

【别　　名】钱葵（《草花谱》），小白淑气花（《滇南本草》），小钱花（江苏），气花（云南），棋盘花（四川）。

【形态特征】二年生或多年生直立草本，高50～90 cm，分枝多，疏被粗毛。叶圆心形或肾形，具5～7圆齿状钝裂片，长5～12 cm，宽相等，基部近心形至圆形，边缘具圆锯齿，两面均无毛或仅脉上疏被短糙伏毛；叶柄长4～8 cm，但上面槽内被长硬毛；托叶偏斜，卵形，具锯齿，先端渐尖。花3～11朵簇生，花梗长1～2 cm，无毛或疏被粗毛；小苞片3，长圆形，先端圆形，疏被柔毛；花萼杯状，长6～7 mm，萼裂片5，宽三角形，两面均被星状疏柔毛；花紫红色或白色，花瓣5，匙形，先端微缺，爪具髯毛；雄蕊柱长8～10 mm，被刺毛。果实扁圆形，肾形，被柔毛。种子黑褐色，肾形，长2 mm。花期5～10月。

【分布与生境】梵净山地区资源分布的代表区域：护国寺、青冈坪、坝梅寺、丁家坪、马槽河、田家坝等地。生于海拔950 m以下的地区。房前屋后常见有栽培。

【中　药　名】锦葵花（花），锦葵叶（叶），锦葵（茎）。

【功效主治】■锦葵花　清热利湿，理气通便。主治大小便不畅，淋巴结结核，带下，脐腹痛。

■ 锦葵茎　利尿通便，清热解毒。主治大小便不畅，带下，淋巴结结核，咽喉肿痛。

■ 锦葵叶　清热利湿，理气通便。主治大便不畅，脐腹痛，瘰疬，带下。

【采收加工】■ 锦葵花　夏、秋季采收，洗净，晒干。

■ 锦葵茎　全年均可采收，洗净，晒干。

■ 锦葵叶　夏、秋季采收，洗净，晒干。

【用法用量】内服：煎汤，3～9 g；或研末，1～3 g，开水送服。

【用药经验】①胸膜炎，肋膜炎：锦葵花6～9 g，水煎服。②感冒，咳嗽：锦葵花9 g，麻黄3 g，甘草1.5 g，水煎服。

# 地桃花 *Urena lobata* L.

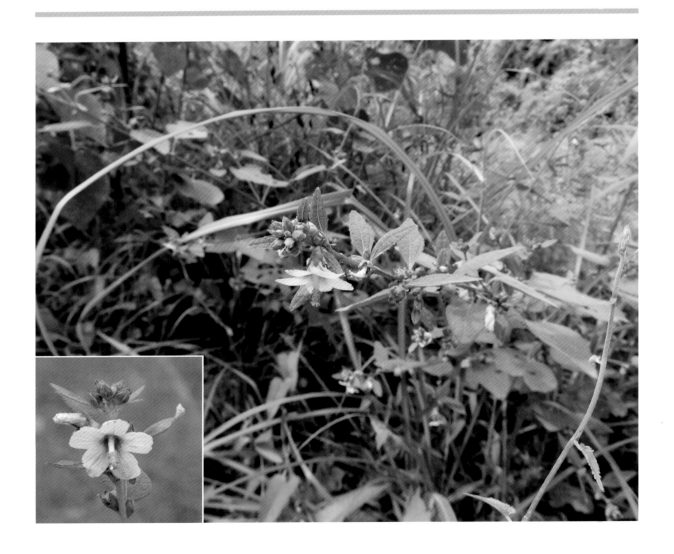

【别　　名】肖梵天花（《广州植物志》），野棉花（浙江、湖北、四川、广西），田芙蓉（贵州），粘油子、厚皮草（四川）。

【形态特征】直立亚灌木状草本，高达1 m，小枝被星状绒毛。茎下部的叶近圆形，长4～5 cm，宽5～6 cm，先端浅3裂，基部圆形或近心形，边缘具锯齿；中部的叶卵形，长5～7 cm，宽3～6.5 cm；上部的叶长圆形至披针形，长4～7 cm，宽1.5～3 cm；叶上面被柔毛，下面被灰白色星状绒毛；叶柄长1～4 cm，被灰白色星状毛；托叶线形，长约2 mm，早落。花腋生，单生或稍丛生，淡红色，直径约15 mm；花梗长约3 mm，被绵毛；小苞片5，长约6 mm，基部1/3合生；花萼杯状，裂片5，较小苞片略短，两者均被星状柔毛；花瓣5，倒卵形，长约15 mm，外面被星状柔毛；雄蕊柱长约15 mm，无毛；花柱枝10，微被长硬毛。果实扁球形，直径约1 cm，分果爿被星状短柔毛和锚状刺。花期7～10月。

【分布与生境】梵净山地区资源分布的代表区域：上牛塘、青龙洞等地。生于干热的空旷地、草坡或疏林下。

【中　药　名】地桃花（根或全草）。

【功效主治】祛风利湿，活血消肿，清热解毒。主治感冒，风湿痹痛，痢疾，泄泻，淋证，带下，月经不调，跌打肿痛，喉痹，乳痈，疮疖，毒蛇咬伤。

【采收加工】全年均可采全草，除去杂质，切碎，晒干；冬季挖取根部，洗去泥沙，切片，晒干。

【用法用量】内服：煎汤，9～100 g；或捣汁。外用：适量，捣敷。

【用药经验】①跌打痨病：地桃花15 g，泡酒服；另用根30～60 g，捣绒，包痛处。②感冒：地桃花（根）24 g，水煎服。③风湿痹痛：地桃花、三桠苦、两面针、昆明鸡血藤各30 g，水煎服。④痢疾：地桃花9～15 g，水煎服。